目錄

卷八 上

卷八 下

卷九 婦人科

卷十 外科

小兒科

序一
以醫為養生之道

上古言醫，所以為國為民，上而　君國，下及庶民，無非一視同仁，是以因病用藥，藥無不效。後世之人，以醫為養生之道，是以心多私欲，即多疵謬，此心之與古人不同，故耳。

予雖無大公為懷之心，頗有一視同仁之想，束髮受醫，長而精進者，為先君子之臥病年餘也。不意中年屢受特恩，擢為太醫之使，感天恩之難盡，思同惠於後人。《辨證奇聞》一書，家藏久矣！予深受其益，詳加刪定，分為十卷，付之剞劂，用特公諸同世，既可為同人之一助，亦可告不敢私藏之隱願云爾。

時道光三年，歲次癸未。

誥授中憲大夫太醫院院使加三級　錢松自識

序二 家家必備的醫藥經典

《辨證奇聞》一書，乃太醫院錢鏡湖先生所家藏者，其原本不知出於何人之手，經錢先生剞刻傳世，其中辨論微妙，並附良方，細心閱之，在精醫者固足以資識見，即未精醫者，亦可辨其症而用其方也。惟是原版出於江西，前遭兵燹，版無復存，予遍處尋購，卒不可得，爰邀同志捐貲續刻，以期廣遠流傳，而於醫道不無小補焉。

時光緒五年己卯菊月鍾志高、周國驤謹識

小註 辨證奇聞

卷一

傷寒門 為多種外感熱病之總稱。**前驅症候：**為全身倦怠，食欲減退，腰痛或頭痛等。**發病：**以惡寒、發熱，始於倦怠、腰痛等。此病四時不絕，而秋冬間患者尤多；昔人謂其因觸冒嚴寒而起，故有「傷寒」之名。

中寒門 因卒中寒邪所致。**症見：**突然眩暈，或昏不知人，口不噤語，身體僵直，四肢戰慄，惡寒，或發熱，無汗。**或症見：**惡寒身踡，手足厥冷，遍身疼痛，面如刀割，口吐冷涎，下痢，無熱，口不渴，兩便清白，脈沉。

卷二

中風門 亦名「卒中」，病因為「風」故名。由於猝然昏倒，不省人事、或突然口眼喎斜，半身不遂、言語不利的病症。即偏枯之症。

痺症門 泛指邪氣閉阻肢體、經絡、臟腑所引起的多種疾病。痺症因風、寒、濕三者之邪氣相合而成，侵襲肢體、經絡而導致肢節疼痛、失其感覺、痲木不仁、屈伸不利的病症。

心痛門 脘部和心前區疼痛的總稱。一、心絞痛。二其他多種心痛：真心痛、厥心痛、冷心痛、熱心痛、氣心痛、血心痛、食心痛、飲心痛、蟲心痛、注心痛、悸心痛、風心痛、去來心痛等。

脅痛門 指脅肋一側或兩側的疼痛。脅痛有外感內傷之分，虛實之辨，左右之別。臨床有風寒脅痛、暑熱脅痛、肺邪脅痛、運氣脅痛、肝鬱脅痛、死血脅痛等多種。

頭痛門 凡整個頭部及頭的前、後、偏、側部的疼痛，總稱「頭痛」。頭為諸陽之會，精明之府，五臟六腑之氣血皆上會於此。凡六淫外感，臟腑內傷，導致陽氣阻塞，濁邪上踞，肝陽上亢，精髓氣血虧損，經絡運行失常等，均能導致頭痛。從病因分有外感頭痛（感冒頭痛、厥逆頭痛、風寒頭痛、風熱頭痛、風濕頭痛等）、內傷頭痛（氣虛、血虛、陽虛、陰虛、肝陽、傷食、傷酒頭痛等），從病情輕重、病程長短、發作規律及疼痛部位分，有真頭痛、頭風、偏頭痛、雷頭風、腦風、巔頂痛等。

腹痛門 凡外感六淫、飲食不節、七情所傷、氣機鬱滯、血脈瘀阻，及蟲積等因素，都可致痛。從部位辨，痛在大腹，多屬脾、胃；痛在臍腹，多屬大、小腸；痛在臍下正中，多屬膀胱與腎；痛在臍下，多與肝經有關。詳見氣虛腹痛、寒冷腹痛、寒積腹痛、濕熱腹痛、食積腹痛、蟲積腹痛、氣滯腹痛、瘀血腹痛、小腹痛等。

腰痛門 指腰部一側或兩側疼痛，或痛連脊椎的病症。腰為腎之外候，凡因勞累過度、年老體衰、腎氣虧損，或因感受外邪、外傷等致腰部經絡循行，均可發生腰痛。根據腰痛的程度、部位、病因不同，有腰痠、腰背痛、外感腰痛、內傷腰痛、閃挫腰痛、瘀血腰痛、腎虛腰痛、氣滯腰痛、虛勞腰痛等。

卷三

咽喉痛門 咽和喉之總稱，即泛指口咽部和喉部。咽喉疼痛也不外乎內傷外感，外感以風熱居多，內傷以陰虛為常見。有咽喉紅腫、痰涎壅盛，甚至潰爛諸症。常見者為喉痺、喉癰、喉蛾、喉瘤、喉癬、喉痧等。

牙齒痛門 因其病因之不同，治療各異。因陽明之伏火與風熱之邪相搏，風火上炎致齒牙疼痛。常見之牙病有牙宣、牙疳、齒衄、牙癰等。

鼻淵門 主症為鼻流濁涕不止。本病包括「鼻竇炎」。因風寒者，鼻塞不聞香臭，鼻涕增多，常覺鼻中辛酸。

目痛門 一般以日間痛屬陽，夜間痛屬陰。痛而煩悶為氣實，痛而惡寒為氣虛。隱隱而痛、時作時止為陰虛火動；痛如針刺，持續無間為火邪有餘。痛而乾澀不適，為津液耗損或水虧血虛；赤痛而多分泌物，眵淚膠黏為風熱壅盛。

耳痛門　又名耳底痛、耳心痛。可與聽力障礙同時出現。因肝膽風熱所致者，乾痛而癢。若兼三焦相火熾盛者，則耳腫脹痛。因風兼濕熱，則疼痛而耳心潰爛流水。因於虛火者，耳覺微痛，蹲後起立，頭眩眼花。

口舌門　有舌出症，因心火熾盛者，症見舌伸出口外不收，腫脹多涎。或因熱病後，陰液傷而熱未盡，症見舌長吐出口外，無力收縮，舌起裂紋。又胃氣虛寒，舌出不收，四肢逆冷，口流清涎，脈象沉伏者。另有舌體強硬，運動不靈，又名「舌本強」。多兼見語言謇澀不清。若兼有肢體癱瘓，皆因惱怒所致。

血症門　此門多言吐血諸症，或因血液不按經脈運行而溢於脈外。臨床多見於因氣虛、氣逆、血瘀、火熱等原因引起的崩漏、吐血、衄血、便血、尿血等症。或有咳嗽出血者，其症多因勞傷而成，腎水涸竭所致。諸如鼻中流血、耳中出血、舌上出血、齒縫出血，無非心腎不交，水火未濟之故也。

遍身骨痛門　此門指全身肢體疼痛徹骨，可見於痺症、骨傷、虛勞、風濕等病症。例「骨痺」，病在骨，骨重不可舉，骨髓痠痛，寒氣至，名曰「骨痺」，由風、寒、濕乘虛侵襲骨脈所致。其症痛苦攻心，四肢攣急，關節浮腫。另有「骨痿」，腎主身之骨髓，故亦稱腎痿，由於腎氣熱，或邪熱傷腎，陰精耗損，骨枯髓虛所致。症見腰脊痠軟，不能伸舉，下肢痿弱，不能起床行動，伴有面色暗黑、牙齒乾枯等。

卷四

五鬱門 即五臟之氣，鬱滯不得發越所致的病症。有心鬱、肝鬱、脾鬱、腎鬱、肺鬱等，其中以肝氣鬱結最為常見。

咳嗽門 咳謂無痰而有聲，肺氣傷而不清也。嗽是無聲而有痰，脾濕動而為痰也。咳嗽謂有痰有聲，蓋因傷於肺氣，動於脾濕，咳而為嗽也。咳嗽的發生或因外邪犯肺，或因臟腑內傷而涉及於肺，故有「咳嗽不止於肺，而不離乎肺」之說。咳嗽的分類有傷風咳嗽、風寒咳嗽、燥熱咳嗽、痰飲咳嗽、瘀血咳等。

喘門 喘，亦稱「喘逆」、「喘促」，一般通稱氣喘，指以呼吸急促為特徵的一種病症。其發病與肺、腎密切相關，因肺為氣之主，腎為氣之根。由風寒、痰飲、邪火等壅阻於肺，氣失宣降者多屬實；由素體虛弱，或病久元氣耗損，致肺氣失主，腎不納氣者多屬虛。氣喘發作時一般多伴有咳嗽，如喘而聲高氣粗，喉中有痰鳴，聲如拽鋸者，稱為「哮」或「哮喘」。

怔忡門 指心悸的重症，心胸躁動謂之怔忡，跳動往往上至心胸，下達臍腹，又名「心忪」、「忪悸」等。屬心悸一類。但又常為心悸或驚悸的進一步發展。多由陰血虧損，心失所養；心陽不足，水飲上逆；或突受驚恐所致。

驚悸門 指由於驚駭而悸，或心悸易驚、恐懼不安的病症。虛者宜養心安神，鎮驚定悸。

虛煩門 陰虛內熱，虛火內擾者，見心中煩亂，精神不能任持，似脹不脹，悒悒悶悶，飲食不甘美，睡眠不安寧等症候。多見於熱性病後期，或外感病經汗、吐、下後餘熱不清者，亦見於勞心思慮過度者。

不寐門 又名「不得眠」、「不得臥」，通常稱為「失眠」。指經常不易入寐，或寐而易醒，甚至徹夜不眠。可由陰血虧損、中氣不足、心脾兩虛或多痰、停水等多種原因而使心神不安所致。

健忘門 健忘，又稱「善忘」、「好忘」、「多忘」，指前事易忘。多因思慮過度，心腎不足，腦力衰退所致。

癲癇門 十歲以上為「癲」，十歲以下為「癇」。癲癇是癲症與癇症的合稱。癲：指精神錯亂一類疾病。癇：指發作性的神志異常疾病。

狂病門 精神病的一種類型。多因七情鬱結，五志化火，痰蒙心竅所致。症見少臥不飢，狂妄自大，甚至怒罵叫號，毀物毆人，越牆上屋，不避親疏，大力倍常。

呆病門 又名痴呆。多因肝氣鬱結，剋伐脾胃，或起居失節，脾胃受傷，以致痰濕內生，蒙蔽心竅所致。症見終日不言不語、不飲不食、忽笑忽哭，與之美饌則不受，與之糞穢則無辭，與之衣則不服，與之草木之葉則反喜；或終日閉戶獨居，口中喃喃，多不可解；或將自己衣服以針線密縫，或將他人物件深深藏掩；與之飲食，時用時不用，常數日不食而不呼飢，等等不一。

呃逆門 呃逆，又名「吃逆」，俗稱「打呃忒」，指胃氣沖逆而上，呃呃有聲，故稱「呃逆」。其聲短促，與噯氣不同。因脾胃虛寒所致者較多。據病因的不同，可分為寒呃、熱呃、氣呃、痰呃、瘀呃、虛呃六種。

卷五

關格門 關格是小便不通與嘔吐不止並見的病症，小便不通名「關」，嘔吐不已名「格」。《壽世保元》：「溺溲不通，非細故也，期朝不通，便令人嘔，名曰『關格』。」係癃閉的嚴重階段。多由脾腎不足，水邪濕濁逗留，鬱而化熱上攻所致。

中滿門 脾土之氣脹飽，謂之中滿。初見時腹漸高大，臍漸突出，肢體漸浮。中滿之症，實由脾土之衰；而脾氣之衰，又由於腎火之寒也。

翻胃門 翻胃即稱「反胃」，亦稱「胃反」。飲食倍常，盡入胃矣。但朝食暮吐，暮食朝吐，或一兩時而吐，或積至一日一夜，腹中脹悶不可忍而復吐，原物酸臭不化，此已入胃而反出，故曰「反胃」。多因脾胃虛冷，命門火衰，不能運化水穀所致。可見於幽門梗阻等病症。

臌脹門 臌脹是腹部膨大脹滿的病症。症見腹部脹大，腹皮青筋顯露，四肢不腫（或微腫）的現象。多因情志鬱結、飲食不節、嗜酒過度、蟲積日久，使肝脾損傷，氣血淤滯，水濕不運所致。有蟲鼓、血鼓、水鼓、食脹、氣脹、單腹脹等名稱症狀。

厥症門 厥症泛指突然昏倒，不醒人事，但大多能逐漸甦醒的一類病症。歷代文獻有屍厥、薄厥、煎厥、痰厥、食厥、氣厥、血厥等名稱。

春溫門 春溫有二。一、伏氣溫病的一種，指冬受寒邪，伏而至春季所發的急性熱病。二、新感溫病的一種，指春季感受風熱而發的急性熱病。

卷六

火熱症門 因火邪發熱致病的病症。如火熱傷肺則見喘咳、咯血、鼻衄等症。火迫心神，則見頭痛、嘔吐、昏迷、譫妄等症；陰虛火旺則見煩躁、咽痛、聲嘶、齒齦出血、耳鳴等症。均屬火熱的病變。

暑症門 泛指夏天感受暑熱邪氣所發生的多種熱性病。可因邪伏於內，至夏而發者；亦可因暑夏新感而發者。一般多指暑溫、中暑等病症。常見暑症有中暑、傷暑、陽暑、陰暑、暑風、暑厥、暑癎等。

燥症門 燥症有內燥、外燥之分。燥熱傷心、肝、脾、肺，腸胃津液的內燥。燥氣偏勝出現於表者，口鼻乾燥、皮膚皺裂、毛髮不榮、乾咳無痰、小便短少、大便乾結等，皆列燥症項目。

痿症門 痿，指肢體筋脈弛緩、軟弱無力。嚴重的手不能握物，足不能任身，肘、腕、膝、踝等關節如覺脫失，漸至肌肉萎縮而不能隨意運動的一種病症。因肺熱傷津，濕熱浸淫，或氣血不足，肝腎虧虛等所致。

消渴門 消渴，病症名，泛指多飲、多食、多尿症狀為特點的病症。多因過食肥甘，飲食失宜；或情志失調，勞逸失度，導致臟腑燥熱，陰虛火旺所致。

卷七

痙攣門 以項背強急、口噤、四肢抽搐、角弓反張為主症。實症多因風、寒、濕、痰、火邪壅滯經絡所致。虛症多因過汗、失血、素體虛弱、氣虛血少、津液不足、筋失濡養、虛風內動而致。痙攣有剛痙、柔痙、陽痙、陰痙、風痙、風痰攣、痰火攣、虛攣等名稱。

汗症門 汗液，五液之一，津液代謝的產物。天暑衣厚，則腠理開，故汗出。「汗為心液」，因心血由津液所化，汗由津液所泄；故大汗不但散熱過多而耗氣，也會傷及津液而損於心血。出汗是為了退熱、透疹、消水腫、去風濕等作用。發汗解表以汗出邪去為目的，如發汗太過能損傷津液，甚則大汗不止，導致虛脫。凡心力衰竭、吐瀉失水、出血、津液虧損者，禁用「發汗」法。如果體質虛弱而確有需要發汗解表時，應配合益氣、滋陰等藥同用。

五癉門 癉，音膽，通膽，黃疸病。《素問．玉機真藏》：「肝傳之脾，病名曰『脾風』發癉，腹中熱、煩心、出黃。」此病五臟皆有，故稱「五癉」。

大瀉門 瀉者，指大便稀薄，甚至水樣，次數增多。因外感六淫、食積、痰阻、脾腎虛弱、情志失調等，引起脾胃運化和腸道功能失調所致。從病因辨有風瀉、暑瀉、熱瀉、濕瀉、傷食瀉、痰瀉、氣瀉等。

痢疾門 痢疾《內經》稱「腸澼」。《傷寒雜病論》以痢疾與泄瀉通稱為「下痢」，又名「滯下」，為夏秋季常見的急性腸道疾患之一。多因外受濕熱疫毒之氣，內傷飲食生冷，積滯於腸中所致。主症以大便次數增多而量少，腹痛、裡急後重，下黏液及膿血樣大便為特徵。本病的分類，從病因分有暑痢、濕熱痢、寒痢、熱痢等。從大便性狀分有赤痢、白痢、血痢、赤白痢、膿血痢、五色痢等。從病情輕重和病程分有疫痢、毒痢、氣痢、噤口痢、休息痢、奇恒痢、久痢、虛痢等。

癥瘕門 癥瘕指腹腔內痞塊，一般以隱見腹內，按之形症可驗，堅硬不移，痛有定處者為癥；聚散無常，推之游移不定，痛無定處者為瘕。《聖濟總錄》等書多認為與「積聚」相類，而以癥瘕發生於下焦為多。常由情志抑鬱，飲食內傷，導致肝脾受損，臟腑失和，日久正氣不足，氣滯血瘀，痞塊固定不動者為癥，雖有結塊可推移者稱為「癥瘕」。

卷八

大便閉結門

指大便乾燥堅硬，排出困難，或排便次數少，通常兩、三天以上不大便者。有正虛與邪實之不同。氣虛陽弱，推動無力，或陰虛血少，腸燥便結，可統稱為「陰結」。實熱痰濕壅結，而氣滯不行而成便祕，可統稱為「陽結」。《景岳全書．卷三十四》：「蓋陽結者，邪有餘，宜攻宜瀉者也；陰結者，正不足，宜補宜滋者也。」便祕有陽結、陰結、實祕、虛祕、氣祕、風祕、痰祕、冷祕、熱祕之分。

小便不通門

是小便量減少，排出困難的統稱。多因氣不化津，水濕失運或濕熱阻滯所致。因發熱、大汗、吐瀉、失血以致虛耗而小便不通者，宜養血生津，滋陰為主。不宜滲利。

內傷門

一、泛指內損臟氣的致病因素，如七情不節、飲食飢飽、勞倦、房事過度等。二、多因跌打、墜墮、碰撞、用力舉重、旋轉閃挫等，或其他因素傷及臟腑氣血的一類病症。

疝氣門

一、指生殖器、睪丸或陰囊的腫大疼痛等病症，或可兼有腹部症狀。二、泛指體腔內容物向外突出的病症。多伴有氣痛症狀，故有疝氣、小腸氣、小腸氣痛等病名。如突出於腹壁、腹股溝，或從腹腔下入陰囊的腸段。疝氣有癨疝、狐疝、氣疝等。

奔豚門

奔豚，古病名，又名「賁豚」、「奔豚氣」。《難經》列為五積之一，屬腎之積。症見有氣從少腹上沖胸脘、咽喉，發時痛苦劇烈，或有腹痛，或往來寒熱。多由腎臟陰寒之氣上逆，或肝經氣火沖逆所致。

陰痿門 陰痿指男子未到性功能衰退時期，出現陰莖不舉，或舉而不堅、不久的病症。多因房勞過度，命門火衰所致。亦有因肝腎虛火、心腎受損、驚恐不釋、抑鬱傷肝所致者。

痰症門 痰是某些疾病的病理產物或致病因素。不論因病生痰，或因痰致病，均與肺、脾兩臟有關。有「脾為生痰之源，肺為貯痰之器」的說法。一、痰指呼吸道分泌的病理產物。如熱痰、寒痰、燥痰等。二、指病因病症，如風痰、痰火、痰濕、痰濁、頑痰、宿痰、痰飲、痰包、痰核、痰瘧等。

卷九 婦人科

帶門 泛指婦科病症。指婦女陰道流出一種黏性液體，連綿不斷，其狀如帶，名為「帶下」。有白帶、青帶、黃帶、赤帶、黑帶、赤白帶下、五色帶下等。

血枯門 此門又名「血枯經閉」，即經閉症型之一。分虛症和實症。虛症：多因素患失血，或早婚、分娩胎次多，餵奶多等耗傷陰血，衝任空虛，久則血枯無血下達所致。實症：多因熱邪入胃，胃熱過甚，灼爍血液，以致津虧，衝脈之血乾枯而致。

血崩門 血液妄行，經來甚多，且連續不止者，謂之「血崩」。此症有因血不歸經，暴崩下血不止者；有因經候不調，血氣成塊，崩中下漏者；有因血虛氣損，上則氣逆嘔吐，下則泄下五色者；有因衝任衰弱，臟腑虛冷，崩漏淋瀝者；有因膀胱虛傷不能攝血，崩下不止者；有因濕熱而崩者，故治法不一。

調經門 指治療月經病症的通稱。包括治療月經不調（超前、落後、紊亂）、痛經、閉經、經量過多，過少等症。須按照病症的氣血變化及寒熱虛實的不同，並分清月經病與其他疾病發病次序的先後，分別處理。凡因月經病而引起其他疾病的，一般以調經為主，經調則病自癒。如因其他疾病而引起月經病的，一般以治療其他疾病為主，病癒則經自調。

受妊門 此門專論「不孕」症之病因。凡是女子婚後，夫妻同居而未懷孕，或曾孕育過，又間隔三年以上而未再次懷孕（未採取避孕措施者），稱為不孕。除男性的原因外，女性有因先天性生理缺陷者，有因後天病理變化者，常見有肝鬱、血虛、痰濕、腎虛、胞寒、血瘀等引起衝任失調，則難以攝精受孕。

妊娠惡阻門 指妊娠早期出現的噁心、嘔吐、擇食或食入即吐，甚者嘔吐膽汁或血性物者。有胃弱惡阻、胃熱惡阻、胃寒惡阻、痰滯惡阻、肝熱惡阻。

安胎門 指對胎動不安或素有流產史的孕婦，進行保胎或預防流產的方法。原則上因母病而致胎動者，應治母病，其胎自安；因胎氣不固而使母病者，安胎而母病自癒。

小產門 小產又稱「半產」。懷孕三月以上，由於氣血虛弱、腎虛、血熱及外傷等損傷衝任，不能攝血養胎，以致未足月而產。

鬼胎門 《傅青主女科》：「腹似懷妊，終年不產，甚則兩、三年不生者，此鬼胎也。其人必面色黃瘦，肌膚消削，腹大如斗。」宜調補正氣為先，繼以攻積消瘀，方用「蕩鬼湯」。

難產門 在分娩過程中，產力、產道、胎兒三因素，只要有一個不相適應，分娩就會發生困難，稱為「難產」。宋朝楊子健《十產論》中所說的傷產、催產、凍產、偏產、橫產、倒產、礙產等，均屬難產範圍。

血暈門 由於失血過多，腦失榮養所致。症見吐血、衄血、崩漏、損傷等諸種出血，並見頭暈眼花、面色蒼白、心悸自汗、舌淡等，重症可見厥脫，宜補血益氣。用「人參養榮湯、歸脾湯」等方。

胞衣不下門 又名「胎衣不下」。指胎兒娩出後，胎盤超過半小時以上遲遲不下。多因分娩後，氣血大虛，無力繼續排出所致。治法須大補氣血。同時可結合針灸手部合谷、足部三陰交等穴。

產後諸病門 一般婦女產後，氣血大虛，諸病頗多，有產後感冒嘔吐、產後氣喘、產後血崩昏暈、產後氣虛、產後瘀血、產後遺尿、產後帶脈虛脫、產後遍身疼痛等。

下乳門 下乳又稱催乳、通乳。治療產後缺乳的方法。其方有二：一、補氣益血。適用於氣血虛弱的，表現為乳汁全無，或有而不多，乳房無脹痛感、唇爪色淡、舌淡無苔、脈虛細。二、行氣通絡。適用於氣滯不通、乳汁不下。表現為乳房脹滿、苔薄、脈弦。

卷十 外科

背癰門 瘡面淺而大者為癰。癰生於背部叫做「背癰」，是外癰的一種。多由外感六淫、過食膏粱厚味、外傷感染，致營衛不和，邪熱壅聚，氣血凝滯而成，臨床均有腫脹、焮熱、疼痛、潰爛成膿等症。

肺癰門 肺部發生癰瘍而咳吐膿血的病症。多由於外感風邪熱毒，蘊阻於肺，熱壅血瘀，鬱結成癰，久則化膿所致。臨床表現有發熱寒戰、咳嗽、胸痛、氣急、吐出腥臭膿性黏痰，甚則咳吐膿血。可見於肺膿瘍，支氣管擴張等疾患。

肝癰門 內癰之一。多由肝鬱化火，氣滯血瘀，聚而成癰；或由積濕生痰蘊蒸而成。初起期門穴處隱痛，漸右脅腫痛，拒按，不能右側臥，常惡寒發熱，脈象弦數。繼則局部脹痛增劇，脅肋脹滿，身熱不退，如遷延失治，則膿腫破潰，可咳吐或下痢膿血，膿呈咖啡色帶臭穢。包括肝膿瘍、化膿性膽囊炎及膽管炎、肝包蟲病等。

大腸癰門 大腸生癰，腹中痛甚，手不可按，而右足屈而不伸，時時發熱，自汗出，復惡寒。其脈遲緊者，膿未成，可下之，當有血；脈洪數者，膿已成，不可下也。

小腸癰門 小腸生癰，症見腹痛可渴，左足屈而不伸，伸則痛甚，手按其痛處，更不可忍。惟是大腸之癰易治，小腸之癰難醫，以大腸可瀉，而小腸難瀉也。雖然，得其法，有何不可瀉哉？大腸可瀉其火從糟粕而出，而小腸可瀉其火從溲溺而出也。方用「泄毒至神湯」。

無名腫毒門　是體表局部驟發腫痛的症候。因其隨處可生，無適當名稱，故名。多由風邪寒熱客於經絡而致。因風邪而起者，無頭無根；因氣血相搏者，有頭有根；因風寒而成者，腫堅而色白；因熱毒而成者，腫焮而色赤。應辨證論治。

對口癰門　癰生頸項之上以對口，謂之「對口癰」。對口癰，初為小瘡，先癢後痛，隨至潰爛。多因外感風濕火毒，或濕熱火毒內蘊，使內臟積熱，營衛不和，邪阻肌膚而成。

腦疽門　生癰疽於頭頂者，謂之「腦疽」。生此疽者，至為凶險，九死一生，多因陰虛火熾，所謂「真陰枯灼，髓竭火發」，遂潰頂門。

囊癰門　囊癰又名「腎囊癰」。多由肝、腎兩經濕熱下注，或外濕內浸，蘊釀成毒。症見身發寒熱，口乾飲冷，陰囊紅腫熱痛，甚而囊皮緊張光亮，重墜而痛，久則成膿。

臂癰門　生於前臂外側的癰。屬手三陽經。可隨症加用引經藥。此病若潰深傷及筋脈，可致拳縮不能伸屈，疼痛徹骨，屬逆症，應急用「舒筋藥」。

乳癰門　又名「吹乳」、「妒乳」。多由肝氣鬱結，胃熱壅滯而成。初起乳房出現硬結，脹痛，乳汁不暢，全身有惡寒發熱，繼則腫塊增大，寒熱不退，蘊釀成膿。即急性乳腺炎。

肚癰門　肚癰即生於腹部的癰，又名「腹皮癰」。古人因發病不同，故名稱亦異有：幽癰，生臍上七寸，形如鵝子，痛引兩脅；赫癰，又作嚇癰，生臍上四寸，一名胃疽，微腫不赤，內堅如石，先寒後熱，走痛引臍，欲吐不吐，甚則咳嗽膿痰；衝疽，生臍上兩寸，由心火熾盛，流入腎經；臍癰，生於臍；小腹癰，生於臍下，由七情火鬱而成；緩疽，生小腹之側，堅硬如石，數月不潰，寒熱食少，肌體尪羸，由脾經積滯而成。

多骨癰門

又名附骨疽、朽骨疽、股脛疽、咬骨疽、疵疽等。初起多見寒熱往來，病處多漫腫無頭，皮色不變。繼則筋骨疼痛如錐刺，甚至肢體難以屈伸轉動。久則鬱而化熱，肉腐成膿，潰後稀膿淋漓不盡，色白腥穢，不易收口，形成竇道或死骨脫出。包括骨髓炎、慢性骨髓炎、骨結核。宜辨證論治，分期治療。

惡疽門

惡疽者，惡毒之疽，或生於四肢之間，或生於頭面之上，頭黑皮紫，疼痛異常。若不速治，後果堪慮。世人每以生疽甚小，不比生癰之大，往往輕視，誰知小毒變成大毒乎？然而疽與癰，實有不同：癰潰於內，而疽腫於外也。潰於內者，難於外治；腫於外者，易於內消。雖癰疽之毒，盡由內而外發，無不治內而外癒，而疽病尤宜內治，方用「消疽散」。

疔瘡門

又名「疵瘡」。因其形小，根深，堅硬如釘狀，故名。多因飲食不節，外感風邪火毒及四時不正之氣而發。發病較急，變化迅速，初起如粟，堅硬根深。繼則焮紅發熱，腫勢漸增，疼痛劇烈，待膿潰疔根出，則腫消痛止而癒。治宜清熱解毒。

楊梅瘡門

又名霉瘡、廣瘡、時瘡、棉花瘡，因氣化（間接）傳染和精化（接觸）傳染而得。先患下疳、便毒，然後發楊梅瘡。在全身性發熱、頭痛、骨節痠痛、咽痛後，皮膚先起紅暈，後發斑片，名「楊梅斑」；形如風疹，名「楊梅疹」；狀如赤豆嵌入肉內，名「楊梅痘」；疹粒破爛，肉反突出於外，名「翻花楊梅」。後期毒侵骨髓、關節或流竄臟腑，統稱楊梅結毒，即梅毒。治宜清血解毒。

腰疽門 腰疽即腰間生疽。或因縱欲過度，陰虛而火發成毒而生疽。則陰中有陽，故未可純以陰症治之也。必須合陰陽並治之，以化其毒，則毒去如掃。

擎疽門 又名「掌心毒」、「托盤疔」。因心與心包絡經火毒熾盛所致。初起紅斑如粟，繼而腫硬有泡，疔小根深，痛而癢，重者泡由明亮變黑，腫痛劇烈，甚則腐爛筋骨，寒熱交作，不思飲食。

腳疽門 腳疽是腳趾或腳腿生疽。乃因氣血大虧，不能遍行經絡，而火毒惡邪，乃團結於骨節之際。疽之生，正氣血大虧，不能周到腳趾之故。治法先使氣血周流，使氣通血活以散毒也。

鬢疽門 鬢疽者生於耳髮之際。俱因五臟既衰，陽毒上攻現於兩鬢之間。蓋兩鬢近於太陽，乃陽之位，陰氣不能到此地位，故兩鬢生疽，當作陽症治之。然是陽症，往往有變為陰症者，所以陽藥中，必宜加陰分之藥，以預防其變。若已潰破腐爛更須陰藥多於陽藥，消息而善治之也。

唇疔門 唇疔又名「反唇疔」、「龍唇發」。由脾胃火毒上攻，聚於口唇所致。疔生上下唇或口角，初起如粟，形小根深。頂有白色瘡頭，四周赤腫堅硬，麻木疼痛，或使唇部腫脹外翻。初起發熱惡寒、頭痛，治宜「醒消丸」。若迅速蔓延至頭面等部，多為逆症，治宜解毒瀉火。

瘰癧門

瘰癧又名「鼠瘻」、「老鼠瘡」、「癧子頸」等。小的為瘰，大的為癧。多因肺、腎陰虛，肝氣久鬱，虛火內灼，煉液為痰，或受風火邪毒，結於頸項、腋、胯之間。初起結塊如豆，數目不等，無痛無熱，後漸增大串生，久則微覺疼痛，或結塊相互黏連，推之不移。若潰破則膿汁稀薄，其中或夾有豆渣樣物質，此癒彼起，久不收口，可形成竇道或瘻管。相當於淋巴結核，慢性淋巴結炎。初期宜疏肝解鬱，軟堅化痰。

痔漏門

痔係直腸下端黏膜下和肛管皮膚下痔靜脈擴大和曲張所形成的靜脈傳。按其生長部位不同分內痔、外痔、內外痔三種。多由平素濕熱內積，過食辛辣，久坐久立，或臨產用力，大便祕結，或久瀉久痢等因素引起，以致體內風生化燥，濕熱留滯，濁氣瘀血下注肛門，發為本病。然而初生肛門不破者稱「痔」；破潰而出膿血，黃水浸淫淋漓久不止者稱「瘻」。

頑瘡門

頑瘡指經久不癒的瘡瘍，瘡口有膿血樣分泌物。治宜行氣活血為主。用「救頑湯」。

接骨門

接是連接、接續的意思。即運用手法或借助器械使斷骨復續，陷者復起，碎者復完，突者復平的醫術。

金瘡門

金瘡即金創，金刃傷、金瘍，指由金屬器刃損傷肢體所致創傷。亦有將傷後夾感毒邪潰爛成瘡稱為金瘡或金瘍。本病輕者皮肉破潰、疼痛、流血；重者傷筋，流血不止，疼痛難忍，並常因出血過多，引起面色蒼白、頭暈、眼黑、脈芤或細微等虛脫症候。輕傷者，外敷封口藥，包紮即可。傷重者，急救止血包紮，清創縫合，如失血過多，必要時應輸血補液。傷筋斷骨者，進行整復治療。

九龍神針 此處所言非針也。乃九種藥材，提煉成丹，治諸般疔毒惡瘡有神效者。

物傷門 物傷門專言被動物禽獸所傷之病。例如虎傷蛇咬或狂犬所傷，重者致死，輕者或受感染，不可不慎。

癩門 癩又名「癘風」、「大風惡疾」、「痲風」，因體虛感受暴癘風毒，或接觸傳染，內侵血脈而成。初起患處痲木不仁，次成紅斑，繼則腫潰無膿，久之可蔓延全身肌膚，出現眉落、目損、鼻崩、唇裂、足底穿等重症。即「痲風」。治宜祛風化濕、活血殺菌。本病為慢性傳染性皮膚病，必須隔離治療。

刑杖門 此言因刑受杖打傷腿、股等處，有皮肉腐爛，死血未散，不僅外敷，更須內治。凡杖傷者，傷處多有疼痛、腫脹、傷筋、破損、出血、骨折、脫臼等情況，也包括一部分內臟損傷疾患。治療一般以散瘀、行氣、止痛、止血、舒筋、堅骨為主。

小兒科

驚疳吐瀉門 疳症，泛指小兒因多種慢驚疾患而致形體乾瘦、津液乾枯的症候。引起原因是多方面的，但主要是由於乳食失調，或感染病邪，損傷脾胃。《小兒藥證直訣》：疳皆脾胃病，亡津液之所作也。」

便蟲門 小兒便蟲或吐，由飲食不潔，脾胃虛弱所致，有因肚中生蟲，在腸胃中絞痛。症見腹痛如絞，時發時止，甚或嘔吐蛔蟲。平素嘈雜，嗜食異物，面黃肌瘦，面有蟲斑，眼白上藍色斑點，口唇內有小點如粟米狀，睡中嚙齒等。本症可見於寄生蟲病。治宜驅蟲消積，調補脾胃。

痘瘡門 痘瘡又名「天花」，是一種傳染性極強、病情險惡的病毒性傳染病。痘瘡常有發熱、咳嗽、噴嚏、呵欠、頓悶、面紅驚悸、手足耳尻俱冷、身發痘疹等症。整個病程分發熱、見點、起脹、灌漿、收靨和結痂六個階段。因病毒感受的深淺，病人體質強弱的不同，可出現各種變症，須嚴密觀察，辨症施治。

疹症門 疹子多由風熱鬱肺，內閉營分，從血絡外出所致。表現為皮膚上發出紅色小點，形如粟米，撫之凝手。疹色鮮紅或紫赤者為熱盛，紫黑者為重毒，伴見發熱煩躁、咳嗽、胸悶、口渴、舌絳等症。

吃泥門 此亦奇難雜症之類。吃泥乃因脾胃虛弱又兼肝木過旺之故。是以平肝木之旺，再補脾胃之虛，其病自癒。

胎毒門 古人對嬰兒的某些病症，認為其發病與胎妊期間母體的熱毒有關，故名。一、由於孕婦恣食辛熱甘肥，或生活調攝失宜，或鬱怒悲思等因素，使五臟之火隱於母胞，傳於胎兒，結為胎毒。《幼幼集成》：「凡胎毒之發，如蟲疥流丹，濕瘡癰癤結核，重舌木舌，鵝口口瘡，與夫胎熱、胎寒、胎搐、胎黃是也。」二、指遺毒。見《外科啟玄》，即先天性梅毒。

卷一

傷寒門

辨證論治一

冬月傷寒發熱、頭痛、汗出、口渴，人以為太陽之症也，誰知太陽而已趨於陽明乎！若徒用〔乾葛湯〕以治陽明，則頭痛之症不能除。若徒用〔麻黃湯〕以治太陽，則汗出不能止，口渴不能解，勢必變症多端，而輕症變為重症矣。治之法：宜正治陽明，而兼治少陽也。何則？蓋邪入陽明，留於太陽者，不過零星之餘邪也，治太陽反傷太陽矣。故太陽不必治，宜正治陽明，蓋陽明為多氣多血之府，邪入其中，正足大恣其凶橫。譬如賊人突入通都大邑，其搶掠之勢，較窮鄉僻壤者，自是不同，所得之物，轉足以供其跳梁之暴虐。故邪入陽明者，挾其腑之氣血，為炎氛烈焰者，往往然也。然則治之法，豈可以輕小之劑，遽望其解散之乎？故必須用大劑涼藥，始可祛除其橫暴也。

臨床處方

石膏一兩**知母**二錢**麥冬**二兩**竹葉**二百片**茯苓**三錢**甘草**一錢**人參**三錢**柴胡**一錢**梔子**一錢，**水煎服**。

藥理說明

一劑而頭痛除，二劑而身熱退，汗止而口亦不渴矣。此即〔白虎湯〕變方。用石膏、知母，以瀉其陽明之火邪；用柴胡、梔子，以斷其少陽之路徑。尤妙在用麥門冬至二兩，以清補其肺金之氣，使火邪不能上逼；更妙用茯苓引火下趨於膀胱，從小便而出，而太陽餘邪，盡隨之而外泄也。至於人參、甘草、竹葉不過取其調和臟腑，所謂攻補兼施也。或懼前方太重，則〔清肅散〕亦可也。並載之以備選用：石膏五錢知母一錢麥冬一兩甘草、人參、柴胡、梔子各一錢，獨活、半夏各五分，煎服。

辨證論治二

冬月傷寒發熱，口苦頭痛，飢不欲飲食，腹中時痛，人以為太陽之症也，誰知是少陽之病乎！夫傷寒未有不從太陽入者，由太陽而入陽明，由陽明而入少陽者，傳經之次第也。何以初入太陽，而即越陽明，而入於少陽耶？人以為陽經之傳也，而孰知不然。蓋少陽之經，乃膽經也。膽屬木，木最惡金，人身肺屬金，肺主皮毛，風邪之來，肺金先受，肺欺膽木之虛，即移其邪於少陽。故太陽之症，往往多兼少陽同病者，職此故耳。然則此症，乃兩經同感，而非傳經之症也。治之法：似亦宜兩經同治矣，而又不然，單治少陽，而太陽之病自癒。

臨床處方

柴胡二錢**白芍**五錢**甘草**一錢**陳皮**一錢**黃芩**一錢**神麴**一錢**白朮**三錢**茯苓**三錢，**水煎服**。

藥理說明

一劑而熱止，二劑而腹不痛，頭不疼，而口亦不苦矣。此方即〔逍遙散〕之變方也。何以用之以治傷寒，有如此之神乎！不知病在半裡半表之間，〔逍遙散〕解散實奇。表裡之邪既解，而太陽膀胱之邪，又何能獨留。況方中原有茯苓、白朮以利腰臍，而通膀胱之氣乎！余所以只加神麴、黃芩，少解其胃中之火，以和其脾氣，而諸症所以盡除也。此病用〔舒經湯〕亦佳：薄荷二錢白芍五錢甘草八分黃芩一錢白朮二錢茯苓五錢桂枝一錢，水煎服。

辨證論治三

冬月傷寒發熱，口渴譫語，時而發厥，人以為熱深，而厥亦深也，疑是厥陰之症，誰知是太陰之症乎！夫太陰脾土也，脾與陽明胃經為表裡，表熱而裡亦熱，此乃胃邪移入脾經也，此等之症，最危最急。蓋人生以脾胃為主，脾胃盡為火邪所爍，而腎水有不立時熬乾者乎？治之法：急宜救脾胃矣。然而救脾則胃火愈熾，救胃則脾土立崩，此中之消息最難。然則終何以救之乎？亦速救夫腎水之乾枯也。

臨床處方

〔**救枯丹**〕：**元參**三兩**甘菊花**一錢**熟地**一兩（**生地更妙**）**麥冬**一兩**芡實**五錢，**水煎服**。

藥理說明

用元參以散其脾胃浮遊之火，甘菊花以消其胃中之邪，麥冬以滋其肺中之液，助熟地以生其腎中之水，庶幾滂沱大雨，自天而降，而大地焦枯，立時優渥，又何旱魃之作祟乎？又恐過於汪洋，加入芡實，以健其土氣，而又仍是腎經之藥，則脾腎相宜，但得其灌溉之功，而絕無侵凌之患，此立方之所以神也。故一劑而譫語定，再劑而口渴除，三劑而厥亦止，而身亦涼也。此等之症，世人未知治法，即張仲景使君，亦未嘗談及，天師因鐸之請，特傳神奇治法，以為傷寒門中之活命丹也。此症用〔清土散〕亦妙：石膏一兩麥冬一兩生地一兩甘草一錢金銀花五錢白朮二錢，水煎服。

辨證論治四

冬月傷寒，大汗而熱未解，腹又痛不可按，人以為邪發於外未盡，而內結於腹中，乃陽症變陰之症也，余以為不然。夫傷寒而至汗大出，是邪隨汗而盡出，宜無邪之在中，又何至有腹痛之生？此乃陽氣盡亡，陰氣盡泄，腹中無陰以相養，有似於邪之內結而作痛，此陰陽兩亡之急症，不可不知也。夫痛之可按為虛，不可按為實，何以此症不可按，而又以為虛乎？不知陰陽兩亡，腹中正在將絕之候，不按已有腹痛難忍之時，況又按而傷其腸胃，安得不重增其苦，所以痛而不可按也。如遇此等之症，急不可緩。

臨床處方

〔急救陰陽湯〕：人參二錢**黃耆**三錢**當歸**四錢**熟地**一兩**甘草**一錢**白朮**五錢，**水煎服。**

藥理說明

一劑而腹痛頓止，身熱亦解，而汗亦盡止矣。此方用參、耆以補氣，使陽回於陰之內；用當歸、熟地以補血，使陰攝於陽之中；用白朮、甘草和其腸胃，而通其腰臍，使陰陽兩歸於氣海、關元，則亡者不亡，而絕者不絕也。倘認是陽症變陰，純用溫熱之劑，加入肉桂、乾薑、附子之類，雖亦能回陽於頃刻，然內無陰氣，陽回而陰不能攝，亦旋得而旋失矣。此症用〔救亡散〕亦易奏功：人參、當歸、熟地各一兩，甘草二錢附子一片，水煎服。

辨證論治五

冬月傷寒，大汗熱解，腹微痛，腰不可俯仰，人以為邪在腎經未出，欲用〔豨薟丸〕，加防己治之，而不知非治也。此乃發汗亡陽，陽虛而陰不能濟之故也。夫陰陽原兩相根也，陰根於陽，無陽則陰不能生；陽根於陰，無陰則陽不能化。此症因汗泄過多，陽氣無多，而陰又自顧不遑，不敢引陽入室，而陽無所歸之途，故行於腹，孤陽無主而作痛矣。腎中之陰，又因陽氣不歸，而孤陰無伴，不敢上行於河車之路，故腰不可俯仰也。

臨床處方

〔引陽湯〕治之：杜仲一錢**山藥**五錢**甘草**一錢**茯苓**二錢**芡實**三錢**人參**三錢**肉桂**三分**白朮**五錢，**水煎服。**

藥理說明

一劑而腹痛止，再劑而腰輕，三劑而俯仰是釋矣。此方妙在助陽氣之旺，而不去助陰氣之微。蓋陰之所以杜陽者，欺陽氣之衰也。譬如夫婦好合，豈忍永絕夫良人，因其夫不慎，與外侮相爭，焦頭爛額，狼狽逃回，因羞變怒，故杜絕而不許入房。倘其夫得良朋之資益，捆載而歸，見黃金之多，有不色變者乎？吾知必開門而笑迎之矣。予所以單助陽而不去助陰者，實有鑒於斯也。倘用豨薟、防己，以重損其陰陽。則夫貧而婦亦貧，彼此成仇，有終身反目，不成為廢人者幾希矣。此症〔濟陽湯〕亦可用：杜仲二錢 山藥二兩 甘草一錢 人參五錢 白朮五錢 破故紙一錢，水煎服。

辨證論治六

冬月傷寒，大汗氣喘不能息，面如硃紅，口不能言，呼水自救，人以為熱極，欲用〔白虎湯〕，以解其陽明之火也，而不知非其治也。此乃載陽之症，乃上熱而下寒也。若用〔白虎湯〕，雖多加人參，下喉即亡矣！

臨床處方

〔八味地黃湯〕半斤。

大鍋煎湯，恣其渴飲，必熟睡半日，醒來汗必止，氣必不喘，面必清白，口必不渴矣。其故何哉？蓋此症原不宜汗，而汗之必致大發其汗，

藥理說明

汗既大出，而陽邪盡泄，陽氣盡散，陰亦隨之上升。欲盡從咽喉而外越，以皮毛出汗，而陰氣奔騰，不得盡隨汗泄，故直趨咽喉大路，不可止遏矣。陰既上升，陽又外泄，不能引陰而回於歸源，陽亦隨陰而上，而陰氣遂逼之，而不可下，故氣喘不能

息也。且陽既在上，火亦在上者，勢也。況陰盡上升，則腎宮寒極，下既無火，而上火不得歸源，故泛炎於面，而作硃紅之色也。上火不散，口自作渴，呼水自救者，救咽喉之熱，而非欲救腸胃之熱也。夫實熱多成於胃火，而胃熱之病，必多號叫狂跳之狀。今氣雖喘息而寧，口欲言語而不得，非虛熱而何？此真所謂上假熱而下真寒也。〔八味地黃湯〕，妙在補水之中，仍是補火之藥，下喉之時，火得水而解；入胃之後，水得火而寧，調和於上下之間，灌注於肺、腎之際，實有妙用也。夫發汗亡陽，本是傷氣也，何以治腎而能奏功？而不知亡陽之症，內無津液，以致內之沸騰。我大補其真陰，則胃得之而息其焰，胃火一息，而腎之關門閉矣。腎之關門閉，而胃之土氣自生；胃之土氣生，而肺金之氣，有不因之而得養者乎。肺氣一生，自然清肅之令行，母呼子歸，同氣相招，勢必下引腎氣，而自歸於子舍矣。腎氣既歸，而腎宮之中，又有溫和春色以相薰，又得汪洋春水以相育，則火得水而生，水得火而悅，故能奏功之神且速也。〔近火湯〕治此症亦神：熟地三兩 山萸肉一兩 肉桂三錢，水煎服。

辨證論治七

冬月傷寒發厥，面青手冷，兩足又熱，人以為直中陰寒也，宜用〔理中湯〕治之，而不知非其治也。此乃肝氣邪鬱而不散，風邪在半表半裡之間也。若用〔理中湯〕治之，必然發狂而死矣。夫直中陰寒之症，未有不從足而先冷者也。今兩足既熱，其非直中肝經明矣。夫邪既不在肝經，似乎不可逕治肝經矣。然而邪雖不在肝經之內，未嘗不在肝經之外也。邪在門外，與主人何豫，而忽現發厥，面青手冷之症耶？不知震鄰之恐，亦有警惕之心，豈賊在大門之外，而主人有不張惶色變者乎？勢必手執鎗刀，而思禦侮之策矣。故此時而能登高號召，或勸諭高呼，賊人知內有防護之人，外恐有應援之士，自然易於解散，潛跡逃遁矣。倘用〔理中湯〕，是用火攻以殺賊，賊未擒燒，而房舍先焚，賊且乘火而突入於中庭，必至殺主人而去矣。然則，治之法：以散其半表半裡之邪，而肝氣自安，外邪化為烏有。

臨床處方

〔小柴胡湯加減〕：柴胡二錢 白芍五錢 甘草一錢 當歸一錢五分 黃芩一錢 半夏一錢，水煎服。

藥理說明

一劑而手溫，再劑而厥止，身熱盡除，而面青自白矣。

冬月傷寒，身熱汗自出，惡寒而不惡熱，人以為陽明之症也，欲用〔石膏湯〕治之，而不知此症，非陽明之病也。夫人以為陽明之餘熱未解也，而予以為不然。夫譫語雖屬胃熱，然胃熱譫語，其聲必高，拂其意，必怒。今但譫語而低聲，非胃熱也。但既非胃熱，何以口中作渴，欲飲水以自救耶？然口渴飲水，水不能化痰上湧，反直走膀胱，而小便自痢，其非胃熱又明矣。夫陽明火盛，多致發狂，今安然欲臥，豈是胃熱之病。但既不是胃熱，何以譫語口渴之不解，至於五、六日而猶然耶？不知此症乃心虛之

辨證論治八

故也。心虛則神不守舍而譫語，心虛則火起心包而口渴。夫心與小腸為表裡，水入心，而心即移水於小腸，故小便自痢也。

臨床處方

〔清熱散〕：茯苓五錢麥冬一兩丹皮二錢柴胡一錢甘草五分，水煎服。

藥理說明

一劑而譫語止，二劑而口渴除，身之熱亦解矣。用麥冬以補心，用茯苓以分消火熱，用柴胡、丹皮、甘草，以和解其邪氣。心氣足而邪不能侵，邪盡從少陽以泄出，而心中寧靜，津液自生，故渴除而腎氣上交於心，而臥自長，亦不思臥矣。倘疑為胃熱，或用〔白虎〕，或用〔青龍〕之湯，鮮不敗衄矣。

〔涼解湯〕亦可用：茯神三錢麥冬五錢元參一兩柴胡一錢甘草三分炒棗仁二錢，水煎服。

辨證論治九

冬月傷寒，至五、六日，往來寒熱，胸脅苦滿，或嘔或吐，或渴或不渴，或煩或不煩，人以為少陽之病也，宜用〔小柴胡湯〕和解之。夫〔小柴胡湯〕，治少陽邪之聖藥，用之似乎無不宜也。以少陽居於表裡之間，邪入而併於陰則寒，邪出而併於陽則熱。故疾結於胸而苦滿，欲吐不吐，欲渴不渴，而煩悶生矣。用〔柴胡湯〕以解之，自易奏功。然而只可一用，而不可常用也，其故何哉？蓋少陽膽木，最喜者水耳，其次則喜風，柴胡風藥，得之則解慍。然日以風藥投之，雖枝葉條達，而終有乾燥之虞，一旦以大雨濟之，則鬱鬱蔥蔥，其扶疏青翠為何如耶？故用〔柴胡湯〕之後，必須用補水之劑以濟之。

臨床處方

〔濟生湯〕：**熟地**五錢**元參**五錢**麥冬**三錢**山茱萸**一錢**山藥**三錢**茯苓**二錢**白芍**三錢**柴胡**五分**神麯**三分**竹茹**一團，**水煎服**。

藥理說明

一劑而煩滿除，再劑而寒熱止，三劑而前症盡失也。此方多是直補腎水之味，直補其膽木之源，則膽汁不枯，足以禦邪而有餘。況又加入白芍、柴胡，仍散其半表半裡之邪，安得不收功之速乎！倘疑傷寒之後，不宜純用補腎之藥，恐胃氣有傷，難以消化。不知少陽之症，由太陽、陽明兩經傳來，火燥水涸，不但肝汁為邪所逼，半致熬乾，而五臟六腑，盡多炎爍，是各經無不喜盼霖雨，非惟少陽膽木經而喜水也。然則用補水之藥，正其所宜，又何至有停隔之虞哉。此症用〔和隔散〕亦妙：柴胡一錢白芍一兩生地五錢元參三錢麥冬二錢茯苓二錢竹茹一團白芥子一錢，水煎服。

辨證論治十

冬月傷寒，發熱至六、七日，晝則了了，夜則譫語，如見鬼狀，按其腹，則大痛欲死，人以為熱入血室也，而不知非止熱入血室也。雖亦因經水適來，感寒而血結，故成如瘧之狀。然而未傷寒之前，原有濕熱化血，包其食而為瘧母也。論理〔小柴胡湯〕為正治。然而〔小柴胡湯〕，只能解熱，使熱散於血室之中，不能化食，使食消於血塊之內。予有一方最神，治熱入血室，亦正相宜，可同治之也。

臨床處方

〔兩消丹〕：用柴胡二錢丹皮五錢鱉甲三錢山楂肉一錢枳殼五分炒梔子二錢甘草一錢白芍五錢當歸三錢桃仁十粒，水煎服。

藥理說明

一劑而痛輕，二劑而鬼去，譫語亦止，腹亦安然，杳無寒熱之苦矣。蓋此方既和其表裡，而血室之熱自解，妙在用鱉甲，盡攻於血塊之內，以清其宿食，所為直搗中堅，而瘧母何所存立以作祟乎！服吾藥，實可作無鬼之論也。此症用〔清白飲〕治之亦妙：丹皮三錢柴胡二錢前胡二錢白芍一兩鱉甲五錢人參一錢半夏一錢甘草一錢青皮二錢炒梔子二錢茯苓三錢當歸三錢，水煎服。

辨證論治十一

冬月傷寒，項背強幾幾，汗出惡風，服桂枝加乾葛治之而不癒，人以為太陽、陽明合病，捨前方，又將用何藥以治之？而不知不可執也。夫太陽之邪，既入陽明，自宜專治陽明，不必又去顧太陽也。況於〔葛根湯〕中仍用桂枝以祛太陽之邪乎。是太陽之邪輕，而陽明之邪重矣。

臨床處方

〔竹葉石膏湯〕：以瀉陽明之火，而前症自癒，但不必重用石膏也。余定其方：石膏三錢知母八分半夏一錢麥冬三錢竹葉五十片甘草一錢，水煎服。

藥理說明

一劑而汗止，再劑而項背強幾幾之毒盡去，而風亦不畏矣。倘必拘執仲景方法，而仍用桂枝加葛湯，雖病亦能癒，而消爍津液亦多矣。予所以更示方法，使治傷寒者，宜思變計，而不可死於古人之文內也。此症用〔清胃湯〕亦佳：元參五錢生地五錢知母二錢半夏一錢甘草五分，水煎服。

辨證論治十二

冬月傷寒，頭痛幾幾下痢，夫頭痛太陽之症也；幾幾陽明之症也。是兩經合病無疑。似乎疑二解其邪之為得，然而不可二治之也，正以其下痢耳。夫陽明胃土也，今挾陽明胃中之水穀而下奔，其勢欲驅邪而盡入於陰經，若不專治陽明，而急止其痢，則陽變為陰，熱變為寒，其害有不可言者矣。

臨床處方

〔解合湯〕治之：葛根二錢茯苓五錢桂枝三分，水煎服。

藥理說明

一劑而痢止，二劑而頭痛幾幾之病頓癒者，何也？蓋葛根乃太陽、陽明同治之聖藥，況又加入桂枝，原足以散太陽之邪；而茯苓不獨分消水勢，得桂枝之氣，且能獨趨於膀胱。夫膀胱正太陽之本宮也，得茯苓澹泄，而葛根亦隨之同行。祛逐其邪，盡從小便而出，小便利而大便自止矣。此不止痢，而正所以止痢，不瀉陽明，正所以瀉陽明，二解之巧，又孰能巧於此者乎！此予之所以為不必二治，而只須一治之也。此症用葛根、桂枝、人參大妙：葛根三錢桂枝五分人參一錢，水煎服。

辨證論治十三

冬月傷寒，六、七日後，頭痛、目痛，寒熱不已，此太陽、陽明、少陽合病也。而治之法，不可合三陽經而統治之。然則終治何經，而三陽之邪盡散耶？夫邪之來者，太陽也。邪之去者，少陽也。欲去者而使之歸，來者而使之去。必須調和其胃氣，胃氣一生，而陽明之邪自孤，勢必太陽、少陽之邪，盡趨陽明以相聚，而我正可因其聚而急使之散也。譬如賊人分散於四方，自然擒勦甚難，誘其蟻會於一城，而後合圍守困，可一舉而受縛也。

臨床處方

〔破合湯〕：石膏三錢**葛根**三錢**茯苓**三錢**柴胡**一錢**白芍**三錢**陳皮**一錢**甘草**一錢，**水煎服。**

藥理說明

此方治陽明者十之七，治太陽者十之一，治少陽者十之二，雖合三經同治，其實仍專治陽明也。故一劑而目痛癒矣，再劑而頭疼除矣，三劑而寒熱解矣，此皆胃氣生之故，而奏功所以甚速也。倘不治陽明，而治少陽，則損傷胃氣，而少陽之邪，且引兩經之邪，盡遁入於陰經，反成變症而不可收拾矣。此症〔和陽湯〕亦妙：石膏五錢葛根二錢白芍二錢麻黃三分柴胡一錢甘草一錢天花粉五分，水煎服。

辨證論治十四

冬月傷寒，五、六日，吐瀉後，又加大汗，氣喘不得臥，發厥者，此誤汗之故，人以為壞症而不可治也。夫大汗之後，宜身熱盡解矣，今熱不退，而現此惡症，與死為鄰，誠哉壞症之不可治也。吾欲於不可治之中，而施可救之法，亦庶幾於不宜汗之中，而救其失汗乎。蓋傷寒至吐瀉之後，上下之邪必散，而熱未解者，此邪在中焦也。理宜和解，當時用〔柴胡湯〕調治之，自然熱退身涼，而無如其誤汗之也。今誤汗之後，而熱仍未退，身仍未涼，是邪仍在中焦也。此時而用〔柴胡湯〕，則已虛而益虛，不死何待乎？必須大補其中氣，使汗出亡陽，仍歸於腠理之內，少加柴胡以和解，則轉敗為功，實有妙用也。

臨床處方

〔救汗回生湯〕：人參三兩**當歸**二兩**柴胡**一錢**白芍**一兩**陳皮**五分**甘草**一錢**麥冬**五錢**，水煎服。**

藥理說明

一劑而汗散，二劑而喘定，三劑而厥亦不作。然後減去柴胡，將此方減十分六，漸漸調理，自無死去，此救病之一法也。人見人參之多用，未必不驚，用藥之太峻。殊不知陽亡已盡，非多用人參，何以回陽於無何有之鄉？尚恐人參回陽，而不能回陰，故又佐之當歸之多，助人參以奏功。至於白芍、麥冬之多用，又慮參、歸過於勇猛，使之調和於肺、肝之中，使兩經不相戰剋，而陽回於陰之中，陰攝於陽之內，聽柴胡之解紛，實有水乳之合也，又何必以多用參、歸為慮哉。此方用〔救敗散〕亦效：當歸一兩麥冬一兩人參一錢白芍五錢柴胡五分甘草五分北五味十粒神麴三分，水煎服。

辨證論治十五

冬月傷寒汗吐後，又加大下，而身熱猶然如火，發厥，氣息奄奄欲死，人以為壞症之不可救矣，然亦有可救之法也，正以其誤下耳。夫誤下必損脾胃之氣，救脾胃，未必非生之之道也。惟是邪猶未解，補脾胃之氣，未必不增風寒之勢，必須救脾胃，而又不助邪之為得耳。

臨床處方

〔援下回生丹〕：人參五錢白朮一兩茯苓五錢柴胡五錢甘草一錢赤石脂末一錢，水煎服。

藥理說明

一劑而瀉止厥定，二劑而身熱解，口思飲食矣。此時切戒，不可遽與飲食，只可煎米湯少少與飲，漸漸加入米粒，調理而自安。設或驟用飲食，必變為結胸之症，斷難救死也。夫同是壞症，前條何以多用人參，而此條少用人參也？蓋大汗亡陽，其勢甚急，大下亡陰，其勢稍緩。亡陽者，陽易散也；亡陰者，陰難盡也。亡陽者，遍身之陽皆泄，非多用人參，不能挽回於頃刻；亡陰者，脾胃之陰盡，而後及於腎，故少用人參而即可救於須臾。此方之妙，參、朮以固其脾、胃、腎之氣，茯苓以分消其水濕之邪，柴胡、甘草以調化於邪正之內，加入赤石脂以收澀其散亡之陰，所以收功實神，此又救壞症之一法也。此症用〔定亂湯〕亦神：人參一錢山萸一兩茯苓五錢薏仁五錢甘草五分黃連五分陳皮三分神麴三分砂仁一粒，水煎服。

辨證論治十六

冬月傷寒汗下後，又加大吐氣逆，嘔吐飽悶，胸中痞病，時時發厥，昏暈欲死，譫語如見神鬼，且知生人出入，此亦壞症之不可救也。然而因誤吐之故，不宜吐而吐，以成此至危之症也。於誤吐之逆，而深思安吐之方，捨轉氣之法，又將何求乎？

臨床處方

〔轉氣救吐湯〕治之：人參一兩 旋覆花一錢 赭石末一錢 茯神五錢，水煎服，一劑而氣逆轉矣。另用〔招魂湯〕：人參三分 茯苓三錢 山藥三錢 芡實三錢 陳皮三分 神麴三分 麥冬三錢 柴胡一錢 白芍五錢，水煎服。

一劑而身涼，神魂寧貼，前症盡癒。夫汗下之後，而身熱未解者，此邪在半表半裡也，理宜和解。乃不用和解，而妄用吐藥，邪隨氣湧，

藥理說明

氣升不降者，因汗下之後，元氣大虛，又加大吐，則五臟反復，自然氣逆而不能順矣。氣既逆矣，嘔吐何能遽止？胸中無物，而作虛滿虛痞之苦，以致神不守舍，隨吐而越出於軀殼之外，故陰陽人鬼，盡能見之也。似乎先宜追魂奪魄之為急，而必先轉氣者何也？蓋氣不轉，則神欲回而不能回，魄欲返而不能返也。所以先轉其氣，氣順而神自歸也。況轉氣之中，仍坐以定神之品，安得不奏功如響哉！至於轉氣之後，反用〔招魂湯〕者，豈魂尚未歸，魄尚未返，而用此以招之乎？而不知非也。蓋氣虛之極，用轉氣之湯以順之，苟不用和平之劑調之，則氣轉者，未必不重變為逆也。〔招魂湯〕一派健脾理胃之藥。土氣既生，安魂定魄，而神自長處於心宮，而不再越矣。然則招魂之湯，即養神之湯也，此又救壞症之一法焉。更有〔救逆散〕亦得奏功：人參一錢 茯苓一兩 白芍一兩 附子一錢 麥冬五錢 牛膝二錢 破故紙一錢，水煎服。

辨證論治十七

冬月傷寒，身重，目不見人，自痢不止，此亦壞症之不可救也。然而乃誤汗，誤下之故耳，一誤而再誤，較前三條而更重耳。本不可救，而內有生機者，以胃未經誤吐，則胃氣宜未傷也。扶其胃氣以回陽，助其胃氣以生陰，未必非可救之又一法也。

臨床處方

〔漸生湯〕：人參一錢 白朮五錢 茯苓一兩 山藥一兩 芡實一兩 黃耆五錢 白芍五錢 甘草一錢 砂仁三錢，水煎服。

藥理說明

一劑而目能見人、再劑而自痢止矣、三劑而身涼體輕矣。此方妙在緩調胃氣，胃氣生，而五臟六腑俱有生氣，自然陽衰者而生其陽，陰衰者而生其陰矣。夫陰陽之衰，與陰陽之絕，原有不同。壞症乃陰陽之絕，而非陰陽之衰也。陰陽之衰，易於相生；陰陽之絕，難於相救。不知陰陽之道，有一線未絕者，皆可再延。此症雖壞，而猶有生氣，是陰陽在欲絕未絕之候。故用參、苓、耆、朮之品，得以回春也。倘陰陽已絕，又安能續之乎？此又救壞症之一法也，行醫者可不審諸。

辨證論治十八

冬月傷寒，誤吐、誤汗、誤下，而身熱不退，死症俱現，人以為必死矣。即法亦在不救，吾不忍其無罪而入陰也，再傳一起死回生之法，以備行醫者，於無可如何之地，而為追魂奪魄之方。

臨床處方

〔追魂丹〕：人參一錢 茯苓五錢 山藥一兩 附子一分 甘草一錢 生棗仁一兩，水煎服。

藥理說明

一劑而大便止者，便有生機，或汗止，或吐止，三者得一，亦有生意矣。蓋陰未絕，得一相接，則陰陽自能相生。譬如星星之火，引之可以焚山。誤吐、誤汗、誤下之症，其陽與陰氣，原未嘗自絕也，因誤汗、誤吐、誤下，而亡其陰陽耳，其陰陽之根，實有在也。故一得相引，而生意勃發，不啻如火之燃也。服之而大便止，是腎陰之未絕也。服之而上吐止，是胃陽之未絕也。服之而身汗止，是五臟七腑之陰與陽而未絕也。又何不可生之有？倘三者杳無一應，是陰陽之已絕，實無第二方之可救也矣。或問〔追魂丹〕方中，純是回陽回陰之藥，而絕不去顧邪者，豈無邪之可散乎？使身內無邪，宜身熱之盡退矣，何以又熱如故也？嗟乎！經吐、下汗之後，又有何邪之在身？其身熱之未退者，因陰陽之虛，而為虛熱耳。使早用補劑，何至有變症之生耶！故只須大補其陰陽，陰陽回而已無餘事，不必又去顧邪。苟若顧邪，而用解紛之藥，又安能回陰陽哉？

辨證論治十九

冬月傷寒，八、九日，腹痛下痢，便膿血，喉中作痛，心內時煩，人以為少陰之症也。治之法：不可純治少陰。然而本是少陰之症，捨治少陰，必生他變，將何藥以治之乎？使治膿血而用〔桃花湯〕也，則心煩者不宜；使治喉中作痛而用〔甘桔湯〕也，則腹痛者不宜。而我以為兩方不可全用，而未嘗不可選用也。

臨床處方

余乃酌定一方，名為〔草花湯〕：用甘草一錢**赤石脂**二錢**糯米**一撮，**水煎服。**

藥理說明

一劑而腹痛除，二劑而喉痛止，三劑而痢亦癒，煩亦安者。何也？蓋少陰之症，乃脾氣之拂亂也。故走於下而便膿血，奔於上而傷咽喉。今用甘草以和緩之，則少陰之火不上矣。而後以赤石脂固其滑脫；況又有糯米之甘，以益中氣之虛，則中氣不下墜，而滑脫無源而自止，又何必用寒涼之品，以瀉火而化膿血哉！膿血既化消於烏有，而中焦之間，又有何邪之作祟，使心中煩悶乎！故一用而各症俱痊耳，誰謂〔桃花甘草之湯〕，不可選用哉？

辨證論治二十

冬月傷寒，一、二日，即自汗出，咽痛吐痢交作，人以為太陰之病也。而不知不然，此乃少陰腎寒之病，而非太陰脾虛之症也。蓋傷寒初起，宜無汗而反汗出者，無陽以固其外，故邪不出而汗先出耳。此等之症，實似太陰，以太陰亦有汗自出之條，但太陰之出汗，因無陽而自泄；少陰之出汗，因陽虛而自越也。夫少陰之邪，既不出於腎經，不能從皮毛分散，勢必隨任督而上奔於咽喉。而咽喉之竅甚小，少陰邪火，直如奔馬，因竅小而不能盡泄，於是又大行於大腸。而下焦虛寒，復不能傳送以達肛門，又逆而上沖於胃脘，而作吐矣。

臨床處方

〔溫腎湯〕：人參一錢**熟地**一兩**白朮**一兩**肉桂**二錢**，水煎服。**

一劑而汗止，吐瀉亦癒，咽痛亦除。此症乃下部虛，溫其經可也。用參、朮以回陽，用肉桂以助命門之火，則虛火歸經，安於腎臟，又何必更用熟地，以重補其水耶？然而肉桂過於辛熱，雷火之速，未免有助熱之虞，得熟地以相制，則水火有既濟之歡也。

藥理說明

辨證論治二十一

冬月傷寒，五、六日，腹痛痢不止，厥逆無脈，乾嘔而煩，人以為直中陰寒之症，而不知非也。夫直中之病，乃冬月一時得之，身不熱而腹痛嘔吐發厥者，為真。今身熱至五、六日之後，而見前症，乃傳經少陰之症，而非直中少陰之症也。雖傳經之陰症，可通之以治直中之病，而辨症終不可不清也。

臨床處方

此等之症，自然宜用〔白通〕加〔豬膽汁湯〕治之。

藥理說明

夫本是陰寒之症，何以加入人尿膽汁之多事？不知〔白通湯〕，乃純是大熱之味，投其所宜，反致相格而不得入者，豈藉人尿膽汁為嚮導之物乎？正因其陰盛格陽，用之以從治之為得也。蓋違其性則相背，而順其性則相安。然此等之症，往往脈伏而不現，服〔白通湯〕，而脈暴出者，反非佳兆，必緩緩而出者，轉有生機，又是何故？以病是真熱，藥乃假寒，亦取其相畏而相制，原有調劑之宜，不取其相爭而相逐，竟致敗亡之失也。

辨證論治二十二

冬月傷寒，四、五日後，腹痛小便利，手足沉重而疼，或咳或嘔，人以為少陰之症也。

臨床處方

宜用〔真武湯〕救之，是矣。

藥理說明

然而其所以用〔真武湯〕之故，世人尚未知也，我今暢言之。四、五日腹中作痛，此陰寒入腹而犯腎也。此時而小便自痢，則膀胱尚有腎氣之相通，可以消寒邪而從小便中出。倘小便不利，則膀胱內寒，無腎火之象矣。火微又何以能運動於四肢乎？此手足之所以沉重而作痛也。火既不能下通於膀胱，引寒邪之下去，勢必上逆而為咳為嘔矣。〔真武湯〕補土之藥也，土健而水不能泛濫而作祟。仲景製此方於火中補土，土熱而水亦溫，消陰攝陽，其神功有不可思議者矣！

辨證論治二十三

冬月傷寒，四、五日後，手足逆冷，惡寒身踡，脈又不至，復又躁擾不寧，人以為少陰陽絕之症也。而不知不只陽絕也，陰亦將絕矣。蓋惡寒身踡，更兼脈不至，陽已去矣。陽去而不加躁擾，則陰猶未絕，尚可回陽以攝之也。今既躁擾不寧，是基址已壞，又何以回陽乎？雖然，亦未可竟棄之也。凡人有一息尚存，當圖救援之術。以人之陰陽未易遽絕也，有一線之陽氣未泯，則陽可救；有一線之陰氣未泯，則陰可援也。陰陽有根，原非後天有形之物，實先天無形之氣也。補先天之氣，而後天之氣，不期其續而自續矣。

臨床處方

〔參附湯〕**救之：用人參**一錢**附子**二錢**，水煎服，往往有得生者。**

藥理說明

雖此方不能盡人而救之，然而既有此症，寧使用此方而無濟於生，不可置此方，而竟聽其死也。況人參能回陽於無何有之鄉，而附子又能奪神於將離未離之際，使魂魄重歸，陰陽再長，原有奇功，烏有先存必死之心，豫蓄無生之氣哉。吾願行醫者，於是方而留意焉。

辨證論治二十四

冬月傷寒，六、七日，經傳少陰而息高，人以為太陽之症未除而作喘，而不知非也。夫太陽之作喘，與少陰之息高，狀似相同而實殊，太陽之喘，氣息粗盛，乃邪盛也。少陰之息高，氣息緩緩而細小，乃真氣虛而不足以息，息若高而非高也。故太陽之喘，宜散邪，而少陰之息高，宜補正。其故何也？因少陰腎宮火虛，腎氣不能藏於氣海之中，乃上奔而欲散，實至危之病也。

臨床處方

宜用〔朝宗湯〕救之：人參一錢麥冬三兩熟地三兩山茱萸一兩山藥一兩破故紙一錢胡桃一枚，水煎服。

藥理說明

一劑而息平，再劑而息定。此乃純用補氣填精之藥，不去治息而氣自歸源者，氣得補而有所歸也。譬如敗子，將田園消化無存，逃出於外，豈不欲歸家哉？實計無復之耳。倘一旦驟獲多金，貧兒暴富，自然歸耀鄉里，尋舊居而新堂構，招故僕而炫妝資，又寧肯乞食於朋儕，呼援於戚黨哉。或曰：下寒則火必上越，此等之息高，獨非腎氣之虛寒乎！何以不用肉桂引火歸源耶？嗟乎！腎氣奔騰，實因腎火上沖所致，然而不用桂、附者，實亦有說，腎火必得腎水以相養，不先補腎水，而遽助腎火，則火無水濟，而龍雷必反上升，轉不能收息於無聲矣，吾所以先補水而不急補火也。況故紙亦是補火之味，更能引氣而入於氣海，又何必用桂、附之跳梁哉？

辨證論治二十五

冬月傷寒頭痛，遍身亦疼，宜用〔麻黃湯〕以發汗矣。倘元氣素薄，切其尺脈遲緩，雖是太陽正治，而不可輕用麻黃以汗之也。人以為宜用〔建中湯〕治之，以城廓不完，兵甲不堅，粟米不多，宜守而不宜戰耳。然〔建中湯〕，只能自守，而不能出戰，且賊盛圍城，而城中又有奸細，安能盡祛而出之，然則當用何法以治之乎？不知症是太陽傷營之病，捨麻黃終非治法。

臨床處方

用〔麻黃之湯〕，加人參一兩治之。

則麻黃足以散邪，而人參足以助正，庶攻補兼施，正既不傷，而邪又盡出也。或謂既是麻黃之症，不得已而加用人參，不識可減其分量乎？

藥理說明

不知元氣太虛，非用參之多，則不能勝任，故必須用一兩，而後元氣無太弱之虞，且能生陽於無何有之鄉，可以禦敵而非難，可以逐北而無恐矣。倘不加人參於〔麻黃湯〕中，則邪留於胸中，而元氣又未能復，胡能背城而一戰乎？或曰：既然元氣太虛，直用人參可矣，何以又用麻黃，似麻黃之斷不可少，得毋以麻黃為君耶？嗟乎！以麻黃為君，而以人參為佐使，必致僨事；今用參一兩，而麻黃只用一錢，是以人參為君，而麻黃為佐使，正正奇奇，並而用之，此兵道可通醫道也。

辨證論治二十六

冬月傷寒，吐下汗後，虛煩脈微，八、九日，心下痞硬、脅痛、氣上沖咽喉、頭眩、胃經脈動惕者，必成痿症。人以為太陽之壞症也，然而不只太陽之壞也。傷寒經汗吐下之後，症現虛煩者，虛之至也。況脈又現微，非虛而何？宜乎有各症之見矣。夫痿症責在陽明，豈未成痿症之前，反置陽明於不治乎？治陽明之火，宜用〔人參石膏湯〕矣。然既經汗下之後，石膏峻利，恐胃土之難受，火未必退，而土先受傷，非治之得也。

臨床處方

〔**青蒿防痿湯**〕：**人參**一兩**青蒿**五錢**半夏**一錢**陳皮**五分**乾葛**一錢，
水煎服。

連服二劑，胃氣無傷，而胃火自收，諸症漸癒，而痿症亦可免也。

藥理說明

蓋此症不獨胃火沸騰，而腎、肝之火，亦翕然而共起。青蒿能去胃火，而能散腎、肝之火也。一用而三得之，然非用人參之多，則青蒿之力微，不能分治於臟腑。尤妙在佐之半夏、陳皮，否則痰未能全消，而氣不能遽下，痞硬脅痛之症，又烏能盡除哉！然而青蒿瀉胃火，尚恐勢單力薄，復佐之乾葛，以共瀉陽明之火，則青蒿更能奏功。況乾葛散邪，而不至十分散氣，得人參以輔相青蒿，尤有同心之慶也。

辨證論治二十七

冬月傷寒譫語，發潮熱，以〔承氣湯〕下之，不應。脈反微澀者，是裡虛也。張仲景謂難治，不可更與〔承氣湯〕，豈〔承氣湯〕之固不可用乎？夫既以〔承氣湯〕下之矣，乃不大便，是邪盛而爍乾津液，故脈澀而弱也，非裡虛表邪盛之明驗乎！倘攻邪而邪未必去，而正且益虛，故難治耳。然終以何法治之乎？當此之時，不妨對病家人說：「此症實壞症也。予有一法，可以相救，但可望回生，而不能信其必生也。」

臨床處方

病家請治，則以〔**人參大黃湯**〕救之：**人參**一錢**大黃**一錢，
水煎服。

藥理說明

一劑得大便而氣不脫即生，否即死矣。苟大便而氣不脫，再用人參一錢陳皮三分甘草三分白芍一錢煎湯與之，二劑而可慶生全也。

辨證論治二十八

冬月傷寒，發熱而厥，厥後復熱，厥少熱多，病當癒；既厥之後，熱不除者，必便膿血，厥多熱少，病皆進也。夫厥少熱多，邪漸輕而熱漸退也。傷寒厥深而熱亦深，何以厥少而熱反深乎？此蓋邪不能與正相爭，而正氣反凌邪而作祟也。譬如賊入人家，與主人相鬥，賊不敵主，將欲逃遁，而主人欺賊之懦，愈加精神，呼僕從之奮勇，叫亞旅之努力，大聲嚶喝，以壯其威。主氣既旺，賊勢自衰，故病當癒也。至於既厥之後而熱仍不除，譬如賊首被獲，而餘黨尚未擒拏，必欲盡殺而快，搜尋於山僻之中，斬逐於溪澗之內，則賊無去路，自然捨命相鬥，隘路相逢，安肯自死受縛，勢必帶傷而戰，賊既受傷，而主亦有焦頭爛額之損矣。故熱勢雖消，轉不能盡散，更堅其無生之氣，雖不敢突入於經絡，而必致走竄於腸門，血污狼籍，因成便膿血之症矣！治之法：不必用大寒之藥以助其袪除，只用和解之劑，賊自盡化為良民，又何至有餘邪成群之作祟哉。

臨床處方

〔散群湯〕：甘草二錢**黃芩**三錢**當歸**五錢**白芍**一兩**枳殼**一錢**，水煎服。**

藥理說明

一劑而無膿血之便者，斷無膿血之災。倘已便膿血者，必然自止。妙在用歸、芍以活血，加甘草、黃芩以涼血而和血也。所以邪熱盡除，非單藉枳殼之攻散耳。至於厥多熱少，無非正氣之虛，正虛則邪盛，邪盛自易凌正，而正不能敵邪，自不敢與邪相戰矣，安得而不病進乎！治之法：宜大補正氣而少加祛邪之藥，自然熱變多而寒變少也。

臨床處方

〔祛厥湯〕：人參一錢 白芍一兩 甘草二錢 當歸五錢 柴胡一錢 附子一分，水煎服。

藥理說明

一劑而轉熱矣，二劑而厥定寒除矣。夫熱深而厥亦深，似乎消其熱即消其厥也，何以反助其熱乎？不知此兩症，非熱盛而厥，乃熱衰而厥也；熱衰者正氣之衰，非邪氣之衰也。吾用人參、歸、朮以助其正氣，非助其邪熱也。正旺則敢與邪戰而作熱，一戰而勝，故寒與厥而盡除也。方中加入附子者，猶有妙義，參、朮之類，未免過於慈祥，倘不用附子將軍之藥，則仁而不勇，難成迅掃之功，加入一分，以助柴胡之功，則無經不達，寒邪聞風而盡散，所謂以大勇而濟其至仁也。

辨證論治二十九

冬月傷寒，四、五日後，下痢，手足逆冷無脈者，人以為厥陰之寒症也。急灸之，不溫而脈亦不還，反作微喘，人以為死症而不必治也，而吾以為可治者，正因其無脈耳。夫人死而後無脈，人未斷氣，其脈猶存，今人未死而無脈，乃伏於中而不現，非真無脈也。無脈者，固不可救，脈伏而似於無脈者，安在不可救乎？人用灸法，亦救其出脈也。今灸之而脈不還，人宜氣絕矣。乃氣不遽絕，反現微喘之症，此正生之機也。蓋脈固真絕，又何能因灸而作喘？作微喘者，正其中有脈，欲應其灸，而無如內寒之極，只藉星星之艾火，何能驟達？是微喘之現，非脈欲出而不能遽出之明驗乎。急用〔參附湯〕救之，以助其陽氣，則脈自然出矣。但參、附宜多用，而不宜用少也。

臨床處方

〔參附湯〕：人參二兩**附子**三錢**，水煎服**。

藥理說明

一劑而手足溫，二劑而脈漸出，三劑而下痢自止，而盡癒矣。夫附子有斬關奪門之勇，人參有回陽續陰之功，然非多用，則寒邪勢盛，不陷陣突圍，何能生之於無何有之鄉，起之於幾微欲絕之際哉！遇此等之症，必須信之深，見之到，用之勇，任之大，始剋有濟。倘徒施灸法，而不用湯劑，或用參、附而不多加分量，皆無識而害之也。夜台號冤，可不慎乎！

辨證論治三十

冬月傷寒，身熱一日，即有譫語，人以為邪傳陽明也。誰知其人素有陽明胃火，風入太陽，而胃火即沸然不靜乎！治之法：若兼治陽明以瀉胃熱，治亦無差。然而太陽之邪正熾，不專治太陽，則衛之邪不能散，營之邪不能解。先去退陽明之火，未必不引邪而入陽明，反助其騰燒之禍也。不若單治太陽，使太陽之邪不能深入，而陽明之火，不治而自散耳。

臨床處方

〔**爭先湯**〕：**桂枝**三分**麻黃**一錢**甘草**一錢**青蒿**三錢**天花粉**一錢，**水煎服**。

藥理說明

一劑而身熱退，譫語亦止矣。此方少用桂枝，而多用麻黃者，以寒輕而熱重也。用青蒿為君者，青蒿退熱而又能散邪，且又能入膀胱而走於胃，既解膀胱之邪，而又解胃中之火，不特不引邪以入陽明，而兼且散邪以出陽明也。方中又加天花粉者，以譫語必帶痰氣，天花粉善消膈中之痰，而復無增熱之慮，入於青蒿、桂枝、麻黃之內，通上達下，消痰而即消邪也。痰邪二解，又何譫語之生乎？所以一劑而奏功耳。

辨證論治三十一

冬月傷寒，身熱二日，即有如瘧之狀，人以為症傳少陽也。誰知其人少陽之間，原有寒邪，一遇傷寒，隨因之而並見乎！世見此等之症，以〔小柴胡湯〕投之，亦能奏功，然終非治法也。法當重治陽明，而兼治少陽為是。蓋陽明之火邪未散，雖見少陽之症，其邪仍留陽明也。邪留陽明，身發寒熱，而譫語發狂之病，未必不因之而起。惟重治陽明，則胃中之火自解，使邪不走少陽，而少陽原存之寒邪，孤立無黨，何能復煽陽明之焰，自然陽明火息，而少陽之邪亦解也。

臨床處方

〔**破邪湯**〕：**石膏**三錢**柴胡**一錢**半夏**一錢**茯苓**三錢**甘草**一錢**麥冬**一兩**元參**三錢**陳皮**一錢，**水煎服**。

藥理說明

一劑而身熱解，如瘧之症亦痊。此方妙在用石膏、元參以治陽明之火，又妙在用麥冬以滋肝中之燥。蓋肺燥即不能制肝膽之過旺也，且肺燥必取給於胃，則胃土益加乾枯，其火愈熾矣。今多用麥冬，使肺金得潤，不必有意於胃土，則肺氣得養，自能制肝膽之木，而少陽之邪，何敢附和胃火以作祟乎！況柴胡原足以抒少陽之氣，而茯苓、甘草、半夏、陳皮之類，更能調和於陽明、少陽之間，邪無黨援，安得而不破哉！

辨證論治三十二

冬月傷寒，身熱三日，腹滿自痢，人以為陽傳於陰矣，而孰知不然也。夫陰症腹滿自痢，而陽症未聞無之也。不辨其是陽非陰，而概用治太陰之治，鮮不有死亡之痛也。而陰與陽終何以辨之？夫太陰之自痢，乃寒極而痛也；少陽之自痢，乃熱極而痛也。痛同而實各異，此痛必手按之而愈痛，非若太陰陰症之痛，手按之而必不痛也。故治之法：仍須和解少陽之邪，而不可誤治太陰也。

臨床處方

〔加減柴胡湯〕治之：**柴胡**一錢 **白芍**五錢 **茯神**二錢 **甘草**一錢 **梔子**二錢 **陳皮**一錢 **當歸**三錢 **枳殼**五分 **大黃**五分，**水煎服**。

藥理說明

一劑而腹滿除、二劑而自痢止矣，不必三劑也。此方和解之中，仍寓微攻之意，分消之內，仍兼輕補之思，所以大邪易散，而正氣又不傷也。若以〔大承氣〕下之，未免過於推蕩，若以〔大柴胡〕下之，亦未免重於分消，所以又定〔加減柴胡湯〕，以治少陽腹滿之自痢耳。

辨證論治三十三

冬月傷寒，身熱四日，畏寒不已，人以為太陰轉少陰矣，誰知仍是太陰也。夫太陰脾土也，少陰腎水也，似不相同。然而脾土乃濕土也，土中帶濕，則土中原有水象，故脾寒即土寒，而土寒即水寒也。所以不必邪傳於腎，而早有畏寒之症矣。治之法：不必治腎，專治脾而寒症自消。

臨床處方

〔理中湯加減〕治之：白朮一兩**人參**三錢**茯苓**三錢**肉桂**一錢**附子**一錢**，水煎服**。

藥理說明

一劑而惡寒自解，而身熱亦解矣。夫方中用桂、附，似乎仍治少陰之腎，然而以參、朮為君，仍是治脾而非治腎也。雖然脾、腎原可同治，參、朮雖治脾而亦能入腎，況得桂、附，則無經不達，安在獨留於脾乎！然則治脾而仍是治腎，此方之所以神耳。

辨證論治三十四

冬月傷寒，身熱五日，人即發厥。人以為寒邪已入厥陰也，誰知是腎水乾燥，不能潤肝之故乎！夫發厥本是厥陰之症，邪未入厥陰，何以先為發厥？蓋肝血燥極，必取給於腎水，而腎水又枯，肝來顧母，而腎受風邪，子見母之仇，自然有不共戴天之恨。故不必邪入厥陰，而先為發厥，母病而子亦病也。治之法：毋庸治肝，但治腎而厥症自定，母安而子亦安也。

臨床處方

〔子母兩快湯〕：熟地五錢 麥冬五錢 當歸二錢 山茱萸三錢 茯苓二錢 芡實二錢 山藥二錢 元參五錢，水煎服。

一劑而厥定，再劑而身熱亦癒也。此方純用補腎之味，惟當歸滋肝血也。治腎而治肝在其中，何必再用白芍以平肝氣耶。且此症又不可用白芍也，以白芍雖平肝氣，可以定熱厥於須臾，然而白芍定厥，未免過於酸收，與補水之藥，同用於無邪之日，易於生精，與補水之藥，同用於有邪之頃，亦易於遏火。

藥理說明

不若單用補腎之味，使水足以制火，而又無火留之害，為更勝也。故〔子母兩快湯〕，所以不用芍藥而單用當歸者，以當歸之性動，不比芍藥之酸收耳。且當歸善助熟地、山萸以生水，生水以滋肝，即補腎以制肝也。

辨證論治三十五

冬月傷寒，身熱六日，而汗不解，仍有太陽之症。人以為邪反於太陽也，誰知是邪欲反於太陽，而不能返於太陽乎！夫邪既不能返於太陽，當無太陽之症矣。治之法：宜不治太陽也。然而不治太陽，而邪轉有變遷之禍。蓋邪既不能復返於太陽，窺太陽之門而欲入者，亦勢之所必至也。用太陽之藥，引邪而歸於太陽，而太陽曾已傳過，邪走原路，而邪反易散矣。

臨床處方

〔**桂枝湯**〕**：少以散之。**

藥理說明

一劑而邪盡化也。倘多用〔桂枝湯〕，則焦頭爛額，曷勝其祛除乎！此又用藥之機權，而行醫者不可不知也。

辨證論治三十六

冬月傷寒，至七日而熱仍未解，譫語不休，人以為症復傳陽明也，誰知是邪欲走陽明，而陽明不受乎！夫陽明已經前邪，見邪則拒，似乎邪之難入矣。然而切膚之痛，前已備經，故一見邪再入陽明，惟恐邪之重入陽明也。所以震鄰之恐，先即呼號，而有譫語之生，非從前邪實而作譫語者之可比。治之法：不必專治陽明，以截陽明之路，散太陽之邪，而邪已盡散，斷不復入陽明也。

臨床處方

〔**桂枝湯**〕。

藥理說明

一劑而譫語自止，又何必用〔石膏湯〕，以重傷胃氣哉！

辨證論治三十七

冬月傷寒，至八日而潮熱未已，人以為邪再傳少陽矣，誰知是邪在陽明，欲出而未出乎！夫陽明之府，多氣多血之府也。氣血既多，而藏邪亦不少，痰在胃膈，原能自發潮熱，不必假借少陽之經也。況邪又將出，窺伺少陽，而少陽前受陽明之貽害，堅壁以拒，而未免寒心，故現潮熱之症，其實尚未入於少陽也。治之法：正不須治少陽之邪，而單解陽明之熱，陽明熱解，而少陽之邪自散矣。

臨床處方

〔解胃湯〕：青蒿五錢　茯苓二錢　甘草五錢　麥冬五錢　元參三錢　竹葉五十片，水煎服。

藥理說明

一劑而胃熱解矣，再劑而潮熱退矣，不必三劑也。此方息陽明之焰，而又解少陽之氛，一方而二治也。倘徒解少陽之氛，而陽明愈熾矣。倘徒息陽明之焰，而少陽又燥矣。兩陽有偏勝之虞，則兩腑必有獨乾之嘆，自然輕變為重，而邪傳正無已時矣。今一方二治，仍是單治陽明，而少陽治法，已包於中，所以能收全功也。

辨證論治三十八

冬月傷寒，至九日，而瀉痢不已，人以為邪入太陰，陽又變陰之症，誰知是陽欲辭陰之病乎！夫變陰與辭陰，何以辨之？變陰者，陽傳入於陰也；辭陰者，陽傳出於陰也。入於陰則自痢，豈出於陰而反自痢乎！不知陰陽不相接，多為瀉痢不已，但入陰之自痢，其腹必痛；出陰之自痢，其腹不痛也。倘至九日而瀉痢不已，其腹不痛者，正離陰之自痢也。切戒不可用太陰止痢之藥，一用止痢之藥，而邪盡入陰，必成危症矣。法宜仍治少陽，而解其表裡之邪，則自痢自止，而寒熱之邪亦散也。

臨床處方

〔**小柴胡湯加減**〕治之：**柴胡**一錢**茯苓**三錢**甘草**一錢**陳皮**五分，**水煎服**。

藥理說明

一劑即止痢，而寒熱頓解矣。此方專解半表半裡之邪，而又能分消水濕之氣，既不入陰，而復善治陽，故取效獨捷耳。

辨證論治三十九

冬月傷寒，至十日，惡寒嘔吐，人以為邪再傳少陰矣，誰知是邪不欲入少陰乎。夫邪既不欲入少陰，何以惡寒嘔吐？不知傷寒傳經，而再入於太陰，其中州之氣，前經刻削，則脾氣已虛；脾氣既虛，而脾必耗腎中之火氣，而腎又曾經邪犯，在腎亦自顧不遑，母貧而子不思盜母之財，故邪入於脾，而脾甘自受，先行惡寒嘔吐，不待傳入少陰，而始見此等之症候也。治之法：單治太陰脾土，而嘔吐可止，然單治脾而不治腎，則腎火不生脾土，而惡寒終不能癒，寒既不除，而嘔吐仍暫止，不能久止也。

臨床處方

「**脾腎兩溫湯**」：**人參**一錢**白朮**五錢**肉桂**一錢**巴戟天**三錢**丁香**三分**肉荳蔻**一枚**芡實**三錢**山藥**三錢，**水煎服**。

藥理說明

一劑而惡寒止，二劑而嘔吐盡除也。此方用參、朮以健脾，用巴戟天、芡實、山藥以補腎，而又用肉桂、丁香以辟除寒氣，旺腎火以生脾土，則土氣自溫，母旺而子不貧，亦母溫而子不寒也。

辨證論治四十

冬月傷寒，身熱十一日，而熱反更盛，發厥不寧，一日而三、四見，人以為邪再傳厥陰也，誰知是邪不能傳肝乎！夫少陰寒水也，邪在少陰，未入厥陰，何以發厥而見熱症？然而此厥乃似熱而非熱也。內寒之甚，逼陽外見而發厥，故不待傳入陰厥之經，而先發厥耳。見此等症候，本是死症，而用藥得宜，未必至死。仲景夫子未嘗立方者，非無方也，以灸法神奇示人，以艾火灸少陰者，正教不必治厥陰也。雖然灸少陰者，固易回春，而湯藥又安在不可以起死。

臨床處方

〔回生至神丹〕：人參一錢**肉桂**三錢**白朮**一兩**生薑汁**一合**蔥**十條**搗汁，水煎服。**

藥理說明

一劑而厥止、再劑而身熱解矣。此方之妙，雖在參、朮之多，第不能佐之薑汁、蔥汁，則不能宣發於外，而邪伏於腎中得出也。惟參、朮得薑，蔥之助，導之出外，不必走肝，而肝反自安矣，此治法之巧者。

辨證論治四十一

冬月傷寒，身熱十二日，而熱仍不退，不見發厥，人以為傷寒至厥陰，不發厥而熱自退矣。誰知傷寒虛極，欲厥而不可得乎！夫熱深者厥亦深，不厥似乎熱之不深矣。然熱深而發厥者，元氣足以鼓之也；熱深而不發厥者，元氣不足以充之也。傳經至十二日，病已入肝，而厥不應者，非熱之不深，乃元氣之已困也。烏可因不厥，而即疑其陰之不熱乎？治之法：補其肝氣，而輔之以解熱之品，則厥陰不燥，而木氣大舒，邪不能留，非惟熱解而見厥，抑亦邪散而消厥也。

臨床處方

〔**消厥散**〕：**白芍**五錢**當歸**五錢**丹皮**三錢**生地**二錢**甘草**一錢**人參**一錢**黑荊芥**三錢**黑山梔**一錢**天花粉**二錢，**水煎服**。

一劑而厥止，再劑而厥定矣。此方補肝涼血，以治傳經之傷寒，世無其膽，然而肝燥而內熱，因虛而厥伏也。非滋其肝中之血，則熱深者，何能外見乎？故必補其虛而發厥，隨可乘其厥而散熱也。人亦可聞吾言，而放膽治之矣。

藥理說明

辨證論治四十二

冬月傷寒，至十二日之後，忽然厥去，如死人一樣，但心中火熱，其四肢如冰，有延至三、四日內，身體不腐者，人以為屍厥也，誰知是邪火犯包絡，堅閉其氣，以守護其心乎。夫傷寒傳遍六經，未有傳心者也，一至傳心，無不死者。然而邪得以傳心者，亦因包絡之虛，力不能障心，使邪之竟入也。若包絡素無虧損，邪雖直搗心宮，而膽中膜膈，足以相拒。然而三陰三陽，俱為邪之所傳，各各損傷，包絡相臣，出死以禦賊，號召勤王，絕無一應。惟有堅閉宮門，甘與王同殉，至於各臟腑，見君相號令，不能宣揚於外，自然解體，有國亡無主之象，所以手足先冷如死灰也。此時設有斬關奪門之將，掃除群妖，救君相於危亡之候，自然外藩響應，不必聽旨宣召，無不歸誠恐後矣。然則治之法奈何？助包絡之氣，而加之祛邪之味，可返死而為生也。

臨床處方

〔救心神丹〕：人參一錢 黃連一錢 菖蒲二錢 茯苓五錢 白芍五錢 半夏二錢 附子三分，水煎服，水煎半碗，以筆管通於病人喉中，另使親人含藥送下，無不受者。

藥理說明

一劑而人之氣甦，再劑而心中之大熱自解，四肢手足盡溫矣。夫厥症多熱，四肢之冷如冰者，正心中之熱如火也。熱極反為寒顫，顫極而人死，其實人死而心尚未死也。此方妙在以人參同助其生氣，以黃連清其心中包絡之火邪；又妙在加附子一分為先鋒，加菖蒲為向導，引人參、黃連突圍而共入於心中，又得白芍、茯苓、半夏，平肝而不助火，利濕而共消痰。則聲援勢盛，攻邪尤易也。或疑用黃連以清熱是矣，何必助之以人參？即用人參，亦不必如此之多。孰知六經遍傳以攻心，則臟腑自虛。多用黃連而不助之人參，則有勇無謀，必至斬殺過盛，反傷元氣，又有主弱臣強之虞矣。雖救君於頃刻，而不能衛君於崇朝，不幾虛用奇兵哉！

中寒門。

辨證論治一

人遇嚴寒之時，忽感陰冷，直入於腑，手足身皆冷，面目色青，口嘔清水，腹中雷鳴，胸脅逆滿，體寒發顫，腹中覺有涼氣，一裹，直沖而上，猝不知人，此寒氣直中七腑也。夫中寒之病，與傷寒之症，大相懸絕。蓋傷寒之寒，由表而入於裡；中寒之寒，由腑而入於臟。雖入腑入臟，固是直中之症，而治法終有不同也。蓋入腑之寒，輕於入臟，而治腑之寒，烏可重於治臟哉。惟是腑有七，而中腑之藥，似宜分別，然而陰寒之中人，必乘三焦之寒而先入。溫三焦之寒，而七腑之寒可盡散也。然而三焦之所以寒者，又由於胃氣之虛也。使溫三焦之寒，而不急補其胃氣，則氣虛而不能接續，焉能回陽於頃刻乎。

臨床處方

〔救腑回陽湯〕：人參一錢 附子一錢 肉桂二錢 巴戟一兩，水煎服。

藥理說明

此方用人參以扶胃氣，用桂、附以回陽，不必更借巴戟天為君矣。不知巴戟天補心腎之火，心腎之火旺，而三焦之火更旺矣。且巴戟天生胃氣而回陽，故用之為君，尤能統桂、附同心之將，而掃蕩祛除，寓勦於撫之中也。所以一劑奏功，陽回而陰寒立散矣。

辨證論治二

人有嚴冬之時，忽感陰寒，唇青身冷，手足筋脈攣急，上吐下瀉，心痛、腹疼囊縮，指甲盡青，腰不能俯仰，此陰寒中臟之病也。夫中臟重於中腑，寒氣入於五臟，似宜分臟而治，然而不必分也。但直溫其命門之火，則諸臟之寒，可以盡散。蓋命門為十二經之主，主不亡，則心君必不為下殿之主；主不亡，則肝木必不為遊魂之變；主不亡，則肺金必不為魄散之升；主不亡，則脾土必不為崩解之阨。惟命門既寒，而陽氣為陰邪所逼，越出於腎外，則五臟之神不能獨安，各隨陽而俱遁矣。然則五臟為寒邪所犯，不必治五臟也，獨溫命門，而五臟之寒邪可解。雖然命門為五臟之主，而五臟氣虛，大兵到處，掃蕩群妖，苟無糧草，何以供命以回陽哉？此命門之宜溫，而五臟之氣，亦不可不補也。

臨床處方

〔蕩陰救命湯〕：人參一錢 **白朮**三兩 **熟地**三錢 **肉桂**一錢 **附子**三錢 **山萸肉**二錢 **茯神**三錢，**水煎服。**

藥理說明

一劑而陽回，再劑而痊癒，何神速乃爾。蓋寒入五臟，由命門之陽外出，一回其陽，而寒氣無留於臟矣。方中以參、朮為君，似乎只救心、脾兩經，雖附子、肉桂與熟地、山萸同用，腎亦在所救之中，而肝、肺竟置之度外，何以能斬關直入，回陽於頃刻也？不知五臟為寒邪所犯，大約犯腎之後，即便犯脾而後犯心也，犯肝、肺者無多也。故專顧其心、腎與脾經，而肝、肺已在其內，況人參同附子並用，無經不達，又寧有肺、肝之不入者乎？況補肝補肺之藥，無非收斂之劑，欲祛邪而使之出，烏可留邪而使之入乎？倘用收斂之藥，以補其肝、肺，反掣人參、附子之手，不能迅於蕩陰矣！此用藥之不雜，實有祕義也。或曰：收斂之味，既不可以補肝、肺，豈熟地、山萸，又可以補腎陰乎？而不知未可以並論也。腎中水火，原不相離，用桂、附大熱之藥以回陽，未免腎中乾燥，與其回陽之後，大補腎水以濟陽，何如於用火之時，而先為防微之為得。吾所以少用熟地、山萸於桂、附之中，以制火之横，且火得水而歸源，水招火而入宅，故能奏既濟之勳，而無亢炎之失也。

辨證論治三

冬月直中陰寒，吐瀉交作，身發熱者，人以為傷寒傳經之症也。然而雖是傷寒，實有分別，此乃直中少陰之邪，而非傳經少陰之邪也。夫直中陰經，原無身熱之症，茲何以身熱耶？此正陽與陰戰，乃邪旺而正不肯安於弱，以致爭鬥而成熱也。若傳經少陰之症，必致數日後始行吐瀉，未有初感第一日，即身熱而上吐下瀉者，故此症確是直中而非傳經也。直中邪即入裡，傳經邪在表而入裡，本自懸殊，不可不知也。

臨床處方

用〔人參附子茯苓湯〕：人參一兩**附子**一錢**茯苓**五錢**，水煎服。**

一劑而吐瀉止，而身熱亦退也。亦何其效之速也？不知此症，原因陽氣之弱，不勝陰氣之盛，故爾發熱，吾助其陽氣，則陽旺而陰自衰。

藥理說明

況又佐之附子之勇猛，突圍破敵，則陽氣更盛，自然轉敗而成功矣。且益之茯苓之淡泄，分消水氣，則胃土得安，而上下之間，無非陽氣之升降，而陰邪又安能沖決哉。

辨證論治四

人有直中陰寒，腎經獨受，身顫手戰者，人以為寒入於骨中也，誰知是命門火冷，不能外拒夫陰寒乎！蓋命門為十二宮之主宰，人有此火則生，無此火則死。火旺則運於一身，而手足自溫；火衰則力不能達上下，而一身皆冷，又何能溫熱夫手足耶。故命門火旺，外來之寒邪，可以相拒而不敢相犯。惟火衰之極，而陰寒內逼，直入腎宮，命門之火，畏寒太盛，幾乎有不敢同居之勢。身顫者，難以自主也。手戰者，難以外衛也。治之法：急溫補其命門，使命門之火，足以勝外來之寒。則命門之主不弱，而後陽氣健旺，能通達於上下之間，陰消寒散，不至侵犯心宮也。

臨床處方

〔直中陰臟第一方〕治之：附子一錢**肉桂**二錢**丁香**一錢**白朮**二錢**，水煎服。**

藥理說明

一劑而寒祛，身顫手戰皆定也。此方盡是陽藥，以陽藥而治陰症，自是相宜。然而至急之症，何以少用分量，而成功至神者？因火欲外越，一助火而火即回宮，火因弱而逃，自必見強而返。火既歸矣，又有餘火以相助，則命門火旺，毋論足以祛寒，而寒邪亦望火而遁也。

辨證論治五

人有少陰腎經感中邪氣，小腹作痛，兩足厥逆，人以為寒邪之直犯於腎也，誰知入腎，而兼入於小腸之腑乎！夫邪既入腎，乃入臟也。臟重於腑，又何必辨其邪入於小腸乎？然而辨症不清，則用藥必然寡效。雖腎開竅於兩陰，又曰腎主大小便，腎寒則小腸亦寒，治腎則小腸亦癒，而終不知小腸之與腎同感寒邪也。蓋寒入於小腸，則腹痛而脈不通，脈既不通，安得兩足之不厥逆乎？不可徒認作寒入於腎，而不入於小腸也。但治之法不必治小腸，而仍須治腎，治腎者，溫腎也。溫腎即所以溫小腸矣。

臨床處方

〔**止逆湯**〕：**附子**一錢**白朮**三錢**車前子**三分**吳茱萸**五分，**水煎服**。

藥理說明

一劑而痛除厥止矣。此方用附子以祛寒，用吳茱萸以通氣，加白朮、車前，利腰臍而消濕。雖治小腸，而實溫腎宮也。腎宮之命門熱，而小腸之氣化自行，又豈有不通之病乎？故不治痛而痛除，不必治逆而逆定耳。

辨證論治六

人有猝中陰寒，身不能動，人以為寒中於脾也，誰知仍是寒中於腎乎！夫中寒而致手足之不能動，已是危症，況一身而全不能動乎！蓋手足冷而不動，猶是四圍之病，身僵而不動，乃是中州之患也，危乎不危乎？脾主手足，而身則不獨屬之脾也。人非火不生，而火非心火，乃腎火也。腎火旺，而脾土自可運用於無窮；腎火衰，而脾土難轉輸於不息。故腎寒而脾亦寒，脾寒而身自不能運動耳。所以，治之法：不可徒治脾，而必須治腎，尤不可統治腎，而必須溫腎中之火也。

臨床處方

〔**直中陰臟第二方**〕**治之**：**附子**一錢**肉桂**一錢**熟地**三錢**乾薑**一錢，**水煎服**。

藥理說明

一劑而身動寒消矣。此方用桂、附、乾薑，直搗中堅，以迅掃其寒邪，則腎中命門之火，勃然猝發，而寒邪不知其何以去也。然過用純陽，未免少偏於太燥，益之熟地以佐之，陽得陰而生水，庶不至陽缺陰而耗水也。豈特相濟有成，僅免偏勝之虞哉！

辨證論治七

人有猝犯陰寒之氣，兩脅痛極，至不可受，如欲破裂者，人以為寒犯肝也，誰知仍是寒犯腎乎！夫脅乃肝位，犯腎宜病在腎，不宜病在肝。因腎寒而畏外寒之侵，而腎之血，乃逃避於肝子之家，受戕深重，而不敢復出也。在肝木因腎水遁入，忍見父母之受傷，而無復仇之念乎？自然奮不顧身，怒極而欲戰也，兩欲破，正木鬱難宣之象。治之法：以火慰其外寒者，少濟其一時之急也。

臨床處方

〔寬肝湯〕救之：**人參**一兩 **熟地**二兩 **附子**一錢 **柴胡**五分 **甘草**三分 **肉桂**三錢，**水煎服**。

一劑而痛猝除。人見用參、附以回陽，未必相疑，用熟地以滋陰，不能無疑也。嗟乎！腎氣遁入肝宮，而寒邪必乘勢以逼肝矣。肝氣一怯，非上走於心，必下走於腎矣。走於心，則引邪而上犯於心君，必有下堂之禍；走於腎，則引邪而下侵於相位，必有同殉之虞。故用參以補心，使心不畏邪之犯，用熟地以補腎，使腎不畏邪之侵，而肝氣瞻顧於子母之間，兩無足慮，自然併力以禦寒矣。況又益以助火舒木之品，而肝中之鬱火解，故背城一戰而奏捷也。倘用此藥，而全無一效，是心腎兩絕，而肝氣獨存，又何能生哉？

藥理說明

卷二

中風門

辨證論治一

人有入室向火，一邊熱而一邊寒，遂致左頰出汗，偶爾出戶，遂為賊風所襲，覺右頰拘急，口喎於右，人以為中風之症也，而余以為非中風也，乃向火而火逼其熱，以併於一邊耳。若作風治，而中實無風，和其氣血，而佐之以解火之味，則火平而喎斜自正也。

臨床處方

〔和血息火湯〕：**升麻**一錢 **當歸**五錢 **黃耆**三錢 **防風**三分 **秦艽**一錢 **白芷**五分 **桂枝**三分 **天花粉**二錢 **甘草**一錢 **麥冬**三錢 **元參**五錢，**水煎服**。

一劑輕，二劑而喎斜正矣。方中以補氣補血為先，而輔佐之藥，多用陽明之味者何居？蓋陽明之脈起於鼻，交於頞中，循鼻外入上齒中，是兩頰與齒，正陽明之部位也。

藥理說明

升麻、白芷，乃陽明之經藥也，故用之以引入於齒頰，而秦艽能開口噤也，防風能散風邪也。桂枝實表而固榮衛，與歸、耆、玄、麥同用，自善通經絡而活臟腑矣。使真有風邪，亦於何處存乎？矧原無火風之犯，不過些小之風，自然效應如桴鼓也。

辨證論治二

人有久痢之後，一旦昏仆，手撒眼瞪，小便自遺，汗大出不止，喉作拽鋸之聲，人以為中風之症也，而余獨以為不然。蓋此病乃下多亡陰，陰虛而陽暴絕也。本不可救，然急灸其氣海之穴，而陽氣得續，亦有生者。雖然，陽氣回而不用補氣之藥，陽氣隨回而隨絕也。

臨床處方

〔獨參湯〕治之：人參三錢**附子**三分**，煎湯灌之，而人不死矣。**

藥理說明

夫氣海之穴，前與丹田相通，乃生氣之源也，故灸之而陽回。非助之以人參，則氣回於無何有之鄉，而不能生生於無盡，徒為接續，又何益乎？此人參所以為奪命之藥歟！

辨證論治三

人有兩手麻木而面亦麻者，人以為中風將見之症也，誰知乃氣虛而不能運化夫血乎！頭乃六陽之經，而面尤陽之外見也。氣旺則陽旺，氣衰則陽衰。陽旺則氣行夫血，而面乃和；陽衰則氣滯於血，而面乃木矣。面既木矣，而陽氣之衰可知，又何能運動於十指間乎？毋怪其十指而盡麻也。治之法：補其氣之虛，通其陽之閉，而面之麻木解，兩手之麻木亦立解也。

臨床處方

〔助陽通氣湯〕：人參一錢 白朮五錢 黃耆五錢 防風五分 當歸三錢 葳蕤五錢 廣木香三分 附子二分 烏藥二錢 麥冬二錢 茯苓三錢 天花粉二錢，水煎服。

藥理說明

連服二劑，而手之麻木解矣；再服二劑，而面之麻木亦解矣；更服二劑，不再發。此方大補其氣，氣旺而血行，又何麻木之有？

辨證論治四

人有身忽猝倒，兩目緊閉，昏暈不識人，即子孫亦不相識，人以為中風之危症也，誰知絕非中風，乃心氣之乏絕乎！夫身中未有不痰盛者也，痰盛則直走心經，而心氣乏絕，則痰涎壅住於膻中，而不能開矣。雖膻中為心君之相，痰來侵心，膻中先受，所以障心而使痰之不能入也。然則膻中本衛心以障痰，何反壅痰以害心乎？不知心氣既虛，而膻中亦虛矣，膻中既虛，僅可障痰以衛心，力難祛痰以益心也。況痰氣過盛，犯心甚急，膻中堅閉夫膜膈，使痰之不入，而心氣因之不通，不能上通於大眥，故目緊閉而不識人也。治之法：急補其君相之火，而佐之祛痰之味，心氣一通，不必開目而目自開，目開而人自識也。

臨床處方

〔四君子湯加減〕用之：人參一錢 白朮一兩 茯苓三錢 附子一錢 竹瀝一合 薑汁一合 菖蒲三分，水煎服。

藥理說明

一劑而目開，再劑而人識矣。此方用參、朮以救心氣之絕，然非假附子之力，斷不能破圍而直入之也。即用附子而不用竹瀝、薑汁，則痰涎間隔，恐附子孤軍，而難以斬殺耳。又佐之菖蒲者，借其嚮導，引附子群藥，逕達心宮，易施其祛除之力也。

辨證論治五

人有素性好飲，兩臂作痛，服祛風治痰藥，更加麻木，痰涎愈盛，體軟筋弛，腿膝拘痛，口噤語澀，頭目暈重，口角流涎，身如蟲行，搔起白屑，人以為中風之已成也，誰知是脾氣之不足乎！凡人後天之補益，全借於飲食，飲食過多，反傷脾氣，脾氣一傷，又何能受益乎？況酒能散人真氣，少飲則益，而多飲則損，日日貪杯，而臟腑之間，無非糟粕之氣，欲真氣之無傷得乎？故體軟筋弛，脾虛而不能運也；痰涎加盛，脾虛而不能化也；腿膝拘痛，脾虛而不能行也；口噤語澀，脾虛而氣難接也；頭目暈重，脾虛而氣難升也。至於流涎起屑，一則脾虛而不能攝，一則脾虛而不能潤也。以上諸症，總皆脾氣虧損之故，不補脾氣，又焉能癒哉！

臨床處方

〔六君子湯加味〕治之：人參一錢**白朮**一兩**甘草**一錢**半夏**二錢**陳皮**五分**附子**三分**茯苓**三錢**，水煎服。連服十劑而癒。**

藥理說明

「六君子湯」專補脾氣之藥也，而又兼善治痰。然非加入附子，則不能走經絡而通血脈，或疑白朮太多，不知白朮健脾，而更善去濕，多用始能利腰臍而升陽氣，則陽不下陷，而脾得健其運化之功也。

辨證論治六

人有怒後吐痰，胸滿作痛，服〈四物二陳之湯〉，加芩、連、枳殼之類，杳無一應。更加祛風之味，反致半身不遂，筋漸攣縮，四肢痿軟，日晡益甚，內熱口乾，形體倦怠。人以為中風於腑也，誰知是鬱怒未解，肝氣未舒所致。本無風症，治風反為風藥所損，損氣傷血，以成似中風之病也。治之法：必先仍解其鬱怒，而佐之補血補氣之劑，益陰益精之味，庶幾可救耳。

臨床處方

〈舒怒益陽湯〉：熟地一兩**當歸**五錢**茯苓**二錢**甘草**五分**白芍**一兩**陳皮**五分**麥冬**一錢**丹皮**三錢**柴胡**一錢**白朮**三錢**人參**一錢，**水煎服。**

十劑而筋不攣縮矣，再服十劑，而四肢不痿軟矣。後用〈六味湯〉，大劑煎飲兩月，而半身皆遂矣。此方即〈逍遙散〉而加味者也。用參、熟、麥、丹，於〈逍遙散〉中，實有妙義。蓋〈逍遙散〉為解鬱之聖藥，鬱散而得補，則補始有功。而方中全在用白芍一兩以平肝氣，肝平則木不剋土，而土有生氣。況又有健脾開胃之品，以輔佐而相成，所以能反敗而為功也。

藥理說明

辨證論治七

人有懷抱鬱結，筋攣骨痛，喉間似有一核，結住不下，服〈烏藥順氣散〉等藥，口眼歪斜，兩臂不能伸舉，痰涎愈甚，內熱轉煩，人以為偏枯之漸也，誰知是肝木之不舒乎！夫木最無水，木鬱則耗水矣。水耗則木更難舒，木既不舒，木中之火，又安得而舒乎？自然木來剋土，而脾胃兩傷，脾熱胃燥，內自生風，自見風象，正不必外來之風入，而始見歪斜之症也。治之法：自必補脾胃之土矣。然而徒補脾胃之氣，而肝來剋土，脾胃仍不舒也，必須攄肝以扶脾胃之為得耳。

臨床處方

〔**舒木生土湯**〕：**白芍**五錢**茯苓**三錢**山藥**一錢**生棗仁**二錢**遠志**一錢**甘草**五分**白朮**三錢**熟地**五錢**鬱金**一錢**人參**一錢**麥冬**二錢**當歸**二錢**元參**三錢，**水煎服**。

藥理說明

此方心、脾、胃、肺、肝、腎兼治之藥也。何以謂之〔舒木生土湯〕？不知方中雖是兼治之藥，而實為專治肝經也。治心者，不耗肝氣也；治腎者，所以生肝也；治肺者，使其不來剋肝也；治脾胃者，使其不來仇肝也。故用群藥，無非滋肝以舒木，木舒而脾胃有不得其天者乎！此「舒木生土」之名湯，實有微意耳。

辨證論治八

人有一時猝倒，口吐痰涎，發狂號叫，自坐自起，自立自行，目不識人，身中發斑，數日後，變成瘡癤者，此謂真正中風。蓋其人元氣未虛，一時為風邪所中，正氣既盛，而邪氣又不弱，於是邪與正相戰，而不肯負，於是而痰涎生，於是而狂叫起，心中如焚，坐立不安，而目不識人矣。內熱既盛，必由內而發於外，故紅斑燦爛於皮膚，而火毒難消於肌肉，因變為瘡為癤矣。譬如人家門戶既牢，主伯亞旅又健，突來強盜，劈門而入，兩相格鬥，大聲叱吒，怒氣不平，喊殺之聲，如雷如霆，戰鬥既酣，目裂眥決，竟不知同舟之人，而非敵國之士矣，因而火攻燒殺，反成焦頭爛額之傷矣。然則治之法：不必一正，而惟是袪邪，則掃蕩賊風，而正氣自安矣。

臨床處方

〔**掃風湯**〕：**荊芥**五錢**防風**三錢**半夏**三錢**陳皮**一錢**天花粉**一錢五分**茯苓**三錢**黃芩**二錢**蘇葉**一錢，**水煎服**。

藥理說明

一劑而狂定，二劑而痰消，三劑而斑化，瘡癤亦尋癒矣。此等之症，萬人中而生一者也。人亦不知是中風真症，吾獨表而出之，使人知真中風如此，而類中風，可照症而治之也。

辨證論治九

人有素多內熱，一旦顛仆，目不識人，左手不仁，人以為中風之症，誰知非真正中風乎！此乃腎水不足以養肝，肝木太燥，木自生風而自仆也。此等之症，若作風治，鮮不立亡；即作為風治，則陽旺而陰愈消，亦非恰中病情之佳法，必須仍補腎水以生肝木，則木得其養，而左手之不仁，可以復癒也。

臨床處方

〔**六味地黃湯加味**〕治之：**熟地**一兩**山茱萸**五錢**山藥**四錢**茯苓**三錢**丹皮**三錢**澤瀉**三錢**白芍**一兩**當歸**五錢**白芥子**三錢**柴胡**一錢，**水煎服**。

藥理說明

一劑而目能識人，四劑而手知痛癢，十劑痊癒矣。〔六味地黃丸料〕，非治中風也，今用為奏效者，正以其似中風耳。以六味滋其腎水，又用芍藥、當歸以平肝木，又加柴胡、白芥子以疏通肝氣，而消其兩脅之痰，水足而木自條達，痰去而氣自疏通，內熱頓除，外體自適，亦何至左手之不遂哉！

辨證論治十

人有身忽自倒，不能言語，口角流涎，右手不仁，肌膚不知痛癢，人以為氣虛而中風也。夫氣虛則有之，而中風則未也。此病乃心氣既虛，不能行氣於胃，而胃氣又虛，則胃自生熱，蒸其津液，結為痰涎，壅塞隧道，不能行氣於心，即堵截其神氣出入之竅，故神明瞀亂，神明無主，則舌縱難言，廉泉穴開，而口角故流涎沫也。一身能運者，全藉氣以行之也。今氣既大虛，不能行於四肢，則手自不仁。右手者，尤氣之所屬也，氣不能行於肌膚，則痛癢不知矣。此等之症，若作風治，未有不死者，即於補氣之中而加入祛邪之藥，即或苟延性命，亦必成半肢之風矣。故半肢之風，皆錯治中風而成也。

臨床處方

宜用〔六君子湯〕，加入附子治之：人參一錢**白朮**二兩**黃耆**二兩**半夏**三錢**茯苓**五錢**甘草**一錢**附子**一錢**陳皮**一錢**，水煎服。**

藥理說明

一劑而出聲、二劑而痰涎收、一連十劑，而前症盡癒。夫參、苓、耆、朮補氣之聖藥也。加入附子，則將軍有威令，遍達於諸經之內，豈獨心、胃之相通，使痰涎之不壅塞乎！所以奏功之能神也。

辨證論治十一

人有無故身倒，肉跳心驚，口不能言，手足不能行動，痰聲如注，惟雙目能動，人以為因痰而中風也。嗟乎！此痰病而非中風也。天下怪病，多生於痰，而痰病多成於濕，痰濕之結而不散，往往有見鬼神而猝倒者。此病之無故身倒，亦其一也。而醫生不知為痰濕之氣，見其倒而即呼為中風也，誤矣！然則治此病，不治痰而治風，適足以招風而生變，即不治風而惟治痰，亦不能消痰而弭災，必須大補其氣血，氣旺而痰自化，血盛而痰自去也。

臨床處方

〔十全大補湯〕：人參一錢 黃耆一兩 當歸五錢 白芍三錢 茯苓五錢 白朮五錢 甘草一錢 熟地一兩 川芎一錢 肉桂二錢，水煎服。

藥理說明

一劑而口能言，二劑而心驚肉跳止，三劑而痰聲息，十劑而手能動，足能行矣。又二十劑，而氣血重旺矣，如無病之人。此等之症，世人皆以風治，多致僨事，苟不治風，而惟治血氣之虛，斷不至變生不測者也。或謂補虛則風自出，用〔十全大補湯〕，而能癒中風者是也。誰知類中風之病，絕無風也，非挾虛必補虛，而風始出耳。

辨證論治十二

人有一時猝倒，痰涎壅塞，汗如雨出，手足懈弛不收，口不能言，囊縮，小便自遺，人以為中風急症，誰知是陰陽兩脫乎！此至危之症，刻不可緩，生死在反掌間也。若作風治，下口立亡。

臨床處方

必須用〔三生飲〕救之：人參一錢生附子一枚生天南星五錢生半夏三錢，水煎服。

藥理說明

一劑而囊縮伸，小便止，再劑而口能言矣，始可別用湯劑也。世人疑〔三生飲〕過於猛烈，不知病來甚暴，非此等斬關奪門之藥，何能直入臟腑，而追其散失之元陽？故必投於人參數兩之中，始可奪命於須臾也。否則斬關而關不開，奪門而門不得進矣。惟是關門既開，而前藥又不可再用，另用：人參一錢白朮二兩茯苓五錢當歸一兩熟地一兩山茱萸五錢麥冬一兩半夏三錢，水煎服，方名〔濟急丹〕。連服二劑，而元氣日旺，虛汗不流，手足可以運動，而無癱瘓之憂也。譬如破城而守，內無糧草，則士有飢色。今關門大開，搬輸挽運而入，皆糗糧米穀，則倉廩既實，兵馬有飽騰之氣，賊自望風而飛遁矣。倘仍用南星、附子等屬，則未免過於酷烈，民已歸城，而猶用虎賁之士，遍城搜糧，其損傷元氣，不又多乎！妙在不用附子、南星，而用當歸、熟地、山茱萸、麥冬滋陰之品，蓋從前斬關奪門之時，未免斬殺太甚，搶劫無遺，臟腑必有焦枯之苦。今一旦得資財之接濟，真不啻恩膏之賜，其歡樂為何如乎？自然踴躍興奮，有手舞足蹈者矣。

辨證論治十三

人有口眼喎斜，身欲顛仆，腹中鳴如囊裹漿之聲，人以為此中風之症，內有水濕之氣也，而余以為不然。夫水濕之氣，由於脾氣之虛也。脾氣不能運化於水，而水乃停積不化，下不能行，必湧於上矣。於是湧於頭而作暈，湧於口眼而為喎斜，水氣既在於上，則頭重而足輕，故身欲時時顛仆，有似乎中風，而實非中風也。

臨床處方

〔分水止鳴湯〕：人參一錢 白朮一兩 車前子三錢 茯苓一兩 肉桂一錢 半夏三錢，水煎服。

連服四劑，腹中之鳴止，而口眼亦平復矣。此等之症，原無風之可祛，故不必祛風，單健其脾土之氣，而土自能制水。又虞徒消其膀胱之水，恐水冷不化，又補其命門之火，以生脾土。則土有先天之氣，益足以分其後天之瀾，大地陽回，而溪澗之中，無非春氣之薰蒸，則膀胱不寒，尤能雪消冰解，而無阻隔之嘆也。下河疏通，上游何患壅塞，而成泛濫之害哉！或曰：口眼喎斜，實係風症，安在水氣而能使之然也？不知水寒則成冰凍，口眼處於頭面之間，一邊經寒風而成喎斜，似乎中風，然而風在外不在內也。風既在外，不入於腠理之中，又何必加祛風之劑哉？

藥理說明

辨證論治十四

人有猝倒之後，致半身不遂，人以為中風而成偏枯也，誰知因治中風而成偏枯乎！夫中風之症，萬人中而問生者一、二也，豈可因一時猝倒，即認作中風而治風乎！此中原無風邪，因氣虛而猝倒，此時而大用補氣之藥，少佐以消痰之味，焉有成偏枯之症乎！惟其過於袪風，以耗其氣，必至右身之不遂；或過用袪風，以耗其血，必至左身之不遂矣。夫猝倒之時，本正氣之不能主宰，乃不補氣而轉虛其氣，欲氣之周遍於身，何可得乎？天下至誤者，為中風有中經、中絡、中臟、中腑之分，自此言出世，遂信風初中絡，不可引之入腑，既中腑，不可引之入臟，於是諸般風藥，雜然亂投，而民生不可救矣！臟腑經絡，未嘗有風，而必欲強用風藥，成偏枯之症，猶其幸也。蓋臟腑既無風症，即是元氣未虛之人，尚不禁風藥之侵耗，況係羸弱之子，搖搖靡定之身乎！今不致死亡而成偏枯者，亦因其於補正之中，而用袪風之劑，故猶存殘喘耳。然則已成偏枯之症，其可再用藥乎？

臨床處方

〔**全身湯**〕：**人參**一錢 **白朮**二兩 **茯苓**一兩 **半夏**三錢 **附子**三分 **神麴**一錢，**水煎服**。

藥理說明

連服四劑而手足能舉，再用四劑，而走履如故，身臂皆輕矣。或疑偏枯之病，似非急症可比，何必大用參、朮？不知猝倒之後，非重用參、朮則元氣不能驟復，與其日後多用補劑，零星而期久效，何若乘其將危未絕之先，急為多用而救之妙也。

辨證論治十五

人有猝倒之後，遍身不通，而兩手足不收者，人以為中風而成癱瘓之病也，不知此乃血虛而氣不順也。夫手得血而能握，足得血而能步。今不能步、不能握者，正生於血虛耳。然而氣血未嘗不相兼而行者，使血虛而氣順，則氣能生血，而血尚足以供手足之用。今氣既不順，是氣與血有反背之失，欲血之蔭手足，何可得乎？故不獨手足之不收，而且一身之盡不通也。夫手足之不收者，猶在四隅之疾；而一身之不通者，實心腹之患也。此等之症，即所謂風痱之症也。名為「風痱」，實無風也。

臨床處方

〔四物湯加味〕治之：熟地一兩**當歸**一兩**白芍**五錢**川芎**二錢**人參**一錢**半夏**二錢**黃耆**三錢**，水煎服。**

藥理說明

二劑即知痛癢，服十劑即能步履矣，再服十劑痊癒。若作中風治之，則風藥必耗爍其血，血乾而氣益不順矣。氣既不順，而血益加虛，必變為廢棄之人矣。

辨證論治十六

人有猝倒於地，奄忽不知人，人以為中風之重症也，然而非中風也，乃氣虛而不能接續耳。既無口眼之喎斜，又無手足之痲木，是全無風象，若作風治，勢必引風入室耳。世人謂中風之症，必須填塞空竅，使風之不能入也。今反用風藥以治無風之症，安得不開其腠理哉。腠理既開，重府大泄，欲風之不入，其可得乎？夫氣虛而不能接續，以致猝倒，奄忽而不知人，本是風懿之病，未嘗內之有風也。而世人不察，必用以中風治之，誤矣！然則終用何藥以治之？

臨床處方

〔二陳湯加人參〕治之而有餘矣：人參一錢**白朮**一兩**甘草**一錢**茯苓**三錢**半夏**三錢**陳皮**一錢**，水煎服。**

藥理說明

一劑而能知人，二劑痊癒，蓋不治風而反奏功也。

辨證論治十七

人有一時猝倒，狀似中風，自汗不止，懈於語言，人亦以為中風也，誰知亦是氣虛乎！夫猝倒已似中風，更加自汗，此虛極之症，乃亡陽而非中於風也。夫亡陽之症，必用參、附以回陽，始有生機。倘以為中風，而用風藥，有立亡而已矣。

臨床處方

〔參蓍歸附湯〕救之：人參一錢**黃耆**二兩**附子**三錢**當歸**一兩**，水煎服。**

藥理說明

一劑而自汗止，再劑而語言出，四劑而神氣復矣。或曰：猝倒之後，既無五絕之虞，不過自汗之多與言語之懶耳，似乎可以緩治，何必藥品之多如此，毋乃太急乎？不知此症，看其似輕而實重，似緩而實急耳。天下初病，易於圖功，而久病難於著力，況亡陽之症，元氣初脫，有根易於重培，無根難於再續。故必乘此將亡未亡之時，以大補其氣血，實有後日無數之挽回也。苟畏藥品之多，因循退縮，坐失機宜，而不敢多用參、耆，迨至日後，百劑而不能見效，謂之何哉？

辨證論治十八

人有身未猝倒，而右手不仁，言語蹇澀，口中流沫，人以為半肢風也。然而非外來有風，乃本氣自病，所謂中氣之病也。夫氣何以曰中？因其似乎中風，而又非中風，故別其名曰「中氣」。其實乃氣虛而非氣中，因其氣虛，故不中於左，而中於右。蓋人身左屬血而右屬氣，惟女子則右屬血而左屬氣也。今所言之病，乃男子耳。既右手之不仁，非氣虛而何？既是氣虛，可不急補其氣乎？一補氣，則右手之不仁，隨補而隨效也。

臨床處方

〔至仁丹〕：人參一錢 白朮一兩 黃耆一兩 茯苓三錢 半夏三錢 肉桂二錢 薏仁三錢 甘草一錢，水煎服。

一劑而語言清，再劑而涎沫止，十劑而不仁者癒矣。此補氣之妙也。

或疑既是氣虛，補氣可矣，何必多加消痰之藥？豈氣旺而不能攝水，氣盛而不能化水耶？至加肉桂之助火，不更多事乎？不知氣虛者，未有不脾胃之寒也。脾胃既寒，難以變化水穀，不變精而變痰矣。故氣虛者痰盛，痰即欺氣之虛而作祟，上迷心而旁及於手足，故身欲仆而手不仁，口吐涎沫耳。乃用參、耆以補氣；復用苓、朮以健土治濕，則痰無可藏之經，更加半夏、薏仁以逐其已成之痰，則未成痰涎，又安能再化哉！猶恐脾胃久寒，一時難以建功，增入肉桂，以補其命門之火，則火自生土，土旺而氣自鬱蒸，氣有根蒂，臟腑無非生氣，而經絡皮肉，何至有不通之患哉！

藥理說明

辨證論治十九

人有身未顛仆，左手半邊不仁，語言蹇澀，口角流涎，人亦以為半肢風也。然而此非風也，乃血虛之故。血不能養筋肢，有似中風耳。夫中氣病速，而易於奏功；中血病緩，而難於取效。蓋中氣陽症，中血陰症，陽速而陰遲耳。雖然，得其法，正不難也。

臨床處方

〔生血起廢湯〕：葳蕤二兩**熟地**一兩**山藥**四錢**當歸**二兩**茯苓**五錢**白芥子**五錢，**水煎服。**

一劑而語言清，十劑而涎沫止，三十劑而不仁者癒矣。癒後，前方中加人參一錢、黃耆五錢、減當歸五錢，再服二十劑，一如無病人矣。或疑葳蕤之藥，過於中和，不若用〔四物湯〕之流動，雖白芥子能消膈膜之痰，然用至五錢未免過多，起首口角流涎，自宜多用，至於後來，似可少減，何以始終用至五錢？不知血病多痰，消痰始能補血，況中血之病，血虛之極，膜膈之間，無非痰也。非多用白芥子，斷不能消。白芥子妙在消痰而不耗氣，且能助補血之藥以生血，故始終之所必需，但其力少薄，不比半夏、貝母之力厚，是以必宜多用，而不可少用也。

藥理說明

〔四物湯〕雖是補血之聖藥，而白芍非中血之宜，用芎亦過於動。故特用葳蕤者，以葳蕤生血，而又能起廢，同熟地、當歸用之，尤善建功，實勝於〔四物湯〕耳。且葳蕤之藥，暫用則難以取勝，久用則易於建功，以之治緩病，實有相宜，況多用至二兩，其力更厚，用之為君主之藥，況又相佐得宜，故始終任之而攸利也。

辨證論治二十

人有頭面腫痛，口渴心煩，一旦猝中，手足抽搐，言語不清，口眼喎斜，人以為中風也，誰知是中火。夫火生於木之中，火藉夫風之力，似乎中火即中風也，不解其風，則火從何息？嗟乎！中火而祛風，非所以治火也。火所最惡者水也。祛風以息火，則火之焰少戢，而火之根未滅，是祛風以治火，不若滋水以治火也。況中火之症，內實無風，用祛風之藥，則毛竅盡開，反足以通火之路，火路開而風反得入之矣。火得風之威，風恃火之勢，本非中風，欲不變為風症，而不可得矣。治之法：貴乎補水而不必用祛風之藥也。

臨床處方

〔**滅火湯**〕：**元參**三兩**沙參**二兩**白芥子**三錢**茯苓**一兩**熟地**一兩**山茱萸**五錢**麥冬**五錢**北五味**一錢，**水煎服**。

藥理説明

一劑而心煩定，二劑而口渴除，三劑而語言清，四劑而喎斜正，十劑而手足不搐搐矣。蓋元參能息浮遊之火，又況益之沙參、熟地、茱萸、麥冬、五味之類，純是補水添精之味，自然水足而火衰，又何必用風藥以搜風哉？倘於補水之中，少加風藥，則拘牽其手足，水不去滅火，而轉去助風，反增火勢之燎原矣。或曰：不用風藥是矣，獨不用涼藥以解氛乎？不知此火，乃虛火而非實火也。實火可用寒涼以直治，而虛火斷不可用寒涼以增其怒也。況元參微寒，未嘗不於補中以瀉火，又何必更用寒涼之藥哉？

辨證論治二十一

人有一時猝倒，手足搐搐，口眼喎斜，然神思則清，言語如故，人以為陽虛中風也，而孰知不然。夫陽虛猝倒，未有不神昏者也。今猝倒而心中明了，狀似陽虛而非陽虛，此乃陰虛之中耳。夫陰虛非血虛之謂，蓋真陰之虛，腎水乾枯，不能上滋於心，故痰來侵心，一時迷亂而猝中。及痰氣既散，而心之清如故也，作中風治，非其治也，即作中氣治，亦非治法。惟有直補其腎中之陰，則精足而腎自交於心，而心之液，自流行於各臟腑，而諸症自痊也。

臨床處方

〔填陰湯〕：**熟地**四兩 **山茱萸**二兩 **北五味**三錢 **麥冬**一兩 **山藥**一兩 **白芥子**五錢 **破故紙**一錢 **牛膝**三錢 **附子**一分，**水煎服**。

一劑而搐搐除，再劑而口眼正，一連十劑，平復如常矣。夫熟地、茱萸、山藥實填精之聖藥，而麥冬、北五味又益肺之仙丹，蓋單補腎水，恐水不能速生，故又補其肺，使肺金以生腎水，子母相資，更易滋潤也。又慮陰不下降，用破故紙、牛膝，下行以安腎宮，則獨陰不至上干，而真陰自然既濟矣。復加附子一分，以陰藥太多，未免過於膩滯，少加附子，以行其真陰之氣，非假之以助其火也。水既得火之氣，則水尤易生，毋怪其奏功之奇矣！

藥理說明

辨證論治二十二

人有平居無恙，只覺手足麻木，尚無口眼喎斜等症，人以為風中於內，三年後必有暈仆之症矣，勸人預服搜風順氣等藥，以防猝中，其論則是，而所用之方非也。手足麻木，乃氣之虛，非氣之不順也。即氣之不順，非風之作祟也。人苟中風，其來甚暴，豈待至三年之後而始發哉！然而氣虛，何故能使手足之麻哉？不知氣一虛，即不能化痰，痰聚於胸中，而氣即不通於手足也。治之法：於補氣之中，而佐以消痰之味，則得之矣。

臨床處方

〔釋麻湯〕：**人參**一錢**當歸**三錢**黃耆**三錢**半夏**一錢**白芥子**一錢**陳皮**一錢**白朮**三錢**甘草**五分**附子**一分**柴胡**八分，**水煎服**。

藥理說明

一連四劑，而手足自不麻木。倘仍麻木，前方加倍，再服四劑，未有不癒者。蓋麻木於手足，此四餘之輕病，原不必重治。今人因不知症，所以取效之緩，遂疑為重症，於是風藥亂投，反致變輕為重矣。苟知是虛而非風，一治虛而風象滅矣，又何難治之有？

辨證論治二十三

人有遍身麻木，而身又不顛仆，狀似中風，然而風則有之，而非中也。此等之病，不可不治風，而又不可直治風也。不治風，則風不能出於軀殼之外；直治風，則損傷血氣，風又欺氣血之虛，反客為主，而不肯去。必須於補氣補血之中，而佐之以祛風祛痰之品，則氣血不傷，而風又易散也。

臨床處方

〔解縛湯〕：**黃耆**一兩**當歸**五錢**人參**一錢**附子**一錢**白芍**五錢**葳蕤**一兩**白朮**五錢**熟地**五錢**天花粉**三錢**秦艽**三錢**羌活**一錢，**水煎服**。

藥理說明

一連四劑，身知痛癢矣，十劑痊癒。同一麻木之症，何以上條用藥之少，而此條用藥之多，且重乎？蓋上條麻木，只在手足，尚無風之入體也。此條麻木，在於遍身，是風乘虛而入腑矣，原不可同日而語也。上條可以輕治，而此條非重治難於奏效耳。

辨證論治二十四

人有天稟甚厚，素好飲酒，一時怒氣相激，致成口眼喎斜，有似中風，而未嘗身仆，且善飲食，其脈洪大有力，此非中風，乃火盛而肝傷也。此等之症，在西北人甚多，而南人實少，然而治之法，又不可徒泄火而不養肝血也。

臨床處方

方名〔解焚湯〕：**酒蒸大黃**二錢**柴胡**一錢**白芍**一兩**當歸**一兩**白芥子**二錢**炒梔子**二錢，**水煎服**。

藥理說明

用大黃以瀉其火酒之毒，用梔子以瀉其肝木之火，用兩味祛除，未免過於迅利，復用芍藥、當歸以大補其肝氣，蓋血足而火自息也。尤妙加柴胡、白芥子，以舒其肝葉之氣，而消其膜膈之痰，痰消肝氣益舒，肝氣舒而風象自去。倘誤以為中風，而妄加入麻黃、羌活等藥，愈祛風而愈動其火矣。或不去滋肝，而反去補氣，則陽旺而氣盛，轉來助火，肝中血燥，益足以增添怒氣，勢必火亢自焚，而成猝中之症矣。

辨證論治二十五

人有猝中之後，手足流注疼痛，久則麻痺不仁，難以屈伸，人以為中風之傷，以致風、濕相搏，關節不利也。而不知不然，此症實因先有水濕，人不知治元氣之衰，而反去祛風利濕，以成似中風之症也。既因虛而成濕，又因濕而成中，不補元氣之虛，尚可治風、濕之旺乎？然而風、濕既已搏擊於一時，但去補氣，而不去祛風利濕，亦非救誤之道也。

臨床處方

〔**兩利湯**〕：**白朮**五錢**茯苓**五錢**薏仁**一兩**人參**一錢**甘草**五分**白芍**一兩**當歸**一錢**肉桂**三分**防風**五分**半夏**一錢，**水煎服**。

連服四劑而疼痛止矣，再服十劑而麻痺癒矣，再服十劑而屈伸盡利矣。

藥理說明

方中補多於攻，用防風以散風，而不用澤瀉、豬苓以利水。蓋因虛以成風、濕，既祛其風，何可復瀉其水？況方中用白朮、薏仁，未嘗非利水之藥也。於補水之中，以行其利水之法，則水易流而無阻滯之虞。水濕既去，而風難獨留，故少用防風以表邪，而孤子之風，無水艱於作浪，不必多用風藥，而風無不除也。

痺症門

辨證論治一

人有兩足牽連作痛，腹又微溏，又不能寐，臥倒足縮而不能伸，伸則愈痛，人以為寒、濕之成痺也，誰知是風、寒、濕同結於大腸乎！夫風入大腸，日日大便，邪似易下，即有濕氣，亦可同散，何以固結於中，而痛形之於兩足乎？不知寒邪入腹，而留於大腸，又得風、濕相搏，每不肯遽散，因成為痺耳。治之法：必去此風、寒、濕三氣之邪，使不留於大腸，而痺病可癒。然而徒治大腸之邪，而風、寒、濕轉難去也。又宜益大腸之氣，令氣旺於腸中，而轉輸倍速，則風、寒、濕亦易祛矣。

臨床處方

〔**逐痺丹**〕：**人參**一錢 **茯苓**五錢 **肉桂**三分 **升麻**五分 **甘草**一錢 **薏仁**一兩 **神麴**五分 **白朮**五錢，**水煎服**。

一劑而去濕，二劑而風寒亦散矣。此方治濕為多，而治風、治寒反輕者，蓋水濕最難分消，治其難，而易者更易。況治濕之中，不傷元氣，則大腸自有傳化之妙，能使風寒隨濕而同散也。

藥理說明

辨證論治二

人有嘔吐不寧，胸膈飽悶，吞酸作痛，因而兩足亦痛者，人以為胃口之寒也，誰知是風、寒、濕結於胃而成痺乎！夫胃喜熱而不喜寒，胃口一寒，而邪氣因之相犯矣。風入於胃而不散，濕、寒於胃而不行，三者相合而痺症乃成。治之法：祛三者之邪，而仍調其胃氣，胃氣健，而風、寒、濕不攻而自解也。

臨床處方

〔六君子湯〕加減治之：**人參**一錢**白朮**五錢**生薑**五片**陳皮**五分**甘草**五分**肉桂**五分**荊芥**三錢**茯苓**三錢**半夏**一錢，**水煎服**。

藥理說明

一連三劑而病輕，連服十劑，而飽悶痠痛之症盡去也。此方開胃，而又善分消，加之生薑、荊芥，尤善祛散風寒，以離散黨羽，故奏功特神也。

辨證論治三

人有心下畏寒作痛，惕惕善驚，懶於飲食，以手按之，如有水聲嘓嘓，人以為水停心下也，誰知是風、寒、濕結於心包絡乎！夫水邪犯心則痛，風邪乘心則疼，寒邪入心則痛，是邪毋論風、寒、濕均能成病，重則未有不死者。今只畏寒作痛，而不至有死亡，正心包之障心也。然心包既然障心，捍衛盡勞，而心包絡，獨當其鋒，則心包安得而不痛乎。治之法：自當急祛其風、寒、濕三者之邪，使之毋犯心包，而心君相安，何致心下之痛哉？雖然徒祛風、寒、濕之邪，而不補心包之氣，則心包大弱，而外援之師，亦多相欺，未必不附和強敵，反成覆亡之禍，故必補心包，而兼治風、寒、濕之三邪也。

臨床處方

〔散痺湯〕：**巴戟天**五錢**白朮**五錢**菟絲子**二錢**炒棗仁**三錢**遠志**八分**山藥**五錢**蓮子**五錢**茯苓**三錢**甘草**三分**柴胡**一錢**半夏**一錢，**水煎服**。

藥理說明

一劑而驚止，二劑而胃開，三劑而水聲息，十劑而心下之痛安然也。此方之藥，似乎單治心也。然而心包為心之相臣，治心正所以治心包耳。譬如君主清明，而相臣供職惟謹，安得反側於頃刻也？

辨證論治四

人有小便難澀，道濇如淋，而下身生疼，時而升上，有如疝氣，人以為疝，或以為淋，而不知非也。蓋風、寒、濕入於小腸之間而成痺耳。夫小腸主泄水者也，水出小腸，何邪不去，而乃縮住不流，蓋寒與風作祟也。治法必須散小腸之風寒，而濕氣不難去也。然而治小腸，必宜治膀胱之為得，膀胱利而小腸無不利也。雖膀胱亦有痺症，而與小腸之痺，正無差別，故治小腸之痺，必當以治膀胱者治之耳。

臨床處方

〔攻痺散〕：**車前子**三錢 **茯苓**三錢 **薏仁**一兩 **肉桂**五分 **木通**二錢 **白朮**五錢 **王不留行**一錢，**水煎服**。

藥理說明

一連數劑，而使淋者不淋，疝者不疝矣，再服數劑而痛若失也。此方利濕，而又不耗氣，祛寒而風自散，所以為宜，又何用逐風之品以損臟腑哉？

辨證論治五

人有一身上下盡行作痛，有時而止，痰氣不清，欲嗽不能，咽喉氣悶，胸膈飽脹，兩便兼澀，人以為肺氣之不行也，誰知是風、寒、濕之犯於三焦乎！夫三焦主氣，而流通於上中下之間者氣也。風、寒、濕感一邪，而氣不能宣矣。況三邪搏結，又安能而自舒乎？毋怪清濁兩道，俱皆閉塞，因而作痛也。治之法：不急祛風、寒、濕三者之邪，則三焦何以流通哉？然三焦不可逕治也。治三焦必宜治腎，腎氣旺而下焦之氣始通；更宜治肺，肺氣肅而上焦之氣始降；尤宜治脾胃，胃健而中焦之氣始化。理肺、腎、脾、胃之氣，而益之散邪之藥，則三焦得令，風、寒、濕不難祛也。

臨床處方

〔理本湯〕：**人參**一錢**白朮**五錢**麥冬**三錢**山藥**五錢**芡實**五錢**巴戟天**三錢**肉桂**一錢**桔梗**五分**貝母**五分**白芥子**二錢**防己**三分**茯苓**三錢**豨薟草**一錢，**水煎服**。

藥理說明

四劑而上中下之氣乃通，一身之病盡解，再用四劑，諸症痊癒。此方全去扶肺、腎、脾、胃之氣，而輕於祛風、寒、濕者，正所以理其本也。理本而攻標，在其內矣。況原未嘗無蕩邪之藥乎，故能建功實神耳。

辨證論治六

人有胸背手足腰脊牽連，疼痛不定，或來或去，至頭重不可舉，痰唾稠黏，口角流涎，臥則喉中有聲，人以為痺症也，宜用〔控涎丹〕治之，而不知非也。夫痺雖合風、寒、濕三氣之邪以成之，然而人之氣血不虛，則風、寒、濕何從而入之？風、寒、濕三氣之入，亦乘氣血之虛而侵之也。既因氣血之虛，而入風、寒、濕三者之邪，焉可徒治其邪，而不補其正。〔控涎丹〕用甘遂大戟以祛邪，而無補氣補血之藥，往往用之以治痺而不能收功，反致敗績者，坐此弊也。法宜補正而助之祛邪，則百戰而百勝也。

臨床處方

〔補正逐邪湯〕：白朮五錢 薏仁五錢 人參一錢 桂枝三分 茯苓一兩 白芥子三錢，水煎服。

藥理說明

二劑輕，十劑癒。用白朮、薏仁、人參、茯苓，皆健脾補氣之藥，又利水去濕之劑也。雖曰風、寒、濕合而成痺，其內最多者濕也。濕在經絡腸胃之間，最難分化，逐其濕而風寒正不必治而自散，所以佐桂枝之數分而已足也。惟是既用薏、苓、參、朮以健土而利濕，尚何慮痰哉？然而風、寒、濕之邪，每藉痰以為黨援，故治痺者必治痰，今用白芥子，膜膈中之痰且盡消，其餘各處之痰，有不盡消者乎？痰消而風、寒、濕無可藏之藪，欲聚而作亂，已不可得，況正氣日旺哉！或曰：痺成於氣血之虛，治之法自宜氣血雙補矣，何以方中止用氣分之藥以益氣，絕不用血分之藥以益血也？不知氣旺自能生血，且血有形之物，補之艱於速生，又恐因循等待，有礙生氣之速，不若專補其氣，而去風、去濕、去寒之更捷也。

辨證論治七

人有肌肉熱極，體上如鼠走，唇口反裂，久則縮入，遍身皮毛盡發紅黑，人以為熱痺也。夫風、寒、濕三者，合而成痺，未聞三者之中。更添入熱痺之謂，此乃熱極生風，似乎痺症，而實非痺症也。治之法：解其陽明之熱，而少散其風則得矣，不必更治其濕也。至於寒邪尤不必顧，蓋寒則不熱，而熱則不寒矣。

臨床處方

〔**化炎湯**〕：**元參**一兩**甘菊花**五錢**麥冬**五錢**升麻**三錢**羚羊角鎊**五分**生地**五錢**炒荊芥**三錢，**水煎服**。

連服二劑而熱少解，再服四劑而諸症盡癒矣。方中用元參、菊花、生地、麥冬，解其陽明之火，而更退其肺金之炎者，以肺主皮也。然而僅治其胃與肺，恐只散其在內之熱，而不能散其在外之熱也。故又多用升麻、荊芥導之出外，而不使其內留，以亂心君之神明，外既清涼，而內有不快然者乎？至於羚羊角者，雖取其散火之毒，亦藉其上引而入於唇口之間，使縮者不縮，而裂者不裂也。

藥理說明

或謂既是陽明火毒，何不用石膏、知母寒涼之藥以瀉之？不知火熱而外見於皮毛、唇口、肌肉之處，一用大寒、大涼之藥，則直攻其火，必從下泄，不能隨升麻、荊芥之類而外泄矣。故不用石膏、知母，而用元參、菊花於補中表火之為得也。

辨證論治八

人有腳膝疼痛，行步艱難，自按其皮肉，直涼至骨，人以為是冷痺也。夫痺而曰「冷」，正合風、寒、濕三者之旨也。此等之病，雖三邪相合，而寒為甚。蓋挾此方寒水之勢，侵入骨髓，乃至陰之寒，非至陽之熱，不能勝之也。然而至陽之熱，又慮過於暴虐，恐至寒之邪未及祛，而至陰之水先已熬乾；真水涸，而邪水必然泛濫；邪水盛而寒風助之，又何以癒痺哉？

臨床處方

〔真火湯〕治之：白朮五錢　巴戟天一兩　附子一錢　防風一錢　牛膝三錢　石斛三錢　萆薢三錢　茯苓三錢，水煎服。

連服四劑而皮肉溫，又服四劑而骨髓熱，再服四劑，腳膝之痛去，更服四劑，而步履無艱難之態矣。方中妙在用巴戟天為君，補火仍是補水之藥，而輔佐之味，彼此相宜。不用肉桂、當歸之品，溫其血分，實有意義。蓋補氣則生精最速，生精既速，則溫髓亦速矣。若一入血分之藥，則沾濡遲滯，欲速而不達矣。萆薢原忌防風，使之相畏，而相使更復相宜，所以同群而共劑也。

藥理說明

辨證論治九

人有肝氣常逆，胸膈引痛，睡臥多驚，飲食不思，吞酸作嘔，筋脈攣急，人以此為肝痺之症也。夫肝痺是矣，而肝之所以成痺者，人知之乎？雖風、寒、濕三者成之，然亦氣血之不足而成之也。肝之血不足，而濕邪乘之；肝之氣不足，而風邪乘之；肝之氣血不足，而寒邪乘之。有此三邪，直入於肝經，而後肝之血益虧，肝之氣益耗，於是肝之魂不能藏於肝之中，乃越出而作驚也。肝經既病，何能生心？心無血養，又安能生胃氣哉？胃氣不生，自難消化飲食，不能消化飲食，而強飲強食，必至吞酸作嘔矣！夫飲食所以養臟腑者也，飲食既不消化，不能變精，以分布於筋脈，則筋脈無所養，安得而不拘攣哉？然則治法烏可徒治風、寒、濕三者之邪，而不顧肝經之氣血耶！

臨床處方

〔肝痺散〕：人參一錢當歸一兩川芎五錢代赭石末二錢羌活五分肉桂一錢茯苓五錢酸棗仁一錢丹砂末五分，水煎，調丹砂、代赭石末同服。

一劑而驚止，二劑而胸膈不痛，肝氣不逆矣，再服四劑，而吞酸嘔吐之病痊，筋脈亦不攣急矣，方中用當歸、川芎以生血，尤妙在加人參以益氣開血，引代赭石去通肝氣，以佐川、歸之不逮，氣開血通，而後邪可引而出去。又加肉桂以辟寒，加茯苓以利濕，加羌活以除風，則邪自難留，而魂自不亂矣。所以益之棗仁、丹砂收驚特速也。

藥理說明

辨證論治十

人有下元虛寒，復感寒、濕，腰腎重痛，兩足無力，人以此為腎痺也。而腎痺之成，非盡由於風、寒、濕也。夫腎雖寒藏，而其中原自有火，有火則水不寒，而風、寒、濕無從而入之。無奈人過於作強，將先天之水，日日奔泄，水去而火亦隨流而去，使生氣之原，竟成為藏冰之窟，火不能敵寒，而寒邪侵之矣。寒氣直入於腎宮，以邪招邪，而風、濕又相因而至，則痺症生矣。故治痺之法，不必去邪，惟在補正，惟是補正者，補腎中之火也。然而火非水不長，補火必須補水，但補水恐增其濕，濕旺而風寒有黨，未必能遽去為憂，而孰知不必憂也。夫腎水者火中之水也，此乃真水，而非邪水也。真水衰而邪水始盛，真水盛而邪水自衰，故補真水而實足以制邪水也。況水中有火，又何濕不去乎？夫最難治者水邪也，水邪既去，而風、寒不治自散矣！

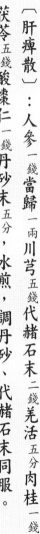

臨床處方

〔腎痺湯〕：白朮一兩 山茱萸五錢 茯苓五錢 薏仁五錢 杜仲三錢 肉桂一錢 附子五分 防己五分 石斛二錢 地骨皮五錢，水煎服。

藥理說明

二劑而腰輕、四劑而痛止、十劑而兩足有力、再十劑而痊癒。方中妙在補水之藥少，而去濕之藥多，然而又無非補水也。於水中補火，則火無大炎之患；於水中祛濕，則濕無太利之憂。寒、濕既去，而風又安得獨留哉！方中又有防己之祛邪，故風、寒、濕所以盡去也。

辨證論治十一

人有咳嗽不寧，心膈窒塞，吐痰不已，上氣滿脹，不能下通，人以為肺痺也，然亦知肺痺成於氣虛乎？又盡人而不知也。夫肺為相傳之官，治節出焉，統轄一身之氣，無逕不達，無臟不轉。是氣乃肺之充，而肺乃氣之主也，肺病則氣病，而氣病則肺亦病，然則肺痺即氣痺也。肺痺既為氣痺，治肺痺者烏可捨氣而不治乎？但肺雖主氣，而補氣藥不能直入於肺也，必須補脾胃之氣以生肺氣。然而生肺氣者只有脾胃之土，而剋肺者有心焉，仇肺者有肝焉，耗肺者有腎焉。一臟腑之生，不敵眾臟腑之剋，此氣之所以易衰，而邪之所以易入也。且脾胃之土，又能暗傷肺金，蓋飲食入胃，必由脾胃之氣，以轉入於肺。今脾胃既受風、寒、濕之邪，則邪亦隨脾胃之氣，而輸之於肺，而肺乃受傷矣！況多怒而肝之氣逆於肺，多欲而腎之氣逆於肺，肺氣受傷，而風、寒、濕之邪，遂填塞肺竅而成痺矣。

臨床處方

〔肺痺湯〕治之：人參二錢茯苓三錢白朮五錢白芍五錢紫蘇葉二錢半夏一錢陳皮一錢枳殼三分黃連三分肉桂三分神麴五分，水煎服。

藥理說明

連用二劑而咳嗽安，再用二劑而窒塞開矣，用十劑而諸症盡癒。或謂人參助氣是矣，但多用恐助邪氣，何以用之咸宜乎？不知肺氣之虛以成痺，非肺氣之實以成痺也。人參畏實不畏虛，況又有蘇葉以治風，半夏以消濕，肉桂以祛風寒，則邪又何能作祟哉？而且白朮、茯苓以健脾開胃，白芍以平肝，黃連、肉桂以交心腎，則肺氣自寧，自然下降，正不必陳皮之助矣。

心痛門

辨證論治一

人有久患心疼，時而重、時而輕，大約飢則痛重，而飽則痛輕也，人以為寒氣沖心也，誰知是蟲傷胃脘乎！蓋心君寧靜之宮，客熱客寒之氣，皆不能到。倘寒氣犯心，心痛人立刻死矣，安能久痛乎？凡久痛而不癒者，皆邪犯心包，與胃口耳。但邪犯胃與心包暫痛，而不常痛也，斷無飢重而飽輕者。若蟲飢則覓食，頭上行而無食，以充其飢，則其身上攛，口齧胃脘之皮，則若心痛，而實非心痛也。不殺蟲而但止其痛，痛何能止乎？

臨床處方

〔**化蟲定痛丹**〕：**生地**二兩**水煎汁三碗，入白微**二錢**，煎汁一碗，淘飯食之，非吐物如蝦蟆，即瀉蟲如守宮也。**

藥理說明

大凡胃中濕熱，火多生蟲，飲食倍於尋常者，皆有蟲也。以此方投之，皆能取效，不只治心痛之蟲也。蓋生地殺蟲於有形；而白微殺蟲於無形，合而用之，殺蟲最神，蟲死而心痛自除，非生地、白微之能定痛也。

辨證論治二

人有一時心痛，倏優又不痛，已而又痛，一日而十數遍者，飲食無礙，晝夜不安，人以為蟲也，而不知不然。夫蟲痛必非一日而成者也，豈有無端而一時心痛者乎？或曰此火也。夫火則終日痛，而必非時痛時而不痛也。然則此痛為何痛乎？非火非蟲，乃氣虛而微感寒、濕之邪，邪沖心包而作痛，邪不沖心包而即不痛也。夫心痛不一，而此痛即古人所云「去來痛」也。痛無補法，而獨「去來痛」必須用補，不補虛而痛不能止。然徒用補藥，而不加入祛寒去痰之藥，亦不能定痛也。

臨床處方

〔**去來湯**〕：**人參**三錢**茯苓**三錢**蒼朮**三錢**白朮**五錢**甘草**二錢**川烏**二錢**半夏**一錢，**水煎服**。

藥理說明

一劑而痛即止，再劑而痛不再發。方中用二朮為君主，最有佳意。蓋痛雖由於氣虛，畢竟濕氣之侵心包也。二朮去濕，而又健脾胃之氣，故用之以佐人參、茯苓，補氣以利濕，則濕去而氣更旺也。氣既旺矣，而川烏得直入心包，以祛逐其寒邪，半夏得行於中脘，而消其敗濁之痰，甘草和緩，調停於邪正之間，以奏功於眉睫矣！

辨證論治三

人有心痛之極，苦不欲生，徹夜號呼，涕泗滂沱者，人以為火邪作祟也。然致此火邪之犯心者，是何故乎？蓋因肝氣之鬱而不舒，木遂生火以犯心矣，我今闡其祕奧以傳世。夫心屬火，而火不可極，火極反致焚心，往往有自焚而死者。故心火太旺，火正為心之所惡，而又得肝木之助火，則心不能受，必呼號求救於四鄰，曲突徙薪，而不可得，有無可如何之勢，自然涕泪交垂而不止矣。且肝木之火，又係鬱火，正火順而鬱火逆，尤非心之所喜，故入心而心不受，心雖不受，而火勢太旺，又不能遏抑，偏欲直入於心宮，雖心宮謹閉，火似難以直進，而心包又掩護重重，宜未易焚燒。然而肝木之鬱火，木中之火，乃龍雷之火也。龍雷之火，每從下而上沖，霹靂之威，震開天門，火光所至，焚林焚木，天地且為之動蕩，又何能止遏哉？此肝火之沖心，所以直受其害也。治之法：必須瀉肝木之火，而瀉肝木之火，必須解木氣之鬱；解木氣之鬱，而少佐以安心之劑，則心痛自止也。

臨床處方

〔救痛安心湯〕：白芍一兩 **炒梔子**三錢 **甘草**一錢 **柴胡**二錢 **貫仲**二錢 **乳香**一錢 **沒藥**一錢 **蒼朮**三錢，**水煎服**。

藥理說明

一劑而痛定，再劑而痊癒矣。亦何其用藥之神乎？不知白芍、柴胡最解肝氣之鬱，而梔子、貫仲最瀉肝火之暴，乳香、沒藥最止臟腑之痛，而甘草、蒼朮和中消濕，又輔佐得宜，故一劑而奏功也。

辨證論治四

人有真正心痛，法在不救，然用藥得宜，亦未嘗不可生也。其症心痛不在胃脘之間，亦不在兩脅之處，恰在心窩之中。如蟲咬、如蛇鑽，不特用飯不能，飲水亦不可入，手足冰冷，面目青紅者是也。夫真心痛原有兩症，一寒邪犯心，一火邪犯心也。寒邪犯心者乃直中陰經之病，猝不及防，一時感之，立刻身死，死後必有手足盡紫黑者，甚則遍身俱青，多非藥食能救，以致急而不遑救也。倘家存藥餌，用人參一二兩、附子三錢，急煎救之，可以望生，否則必死。若火邪犯心者，其勢雖急而猶緩，可以遠覓藥物，故不可不傳方法以救人也。余言前症正火邪犯心也，但同是心疼，何以辨其一為寒而一為熱？蓋寒邪舌必滑，而熱邪舌必燥耳。倘辨其為火熱之心痛，即用〔救真湯〕投之。

臨床處方

〔救真湯〕：炒梔子三錢**炙甘草**一錢**白芍**一兩**廣木香末**二錢**石菖蒲**一錢，**水煎服**。

一劑而痛止矣，不必更用二劑。但痛止後必須忍飢一日，斷不再發，慎之！但既是真心疼，宜用黃連以直治心火矣，何以不治心而仍治肝也？

藥理說明

不知肝為心之母，瀉肝木之氣，則肝不助火，而心氣自平，瀉肝木正善於瀉心火也。倘直瀉其心，則心必受傷，雖暫取效於一時，而脾胃不能仰給於心火，則生氣遏抑，必至中脘虛寒，又變成他症，此黃連之所以不用，而反用梔子也。

辨證論治五

人有患心疼之病，百藥治之不效，得寒則痛，得熱亦痛，人以此為熱，而非止熱也，人以此為寒，而非止寒也。蓋此症非心痛而胃痛也，既是胃痛，何以偏在心而不止也？不知寒熱俱能作痛，不可執諸痛皆火之言，疑心痛是火而非寒也。夫熱能作痛，而寒何以作痛耶？因寒熱相擊，而痛生矣！夫寒與熱不並立，寒熱同乘於心、胃之間，寒欲凌熱，而熱不肯相讓，熱欲欺寒，而寒不肯相安，兩相攻戰，勢均力敵。治心則胃氣受傷，治胃則心氣受損，所以治寒治熱，而兩無一效也。治之法：宜兩治以解紛，而心痛自癒。

臨床處方

〔雙治湯〕：附子一錢**黃連**一錢**白芍**五錢**甘草**一錢**，水煎服。**

一劑而痛立癒。

藥理說明

用黃連以清心火，用附子以袪胃寒，妙在用芍藥、甘草為君，使兩家有和解之好。蓋芍藥、甘草最能入肝平木，肝氣既平，自然不去剋胃，而又去生心，調和於心、胃之間，實有至理存焉，豈漫然而用之者哉！

辨證論治六

人有心痛不能忍，氣息奄奄，服薑湯而少安，手按之而能忍，日輕夜重，痛陣至時，幾不欲生。人以為寒痛也，用熱藥可止片時而仍痛，此其故何也？蓋寒有不同也。凡人心君寧靜，由於腎氣之通心也。腎氣不交於心，而寒邪中之，心遂不安而痛矣。倘徒去其寒，而不補其腎，則腎虛而火不能下熱於腎中，即腎虛而水不能上交於心內矣。此治心必須治腎，而補腎中之火以救心，尤必須補腎中之水以救腎也。

臨床處方

〔**補水救火湯**〕：**熟地**一兩 **山茱萸**三錢 **巴戟天**五錢 **山藥**三錢 **白朮**五錢 **肉桂**一錢 **北五味**五分，**水煎服**。

一劑而痛止，二劑而痛痊癒，十劑而痛不再發。此方視之，絕非治心痛之方，而用之治心腎不交之心痛，實有奇功。蓋腎中水火不交，而邪直犯於心矣。治補其腎中之水火，水得真火以相生，火得真水以相養，腎中之陰陽既濟，則心腎之陰陽又安，安有冰寒之乖乎？故不必引其上下之相交，而腎氣自通於心，心氣自降於腎，如夫婦之好合矣，邪亦烏能間之？況又原無寒邪哉，所以奏功實奇也。

藥理說明

脅痛門

辨證論治一

人有兩脅作痛，終年累月而不癒者，或時而少癒，時而作痛，痛來之時，身發寒熱，不思飲食，人以此為肝經之病也。然肝經之所以成病，尚未知其故，大約得之氣惱者為多，因一時拂抑，欲怒而不敢，不怒而不可得，於是忍耐吞聲，一種不平之氣，未得暢泄。肝氣鬱而膽氣亦鬱，膽氣既鬱，不能取快於心中，而心中作熱，外反變寒，今熱交蒸肝經之血，遂淤塞不通，停住於兩脅而作痛矣。倘境遇順適，則肝氣少舒，其痛不甚，猶可忍也。及又聽乖異之惡聲，或值狂妄之苛責，又觸動其從前之怒氣，則前病頓興，而痛且更重矣。治之法：必須解其怒氣，而解怒氣要在平肝，而平肝實有治也。

臨床處方

〔遣怒丹〕：白芍三兩**柴胡**一錢**甘草**一錢**乳香末**一錢**廣木香末**一錢**白芥子**三錢**桃仁**十粒**生地**三錢**枳殼**三分，**水煎服**。

藥理說明

一劑而痛輕，四劑而痛止，十劑而病除。夫平肝之藥，捨白芍則無第兩味之可代也。世人不知其功效，而不敢多用。孰知白芍必多用而後取勝，用至三兩則其大倍於尋常，自然能遍舒其肝氣。況助之柴胡之疏泄，甘草之調劑，桃仁、白芥以攻其敗淤，乳香、廣木以止其疼痛，安得不直搗中堅，以解散其敵壘哉！

辨證論治二

人有橫逆驟加，一時大怒，叫號詈罵，致兩脅大痛而聲啞者，人以為怒氣傷肝矣。然而其人必夙有火性之人也，此等之人，肝脈必然洪大而無倫次，眼珠必紅，口必大渴呼水，舌必乾燥而開裂，當急用平肝瀉火之藥，方能舒其暴怒之氣。倘稍遲藥餌，或藥餌不中其病，必觸動其氣，有吐血傾盆之患矣。

臨床處方

方急用〔平怒湯〕：白芍三兩丹皮一兩當歸一兩炒梔子五錢荊芥炒黑五錢天花粉三錢甘草一錢香附三錢，水煎服。

一劑而氣少舒，二劑而氣大平，三劑而痛如失，不必四劑也。蓋肝性最急，怒則氣不平，用芍藥以平其氣也，甘草緩其急也。肝氣既平而且緩，而後可散其氣，瀉其火也。當歸辛以散之，荊芥引而散之，梔子、丹皮涼以瀉之也。然而徒散其火，而火為痰氣所結，則散火而未能遽散，故又加香附以通其氣，加天花粉以消其痰。君臣佐使，無非解紛之妙藥，而怒氣雖甚，有不自知其解而解者矣！或疑藥劑太重，涼藥過多，詎知其人素係有火，又加大怒，則五臟無非熱氣，苟不用大劑涼藥，又何以平其怒而解其火哉！

藥理說明

辨證論治三

人有跌仆之後，而脅脹痛，手不可按，人以為瘀血之作祟也。用〔小柴胡湯加龍膽草青皮〕等藥而癒，次年而左脅復痛，仍以前藥治之，不能取效，蓋瘀血存於其中，積而不散，久而成痛也。夫〔小柴胡〕乃半表半裡之藥，最能入肝以舒木，而脅正肝之部位，宜乎取效；而不效者，以〔小柴胡〕只能消有形之活血，而不能散有形之死血也。活血易於流動，行氣而淤滯可通；血死難於推移，行氣而沉積難化，必用敗血之藥，以下死血，而痛可除也。

臨床處方

〔抵當丸〕：以水蛭、虻蟲有形之毒物，庶易下有形之死血耳。服一劑必便黑血而癒，癒後乃用〔四物湯加減〕而調理之：熟地一兩 白芍一兩 丹皮三錢 川芎一錢 當歸五錢 三七根末三錢，水煎服。

藥理說明

〔四物湯〕乃補血之劑也，既下死血，何以又補其血乎？不知血死既久，在肝經之血，已無生氣，不補其血，則肝捨空虛，未必不因虛而成痛。惟補其血，則死血方去，而新血即生，肝氣快樂，何至有再痛之虞乎？然則補血可也，又加三七根以止血者，何居？恐水蛭、虻蟲，過於下血，萬一死血行而活血隨之而下，不徒補無益乎？所以於補中止之，得補之益，而無下之失，始奏萬全之功也。

辨證論治四

人有右脅大痛，腫起如覆杯，手不可按，按之痛益甚，人以為肝經之火也，誰知是脾火內伏，瘀血存住而不散乎！夫血雖為肝位，而肝必剋脾，脾受肝剋，則脾亦能隨肝而作痛。然而無形之痛，治肝而痛可止；有形之痛，治脾而痛始消。今痛而作腫，正有形之痛也。此痛者乃瘀血積於脾中，鬱而不舒，乘肝部之隙，因外腫於右脅耳。治之法：必須通脾中之伏熱，而下其瘀血，則痛可立除也。

臨床處方

〔敗淤止痛湯〕：大黃三錢 桃仁十四粒 當歸三錢 白芍一兩 柴胡一錢 黃連一錢 厚朴二錢 甘草一錢，水煎服。

藥理說明

一劑而瘀血下矣，二劑而痛除腫亦盡消。此方妙在大黃、柴胡、黃連同用，能掃淤去陳，開鬱逐火，迅速而無留滯之苦，然非多用白芍則肝氣難平，而脾中之熱，受制於肝，正不易散，是病在脾而治仍在肝也。

辨證論治五

人有貪色房勞，過於泄精，又兼怒惱，因而風府脹悶，而脅作痛，人以為色欲損腎，怒氣傷肝，理當兼治，而不知兼治之中，尤當治腎也。蓋肝為腎之子，腎足而肝氣易平，腎虧而肝血多燥，肝惡急，補血以制其急，不若補水以安其急也。況肝血易生，而腎水難生，所以肝血不足，輕補肝而木得其養矣。腎水不足，非大用補腎之味，則水不能長，然則房勞之後，脅痛甚，虧於精者更多，烏可重治肝而輕治腎哉！

臨床處方

〔**填精益血湯**〕：**熟地**一兩 **山藥**五錢 **白芍**五錢 **當歸**三錢 **柴胡**一錢 **丹皮**二錢 **沙參**三錢 **茯苓**二錢 **地骨**三錢 **白朮**三錢，**水煎服**。

藥理說明

一劑而肝氣平，二劑而血痛止，連服十劑痊癒。此方重於補腎以填精，輕於舒肝以益血，又妙在治肝腎之中，而復去通腰氣，腰氣利而兩脅之氣，有不同利者乎？故精血生而痛止耳。

頭痛門

辨證論治一

人有頭痛連腦，雙目赤紅，如破如裂者，所謂真正頭痛也。此病一時暴發，法在不救，蓋邪入腦髓，而不得出也。雖然邪在腦，不比邪犯心與犯五臟也，苟治之得法，亦有生者。蓋其頭痛雖必死之症，非即死之症也。予今傳一奇方以救世，世可無頭痛之患，豈特救一人已哉！

臨床處方

〔**救腦湯**〕：**辛夷**三錢 **川芎**一兩 **細辛**一錢 **當歸**一兩 **蔓荊子**二錢，**水煎服**。

藥理說明

一劑而痛止。細辛、蔓荊治頭痛之藥也，然不能直入於腦內，得辛夷之藥引，則入之矣。但三味皆耗氣之味，同川芎用之，雖亦得癒頭痛，然而過於辛散，邪氣散而正氣亦散矣。故又加入當歸之補氣、補血，則氣血周通於一身，邪自不能獨留於頭上矣。邪既不能留，而頭痛有不頓癒者乎？予所以合而用之。

辨證論治二

人有頭痛如破，走來走去，無一定之位者，此飲酒之後，當風而臥，風邪乘酒氣之出入而中之也。酒氣既散，而風邪不隨酒而散，遂留於太陽之經。而太陽之經，本上於頭，而頭為諸陽之首，陽邪與陽氣相戰，故往來於經絡之間而作痛也。病既得之於酒，治法似宜兼治酒矣。不知用解酒之藥，必致轉耗真氣，而頭痛癒不能效也，不若直散風邪，轉能奏效之速。

臨床處方

〔**救破湯**〕：**川芎**一兩**細辛**一錢**白芷**一錢，**水煎服**。

藥理說明

一劑而痛止，不必再劑也。蓋川芎最止頭痛，非用細辛則不能直上巔頂，非用白芷則不能盡解其邪氣，而遍達於經絡也。雖如蒿本他藥未嘗不可止痛，然而火傷之氣，終遜「川芎」散中有補之藥也。

辨證論治三

人有頭痛不十分重，遇勞而發，遇寒而發，遇熱而發，倘加色欲，則頭沉沉而欲臥矣。此乃少年之時，不慎酒色，又加氣惱而得之者也。人皆以頭疼之藥治之，而不癒者何也？蓋此病得之腎勞，無腎水以潤肝，則肝木之氣燥。木中龍雷之火，時時沖擊一身，而上升於巔頂，故頭痛而且暈也。治之法：宜大補其腎中之水，而少益之補火之品，使水足以將火，而火有歸源，自然下引而入於腎宮，火有水養，則龍雷之火居腎而安然，不再升於上為頭痛也。

臨床處方

〔**八味地黃湯加減**〕用之：**熟地**一兩**山茱萸**五錢**山藥**五錢**茯苓**三錢**丹皮**三錢**澤瀉**三錢**川芎**一兩**肉桂**一錢，**水煎服**。

藥理說明

二劑而頭輕，十劑而痊癒，然後去川芎而加白芍五錢當歸五錢，再服二十劑亦不再發矣。蓋〔六味湯〕為補精之聖藥，肉桂為引火之神品，川芎治頭痛之靈丹，合而用之，所以奏功如響。惟是頭疼在上焦，補腎中之水火，在下焦也，何以治下而上癒？且川芎乃陽藥也，何以入之至陰之中，偏能取效耶？不知腦髓與腎水原自相通，補腎而腎之氣由河車而直入於腦，未嘗相格也。川芎雖是陽藥，然能補血而走於巔頂，既可上於巔頂，獨不可入於腦內乎？況加肉桂以助命門之火，火亦陽也，因氣相合，故能同群共濟，入於腦之中，又能出於腦之外，使宿疾老邪，盡行祛散。邪既散矣，而腎中之水火，又復既濟，火且永藏於下焦，何至有再沖上焦之患，使頭之重疼而暈乎！十劑之後，不再用川芎者，頭痛既痊，何必再用以耗真氣。所以改用白芍、當歸，腎肝同治，使木氣無乾燥之憂，而龍雷之火，且永藏於腎宅，尤善後之妙法。倘人倦服藥湯，改湯為丸，未為不可也。

辨證論治四

人有患半邊頭風者，或痛在右或痛在左，大約痛於左者為多，百藥治之罔效，人不知其故，此病得之鬱氣不宣，又加風邪襲之於少陽之經，遂至半邊頭痛也。其痛有時輕、有時重，大約遇順境則痛輕，遇逆境則痛重，遇拂逆之事，而更加之風寒之天，則大痛而不能出戶矣。痛之歲久，則眼必縮小，十年之後，必至壞目，而不可救治矣。治之法：必用解其鬱氣，解鬱者解肝膽之氣也。雖風入於少陽之膽，似乎解鬱者宜解膽耳。然而膽與肝為表裡，治膽者必須治肝，況鬱氣先傷肝而後傷膽，肝舒而膽亦舒矣。

臨床處方

〔散偏湯〕：白芍五錢 川芎一兩 郁李仁一錢 柴胡一錢 白芥子三錢 香附二錢 甘草一錢 白芷五分，水煎服。

毋論左右頭痛，一劑即止痛，不必多服。夫川芎止頭痛者也，然而川芎不單止頭痛，同白芍用之，尤能平肝之氣，以生肝之血；肝之血生，而膽之汁亦生矣。膽汁既生，而膽無乾燥之苦，而後郁李仁、白芷用之即能上助川芎，以散頭風矣。況又益之柴胡、香附以開鬱，白芥子以消痰，甘草以調和其滯氣，則肝膽盡舒，而風於何藏？故頭痛頓除也。惟是一、二劑之後，不可多用者，頭痛既久，不獨肝膽血虛，而五臟六腑之陰陽盡虛也。若單治肝膽以舒鬱，未免消除真陰。風雖出於骨髓之外，未必不因勞復感，而風又入於骨髓之中矣。故以前方奏功之後，必須改用補氣、補血之劑如〔八珍湯〕者治之，以為善後策也。

辨證論治五

人有遇春而頭痛者，晝夜不得休息，昏悶之極，惡氣、惡風寒，不喜飲食，人以為中風寒之故，而不知非也。《內經》云：「春氣者病在頭。」氣弱之人，陽氣內虛，不能隨春氣而上升於頭，故頭痛而昏悶也。凡有邪在頭者，發汗以表邪，則頭痛可癒。今因氣微而不能上升，是無表邪也，無邪而發汗，則虛其氣矣，而清陽之氣益難上升；氣既不升，則陽虛而勢難外衛，故惡風寒，氣弱血力難中消，故憎飲食耳。治之法：補其陽氣則清氣上升，而濁氣下降，內無所怯，而外亦自固也。

臨床處方

〔升清固外湯〕：黃耆三錢人參一錢白朮三錢炙甘草五分陳皮三分當歸二錢白芍五錢柴胡一錢蔓荊子一錢川芎一錢天花粉一錢，水煎服。

藥理説明

一劑而痛減，再劑而病癒。此方即〔補中益氣〕之變方，去升麻而用柴胡者。以柴胡入肝，提其木氣也。木主春，升木以應春氣，則木氣不陷於肝中，自然清氣上騰於頭上。況參、耆、歸、芍無非補肝氣之藥，氣旺而上榮，亦氣旺而外固，又何頭痛之不癒哉？

辨證論治六

人有患頭痛，雖盛暑大熱之時，必以帕蒙其首，而頭痛少止，苟去其帕，少受風寒，其痛即發而不可忍，人以為風寒已入於腦也，誰知亦因氣血兩虛，不能上榮於頭而然乎！夫頭腦受風寒，藥餌上治而甚難，用祛風散寒之藥，益傷氣血，而頭癒痛也。古人有用生蘿蔔取汁而灌鼻者，以鼻之竅通於腦中，蘿蔔善開竅而分清濁，故用之而可癒頭風也。然而蘿蔔單用以取勝，又不若佐之生薑自然汁之更勝也。蓋蘿蔔祛腦中之風，是其所長，祛腦中之寒，是其所短。兩物同用，則薑得蘿蔔而併可祛風，蘿蔔得薑而兼可祛寒也。

臨床處方

其法用生蘿蔔汁十分之七，生薑汁十分之三，和勻。

藥理說明 令病人口含涼水仰臥，以兩汁用匙挑灌鼻中，至不能忍而止，必眼淚口涎齊出，其痛立止也。痛止後用〔四物湯〕，加羌活、蒿本、甘草數劑調理，斷不再發，此等治法，實法之至巧者也。

腹痛門

辨證論治一

人有腹痛欲死，手按之而更甚，此乃火痛也。但火痛不同，有胃火、有脾火、有大小腸火、有膀胱火、有腎火，不可不辨也。胃火者，必多汗而渴，口出臭。脾火則不然，脾火痛者，必走來走去，無一定之處也。大腸火者，大便必閉結，而肛門必乾燥後重也。小腸火者，小便必閉澀如淋。膀胱火者，小便閉澀而若急。腎火者，則強陽不倒，口不渴而面赤，水竅澀痛是也。既知火症之分明，然後因症以治火痛之病，自然不差。然而各火各立一方，未免過於紛紜，我有一方治有火之痛，無不可共治之也。

臨床處方 〔**導火湯**〕：**元參**一兩 **生地**五錢 **車前子**三錢 **甘草**一錢 **澤瀉**二錢，**水煎服**。

藥理說明 連服二劑，而諸痛皆可癒也。夫火之有餘者，水之不足也。元參、生地滋陰之妙品，滋其陰則陽火自降，況又益之車前、澤瀉之滑利，甘草之調和，尤能導火解氛，化有事為無事。倘知為胃火，而加石膏；知為脾火，而加知母；知為大腸火，而加地榆；小腸火而加黃連；知為膀胱火，而加滑石；知為腎火而加黃柏，尤奏效之極速也。

辨證論治二

人有終日腹痛，手按之而寬快，飲冷則痛遽，此乃寒痛也。寒痛不必分別臟腑，蓋命門火衰，而寒邪留之也。蓋命門為一身之主，命門寒而五臟七腑皆寒矣。故治寒痛者，只消溫其命門之火也。然命門之火，不可獨補，必須兼治脾胃。脾得命門之火以相生，胃得命門之火以相長，況火土相合，變化出焉。然而又不可只治土也，蓋土之仇者肝木也。命門助土，而肝木乘之，則脾胃之氣，仍為肝制，而不能發生，必須治肝，使木不剋土，而後以火生之。則脾胃之寒邪既去，而陽氣升騰，濁陰銷亡於烏有，土木無戰剋之憂，而腸腹享安寧之樂矣。

臨床處方

〔**治肝益火湯**〕：**白芍**三錢**白朮**五錢**茯苓**三錢**甘草**一錢**肉桂**一錢**熟豆蔻**一枚**半夏**一錢**人參**二錢，**水煎服**。

藥理說明

一劑而痛減半，再劑而痛盡除矣。方中雖〔六君子加減〕，無非助其脾胃之陽氣，然加入白芍，則能平肝木之氣矣。又用肉桂以溫命門之火，則火自生土，而熟豆蔻復自暖其脾胃，則寒邪不戰而自走也。

辨證論治三

人有腹痛，得食則減，遇飢則甚，面黃體瘦，日加困頓者，此腹內生蟲也。夫蟲之生，必有其故，或因飢食難化之物而不消，渴飲寒冷之湯而不化，以致久而變為蟲者則有之。然而蟲生於腸胃之內，亦因其可生而生之，可變而變之也。倘陰陽之氣旺，雖即驟生，亦即隨滅，安能久據於腹而成巢，長蝕人血而作窟哉！惟其陰陽之氣衰，不能運化於一身，而蟲乃生之，而不能死矣。其初食物後，將飲血而不可止，及至飲血而腹痛之病作。然則治之法：烏可單殺蟲，而不培其陰陽之氣血乎！

臨床處方

〔衛生湯〕：人參三錢**白朮**五錢**白薇**一錢**甘草**一錢**赤果**十枚**切片檳榔**一錢**使君子**十個去殼**乾葛**二錢，**水煎服**。

藥理說明

一劑而腹轉痛，二劑而腹痛除矣。然服藥後而腹痛者，拂蟲之意，切戒不可飲茶水，一飲茶水，只可殺蟲之半，而不能盡殺之也。使禁食半日，則蟲盡化為水，從大小便而趨出。方中妙在用人參、白朮為君，以升騰其陽氣，陽升而蟲不能自安，必頭向上而覓食。所佐盡是殺蟲之藥，蟲又何能久與藥戰，有束手受刃而已。倘一飲茶水，則蟲得水而翻波逐浪，變化躑躅，以遂其跳梁之勢，反得於死中求活矣！蟲活而腹痛之根未除，雖暫時安貼，久則蟲多而痛如故也。

辨證論治四

人有腹痛至急，兩脅亦覺脹滿，口苦作嘔，吞酸欲瀉，而又不可得，此乃氣痛也。用寒藥治之不效，用熱藥治之亦不效，用補藥治之亦不效。

蓋肝木氣鬱，下剋脾土，土畏木剋，而陽氣不敢升騰，因之下行，而無可舒泄，復轉行於上而作嘔，彼此牽制，而痛無已時也。治此等之痛，必須疏肝氣之滯，而加之升騰脾胃之陽氣，則土不畏木之侵凌，而痛自止也。

臨床處方

〔逍遙散〕加減最妙：柴胡一錢**白芍**五錢**白朮**一錢**甘草**一錢**茯苓**三錢**陳皮**一錢**當歸**二錢**神麴**一錢，**水煎服**。

藥理說明

二劑而痛止矣。蓋〔逍遙散〕解鬱，而此痛又須緩圖，不必用重劑而施霸道。再服四劑，可奏全功，予所以不更立方耳。

辨證論治五

人有多食生冷燔炙之物，或難化之品，存於腹內作痛者，手按之痛癒甚，而不許人以手按之，而疼痛欲死者。此食積於腸，閉結而不得出，有燥糞之故也。法宜逐積化滯，非用藥下之不可，然而下多亡陰，又不可不先防也。夫人能食者陽旺也，能食而不能化者陰衰也。使陰旺之人，何物不能消化？焉有停住大腸之理。必陰血不能潤於大腸，陽火炙爍而作祟，遂致大腸熬乾，留食結為燥糞，而不下矣。及至燥糞不下，則陰陽不通，變成腹痛之楚矣。治宜於滋陰之中，而佐以祛逐之味，則陰不傷，食又下也。

臨床處方

方宜用〔逐穢丹〕：當歸尾五錢**大黃**三錢**甘草**一錢**枳實**一錢**丹皮**三錢，**水煎服**。

藥理說明 一劑而燥糞下，腹痛頓除，不必用二劑也。此方用大黄、枳實之逐穢，加入當歸、丹皮以補血生陰，得下之功，而無下之損，攻補兼施，復何患於亡陰哉！

辨證論治六

人有腹痛從右手指冷起，漸入至頭，如冷水澆灌，由上而下，而腹大痛，已而遍身大熱，熱退則痛止，或食或不食，或過於食而皆痛也。初則一年一發，久則一月一發，發久一旬一發也。用〔四物湯〕加減解鬱之藥不應，用〔四君子湯〕加消積之藥又不應，又用〔二陳湯〕加消痰、破氣和中之藥復不應，人以為有瘀血之存也，誰知是陽氣之太虛乎！蓋四肢為諸陽之末，而頭乃諸陽之會也。陽虛則惡寒，陰虛則惡熱。陽虛而陰來乘之發寒，陰虛而陽往乘之發熱，蓋寒熱分於陰陽之勝負耳。今指冷而上至於頭，明是陽不能敵陰，以失其健運，而痛大作也。痛作而熱者，寒極而變熱也。及其寒熱兩停，陰陽俱衰，而不相鬥，故熱止而痛亦止也。治之法：單補其陽，陽旺而陰自衰，況陽旺則氣自旺，氣旺則血自生，氣血兩旺，而陰陽又何致爭戰而作痛哉！

臨床處方 **〔獨參湯〕：人參**一兩**加陳皮**八分**甘草**一錢**，水煎服。**

藥理說明 數劑而痛輕，十劑而痛止矣。夫〔獨參湯〕乃補氣之藥也。張仲景曰：「血虛氣弱，以人參補之。」，故用之而止痛也。或曰：〔四君子湯〕亦補氣之劑，何以用之而不效？蓋四君子有白朮、茯苓以分人參之權，不若〔獨參湯〕之功專為力大，況前又有佐之消積之藥，無積而用消，用人參只可救失耳，何能成功哉！

腰痛門

辨證論治一

人有兩腰重如帶三千文，不能俯仰，人以此為腰痛也。夫腰痛不同，此病乃因房勞行役，又感冒風、濕而成之者也。既是房勞行役以傷腎，必須補腎宜矣。然而愈補腎而腰愈痛者，其故何也？蓋腰臍之氣未通，風、濕入於腎而不得出故耳。法宜先利其腰臍之氣，以祛風利濕，而後大補其腎中之水火，則腰輕而可以俯仰矣。

臨床處方

〔輕腰湯〕：白朮一兩**薏仁**一兩**茯苓**五錢**防己**五分**，水煎服，連服二劑而腰輕矣。**

藥理說明

此法之妙，全去利濕而不去治腰，又妙是利腰臍之氣，正所以治腰，一方而二治之也。然而此方不可多服者，以腎可補而不可瀉，防己多用，必至過泄腎邪。腎有邪可以用泄之藥，至邪已去而仍用泄腎之味，必至無邪可祛，而反損正氣矣。故必須更用補腎之藥為主，而前藥不可再用也。方另用〔三聖湯〕：杜仲一兩白朮五錢山茱萸四錢，水煎服。此方較前不同，補腎中之水火，而仍利其腰臍者，腎氣可通之路，則俯仰之間，無非至適也。

辨證論治二

人有動則腰痛，自覺其中空虛無著者，乃腎虛腰痛也。夫腎中有水火之不同，未可以腎虛一言了之也。經絡諸痛皆屬於火，獨腎虛腰痛非火也。腎中有火，則腰不痛，惟其無火所以痛耳。然則治腎虛之腰痛，宜補腎中之火，然而火非水不生，徒補火而不補水，則火無水制，而火不能驟生，而痛不可遽止，必須於水中補火，而水火既濟，腎氣足而痛自除也。

臨床處方

熟地一兩**杜仲**五錢**破故紙**一錢**白朮**五錢，**水煎服**。

藥理說明

連服四劑自癒。熟地補腎水也，得白朮利腰臍，而熟地不至呆補；杜仲、破故紙，補火以止腰痛者也，得熟地則潤澤而不至乾燥，有太剛之慮，調劑相宜，故取效最捷耳。

辨證論治三

人有腰痛日重夜輕，小水艱澀，飲食如故者，人以為腎經之虛也，誰知乃是膀胱之水閉乎！膀胱為腎之府，膀胱火盛，則水不能化，而水反轉入於腎水之中。膀胱太陽之經也，水火雖犯於腎之陰，而病終在陽而不在陰也。故不治膀胱而治腎，用補精以填水，或用添薪以益火，適足以增其腎氣之旺。然陰旺而陽亦旺，腎熱而膀胱亦熱，膀胱之水不流，而膀胱之火愈熾，必更犯於腎宮，而腰之痛何能痊乎？

臨床處方

〔**寬腰湯**〕：**車前子**三錢**薏仁**五錢**白朮**五錢**茯苓**五錢**肉桂**一分，**水煎服**。

藥理說明

一劑而膀胱之水大泄，二劑而腰痛頓寬也。夫車前、茯苓，以和膀胱之水，薏仁、白朮以利腰臍之氣，兩相合而兩相利，則膀胱於腎氣內外相通。加入肉桂一分，得肉桂之氣，尤易引腎氣，而外歸於膀胱，以直達於小腸，從陰氣而盡泄也。水既外瀉，不反入於腎中，則腰痛有不速癒之理哉！

辨證論治四

人有大病之後，腰痛如折，久而成為傴僂者，此乃濕氣入於腎宮，誤服補腎之藥成之也。夫腰痛明是腎虛，補腎正其所宜，何以用補腎填精之藥，不受其益，而反受其損乎？不知病有不同，藥有各異，大病之後，腰痛如折者，乃脾濕而非腎虛也。脾濕當去濕，而乃用熟地、山藥一派滋潤之味，雖非刻削之藥，而濕以加濕，正其所惡，故不特無益，而反害之也。醫工不悟，而以為補腎之藥尚少用之也，益多加其分量，則濕以助濕，腰骨河車之路，竟成為汎濫之鄉矣。欲不成傴僂，而不可得也！

臨床處方

〔**起傴湯**〕：**薏仁**三兩**白朮**二兩**黃耆**一兩**防風**三分**附子**一分，**水煎服**。

藥理說明 日用一劑，服一日而腰輕，服二日而腰可伸矣，服三月而痊癒。此方利濕而又不耗氣，氣旺則水濕自消。加入防風、附子於耆、朮之中，有鬼神不測之機，相畏而相使，建功實奇，萬不可疑藥劑之大，而少減其品味，使廢人不得為全人也。

辨證論治五

人有跌打閃挫，以致腰折不能起床，狀似傴僂者，人以此為腰痛也，而不可作腰痛治。然腰已折矣，其痛日甚，又何可不作腰痛而治哉？或謂腰折而使之接續，其中必有瘀血在內，宜乎於補腎血之中，而少加逐淤活血之藥為當，似未可只補其腎也，而不知不然。夫腎有補而無瀉，加逐淤之味，必轉傷腎臟矣。折腰之痛內傷腎臟，而非外傷陰血也。活血之藥不能入於腎之中，皆不可用，而必須獨補腎也。惟是補腎之劑，小用不能成功耳。

臨床處方 **〔續腰湯〕：熟地**一斤**白朮**半斤**，水大碗數碗，煎服一劑。**

藥理說明 數劑而腰如舊矣。夫熟地原能接骨，不只補腎之功也，白朮蓋通腰臍之氣，氣通則接續更易，但必須多用為神耳。使加入大黃、白芍、桃仁、紅花之藥，則反敗事。若恐其腰痛而加杜仲、破故紙、胡桃等品，轉不能收功矣。

辨證論治六

人有露宿於星月之下，感犯寒、濕之氣，腰痛不能轉側，人以為血凝於少陽膽經也，誰知是邪入於骨髓之內乎！夫腰乃腎膛至陰之絡也。霜露寒、濕之氣，乃至陰之邪也。以至陰之邪，而入於至陰之絡，故搐極而作痛。惟是至陰之邪，易入而難散，蓋腎宜補而不宜瀉，散至陰之邪，必瀉至陰之真矣。然而得其法亦無難也。

臨床處方

〔轉腰湯〕：白朮一兩**杜仲**五錢**巴戟天**五錢**防己**五分**肉桂**一錢**蒼朮**三錢**羌活**五分**桃仁**五粒，**水煎服**。

一劑而痛輕，二劑而痛止也。此方以白朮為君者，利濕而又通其腰臍之氣，得杜仲之相佐，則攻中有補，而腎氣無虧。且益之巴戟、肉桂，以祛其寒，蒼朮、防己以消其水，更得羌活、桃仁逐其淤而行其滯，雖瀉腎而實補腎也。至陰之邪既去，而至陰之真無傷，故能止痛如神耳。

藥理說明

六陳散

麻黃四兩**石膏煅**五兩**川芎**二兩**陳皮**三兩**甘草**一兩**米殼**六兩去筋蜜炒，**薑湯送下**。

卷三

咽喉痛門

辨證論治一

人有感冒風寒，一時咽喉腫痛，其勢甚急，變成雙蛾者，其症痰涎稠濁，口渴呼飲，疼痛難當，甚則有勺水不能入喉，此陽火壅阻於咽喉，視其勢若重，而病實輕也。夫陽火者，太陽之火也。太陽之火，即膀胱之火也。膀胱之火，與腎經之火為表裡，膀胱之火動，而腎經少陰之火，即來相助，故直沖於咽喉之間。而肺、脾、胃三經之火，亦復相隨而上升，於是借三經之痰涎，盡阻塞於咽喉，結成火毒，而不可解。治之法：似乎宜連數經而治之矣。然而其本實始於太陽，泄膀胱之火，而諸經之火自安矣。但咽喉之地近於肺，太陽既假道於肺經，而肺經險要之地，即狹路之戰場也，安有捨戰場要地，不解其圍，而先搗其本國者乎？所貴有兼治之法也。

臨床處方

〔破隘湯〕：桔梗三錢 甘草二錢 柴胡一錢 白芍五錢 元參三錢 麻黃一錢 天花粉三錢 山豆根一錢，水煎服。

藥理說明

一劑而咽喉寬，再劑而雙蛾盡消矣。方中散太陽之邪者居其二，而散各經之邪居其五，而尤加意於散肺之邪者。由近以散遠也。

辨證論治二

人有一時喉忽腫大而作痛，吐痰如湧，口渴求水，下喉少快，已而又熱呼水，咽喉長成雙蛾，既大且赤，其形宛如雞冠，此喉痺之症，即俗稱之「纏喉風」也，蓋陰陽兩火兼熾也。一火者，少陽之相火；一火者，少陰之君火也。兩火齊發，其勢更暴，咽喉之管細小，而火不得遽泄，遂遏抑於其間，初作腫而後成蛾也。蛾有二：一雙蛾，一單蛾也。雙蛾生兩毒，兩相壅擠，中間反留一線之隙，可通茶水，藥劑尚可下嚥。若單蛾則獨自成形，反塞住水穀之路，往往有勺水而不能嚥者。藥物既不可嚥，又從何路以進藥哉？法宜先用刺法，一則刺少商等穴也；尚欠切近，用刀直刺其喉腫之處一分，則喉腫必少消，可用吹藥以開之。

臨床處方

吹藥方：用膽礬一分牛黃一分皂角燒灰末一分麝香三釐冰片一分，為絕細末，和勻，吹入喉中，必大吐痰而癒。此後用煎劑，方名「救喉湯」：射干一錢山豆根二錢元參一兩麥冬五錢甘草一錢天花粉三錢，水煎服，一劑而痊癒也，若雙蛾不必用刺法，用此方為妙。

藥理說明

方中用元參為君，實足以瀉心腎君相之火，況又佐之豆根、射干、花粉之屬，以祛邪而消痰，則火自歸藏而咽喉之間，關門肅清矣。

辨證論治三

人有咽喉腫痛，日輕夜重，喉間亦長成蛾，宛如陽症，但不甚痛，而咽喉之際，自覺一線乾燥之至。飲水嚥之少快，至水入腹，而腹又不安，吐涎如水甚多，將涎投入清水中，即時散化為水，人以為此喉痛而生蛾也。亦用瀉火之藥，不特杳無一驗，且反增其重，亦有勺水而不能下嚥者。何也？蓋此症為陰蛾也。陰蛾則日輕而夜重，若陽蛾則日重而夜輕矣。斯少陰腎火，下無可藏之地，直奔而上炎於咽喉也。治之法：宜大補腎水，而加入補火之味，以引火歸藏，下熱而上熱自寒矣。

臨床處方

〔引火湯〕：熟地三兩**巴戟天**一兩**茯苓**五錢**麥冬**一兩**北五味**二錢，**水煎服**。

藥理說明

一劑而火自下歸，咽喉之腫痛全消，二劑即痊癒。方用熟地為君，以大補其腎水，麥冬、五味為佐，以重滋其肺金，金水相資，子母原有滂沱之樂，水旺足以制火矣。又加入巴戟之溫，而又是補水之藥，則水火既濟，水趨下，而火已有不得不隨之勢。更增之茯苓之前導，則水火同趨，而共安於腎宮，不啻有琴瑟之俱諧矣。又何必用桂、附大熱之藥，以引火歸原乎？雖桂、附為引火歸原之聖藥，胡為反棄而不用？不知此等之病，因水之不足，而火沸騰。今補水而仍用大熱之藥，雖曰引火於一時，畢竟耗水於日後。予所以不用桂、附而用巴戟天，取其能引火，而又是補水，腎中無乾燥之虞，而咽喉有清肅之益，此巴戟天所以勝桂、附也。

辨證論治四

人有咽喉乾燥，久而疼痛，人以為此肺金之燥，乃肺熱之故也，誰知是腎水之涸竭乎！夫肺金生腎水者也，肺氣清肅，自然下生腎水。惟其肺氣甚虛，則肺中津液，僅可自養而已。如腎水大耗，日來取給，則剝削之痛，烏能免乎？譬如父母未有不養贍其子者也，而處困窮窘迫之時，則無米之炊，何能止索飯啼飢之哭？倘其子成立，自能顧家，為父母者，不特可以取資，而亦可免迫索之苦矣。乃其子又伶仃狼狽，不善謀生，既無倉廩之豐盈，更多金錢之耗費，則子貧而父母更貧，其乾枯之狀，有不可形容者矣。肺、腎又何獨不然？故欲救肺之乾燥，必先救腎之枯涸也。

臨床處方

〔子母兩富湯〕治之：熟地三兩**麥冬**三兩**，水煎服。**

藥理說明

一劑而燥少止，三劑而痛少止，十劑而燥與痛盡去也。熟地滋腎，救肺子之苦也，麥冬滋肺，救腎母之涸也。上下二治，腎水有潤澤之歡，則肺金自無焦焚之迫，然人子而無憔悴之色，則父母自有安樂之愉。此肺、腎之必須兼治，而熟地、麥冬，所以並用而能出奇也。

辨證論治五

人有生喉癬於咽門之間，以致喉嚨疼痛者。其症必先作癢，面紅耳熱而不可忍，其後嚥唾之時，時覺乾燥，必再加嚥唾而後快，久則成形而作痛，變為楊梅之紅瘰，或痛或癢而為癬矣。夫癬必有蟲，咽喉之地，防範出入，以稽防盜賊，豈可容奸細之流，盤踞為巡查之卒，其漏泄真情，亦甚多矣。夫盜賊在關門，主帥豈明知故縱乎？亦其平日失於覺察，聽其容隱而不知袪逐，及其後根深蒂固，雖欲殺之而不能矣。故世人往往得此病，恬不為意，到不能治，而追悔於失治也，不其晚乎！然而人之成此病也，實亦有不易知之故。此病因腎水之耗，以致腎火之沖，而肺金又燥，清肅之令不行，水火無既濟之歡，金火有相刑之勢，兩相戰鬥於關隘之間，焚燒而用火攻，傷殘必多，而瘡痍聚集，久戀於敗燐廢礫之際，以為棲止，築壘以居，懸崖而竄，有不可袪除之患矣。治之法：仍須補腎中之水，而益其肺氣，以大滋其化源，兼用殺蟲之味以治其癬，庶幾正固而邪散，而蟲亦可以盡掃也。

臨床處方

〔化癬神丹〕：元參一兩**麥冬**一兩**五味子**一錢**白薇**一錢**鼠黏子**一錢**百子**三錢**甘草**一錢**紫菀**二錢**白芥子**二錢，**水煎服**。

二劑而疼痛少痊，又服四劑，而癬中之蟲盡死矣，即不可仍用此方。另用〔潤喉湯〕：熟地一兩山茱萸四錢麥冬一兩生地三錢桑白皮三錢甘草一錢貝母一錢薏仁五錢，水煎服。連服十劑，而癢與痛俱治矣。方中更加肉桂一錢，飢服，再為善後之策，又萬舉而萬全也。

藥理說明

蓋從前多用微寒之藥，恐致有脾胃之傷，加入玉桂之補火，則水得火而無冰凍之憂，土得火而有生發之樂，下焦熱而上焦自寒也。

辨證論治六

人有生長膏粱，素耽飲酒，又勞心過度，以致咽喉臭痛，人以為肺氣之傷也，誰知是心火大盛，移其熱於肺乎！夫飲酒傷胃，胃氣薰蒸，宜乎肺氣之熱矣。然而胃氣薰肺，而胃土實生肺也，故飲酒尚未傷肺。惟勞心過度，則火起於心，而肺乃受刑矣。況胃火助之，則火性炎上，而咽喉乃成燔燒之路，自然唾涕稠黏，口舌乾燥，氣腥而臭，而痛症乃成矣。蓋心主五臭，入肺為腥臭，又何疑乎？

臨床處方

〔解腥丹〕：甘草二錢**桔梗**二錢**麥冬**五錢**桑白皮**三錢**枯芩**一錢**天門冬**三錢**生地**三錢**貝母**五分**丹皮**三錢，**水煎服**。

藥理說明

連服二劑而痛止矣，再服四劑，臭自治矣。此方治肺而兼治心，治心而兼治胃者也。因膏粱之人，其心肺之氣血原虛，不滋益兩經之氣血，而但瀉其火，則胃中之氣血必傷，反增其火熱之焰矣。妙在補肺以涼肺、補心以涼心，補胃以清胃，而火自退舍，咽喉不止痛，而痛自定也。

辨證論治七

人有咽喉腫痛，食不得下，身發寒熱，頭疼且重，大便不通，人以為熱也，誰知是感寒而成之者乎！然而人不敢信為寒也。論理用〔逍遙散〕，散其寒邪，而咽喉之痛即解。雖然，人不敢信為寒以用祛寒之藥，獨不可外治以辨其寒乎？

臨床處方

〔逍遙散〕：法用木通一兩、蔥十條，煎湯浴於火室中。如是熱病，身必有汗，而咽喉之痛不減也。倘是感寒，雖湯火大熱，淋洗甚久，斷然無汗，乃進〔逍遙散〕，必然得汗，而咽喉之痛立除。

藥理說明

此法辨寒最確，而不特拘之以治感寒之喉痛也。

牙齒痛門

辨證論治一

人有牙齒痛，甚不可忍，每至呼號，眼淚鼻涕俱出者，此乃臟腑之火旺，上行於牙齒而作痛也。治法，不瀉其火，則不能取效之捷。然火實不同，有虛火、有實火。大約虛火動於臟，實火起於腑。而實火之中，有心包之火，有胃火。虛火之中，有肝火，有脾火，有肺火，有腎火。同一齒痛，何以別之？不知各經在齒牙之間，各有部位也。而門牙上下四齒，同屬心包也；門牙旁上下四齒，屬肝也；再上下四牙，乃胃也；再上下四牙，乃脾也；再上下四牙，乃肺也；再上下四牙，乃腎也。大牙亦屬腎，腎經有三牙，齒多者貴，治病不論多寡，總以前數分治之，多驗。火既有如許之多，而治火之法，宜分經以治之矣。雖然，吾實有統治火之法。

臨床處方

〔治牙仙丹〕：元參一兩 生地一兩，水煎服。

無論諸火，服之均效。察其為心包之火，加黃連五分；察其為肝經之火也，加炒梔子二錢；察其為胃經之火也，加石膏五錢；察其為脾經之火，加知母一錢；察其為肺經之火，加黃芩一錢；察其為腎經之火也，加熟地一兩。飲一劑而火輕，再劑而火散，四劑而平復如故矣。

藥理說明

夫火既有虛實之不同，何以一入而均治？不知火之有餘，無非水之不足也。我滋其陰，則陰陽之火，無不相戢矣。況元參尤能瀉浮遊之火，生地亦能止無根之焰，兩味又瀉中有補，故虛實咸宜，實治法之巧，而得其要領也。況又能辨各經之火，而加入各經之藥，有不取效之盡神乎？或曰：火生於風，牙齒之疼，未有不兼風者，但治火而不治風，恐非妙法？不知火旺則生風，未聞風大而生火，人身苟感風邪，則身必發熱，斷無風止入牙而獨痛之理。治火兼治風，此世人之誤，治火病而用風藥，反增其火熱之勢，故止痛而愈添其痛矣！或疑膀胱有火，肝經有火，大小腸三焦有火，何俱遺之而不言？不知臟病則腑亦病，腑病則臟亦病，治臟不必治腑，瀉腑不必或瀉臟，況膀胱、心與三焦、大小腸，俱不入於齒牙，故略而不談也。

辨證論治二

人有多食肥甘，齒牙破損而作痛，如行來行去者，乃蟲痛也。夫齒乃骨之餘，其中最堅，何能藏蟲乎？不知過食肥甘，則熱氣在胃，胃火日沖於口齒之間，而濕氣乘之，則濕熱相搏而不散，而蟲生於牙矣。初則只生一、二蟲，久則繁衍而且多，於是蟲損其齒，遂致墮落，一齒既朽，又蝕餘齒，往往有終身之苦者！此等之病，必須外治，若用內治之藥，未必殺蟲，而臟腑先受傷矣。

臨床處方

〔五靈至聖散〕：五靈脂三錢**研絕細末，白微**三錢**細辛**五分**骨碎補**五分**，各研為細末。**

先用滾水含漱齒牙至淨，然後用前藥末五分，滾水調如稀糊，令漱齒半日，至氣急吐出，如是者三次，痛止而蟲亦死矣，斷不再發。蓋齒痛原因蟲也，五靈脂、白微殺蟲於無形，再加入細辛以散火，骨碎補以透骨，引五靈脂、白微，直進於骨肉，則蟲無可藏，盡行剿殺，蟲死而痛自止也。

藥理說明

辨證論治三

人有牙痛日久，上下牙床，盡行腐爛者，至飲食而不能用，日夜呼號，此胃火獨盛，上升於牙，有升無降之故也。人身之火，惟胃最烈，火在何處，即於所在之處受病。火原易升不易降也，火既生於齒牙，而齒牙非藏火之地，於是焚燒於兩頰，而牙床紅腫，久則腐爛矣。似乎宜可用〔治牙仙丹〕，加石膏以治之，然而其火蘊結，可用前方，以消弭於無形。今既已潰破腐爛，則前方又不可用，以其有形之難於補救也。

臨床處方

〔竹葉石膏湯〕加減：石膏五錢**知母**二錢**半夏**二錢**茯苓**三錢**麥冬**二錢**竹葉**三百片**葛根**三錢**青蒿**五錢**，水煎服。**

連服四劑，而火退腫消矣。然後再用〔治牙仙丹〕以收功也。石膏以瀉胃火用已足矣，何以又加入葛根、青蒿也？不知石膏但能降而不能升，增入兩味，則能引石膏至於齒牙以逐其火，而葛根、青蒿尤能退胃中之陰火，所以同用之以出奇。陰陽之火盡散，而牙齒之病頓除，又何腐爛之不漸消哉！

辨證論治四

人有牙齒疾痛，至夜而甚，呻吟不臥者，此腎火上沖之故也。然而此火乃虛火，而非實火也。人作火盛治之，多不能取勝，即作虛火治之，亦時而效，時而不效者，其故何也？蓋火盛當作火衰，有餘當認作不足，乃下虛火而上現假熱也。人身腎中不寒，則龍雷之火，下安於腎宮。惟其下寒之甚，而水又無多，則腎火無可藏身，於是上沖於咽喉而齒牙受之。況齒又骨之餘，同氣相招，留戀而不相去，至于夜分，尤腎水主事，水不能養火，而火自遊行於外，仍至齒而作祟。譬如家寒，難以棲處，必至子舍而作威，而子又貧乏，自然觸動其怒氣矣。治之法：急大補其腎中之水，而益之補火之味，引火歸原，而火有水以養之，自然快樂，而不至於上越矣。

臨床處方

〔八味地黄湯〕加骨碎補治之。

一劑而痛止，五劑而痛不發也。蓋〔六味地黄湯〕補其腎水，桂、附引火以歸於命門，何又加骨碎補之多事耶？不知補水引火之藥，不先入齒中，則痛之根不能除，所以必用之以透入齒骨之中，而後直達於命門之內，此拔本塞源之妙法耳。

辨證論治五

人有上下齒牙，疼痛難忍，閉口少輕，開口更重，人以為陽明之胃火也，誰知是風閉於陽明、太陽兩經之間乎！此病得之飲酒之後，開口向風而臥，風入於齒牙之中，留而不出，初少疼而後大疼也。論理去其風宜癒，而風藥必耗人元氣，因虛以入風，又耗其氣，則氣愈虛，風邪必欺正氣之怯，而不肯出，疼終難止也。古人有用灸法甚神，灸其肩尖微近骨後縫中，小舉臂，取之當骨解陷中，灸五壯即差，但灸後項必大痛，良久乃止。

臨床處方

白芷三分**石膏**二錢**升麻**三分**胡桐淚**一錢**當歸**三錢**生地**五錢**麥冬**五錢**乾葛**一錢**天花粉**二錢**細辛**一錢，**水煎服**。

藥理說明

一劑輕，二劑即癒，不必三劑也。此方補藥重於風藥，正以風得補而易散也。

辨證論治六

人有上下齒痛甚，口吸涼風則暫止，閉口則復作，人以為陽明之火盛也。誰知是濕熱壅於上下之齒而不散乎！夫濕在下易散，而濕在上難祛。蓋治濕不外利小便也，水濕下行其勢順，水濕上散其勢逆，且濕從下受易於行，濕從上感難於散。故濕熱感於齒牙之間，散之尤難，以飲食之水，皆從口入，必經齒牙，不已濕而重濕乎！濕重不散，而火且更重矣，所以經年累月而痛不能止也。治之法：必須上祛其濕熱，而又不可單利夫小便也。佐之以風藥，則濕得風而燥，熱得風而涼，濕熱一解，而齒痛自癒矣。

（按原版不載方）

鼻淵門

辨證論治一

人有無端而鼻流清水者，年深歲久則流鼻涕，又久則流黃濁之物，如膿如髓，腥臭不堪聞者，流至十年，而人死矣。此病得之飲酒太過，臨風而臥，風入膽中，膽之酒毒不能外泄，遂移其熱於腦中，而腦得熱毒之氣又不能久藏，從鼻之竅而出矣。夫腦之竅通於鼻，而膽之氣何以通於腦？而酒之氣何以入於膽耶？凡善於飲酒者，必其人，酒先入膽也。膽不能受酒而能滲酒，酒經膽之滲，則酒之氣盡解，倘多飲而過於醉，則膽且不及滲矣。膽不及滲，則膽不勝酒，即不及化酒，而火毒存乎其中，人臥則膽氣不行，又加寒風之吹，則膽更不舒矣。夫膽屬木，最惡者寒風也。外寒相侵，則內熱愈甚，膽屬陽而頭亦屬陽，膽之熱不能久藏於膽中，必移其熱而上走於頭矣。腦在頭之中，頭無可藏熱之處，必遇穴而即入，況膽與腦原相通者乎！腦之穴大過於膽，遂樂於相安，居之而不肯還入於膽矣，迨居既久，而動極思遷，又尋竅而出，乃順趨於鼻矣。火毒淺而涕清，火毒深而涕濁，愈久而愈流，愈流而愈重，後則涕無可流，併腦髓而盡出，欲不死而不可得者矣。治之法：治其腦可也。然治其腦，而又仍治其膽者，探淵之治也。

臨床處方

〔取淵湯〕：辛夷二錢 當歸三兩 柴胡一錢 炒梔子三錢 元參一兩 貝母一錢，水煎服。

藥理說明

一劑而涕減，再劑而涕又減，三劑而病痊癒。蓋辛夷最能入膽，引當歸以補腦之氣，引元參以解腦之火，加柴胡、梔子，以舒膽中之鬱熱，則膽不來助火，而自受補氣之益也。然不去止鼻中之涕者，清腦中之火，益腦中之氣，正所以止之也。蓋鼻原無涕，遏止游出涕之源，而何必截下流之水乎？此治法之神耳。或疑當歸過於多用，不知腦水盡出，不大補則腦之氣不生，辛夷耗散之物，非可常用之也。故乘其引導，大用當歸以補腦添精，不必日後之再用，倘後日減去辛夷，即重用當歸無益矣。此用藥先後之機，又不可不識也！人疑當歸之不可多用者，不過嫌其性滑，有妨於脾耳。誰知腦髓直流之人，必髓不能化精者也。精不能化，則精必少矣。精少則不能分布於大腸，必有乾燥之苦，然則用當歸以潤之，正其所喜，又何慮之有？

辨證論治二

人有鼻流清涕，經歲經年而不癒，人以為內熱而成腦漏也，誰知是肺氣之虛寒乎！夫腦漏即鼻淵也，原有寒、熱兩症，不只膽熱而成之也。然同是鼻淵，而寒、熱何以分之？蓋涕臭者熱也，涕清而不臭者寒也。熱屬實熱，寒屬虛寒，茲但流清涕而不腥臭，正虛寒之病也。熱症宜用清涼之藥，寒症宜用溫和之劑。倘概用散而不用補，則損傷肺氣，而肺金益寒，愈流清涕矣。

臨床處方

〔溫肺止流湯〕：**訶子**一錢**甘草**一錢**桔梗**三錢**石首魚腦骨**五錢煅過存性為末**荊芥**五分**細辛**五分**人參**五分，**水煎服**。

一劑即止流矣，不必再服也。此方氣味溫和，自能暖肺，而性又帶散，更能祛邪，故奏功如神。或謂石首腦骨，古人以治內熱之鼻淵，是石首腦骨疑為寒物，何以用之以治寒症之鼻淵也？吾恐鼻淵皆熱而非寒也。不知鼻淵實有寒、熱兩症，而石首腦骨，寒、熱兩症皆能治之，但熱症之涕通於腦，寒症之涕出於肺。我用群藥，皆入肺之藥也，無非溫和之味。肺既寒涼，得溫和而自解，復得石首腦骨佐之，以截腦中之路，則腦氣不下陷，而肺氣更閉矣，所以一劑而止流也。

藥理說明

辨證論治三

人有鼻塞不通，濁涕稠黏，已經數年，人以為鼻淵，而火結於腦也，誰知是肺經鬱火不宣，有似乎鼻淵，而非鼻淵乎！夫鬱病五臟皆有，不獨肝木一經之能鬱也。《內經》曰：「諸氣憤鬱，皆屬於肺。」肺氣鬱則氣不通，而鼻乃肺經之門戶，故肺氣不通，而鼻之氣亦不通也。《難經》云：「肺熱甚則出涕。」肺本清虛之府，最惡者熱也。肺熱則肺氣必粗，而肺中之液，必上沸而結為涕，熱甚則涕黃，熱極則涕濁，敗濁之物，豈容於清虛之府？自必從鼻之門戶而出矣。

臨床處方

〔逍遙散〕加減治之：柴胡二錢**當歸**三錢**白朮**二錢**陳皮**五分**甘草**一錢**黃芩**一錢**茯苓**二錢**白芍**三錢**白芷**一錢**桔梗**三錢**半夏**一錢**，水煎服。**

一劑輕，二劑又輕，連服八劑痊癒。此方治肝木之鬱者也，何以治肺鬱而亦效？不知〔逍遙散〕善治五鬱，非獨治肝經一部之鬱已也。況

藥理說明

又佐之桔梗散肺之邪，加之黃芩瀉肺之熱，且引群藥直入肺經，湔鬱之不宣者，故壅塞通，稠濁化耳。

目痛門

辨證論治一

人有目痛如刺觸，兩角多眵，羞明畏燈，見日則薔，兩泡浮腫，淚濕不已，此肝木風火作祟，而脾胃之氣，不能升騰故耳。人生後天，以脾胃為主，脾胃一受肝木之制，則土氣遏抑，土氣不伸，則津液乾涸，木無所養，而水氣亦乾枯，於是風來襲之，則木更加燥。眼目，肝之竅也。肝中無非風火之氣，而目中欲其清涼無故也，豈可得乎？惟是肝經既燥，則目痛偏生淚也，何哉？蓋腎氣救之耳。肝為腎之子，腎子為風火

之邪所困，燃眉之禍，必求救於腎母，而腎痛其子，必以水濟之，然而風火未除，所濟之水，與風火相戰，腎欲養木而不能，肝欲得水而不敢，於是目不得水之益，而反得水之損矣。而水終為木之所喜，而火終為木之所畏，日為陽火，而燈為陰火，故兩忌之耳。治之法：自當以祛風滅火為先，然而徒治風火，而不用和解之法，則風不易散，而火不易息也。

臨床處方

〔**息氛湯**〕：**柴胡**二錢**當歸**三錢**白芍**三錢**天花粉**二錢**白蒺藜**三錢**蔓荊子**一錢**甘菊花**三錢**草決明**一錢**炒梔子**三錢**白茯苓**三錢，**水煎服**。

二劑而火退，再服二劑，而羞明畏燈畏日之症除，再服二劑，諸症盡癒也。

藥理說明

此方瀉肝木之風火，而又善調脾胃之氣，更佐之治目退翳之品，真和解之得宜也。

辨證論治二

人有目痛既久，終年累歲而紅赤不除，致生努肉扳睛，拳毛倒睫者，乃誤治而成者也。大凡目疾初痛，則為邪盛，目疾久痛，則為正虛，正虛之病而誤以邪盛之法治之，則變為此症矣。世人不悟，動以外治，不知內病未痊，而用外治之劫藥，鮮不受其害者！我今特傳一方，凡有努肉扳睛、拳毛倒睫者，服之無不漸癒，但不能取效之速也。蓋眼病既經誤治而成此病，其由來非一日也，然則藥又何可責其近功乎！

臨床處方

〔**磨翳丹**〕：**葳蕤**一斤**甘菊花**一斤**當歸**一斤**白芍**一斤**陳皮**二兩**柴胡**三兩**同州蒺藜**一斤**白芥子**四兩**茯神**半斤，**各為末，蜜為丸**。

藥理說明

每日早晚白滾水送下五錢，服一料痊癒。此方用攻於補之中，不治風而風息，不治火而火亡，不治努肉而努肉自消，不去拳毛而拳毛自去，萬勿視為平平不奇，而不知奇寓於平之中也。

辨證論治三

人有目痛之後，迎風流淚而不已者，至夜則目暗不明，一見燈光，兩目乾澀，此乃少年時斲喪元氣，又加時眠，不守色戒，以致傷損大眥。故眥內之孔不閉，一見風寒，即透入其孔，內氣既虛，外邪難杜，故爾出淚也。夫淚生於心，大眥正心之竅也。傷心則淚出，傷大眥而亦淚出者，正見內外之關切也，傷大眥即傷心也。然則欲止大眥之不出淚，安可不急補其心乎！然而徒補心亦正無益，必須兼腎與肝而治之，使腎水以生肝木，而肝木更能補心也。

臨床處方

〔固根湯〕：**葳蕤**一兩**當歸**五錢**白芍**五錢**熟地**一兩**麥冬**五錢**甘菊**三錢**菖蒲**三分**柴胡**五分，**水煎服**。

藥理說明

連服四劑，即不畏風，再服四劑見風不流淚矣，再服十劑痊癒。蓋葳蕤最善止淚，加之當歸、白芍以補肝，熟地以滋腎，益之麥冬以補心，佐之甘菊、菖蒲、柴胡以舒其風火而引諸經之藥，以塞其淚竅，此固其根本而末症自癒也。

辨證論治四

人有患時眼之後，其目不痛而色淡紅，然羞明惡日，與目痛無異，此乃內傷之目，人誤作實火治之，又加不慎色欲，故爾如此。若再作風火治之，必有失明之悲，必須大補其肝腎，使水旺以生肝，木旺以祛風，則木得液以相養，而虛火盡散也。

臨床處方

〔養目湯〕：**熟地**一兩 **白芍**五錢 **麥冬**五錢 **當歸**一兩 **葳蕤**五錢 **山茱萸**四錢 **北五味**一錢 **甘草**一錢 **甘菊花**二錢 **柴胡**五分，**水煎服**。

藥理說明

二劑而目明，又二劑而羞明之症痊，更四劑而紅色盡除而癒矣。此方妙在大補腎肝，全不去治目，正所以治目也。世醫之患，每在執拘成方，不顧目之虛實，一味以治火為主，為古人之所愚也。吾深為之嘆息云！古今以來執「火」之一字以治目，不知壞天下之眼幾百萬矣！予所以特傳此方以云救也，幸治目者察其虛實。如知其虛，即以此方投之，效應如響，正不必分前後也。然初起即是內傷之目痛，又從何處辨之？我有辨症之妙法，日間痛重者，陽火也，乃是實症；夜間痛重者，陰火也，乃是虛症。虛症即用此方急治之，隨手建功，何至變生不測哉！

辨證論治五

人有陰火上沖，兩目紅腫，淚出而不熱，羞明而不甚，日出而痛輕，日入而痛重，此非虛症之痛乎？然而此症之虛，不在肝而在腎也。腎中無火，下焦寒甚，乃逼其火而上行，浮遊於目而目痛也。治之法：不可瀉火，而宜補火，並不可僅補火，而兼宜補水，腎中之寒而火不存，實腎中少水而火無養也。水火原不可兩離，補水即宜補火，則水不寒，補火即宜補水，則火不燥。治陰虛火動之症者，無不當兼治，何獨於治目者殊之，此補火之必宜補水也。

臨床處方

〔八味地黃湯〕加減：熟地一兩**山茱萸**五錢**甘菊花**三錢**肉桂**一錢**山藥**五錢**茯苓**三錢**澤瀉**三錢**丹皮**三錢**柴胡**五分**白芍**五錢，**水煎服**。

藥理說明

一劑而陰火歸源，目疾頓癒。抑何其治法之神乎？蓋陰陽之道，歸根最速，吾用六味大滋其腎中之水，加肉桂以溫其命門之火，火喜水養，即隨水而同歸於本宮，龍雷亦靜，而雲漢之間，火光自散，有不成青天白日之世界乎！況又佐之柴胡、白芍、甘菊，風以吹之，通大澤之氣，而雷火更且安然也。

辨證論治六

人有能近視而不能遠視者，近視則蠅腳細字，辨晰秋毫，遠視則咫尺之外，不辨真假，人以為肝血之不足也，誰知是腎火之本微乎！腎火者，先天之火也。是火存於腎水之中，近視之人，既非水之不足，何致火之無餘？不知先天之火，天與之也。生來火微，火微者光焰自短，蓋眼目之中，不特神水涵之，抑亦神火藏之也。天下光能照遠者火也。試看江上煙波之中，漁火明透於數十里之外，水氣嵐煙不得而掩之也。如漁火細小，則光亦不大，而若隱若現之象矣。可見火盛者光照遠，火衰者光照近也。近視之人，正神火之微耳。神火者，藏於目中而發於腎內，治近視之病，必補腎火為主。然而火非水不養，雖近視之人，原有腎水，能保其後天之不斲削乎？水中補火，小易之道也。

臨床處方

〔養火助明湯〕：熟地五錢 山茱萸三錢 葳蕤五錢 巴戟天一兩 肉桂一錢 麥冬三錢 北五味子三分 枸杞三錢，水煎服。

一月之後自然漸能遠視也。但服藥之時，必須堅忍色欲為妙，否則亦得半之道，倘服之興陽，恃之為善戰之資，多至泄精，不特目難遠視，且有別病之生。

藥理說明

此方補命門之火，所以助其陽也。雖助陽無非益陰，本無他害，仍恐不善受益者，借陽以作樂，故戒之如此，非此方之不善也。

辨證論治七

人有目痛，二瞳子大於黃精，視物無準，以小為大，人以為內熱多之故也，誰知是氣血之虛，而驟用熱物火酒以成之者乎！夫五臟六腑之精，皆上注於目，而瞳子尤精之所注也。故精足則瞳子明，精虧者則瞳子暗，是人之視物，全責之瞳子之精矣。然而，視物而知有無，責於瞳子之虛實，視物而昧大小何也？蓋筋骨氣血之精而為脈，並為系，上屬於腦，腦熱則瞳子散大矣。而腦之所以熱者，由於多食辛熱之物也。火酒，則酒中最熱之漿也，且其氣又主散，腦中之精最惡散，而最易散也。熱而加散，腦氣又烏能安然無恙乎？自必隨熱隨散矣。腦氣既熱，則難於清涼，腦氣既散，則難於靜固，欲瞳子之不散大得乎？瞳子既然散大，又烏能視物有準，大小無殊哉！治之法：以解熱益氣為主，而解熱必須滋陰，滋陰自易降火，然後於滋陰之中，佐之酸收之味，始能斂瞳神之散大也。

臨床處方

〔斂瞳丹〕：熟地一兩 山茱萸五錢 白芍一兩 當歸五錢 黃連三錢 五味子一錢 人參三錢 甘草一錢 地骨皮五錢 柴胡五分 柞木子三錢 陳皮五分 黃柏五分，水煎服。

藥理說明

連服四劑瞳子漸小，再服四劑而視物有準矣，服一月痊癒。此方涼血於補血之中，瀉邪於助正之內，祛酒熱於無形，收散精於不覺，實有不知其然而然之妙，較東垣李子治法為更神也。

辨證論治八

人有病目數日，目中生翳，由下而上，其所生翳色，作淡綠狀，瞳子痛不可當，人以為肝木之風也，誰知是腎火乘肺，肺火與腎火相合而不解乎！夫腎主黑色，肺主白色，白與黑相合，必變綠色也。目翳現綠，非腎、肺之為病乎！惟是腎為肺之子，肺為腎之母也，兩火何以相犯？兩火之相犯者，乃子母之變耳。母剋子，則子宜順受也；子刑母，則母宜姑息也。似乎相犯者，無關輕重，而何以目翳盡變綠色，且目中之翳，由下而上，是子犯母矣。母慈者易犯，亦緣母之過柔也，母柔即弱之謂也。天下安有母旺而子敢犯者乎？治之法：補母而子之逆可安矣。雖然，子之敢於犯母者，雖天性之凶逆，亦從旁之人，必有以導之，始敢安於逆而不顧。腎火之犯肺者，亦經絡之多不調也。補肺金以安腎，又烏可不調其經絡，以孤腎火之黨乎！

臨床處方

〔**健母丹**〕：**麥冬**一兩**天門冬**一兩**生甘草**一錢**桔梗**三錢**黃芩**一錢**茯苓**三錢**青蒿**三錢**白芍**三錢**丹參**三錢**陳皮**三分**天花粉**二錢，**水煎服**。

藥理說明

一劑而綠色退，四劑而目翳散，十劑痊癒。此方用兩冬以補肺，用甘草、桔梗以散肺之邪，用黃芩以退肺之火，用青蒿以瀉胃脾之熱，白芍以平肝膽之氣，丹參以清心內之炎，是臟腑無非清涼，而腎臟邪火安能作祟。譬如一家叔伯弟兄之中，盡是正人君子，群來解勸，而忤逆之兒，即不愧悔自艾，斷不能增添其橫，而為犯上之亂矣。此方之所以妙也。

辨證論治九

人有兩目無恙，而視物皆倒植，人以為肝氣之逆也，誰知是肝葉之倒置乎！夫目之系通於肝，而肝之神注於目，肝斜則視邪，肝正則視正，肝直則視直，肝曲則視曲，肝歧則視歧，此亦理道之常也。今視物倒植者，乃肝葉掛而不順耳，此必因吐而得者。蓋吐則五臟反覆，而肝葉開張，壅塞於上焦，不能一時迅轉，故肝葉倒而視物亦倒也。治法宜再使之吐。然而一吐而傷五臟，再吐不傷五臟之血氣乎？但不吐而肝葉不易遽轉，吾於吐之中，而仍用其和之法，使得吐之益，而不致有吐之傷。

臨床處方

〔**安臟湯**〕：**參蘆**二兩**瓜蒂**七箇**甘草**一兩**荊芥**三錢**水煎三大碗**，**頓服之**，**即用鵝翎掃喉中**，**必大吐**，**吐後而肝葉必順矣**。

藥理說明 瓜蒂散原是吐藥，又加參蘆鞭、甘草、荊芥者，於補中以行其吐，即於吐中以安其經絡，又何至五臟之反覆，以重傷其氣血哉！此乃吐之變法也。凡虛人而宜用吐法者，皆可照此法治之。

辨證論治十

人有驚悸之後，目張不能瞑，百計使之合眼不可得，人以為心氣之弱也，誰知是肝膽之氣結乎！雖五臟六腑，皆稟受脾土，上貫於目，而目之系，實內連肝膽也。肝膽血足而氣舒，肝膽血虧而氣結，然此猶平居無事之謂也。肝膽逢驚則血縮，肝膽逢悸則血止，血止、血縮而氣乃因之而結矣。氣結則肝膽之系，不能上通於目，而目之睫不能下矣。治之法：必須解其氣之結，而氣之結不易解也。仍當補其肝膽之血，血旺而氣伸，氣伸而結乃解也。

臨床處方 **〔解結舒氣湯〕：白芍**一兩**當歸**一兩**炒棗仁**一兩**郁李仁**三錢**，水煎服。**

一劑而目乃瞑矣。

藥理說明 白芍平肝膽之旺，於瀉中能補；當歸滋肝膽之枯，於補中能散；炒棗仁安心之藥也，安心則不必取資於肝膽，子安而母更安也；郁李仁善能去肝膽之結，入之於三味之中，尤易入肝而舒滯，走肝而去鬱也。所以一劑奏功耳。

辨證論治十一

人有無故忽視物為量，人以為肝氣之有餘也，誰知是腦氣之不足乎！蓋目之系，下通於脾，而上實屬於腦，腦氣不足，則肝之氣應之，肝氣太虛，不能應腦，於是各分其氣以應物，因之見一為二矣。孫真人曰：「邪中於頭，因逢身之虛，其入深，則隨目系於腦。入於腦則轉，轉則目系急，急則目眩，以轉邪中之睛，所中者不相比，則睛散。睛散則歧，故見為二物。」此言尚非定論。治之法：必須大補其肝氣，使肝足以應腦，則肝氣足而腦氣亦足也。

臨床處方

〔助肝益腦湯〕：**白芍藥**二兩**當歸**一兩**人參**三錢**郁李仁**二錢**柴胡**五分**天花粉**二錢**細辛**五分**川芎**三錢**甘菊花**五錢**薄荷**八分**生地**五錢**天門冬**三錢**甘草**一錢**白芷**三分，**水煎服**。

藥理說明

一劑而視物為一矣，二劑痊癒。此方全是益肝之藥，非益腦之品也。不知補腦必須添精，而添精必須滋腎，然而滋腎以補腦，而肝之氣，不能遽補也，不若直補其肝，而佐之祛邪之藥為尚。蓋腦氣不足，而邪得以居之矣。不祛邪而單補其精，於腦氣正無益也。治肝正所以益腦矣，治法之巧者。

辨證論治十二

人有病目之後，眼前常見禽鳥昆蟲之飛走，捉之則無，人以為怪，而不知非怪也，乃肝膽血虛，有痰而閉結之也。夫肝膽屬木，木中無血以潤之，則木氣過燥矣。內燥必取給於外水，然而肝膽喜內水之資，而不喜外水之養也，於是外水不變血而變痰。血資肝膽則有益，痰侵肝膽則有損，且血能入肝膽之中，痰難入肝膽之內，痰既在外，反壅塞肝膽之竅，而氣不能展矣。見禽鳥昆蟲之飛走者，皆痰之作祟也。怪病皆起於痰，又何疑焉。治之法：益肝膽之血，而兼消其外壅之痰，自易奏功也。

臨床處方

〔四物湯〕加味治之：熟地三錢**白芍**五錢**當歸**一兩**川芎**一錢**酸棗仁**五錢**青箱子**三錢**茯苓**三錢**陳皮**一錢**甘草**一錢**半夏**三錢**白朮**二錢**，水煎服。**

藥理說明

四劑目無所見矣。此方用〔四物湯〕以滋肝膽，用茯苓、半夏、白朮以分消其濕痰，人盡知之也。惟加入棗仁、青箱，別有妙理，蓋青箱走目中之系，棗仁去心內之迷，心氣清而痰易出，目系明而邪自散也。然但用兩味，而不合前藥同用，正未能出奇制勝耳。

辨證論治十三

人有目痛之餘，兩目白眥盡變為黑，目亦不疼不痛，仍能視物無恙，毛髮直如條鐵，痴痴如醉，不言不語，人以為血憤之症也，誰知是腎邪之乘心乎！夫心屬火，腎屬水，兩經似乎相剋，然而心火非腎水不能養，腎水不上交於心，則心必有煩躁之憂。但腎水僅可相資於心，而不可過侮夫心也，欺心之不足，而過將腎水以相資，則心自受益矣。惟是腎氣乘心，本欲救心之枯也。而腎中倘有邪水，亦挾之資心，則心不受傷乎！心受腎邪，本是死症，乃不死而但現黑色於目者，以腎來救心，而非犯心也。心畏腎邪，而又不敢明彰腎之過，白眥變黑，赤白難分，毛髮直豎，非怒極之驗乎！痴痴如醉，不言不語，非挾制太甚，無可如何之象乎？治之法：宜斬關直入，急救君主垂危，祛蕩腎邪，撥亂反正之為得也。

臨床處方

〔轉治湯〕：**茯苓**五錢**人參**五錢**附子**二錢**五靈脂末**二錢**菖蒲**一錢**白芥子**三錢**白朮**五錢**良薑**一錢，**水煎服**。

藥理說明

一劑而痴醉醒、二劑而毛髮軟，三劑而黑點解，四劑而痊癒。夫腎中之邪，不過寒溫之氣也。用辛燥溫熱之劑，自易去邪，況又佐之奪門之將，輔之引路之人，有不復國於須臾，定亂於頃刻哉！

辨證論治十四

人有月經不通三月，忽然眼目紅腫，疼痛如刺，人以為血虛而不能養目也，誰知是血壅而目痛乎！夫經水不通，似乎血枯之症。然而血過於盛，則肝氣反閉塞而不通；經既不通，則熱無可泄，不下行而轉壅於上，而肝之竅開於目，乃走肝而目痛矣。此等之痛，肝脈必大而有力，或弦而滑，必非細薔薇緩無力之狀也。治之法：不可補血以助熱，宜通經以瀉肝。

臨床處方

〔開壅湯〕：**紅花**三錢**當歸尾**三錢**牛膝**二錢**桃仁**十四粒**柴胡**二錢**大黃**一錢**香附**一錢**鬱金**三錢**天花粉**二錢**玄胡索**一錢，**水煎服**。

藥理說明

一劑而經通，再劑而目癒。此方全不治目，但去通經，經通而熱散，熱散而目安也。

耳痛門附耳聾

辨證論治一

人有雙耳忽然腫痛，內流清水，久則變為濃血者，身發寒熱，耳內如沸湯之響，或如蟬鳴，此少陽膽氣不舒，而風邪乘之，火不得散，故生此病。法宜舒發膽氣，而佐之祛風瀉火之藥則癒矣。然有治之而不效者何也？蓋膽受風火之邪，燥乾膽汁，徒用祛風瀉火之湯，則膽汁愈乾，膽火愈熾，風借火威，火愈焚燒，而耳病轉甚矣。

臨床處方

〔**溫膽湯**〕：**白芍**一兩 **當歸**一兩 **柴胡**一錢 **炒梔子**二錢 **元參**一兩 **天花粉**三錢 **菖蒲**八分，**水煎服**。

一劑而病輕，二劑而腫消，三劑而濃血止，四劑而寒熱盡除，十劑而痊癒也。

藥理說明

歸、芍不特入膽而且入肝也，膽病而肝必病，平肝則膽亦平也。柴胡、梔子亦是舒肝之藥，舒肝正所以舒膽，肝氣既舒，則肝血必旺，肝血既旺，而膽汁有不潤濡者乎？膽汁既濡，而邪風邪火，已有不治自散之機。乃加天花粉之逐痰，則風火無黨，用菖蒲通耳中之竅，引元參以退浮遊之焰，自然風火漸祛，上焦清涼，而耳病隨癒也。

辨證論治二

人有耳中如針之觸而生痛者，並無水生，只有聲沸，人以為火邪作祟者，而不知非火邪也，乃腎水之耗也。夫腎開竅於耳，腎氣不足則耳閉，然耳閉之前，必非安然而即閉也。其必先痛而後閉者何也？蓋腎火沖之也，火沖而不得出，則火之路塞而不通，於是火不再走於耳而成聾矣。但火既上沖於耳，而火之路何以致塞？人多未知其故，蓋亦火沖之故也。火日沖於耳之竅，則耳竅之內，有物塞之矣。譬如火坑之邊，日用火以焚之，則薪化為炭，而炭成灰，歲久年深，必致墮阻無路，故此等之病，必須速治，否則成聾而難治矣！

臨床處方

〔益水平火湯〕：熟地一兩**生地**一兩**麥冬**一兩**元參**一兩**菖蒲**一錢**，水煎服。**

一劑而痛止，二劑而響息，三劑而痊癒，而耳不再痛也。四味乃補水之藥，又能於水中瀉火，且不損傷腎氣，腎水既足，則腎火自降。菖蒲引腎氣而上通，火得路而上達，又何有阻抑之虞乎？此等之病，老人最多，老人耳聾，雖高壽之徵，似可不必施治，不知已成之聾不必治，未成之聾，正不可不治也。

藥理說明

此方治已聾者，當有奇功，矧治未聾之耳，有不取效之捷哉！

辨證論治三

人有耳痛之後，雖癒而耳鳴如故者，人以為風火猶在耳也。仍用祛風散火之藥，而鳴且更甚，然以手按其耳，則其鳴少息，此乃陽虛而氣閉也。治宜補陽氣為主，而兼理其肝腎之虛。

臨床處方

〔發陽通陰湯〕治之：人參二錢 茯苓三錢 白朮二錢 黃耆三錢 肉桂五分 熟地五錢 當歸二錢 白芍三錢 柴胡一錢 甘草五分 白芥子二錢 荊芥炒黑二錢，水煎服。

一劑輕，二劑癒，不必三劑也。此方即十全大補之變方也。治氣血之虛者，實有相益，茲何治陽虛而亦宜也？不知陽虛，而陰亦未有不俱虛者，倘單補陽虛，以助其虛陽，恐陽旺陰衰，轉動其火，不若兼補其陰，則陰足以制陽，陰陽相濟，而彼此氣通，則蟬鳴之聲頓除也。

藥理說明

辨證論治四

人有雙耳聾閉，雷霆喧呼之聲，終不相聞，而耳內並不疼痛，此大病之後，或年老之人則有之，乃腎火內閉而氣塞也，最難取效，然而得其法，正未難也。法當內外兼治為妙。內治之法，必須大補其心腎，雖耳屬腎，而非心氣之相通，則心腎不交，反致阻塞。故必用補腎之藥，使腎之液滋於心，即直用補心之劑，使心之氣降於腎，心腎之氣既交，自然上升而通於耳矣。

臨床處方

〔**啟竅丹**〕：**熟地**二兩**山朱萸**五兩**麥冬**一兩**遠志**三錢**五味子**二錢**石菖蒲**一錢**炒棗仁**三錢**茯神**三錢**柏子仁**三錢，**水煎服**。

藥理說明

一連四服，而耳中必然作響，此欲開聾之兆也。再照前方服十劑，而外用龍骨一分雄鼠膽汁一枚麝香一釐冰片三釐，研極細末為丸，分作三丸，綿裹之，塞耳中，不可取出，一晝夜即通矣，神效之極。耳通後，仍用前湯再服一月，後用六味丸大劑吞服，以為善後之計，否則恐不能久聽也。

辨證論治五

人有平居無事，忽然耳聞風雨之聲，或如鼓角之鳴，人以為腎水之盛也，誰知是心火之亢極乎！凡人心腎兩交，始能上下清寧，以司視聽，腎不交於心，與心不交於腎，皆能使聽聞之亂。然而腎欲交於心，而心必能受者，始慶相安也。倘腎火大旺，而心必畏腎之炎，而不敢下交於腎矣。兩者均能使兩耳之鳴，但心不交於腎者耳鳴輕，腎不交於心者耳鳴重。今如聞風雨而鼓角者，正鳴之重也。治之法：欲腎之氣復歸於心，必須使心之氣仍歸於腎。

臨床處方

〔**兩歸湯**〕：**麥冬**一兩**黃蓮**二錢**生棗仁**五錢**熟地**一兩**丹參**三錢**茯神**三錢，**水煎服**。

藥理說明

二劑而鳴止，四劑不再發。此方涼心之劑也。心既清涼，則腎不畏心之熱，而樂與來歸，原不必兩相引而兩相合也。況方中全是益心滋腎之品，不特心無過燥之虞，而且腎有大潤之樂，自不啻如夫婦之同心，有魚水之歡，而無乖離之戚也。又何至喧鬨於一室，爭嚷於兩階哉！

辨證論治六

人有不交感，而兩耳無恙，一交接婦女，耳中作痛，或癢發不已，或流臭水，以涼物投入則快甚，人以為腎火之盛也，誰知是腎火之虛乎！夫腎中之火，乃龍雷之火也。火旺則難動而易息，火衰則易動而難息，其故何哉？蓋火旺者水旺也，火衰者水衰也。水衰則不能制火，而火易動；水衰則不能養火，而火難息耳。然則欲火之易動者而難動，必使水之既衰者而不衰也。欲火之難息者而易息，必使火之不旺者而仍旺也。故補水必須補火，而水乃生，亦補火必須補水，而火乃盛，兩者原兩相制而兩相成也。腎開竅於耳，腎之水虛，則腎之火亦虛矣。腎之水火兩虛，則耳又安能實哉？此癢痛之所以作於交感之後，正顯其腎中水火之虛也。治之法：必須補腎中之火，而火不可獨補也，必須於水中補之。

臨床處方

〔加減八味丸湯〕：熟地一兩 山茱萸五錢 丹皮五錢 澤瀉二錢 茯苓三錢 山藥五錢 麥冬五錢 北五味一錢 肉桂二錢，水煎服。

藥理說明

一劑而痛輕，再劑而痛止，三劑癢亦止，四劑而水不出也，十劑痊癒。此方補火而亦補水也，然而補水多於補火者。以火不可過旺也，水旺於火，而火有安寧之樂，火引於水之中，水資於火之內，則火不至易動而難息，又何易上騰於耳門，作痛作癢，以輕於出水哉！

辨證論治七

人有因怒氣發熱，經來之時，兩耳出膿，兩太陽作痛，乳房脹悶，寒熱往來，小便不利，臍下滿築，人以為腎與膀胱之熱也，誰知是肝氣之逆，火盛血虧乎！夫腎雖開於耳，耳病宜責之腎，然而肝為腎之子，腎氣既通於耳，則肝之氣未嘗不可相通者，子隨母之象也。況肝藏血，怒則血不能藏矣。經來之時，宜血隨經而下行，不宜藏於經絡，而作痛滿脹悶也。不知肝喜疏泄，怒則氣逆而上奔，氣既上逆，而血又何肯順行於下而為經乎？勢必散走於經絡而不得泄，則火隨鬱勃之氣，而上沖兩耳之間，乃化為膿水，而流出於腎母之竅矣。太陽者，膀胱之位也。腎與膀胱為表裡，肝走腎之竅，獨不可走膀胱之路乎？小便不利，正肝氣之乘膀胱也。腎之氣通於腰臍，臍下滿築者，正肝氣之乘腎也。至於乳房脹悶，尤肝逆之明驗，以兩脅屬肝之部位，而乳房乃兩脅之際也。治之法：舒肝氣而使之順，不必治耳而耳自癒也。

臨床處方

〔加味逍遙散〕：白芍一兩 柴胡二錢 當歸一兩 甘草一錢 陳皮一錢 茯神三錢 白朮五錢 炒梔子一錢 天花粉二錢 枳殼五分 丹皮三錢，水煎服二劑，而諸症皆痊。

藥理說明

此乃平肝之聖藥，亦解怒之神劑也。補血而無阻滯之憂，退火而更鮮寒涼之懼，不必治腎，而治腎已包於其中，不必通膀胱，而通膀胱已統於其內，世人不知變通之法，往往棄而不用，深可嘆息者也！

口舌門

辨證論治一

婦人產子，舌出不能收，人以為舌脹也，誰知是難產心驚之故乎！夫舌乃心之苗，心氣安而舌安，心氣病而舌病。產子而胞胎已破，欲顧子而母命恐亡，欲全母而子命難保，其心中驚恐，自必異於當時。心氣既動，心火必不寧矣。胎胞之系，原通乎心也，用力以產子，而心為之懼，故子下而舌出也；舌出不收，心氣過升之故。治法必先降氣為主。古人有以恐勝之者，然舌出由於心驚，復因聲以增其恐，吾恐愈傷心氣矣，雖舌驟收，未必隨收而隨出也。故降氣必須補心，而不可徒增其恐也。

臨床處方

〔**助氣鎮心丹**〕：**人參**三錢**茯神**二錢**菖蒲**五分**硃砂**一錢不可火製**五味子**一錢，**水煎**。

藥理說明

含漱久之，然後嚥下，一劑即收，二劑痊癒。此方用硃砂以鎮心，而又得人參以生氣，氣旺則火自歸心，火歸而心定，舌亦隨時而自收矣，又何必增其恐懼而氣始下哉！

辨證論治二

人有舌下牽強，手大指、次指不仁，兩臂麻木，或大便祕結，或皮膚赤暈，人以為風熱之病也，誰知是惱怒所致。因鬱而成之者乎！夫舌本屬陽明胃經之土，而大腸之脈，散居舌下，舌下牽強，是陽明胃與大腸之病也。然而胃與大腸之病，必非無因而至。因肝木之氣不伸，木剋胃土，則土虛而不能化食，遂失養於臂指經絡之間，而麻木不仁之症生。臂指經絡既不能養，又何能外潤於皮膚乎？此赤暈之所以起也。胃土受肝木之剋，則胃氣太燥，無血以資大腸。因熱以生風，腸中祕結，益失穀道之職矣。治之法：必須通大腸而健胃。然肝氣鬱塞，不平肝以補血，又何濟乎？

臨床處方

「**八珍湯**」**加減治之**：**人參**一錢**當歸**五錢**白芍**五錢**柴胡**一錢**陳皮**五分**甘草**一錢**槐角**一錢**白朮**一錢**熟地**五錢**半夏**五分**茯苓**一錢，**水煎服**。

藥理說明

二劑輕，四劑又輕，十劑痊癒。〔八珍湯〕補氣補血之方也，加入柴胡以舒肝，增入槐角以清火。肝之鬱解，而胃之氣自旺，胃氣旺而轉輸無難，搬運無滯矣。

血症門

辨證論治一

人有一時狂吐血者，未有不本之火者也。然吐血雖起於火，而血已吐出如傾盆，則火必變為虛火矣。實火可瀉，而虛火不可瀉。況血已吐出，無血養身，而又用瀉火之藥，以重傷其胃氣。毋論血不驟生，而氣亦不能遽固，往往至氣脫而死者，比比然也。治之法：不可止血而當活血，尤不可活血而急當固氣。蓋氣固則已失之血，可以漸生，未失之血可以再旺耳。

臨床處方

〔**固氣生血湯**〕：**黃耆**一兩**當歸**五錢**荊芥炒黑**二錢，**水煎服**。

藥理說明

一劑而血止，再劑而氣旺，四劑而血各歸經，不至再吐矣。此方即〔補血湯〕之變，其妙全在荊芥引血歸於氣分之中，引氣生於血分之內。氣血之陰陽既交，則水火之陰陽自濟，斷不至臟腑經絡再至拂逆，使血之沖擊而再嘔也。至於有形之血，不能速生；無形之氣，所宜速固。大約此方，治初起吐嘔狂血者最妙，若吐血既久，未可多服。

辨證論治二

人有久吐血而未止，或半月而一吐，或一月而一吐，或三月而數吐焉，或終年而一吐，雖未咳嗽，而吐痰不已，委困殊甚，此腎肝之病也。夫吐血未必皆是腎肝之病，然吐血而多經歲月，未有不傷腎肝者。腎肝既傷，則水不能養肝，而肝木必燥；木既燥而就龍雷之火，不能安於木中，必下剋於脾胃；而脾胃寒虛，就龍雷之火，乃逆沖於上，以欺肺金之弱，挾胃中之血，遂火旺而沸騰，隨口而出矣。治之法：必腎、肝、肺三經統補為妙。

臨床處方

〔三台救命湯〕：熟地半斤**麥冬**三兩**丹皮**二兩**，水煎兩碗，一日服盡，不再吐。**

藥理說明

熟地補腎以滋肝也；麥冬清肺以制肝也，丹皮去肝中浮遊之火，而又能引上焦之火，以下歸於腎臟，使血之歸經也。然非大用之，則火勢燎原，何能止抑其炎天之勢？故必如是之重劑，則滂沱大雨，而遍野炎氛，始轉寢息，消歸於烏有。至於火息血靜，用〔地黃丸〕調理於三年，非延生之善計乎！願人守而服之，以當續命膏也。

辨證論治三

人有吐黑血者，雖不至於傾盆，而痰嗽必甚，口渴思飲，人以為此火也。然此火為何火乎？乃腎經之實火也。夫腎有虛而無實，何以致此？蓋腎中之火，而又挾心包相火，並起而上沖耳。腎火不可瀉，豈心包之火亦不可瀉乎？然而心包之火可瀉，而腎終不可瀉，瀉心包之火，必致有傷於腎，然則終何以瀉之乎？吾瀉其肝，則兩經之火，不瀉而自泄也。肝為心包之母，而腎之子也。母弱而子不能強，子虛而母亦自弱耳。

臨床處方

〔**兩瀉湯**〕：**白芍**一兩**丹皮**一兩**地骨皮**一兩**炒黑梔子**三錢**元參**一兩，**水煎服**。

連服二劑而黑血變為紅色矣，再服二劑，而咳嗽除，血亦止，真神效也。夫黑色乃北方之色也，黑血屬腎，而乃兼屬之心火，恐非至理之談，而不知火熱之極，投之水中，必化為烏薪矣。心包之火，同入腎中，則火極似水，又何疑乎！今用兩瀉之湯，雖瀉肝木，其實仍是兩瀉心包與腎經也。火得水而解，血得寒而化。此黑血之所以易變，而吐之所以易止也。

藥理說明

辨證論治四

人有感觸暑氣，一時氣不及轉，狂嘔血塊而不止者，此暑邪犯胃也。其症必頭痛如破，汗出如雨，口必大渴，發狂亂叫，若作虛症治之，必反增劇，如〔當歸補血湯〕，又不可輕用也。法宜清暑熱之氣，而佐之下降歸經之藥，則氣不逆而血自安矣。

臨床處方

青蒿一兩**當歸**五錢**荊芥炒黑**三錢**石膏**一兩**麥冬**五錢**元參**五錢**大黃**一錢，**水煎服**。

藥理說明

一劑而暑氣消，口渴止，二劑而血歸於經，諸症悉癒，不可再用三劑也。此方名為〔解暑止血湯〕。妙在青蒿能於解暑之中，而善退陰火，則陰陽既濟，而拂逆之氣自除。於是以石膏退胃火，以麥冬退肺火，以元參退腎火，荊芥從上焦而引火下行，又得大黃迅逐，不再停於胃。又恐血既上越，而大腸必加燥結，加入當歸之滑，以助其速行之勢，故旋轉如環，而取效甚捷也。

辨證論治五

人有痰中吐血，如血絲者，日間則少，夜間則多，咳嗽不已，多不能眠，此乃腎中之火，沖入咽喉，而火不得下歸於命門，故火沸為痰，而上升；而心火又欺肺金之弱，火來相刑，是水之中，兼有火之氣，所以痰中見血絲也。

臨床處方

〔**化絲湯**〕：**熟地**一兩**麥冬**一兩**貝母**一錢**元參**五錢**茯苓**五錢**蘇子**一錢**地骨皮**二錢**沙參**三錢**荊芥**一錢，**水煎服**。

藥理說明

一劑而血絲少、再劑而血絲斷矣。此方肺、腎、心三經兼治，加之去痰退火之劑，消弭於無形，故能成功之速。倘不用補劑，而惟事於去痰退火，吾恐痰愈多，而血愈結也。惟是既癒之後，不可仍服此方，服〔益陰地黃丸〕甚妙：熟地一斤山藥八兩麥冬十兩北五味三兩山茱萸八兩丹皮六兩茯苓六兩地骨皮十兩澤瀉四兩，蜜為丸，服一年，永不再發。

辨證論治六

人有久吐血而不能止，百計止之而不效者，蓋血犯濁道也。夫火不盛，則血不吐；氣不逆，則血亦不吐也。然氣逆由於火盛，欲治氣逆，必須降火。然而火既盛久，則火不能盛；氣逆既久，則氣更加逆矣。似乎瀉火易而轉氣難，然而火瀉，則氣亦隨之而轉矣。但火久則變為虛火矣，虛火宜引，而引火之藥，多是辛熱之味，恐引火之藥太多，反有助逆之慮，不若壯水以鎮陽火之為得也。

臨床處方

〔壯水湯〕：熟地二兩 生地一兩 荊芥炒黑二錢 三七根末三錢，水煎服。

藥理說明

一劑而血即止，再劑而血即斷，不再發也。熟地與生地同用，則補精之中，而即寓止血之妙，荊芥引血而歸於經絡，三七根即隨之而斷其路徑，使入之而不再出也。炎炎之火，得水自消，急急之氣，亦得水而降，此中之理，不可與淺見寡聞者道也。

辨證論治七

人有大怒吐血，其色則紫，其氣則逆，兩脅脹滿作痛，此怒氣傷血，不能藏而吐也。肝本藏血，何以怒則不藏乎？蓋肝逢怒，則肝葉開張，血即不能藏矣。肝氣本急，怒則更急，急則血自難留，故一湧而出，往往有傾盆而吐者。況肝中原有龍雷之火，因怒而火盛，今血既吐出，擊動其火，於是劈木焚林，而上越矣。血既上湧，肝無血養，自然兩脅作痛，輕則脹滿也。治之法：急宜平其肝氣，而少加清涼之品，則怒氣一平，而龍雷之火必至收藏，而血症可癒。倘一味止血之藥，反足以拂其火熱之性，動其嘔道之機也。

臨床處方

〔平肝止血散〕：白芍二兩**當歸**一兩**荊芥**三錢**炒梔子**二錢**甘草**一錢**丹皮**三錢，**水煎服。**

藥理說明

一劑而肝氣平，二劑而吐血止，三劑氣不逆，而脹痛亦盡除也。芍藥平肝，而又能益肝中之氣血，同當歸用之，則生血活血，實有神功。丹皮、梔子不過少涼其血，以清其火，以便荊芥之引經，甘草之緩急也。

辨證論治八

人有咯血者，血不驟出，必先咳嗽不已，覺喉之下，氣不能止，必咯出其血而後快，人以為肺氣之逆也，誰知是腎氣之逆乎！腎氣者，腎中之虛火也。虛火之盛，由於真水之衰。水衰則不能制火，而火遂逆沖而上矣。然既逆沖於上，則血宜大吐矣，何以必咳而出也？蓋肺氣阻之也。夫肺為腎之母，腎水者，肺之順子也，腎火者，肺之嬌子也。肺本生腎水者也，肺生腎水，而不生腎火，惡嬌子之凌犯，而有鄙薄之心。而子因肺母之養腎水，而不養腎火，於是罵詬呼號而上犯，劫奪肺金之血，而肺又不肯遽予，故兩相揮掣而咯血也。

臨床處方

〔六味地黃湯〕：熟地一兩**山茱萸**五錢**山藥**五錢**麥冬**一兩**五味子**一錢**茯苓**三錢**澤瀉**三錢**丹皮**三錢，**水煎服。**

藥理說明

連服四劑，血不咯矣，服一月痊癒。用〔六味湯〕以大滋其腎水。用麥冬、五味以大益其肺金，自足以制火之有餘，何至於血之再咯而出哉！譬如家有逆子，而長子賢良，又有金玉，必為逆子所畏，而母又強健清肅，懼畏之不暇，何敢恃愛而橫逆乎？既無橫逆之事，豈有盜母之財物，輕棄如遺哉！此治水而不須瀉火之明驗也矣。

辨證論治九

人有嗽血者，因咳嗽而出血也，其症多因勞傷而成，耗損腎水，水不能分給於各臟，而又不慎於女色，則益涸矣。水涸而肺金必來相生，以泄肺金之氣，而無如腎水日日之取給也，則子貧而母亦貧矣。夫子貧盜母之資，則母有剝膚之痛，求救於胃，而胃又受肝火之凌，則胃不敢生肺。肝木生火，則心火必旺，心一旺，必來乘肺，肺受外侮，必呼子以相援，而腎子水衰，不能制火。火欺水之無用，凌肺愈甚，肺欲避之子宮，而腎子之家，又窘迫乾枯，無藏身之地，勢不得仍返於本宮，而咳嗽吐血矣。治之自宜救肺，然而徒救肺，而腎之涸如故，則肺之液仍去顧腎，而肺仍傷也。故治肺仍須補腎，腎水足而肝木平，腎水足而心火息，不必治肺而肺安矣。

臨床處方

麥冬二兩**熟地**二兩**地骨皮**一兩**丹皮**一兩**白芥子**三錢，**水煎服**。

藥理說明

一劑而嗽輕、二劑而咳輕，連服十劑，咳嗽除而血亦自癒。麥冬與熟地同用，乃肺、腎子母二治之法也。加入地骨皮者，實有微義，蓋嗽血必損其陰，陰虛則火旺，然此火旺者，仍是陰火，而非陽火也。我用地骨皮，以解其骨髓中之內熱，則腎中無煎熬之苦，自然不索於肺金。而肺中既潤，自然清肅之氣下濟於腎內，子母相安，則腎水漸濡，可以養肝木，可以制心火，外侮不侵，家庭樂豫，何至嘖有煩言，而有損耗之失哉！至於白芥子，不過消膜膈之痰，無他深意，以陰虛咳嗽者，必有痰，故取其不耗真陰之氣也。

辨證論治十

人有鼻中流血，經年經月而不止者，或癒或不癒。雖鼻中流血，較之口中吐血者少輕，然而聽其流血而不治，與治之而不得其法，皆能殺人。蓋吐血犯胃，而衄血犯肺，胃為濁道，肺為清道也。犯濁道則五臟盡皆反覆，犯清道則止肺經一臟之逆也。然而犯清雖輕於犯濁，而氣逆則一，逆則變症多端，故皆能殺人也。治法惟調其肺氣之逆。但肺氣何以致逆乎？亦成於肺金之火也。夫肺屬金，本無火也。肺金之火，仍是腎水之火也。腎因心火之侵，而腎水來救，久之腎水乾涸，而腎火來助，火與火鬥，而血乃妄行，從鼻而上越矣。然則調氣之法，捨調腎無他法也；而調腎在於補水以制火。

臨床處方

〔止衄湯〕：生地一兩**麥冬**三兩**元參**二兩**，水煎服。**

藥理說明

一服即止。麥冬直治其肺金之匱乏，生地、元參以解其腎中過抑之火，火退而氣自順，氣逆既順，而血自歸經矣。然此方倘畏重減輕，則火勢炎炎，未易止遏，正不能取效也。

辨證論治十一

人有耳中出血者，涓涓不絕，流三日不止而人死矣。此病世不常有，然而實有其症也。耳者，腎之竅也。耳中流血，自是腎虛之病，然而腎虛血不走胃，不從口出，而偏從耳出者，正有故也。蓋心包火引之也。心包之火與命門之火，原自相通，兩火沸騰，則血不走胃而走耳矣。蓋胃為心包之子，胃恐腎火之害心，而兼害胃，故引其火而上走於耳，而諸經所過之地盡捲土而行，故血乃隨之而出也。雖耳竅甚細，不比胃口之大，無沖決之虞，而涓涓不絕，豈能久乎？故必須急止之。

臨床處方

麥冬一兩 **熟地**二兩 **菖蒲**一錢，**水煎服**。

藥理說明

一劑而效如響。方名〔填竅止氣湯〕，用熟地以填補腎經之水，麥冬以息心包之焰。兩經之火息，而耳竅不閉，則有孔可鑽，雖暫止血，未必不仍然越出也。故用菖蒲，引兩味直透於耳中，又引耳中之火，而仍返於心包，火歸而耳之竅閉矣。如此用藥之神，真有不可思議之妙。

辨證論治十二

人有舌上出血不止者，其舌必然紅爛，其裂紋之中，有紅痕之現，血從痕中流出，雖不能一時殺人，然而日加困頓，久亦不可救援也。此症乃心火大炎，而腎中之水不來相濟之故也。夫心必得水以相養，邪水犯心則死，真水養心則生，故心腎似乎相剋，而其實相生也。今腎水不交於心，則欲求腎之養而不可得，乃求救於舌下之廉泉，終日取給其津液，未免火氣薰蒸於舌矣。夫廉泉有水，能灌注五臟，然而腎水足而廉泉之水亦足，腎水枯而廉泉之水亦枯。譬如江河之水旺，而井水亦滿也。今腎水既不濟於心之中，又何能越心而上升於唇口之上？此廉泉欲自養方寸之舌而不能，又何能濟心之炎熱乎！故泉脈斷而井甃焚裂，亦無濟於心，而並爛其舌。舌既爛矣，清泉泥濘，必流紅水而成血也。治之法：必大補其心腎，使心腎交濟，而舌之血不斷而自止也。

臨床處方

〔護舌丹〕：丹皮三錢**麥冬**三錢**桔梗**三錢**甘草**一錢**元參**五錢**人參**一錢**熟地**一錢**五味子**一錢**黃連**三分**肉桂**一分，**水煎服**。

一劑而舌之血即止，連服四劑而舌之爛亦癒。此方全不去治舌，而奏功甚神者，交其心腎也。心腎交，而心之氣下通於腎矣。寧再求濟於舌乎！舌不耗津於心，則舌得自養矣。此不治舌，正勝於治舌也；不止血，而正勝於止血耳。

藥理說明

辨證論治十三

人有齒縫出血者，其血之來，如一線之標，此乃腎火之沸騰也。夫齒屬腎，腎熱而齒亦熱，腎虛而齒亦虛，腎欲出血，而齒即出血矣。雖然齒若堅固，則腎即欲出血，無隙可乘，又從何處出血哉！似乎治齒縫標血，必須治齒也。然而徒治齒，又正無益，仍須治腎。蓋腎為本，而齒為末也。夫腎火沸騰，乃龍雷之火也，直奔於咽喉，血直從口出矣，何以入於齒耶？蓋腎火走任督之路，而上趨於唇齒，無可出之路，乘齒縫有隙而出之。龍雷之火，其性最急，而齒縫之隙細小，不足以暢其所出，故而血標出如線也。

臨床處方

〔六味地黃湯〕加麥冬、五味、骨碎治之。熟地一兩 山藥四錢 茱萸四錢 丹皮五錢 澤瀉三錢 茯苓三錢 麥冬五錢 五味子一錢 骨碎補一錢，水煎服。

藥理說明

一劑而血即止也，連服四劑永不再發。〔六味地黃湯〕，大補腎中之真水，水足而火自下降，火降而血不妄行矣。又仍慮補腎水，而水不易生，用麥冬、五味子以補其肺，又從腎之化源而補之也。補肺而水尤易生，加入骨碎補，透骨以補其漏，則血欲不止而不可得矣。

辨證論治十四

人有臍中流血者，其血不十分多，血雖流出，人亦不十分狼狽，然臍通氣海、關元、命門，烏可泄氣乎？雖血流非泄氣之比，而日日流血，則氣亦隨之而泄矣，可不急治乎？治之法：自應閉塞臍門。然而不清其源，而徒閉其門，亦徒然也。夫臍之所以出血者，乃大小腸之火也。兩火齊旺，則必兩相爭鬥於腸中，小腸之火欲趨出於大腸，而大腸之火欲升騰於小腸，兩不相受，而火乃無依，上下皆不可泄，因臍有隙，乃直攻其隙而出，火出於臍，而血亦隨之矣。然則治臍之出血，可不急安其大小腸之火乎？然而大小腸之所以動火，以腎經乾燥，無水以潤之也。故治大小腸之火，仍須以治腎為主。

臨床處方

〔兩止湯〕：熟地三兩 **山茱萸**一兩 **麥冬**一兩 **北五味**五錢 **白朮**五錢**，水煎服。**

藥理說明

一劑即止血不流，四劑除根。熟地、山藥以補腎水，麥冬、五味以益肺氣，多用五味者，不特生水，而必取酸而斂之也。加白朮以利腰臍，腰臍利則水火流通，自然大小腸各取給於腎水，而無相爭之亂，水足而火息，血不止而自止也。（按：方用山茱萸，而後論言山藥，悉照原本，閱者宜詳參。）

辨證論治十五

人有九竅流血者，其症氣息奄奄欲臥，不欲見日，頭暈身困，人以為祟憑之也，而不知不然，蓋熱血妄行散走於九竅也。視其症若重，然較吐血走一線者反輕，引血歸經，則血不再流也，其故何哉？夫人一身之中，無非血也。九竅出血，乃由近而遠，非盡從臟腑而出耳。然而治之法：仍須治臟腑，而不可只治經絡，以臟腑能統攝經絡也。

臨床處方

〔當歸補血湯〕加味治之：當歸一兩 黃耆二兩 荊芥炒黑三錢 人參三錢 白朮五錢 生地五錢，水煎服。

一劑即止血，二劑不再流矣。熱血妄行，不清火而反補其氣，得毋疑氣旺之助火耶？不知血已妄出，火已泄矣。不必又去清火。血之妄行

藥理說明

者，由於氣之虛也。氣虛則不能攝血，血得火而妄行，於是逢竅則鑽也。今補其氣，則氣旺矣，氣旺則自能攝血也。倘用止抑之法，則一竅閉矣，而眾竅安保其盡閉乎！此〔補血湯〕之所以妙也。況又加味以行氣而涼血，又未嘗無清火之味，焉得不奏功如神哉！

辨證論治十六

人有大便出血者，或糞前而先血，或糞後而始來，人以為糞前來者，屬大腸之火，糞後來者屬小腸之火，其實皆大腸之火也。夫腸中本無血也，因大腸多火，燥乾腸中之液，則腸薄而開裂，血得從腸外而滲入之矣。腸之裂竅在上則血來遲，腸之裂竅在下則血來速，非小腸之能出血也。小腸出血，則人且立死。蓋小腸無血，如有血，則心傷矣，心傷安能存活乎？大便出血，統小腸論之，以辨症則可，謂大便之血，以糞前屬小腸，則不可也。故治便血之症，宜單治大腸。然而大腸之所以出血，非大腸之故也。腎主大小便，腎水無濟於大腸，故火旺而致便血也。

臨床處方

〔三地湯〕：熟地一兩當歸一兩生地一兩地榆三錢木耳末五錢，水煎調服。

藥理說明

一劑即止，二劑痊癒。此方精血雙補，則腸中自潤，既無乾燥之苦，自無滲漏之患。況地榆以涼之，木耳以塞之，有不取效之速者乎！

辨證論治十七

人有小便溺血者，其症痛澀，馬口之間，如刀割刺觸，人以為小腸之火也，而不知非也。小腸出血，則人立死，安得痛楚而猶生乎！因人不慎於酒色，欲泄不泄，受驚而成之也。精本欲泄，因驚而縮入，則精已離宮，不能仍返於腎中，而小腸又因受驚，不得直泄其水，則水積而火生，於是熱極而煎熬，將所留之精，化血而出於小便之外，其實乃腎經之精，而非小便之血也。治之法：宜解其小腸之火，然而解火而不利其水，則水壅而火仍不得出，精血又何從而外泄哉！

臨床處方

〔水火兩通丹〕：車前子三錢茯苓五錢木通一錢梔子三錢黃柏一錢當歸五錢白芍一兩扁豆一錢生地一兩，水煎服。

藥理說明

一劑而澀痛除，二劑而溺血止，三劑痊癒，不必用四劑。方中通利水火，而又加之平肝補血之藥者。蓋血症最忌肝木剋脾胃，則脾胃之氣不能升騰，而氣乃下陷。氣陷而血又何從而外散乎？今平其肝，則肝氣舒，而脾胃之氣亦舒，脾胃之氣既舒，而小腸之水火兩通矣，敗精有不速去者乎！

辨證論治十八

人有皮毛中出血者，或標出如一線，或滲出如一絲，或出於頭上，或出於身中，或出於兩脛之間，皆肺、腎兩經之虧，火乘隙而外趨也。此等之症，捨補腎水，無第二法之救。然而補腎之功緩，必須急補其氣之旺，則肺金自旺，而皮毛自固矣。

臨床處方

〔肺、腎兩益湯〕：熟地二兩**人參**一兩**麥冬**一兩**三七根末**三錢**，水煎服。**

藥理說明

一劑而血即止矣。再用〔六味地黃湯〕加麥冬、五味，調理一月不再發。方用熟地以壯水，麥冬以益金，金水相資，則肺、腎之火自息，血自歸經，又何至走入皮毛而外泄？況方中復有三七根，原能止血乎！毋怪其取效之捷也。

辨證論治十九

人有唾血不止者，然止唾一口，而不多唾，人以為所唾者不多，其病似輕，而不知實重。蓋唾血出於脾，而不出於胃也。夫脾胃相表裡者也。血犯胃，已傷中州之土，後天已虧矣，況更犯脾陰之後天乎！胃主受而脾主消，脾氣一傷，不能為胃化其精液，雖糟粕已變，但能化粗而不能化精，以轉輸於五臟六腑之間，則臟腑皆困矣。是脾之唾血，更甚於胃之吐血矣。然而脾之所以唾血者，仍責之胃土之虛，不特胃土之虛，而尤責之腎水之衰也。蓋胃為腎之關門，腎衰則胃不為腎以司其開闔，而脾之血欲上唾，而胃無約束，任其越出於咽喉之上矣。故脾之唾血，雖脾火之沸騰，實腎、胃兩經之相助也。治之法：平脾之火，必須補脾之土也。補脾之土，以平脾之火，必須補腎之水，以止胃之火也。

臨床處方

〔**滋脾飲**〕：**茅根**三錢**甘草**五錢**人參**三分**茯苓**二錢**元參**三錢**芡實**三錢**山藥**三錢**熟地**一兩**丹皮**三錢**沙參**五錢，**水煎服**。

一劑而唾血止，再劑痊癒。此方輕於治脾，而重於補腎，故能建功之神，誠探本之法也。倘瀉脾火之有餘，必致損胃土之不足，胃氣傷而脾氣更傷，然後始去補腎，則不能生腎水矣，又何能致脾火之旺哉！毋論吐血難止，吾恐胃關不閉，而血且傾盆盈碗而大吐矣。此滋脾陰之所以妙耳。

藥理說明

辨證論治二十

人有雙目流血，甚至直射而出，婦人則經閉不行，男子則口乾唇燥，人以為肝血之妄行也，誰知是腎中火動乎！夫腎中之火，相火也，相火得君火寧靜，則相火不敢上越於兩目之間。惟君火既衰，而後心中少動於嗜欲，則相火且挾君主之令，以役使夫九竅，而九竅尊君之命，不敢不從，聽其所使矣。心之系通於目，肝之竅開於目，肝中有火，亦相火也，與腎中命門之相火，心中包絡之相火，正同類也。同氣相投，相助而沸騰，不啻如小人結黨，比附而不可解，直走心肝之竅系，血不下行而上行矣。治之法：似宜補心君之弱，以制腎火之動也。然而心火既虛，補心而心不易旺，必須補腎以生心，則心火不動，而腎火亦靜耳。

臨床處方

〔助心丹〕：麥冬一兩 遠志二錢 茯神三錢 熟地一兩 山茱萸五錢 元參三錢 丹皮三錢 芡實五錢 蓮子心一錢 當歸三錢 柴胡三分，水煎服。

一劑而血止，再劑不再發。此方心、肝、腎三經同治之藥也，補腎以生肝，即補腎以生心耳。或疑腎中火動，不宜重補其腎，不知腎火之動，乃腎水之衰也。水衰故火動，水旺不火靜乎！況心火必得腎水之資，而火乃旺也。心火旺而腎火平，實有至理，非漫然用之耳！

藥理說明

辨證論治二十一

人有舌上無故出血不止，細觀之，有小孔標血，人以為舌衄也，誰知是心火之上升，以剋肺金乎！夫鼻血名為衄血，未可以舌血而亦名為衄血也。雖舌竅不閉，出血一如鼻也。非金刃之傷，安得致此謂之衄血？似亦相宜。然而鼻中衄血，犯氣道也；舌中衄血，與犯氣道者有間，蓋舌衄不過犯經絡之小者耳。雖然，血出於舌，無異血出於口也。血出於口者，犯食道耳；而出於舌者，終非食道可比。然而血出於口者，犯胃而不犯心；血出於舌者，犯心而不犯胃。犯胃為腑，犯心為臟，烏可謂經絡細小之病，而輕治之乎！治法宜內補其心中之液，而外填其舌竅之孔，則心火自寧，而舌血易止也。

臨床處方

〔補液湯〕：人參三錢 生地三錢 麥冬五錢 丹參二錢 北五味子十粒 山藥三錢 當歸五錢 黃連一錢 元參五錢 貝母一錢，水煎服。外用炒白槐、三七根，各等分為末，滲之即癒。

藥理說明

夫白槐、三七根，本能止血，似不必借重於〔補液丹〕也。然而內不治本，而徒治其末，未必不隨止而隨出也。

遍身骨痛門

辨證論治一

人有一身上下，由背起而至腰膝兩脛，無不作痛，飲食知味，然不能起床席。即起床席，而痛不可耐，仍復睡臥，呼疼呼痛，必須捶敲按摩，否則其痛走來走去，在骨節空隙之處，作楚而不可忍矣！人以為此症乃痛風也，然痛風之症，多感於風、濕，而風、濕之感，多入於骨髓。風、濕入於經絡，則風、濕易去；風、濕入於骨髓，則風、濕難祛。以骨髓屬於腎，腎可補而不可瀉，祛風、濕則傷腎矣，腎傷則邪欺正弱，將深居久住，而不肯透出矣。雖然腎不可瀉，而胃與大腸，未嘗不可瀉也。瀉胃與大腸之風、濕，而腎之風、濕自去。蓋胃為腎之關，而大腸為腎之戶也。

臨床處方

〔**並祛湯**〕：**黃耆**一兩**白朮**五錢**茯苓**五錢**甘菊花**三錢**元參**一兩**炙甘草**一錢**羌活**五分**防風**五分，**水煎服**。

藥理說明

一劑而痛減，二劑而痛除，三劑而痛痊癒矣。癒後用〔八味地黃丸〕調理，永無再犯之患。論理不治腎，而治胃與大腸之風、濕，去風宜用乾葛也，去濕宜用豬苓也。有風有濕，必化為火，去火宜用石膏、知母也。然邪在骨髓，必須用氣分之劑提出在氣分，使微寒之品與輕散之味以和解之，則邪易於速化。邪既出矣，然後用補解之藥，補其腎中之水火。真水足，而邪水不敢再入，真火足，而邪火不能再侵也。

辨證論治二

人有遍身疼痛，至腰以下不痛者，人亦以為痛風也，而不知不然，此乃火鬱於上、中二焦，不能散而成者也。若作風濕治之，全不能效，然而僅治其火，亦正徒然。蓋火生於鬱，則肝膽之氣不宣，木必下剋脾胃之土，而土氣不升，則火亦難發，以致氣血耗損，不能灌注於經絡而作痛矣。

臨床處方

〔**逍遙散加味**〕治之：**柴胡**二錢**白芍**五錢**當歸**一兩**甘草**一錢**炒梔子**三錢**陳皮**一錢**茯苓**三錢**白朮**二錢**羌活**二錢，**水煎服**。

藥理說明

一劑而痛如失矣，〔逍遙散〕專解肝膽之鬱，梔子尤善於解鬱中之火。肝膽之火既盛，則膽中之汁必乾，肝中之血必燥，多加當歸、芍藥，更易平肝。平肝之內，而濟之滋膽、滋肝之味，則血足而氣自流通，復加羌活以疏經絡，自然火散而痛除耳。

辨證論治三

人有遍身疼痛，殆不可忍，然有時止而不痛，人以為風、濕之相搏也，誰知是氣血虧損，凝滯而不通乎！夫風寒凍於肌骨，雨濕入於肢節，皆能作痛，然其痛必一定而不遷，非時而痛，時而不痛也。惟氣血既虛，不能流行於肢節肌骨之中，每視盛衰，以分輕重。故氣到之時則痛輕，氣散之時則痛重，血聚之時則痛輕，血滯之時則痛重，又其常也。倘認作風寒濕之邪，而用袪除掃蕩之藥，則氣血愈虛，而疼痛更甚，何時是痊癒之日乎？治之法：必須大補其氣血，而佐之溫熱之味，則正旺而邪不敢侵，不必止痛而痛自止也。

臨床處方

〔忘痛湯〕：當歸一兩**黃耆**二兩**肉桂**二錢**延胡索**一錢**天花粉**三錢**秦艽**一錢，**水煎服**。

藥理說明

一劑必出大汗，聽其自乾，一服即癒，兩服不再發。此方即〔補血湯〕之變方也。〔補血湯〕名為補血，實氣血雙補之神劑。今益之肉桂祛寒，延胡索之活血化氣，天花粉之消痰去濕，秦艽之散風，即有外邪，無不兼治，又何痛之不癒乎！

辨證論治四

人有遍身生塊而痛者，人亦以為痛風也。然而雖是痛風，因濕氣不入於臟腑，而外走於經絡皮膚，以生此塊，其痛較風、濕入於骨髓者反輕，然治之不得其法，其痛楚正復相同。蓋此等之塊，乃濕痰結成者也。消痰於腸胃之內者易為力，而消痰於經絡皮膚者難為功。雖然，經絡皮膚固難治，而腸胃實可易治也。吾治其腸胃，而經絡皮膚之痛塊自消。

臨床處方

〔**消塊止痛丹**〕：**人參**二錢**黃耆**五錢**防風**一錢**半夏**三錢**羌活**一錢**白朮**三錢**桂枝**五分**茯苓**五錢**薏仁**五錢，**水煎服**。

藥理說明

二劑而病輕，四劑而痛止，十劑而塊消，二十劑而塊盡消也。夫塊之所以結成而不散者，因正氣之虛也。氣虛者痰結，吾用人參、耆、朮以補其氣，氣旺而痰之勢衰矣。況益之茯苓、薏仁以利濕，半夏以消痰，防風、羌活以驅風，桂枝以逐邪，則痰之黨羽既孤，欲堅留其塊壘而不可得矣。倘徒治其經絡皮膚，則漠不相干，反耗損其腸胃之氣。腸胃受傷，而氣不能行於經絡皮膚，則塊且益大，又何以消之哉！

白膏藥

巴豆肉、萆麻子肉（春夏各十兩秋冬各二十兩）活鯽魚十尾蛤蟆五個血餘五圓香油五斤，煎黏去渣，滴水成珠，入上好定粉二斤攪成膏。白菊花、白茯苓塊、松子仁、烏梅肉，煉蜜為丸，常服可以延年益壽。

卷四

五鬱門

辨證論治一

人有心腹飽滿作脹，時或腸鳴，數欲大便，甚則心疼，兩脅填實，為嘔為吐，或吐痰涎，或嘔清水，或瀉痢暴注，以致兩足面胕腫，漸漸身亦重大。此等之病，初起之時，必雜然亂治，及其後也，未有不作肝經治之，誰知乃是土鬱之病乎！土鬱者，脾胃之氣鬱也。內經將土鬱屬之五運之氣，而不知人身五臟之中，原有土鬱之病，正不可徒咎之歲氣，而不消息其臟腑之氣也。夫土氣喜於升騰，不喜於下降，肝木來侮則土氣不升，肺金來竊則土氣反降，不升且降，而土之氣抑鬱而不伸，勢必反剋夫水矣。水既受剋，不敢直走於長川大河，自然泛溢於溪澗，遇淺則瀉，逢竅必鑽，流於何經，即於何經受病矣。治之法：宜疏通其土，使脾胃之氣升騰，則氣鬱可解。然而脾胃之所以成鬱者，雖因於肝木之有餘，與肺金之不足，然亦因脾胃之氣素虛，則肝得而侮，肺得而耗也。倘脾胃之氣旺，又何患而成鬱哉！故開鬱必須補脾胃之氣也，補脾胃而後用奪之之法，則土鬱易解耳。

臨床處方

〔**善奪湯**〕：**茯苓**一兩**車前子**三錢**白朮**二錢**柴胡**一錢**白芍**五錢**陳皮**三分**半夏**一錢，**水煎服**。

藥理說明

連服四劑而諸症漸癒。此方利水而不走氣，舒鬱而兼補正，不奪之奪，更神於奪也。何必開鬼門，泄淨府，始謂土鬱奪之哉！

辨證論治二

人有咳嗽氣逆，心脅脹滿，痛引小腹，身不能反側，舌乾嗌燥，面陳色白，喘不能臥，吐痰稠密，皮毛焦枯，人以為肺氣之燥也，而不知乃是肺氣之鬱。夫肺氣之鬱，未有不先為心火所逼而成者也。然而火旺由於水衰，腎水不足，不能為腎母復仇，則肺金受虧，而抑鬱之病起。譬如父母為外侮侵凌，而子弱伶仃，不能成立，力難報怨，以泄父母之憤，父母斷不怪子之怯，必反憐子之辱，怨天尤人，而不平之氣，不能相遣，反添疾病者矣！然則治肺金之鬱，可不泄肺金之氣乎？雖然，未可泄肺金之氣也，必須大補其腎中之水，水足而心火有取資之樂，必不再來犯肺，是補腎水，正所以泄肺金也。

臨床處方

〔**善泄湯**〕：**熟地**一兩**山茱萸**五錢**元參**一兩**荊芥**三錢**牛膝**三錢**炒棗仁**三錢**沙參**三錢**貝母**一錢**丹皮**二錢，**水煎服**。

藥理說明

一劑輕，二劑又輕，十劑痊癒。此方滋腎水以制心火，實滋腎水以救肺金也。肺金得腎水之泄而肺安，腎水得肺金之泄而水壯，子母同心，外侮易制，又何憤懣哉！此金鬱泄之之義，實有微旨也。

辨證論治三

人有遇寒，心痛腰沉重，關節不利，艱於屈伸，有時厥逆，痞堅腹滿，面色黃黑，人以為寒邪侵犯也，誰知是水鬱之症乎！水鬱之症，成於土勝木復之歲者居多，然而脾胃之氣過盛，肝膽之血太燥，皆能成水鬱之症也。然則治之法，何可捨脾、胃、肝、膽之四經，而他治水鬱哉？雖然，水鬱成於水虛，而水虛不同。水有因火而虛者，有因水而虛者。因水而虛者，真水之虛也，真水虛而邪水自旺。因火而虛者，真火虛而真水益衰。然而真水真火，可分而不可分也。大約無論真火真水之虛，要在於水中補火，火足而水自旺，水旺而鬱不能成也。

臨床處方

〔補火解鬱湯〕：熟地一兩 山藥五錢 巴戟天一錢 肉桂五分 杜仲五錢 薏仁五錢，水煎服。

藥理說明

連服四劑自癒。此方於補火之中，而仍是補水之味，自然火能勝水，而水且生火，則水火兩濟，何鬱之有！正不必滋肝膽而調脾胃也。

辨證論治四

人有少氣，脅、腹、胸、背、面、目、四肢，填脹憤懣，時而嘔逆，咽喉腫痛，口乾舌苦，胃脘上下，忽時作痛，或腹暴疼，目赤頭暈，心熱煩悶，懊憹善暴死，汗濡皮毛，痰多稠濁，兩顴紅赤，身生痱瘡，人以為痰火作祟也，誰知是火鬱之病乎！夫火性炎上，火鬱，則不能炎上而違其性矣。五臟之火不同，有虛火、實火、君火、相火之異。然火之成為鬱火者，大約皆虛火、相火也。虛火、相火者，即龍雷之火也。雷火不鬱，則不發動；過於鬱，則又不能發動也。若君火、實火，雖鬱而仍能發動耳。故治火之鬱者，治虛火、相火而已矣。既曰「虛火」，則不可用瀉，既曰「相火」，則不可用寒，所當因其性而發之耳。

臨床處方

〔發火湯〕：**柴胡**一錢**甘草**一錢**茯神**三錢**炒棗仁**三錢**當歸**三錢**陳皮**三分**神麴**一錢**白芥子**二錢**白朮**二錢**廣木香末**五分**遠志**一錢，**水煎服**。

藥理說明

一劑而火鬱解，再劑而諸症癒矣。此方直入胞絡之中，以解其鬱悶之氣，而又不直瀉其火，而反補其氣血，消痰去滯，火遂其炎上之性也。或疑龍雷之火，在腎肝而不在心包，今治心包恐不能解龍雷之火鬱也？殊不知心包之火，下通於肝腎。心包之火不解，則龍雷之火鬱又何能解哉！吾解心包之鬱火，正所以解龍雷之鬱火也。不然，心包之鬱未解，徒解其龍雷之火，則龍雷欲上騰，而心包阻抑，劈木焚林之禍，必且更大。惟解其心包之火，則上火既達，而下火可以漸升，且上火既達，而下火亦可以相安，而不必升矣。此治法之最巧，而行醫者所宜細審也。

辨證論治五

人有畏寒畏熱，似風非風，頭疼頰疼，胃脘飽悶，甚則心脅相連塡脹，膈咽不通，呑酸吐食，見食則喜，食完作楚，甚則耳鳴如沸，昏眩欲仆，目不識人，人以為風邪之病，誰知是木鬱之症也。夫木屬肝膽，肝膽之氣一鬱，上不能行於心包，下必致刑於脾胃。人身後天，以脾胃為主，木剋脾土，則脾不能化矣。木剋胃土，則胃不能受矣。脾胃空虛，則津液枯槁，又何能分布於五臟六腑哉！且木尤喜水，脾胃既成焦乾之土，則木無水養，剋土益深，土益病矣。土益病則土不生肺，而肺金必弱，何能制肝？而肝木過燥，愈不自安，而作祟矣。治之法：宜急舒肝膽之木氣。然徒舒肝膽之氣，而不滋其肝膽之血，則血不能潤，而木中之鬱，未能盡解也。

臨床處方

〔解鬱至神湯〕：人參一錢 香附三錢 茯苓二錢 白朮一錢 當歸二錢 白芍五錢 陳皮五分 甘草五分 炒梔子一錢 柴胡五分，水煎服。

藥理說明

一劑而鬱少解，再劑而鬱盡解也。此方妙在無刻削之品，而又能立去滯結之氣，勝於〔逍遙散〕多矣。或疑鬱病，宜用解散之劑，不宜用補益之味，如人參之類，似宜斟酌。殊不知世風日下，景運不常，拂抑之事常多，愁悶之心易結，不比上古之世，恬澹寡營，木鬱之氣，盡得之歲運也。且近來元氣更漓，尤非上古可比，故治法亦宜變更，不可執鬱難用補，棄人參而單用解散之藥耳。況人參用入於解散藥中，正既無傷，而鬱又易解，何不可用之有？

辨證論治六

人之鬱病，婦女最多，而又苦最不能解，倘有困臥終日，痴痴不語，人以為呆病之將成也，誰知是思想結於心中，氣鬱而不舒乎！此等之症，全恃藥餌，本非治法，然不恃藥餌，聽其自癒，亦非治法也。大約思想鬱症，得喜可解，其次使之大怒，則亦可解。蓋脾主思，思之太甚，則脾氣閉塞而不開，必致見食則惡矣。喜則心火發越，火生胃土，而胃氣大開，胃氣既開，而脾氣又安得而閉乎！怒屬肝木，木能剋土，土怒則氣旺，氣旺必能沖開脾氣矣。脾氣一開，易於消食，食消而所用飲饌，必能化精以養身，亦何畏於鬱乎！故見此等之症，必動之以怒，後引之以喜，而徐以藥餌繼之，實治法之善也。

臨床處方

〔解鬱開結湯〕：白芍一兩**當歸**五錢**白芥**三錢**白朮**三錢**生棗仁**三錢**甘草**五分**神麯**二錢**陳皮**五分**薄荷**一錢**丹皮**三錢**元參**三錢**茯神**二錢**，水煎服。**

藥理說明

十劑而結開，鬱亦盡解也。此方即〔逍遙〕之變方，最善解鬱，凡鬱怒而不甚者，服此方無不心曠神怡，正不必動之以怒，引之以喜之多事耳。

咳嗽門

辨證論治一

人有驟感風寒，一時咳嗽，鼻必塞而不通，嗽必重而不弱，痰必先清而後濁，身必畏風而惡寒，此風寒入於皮毛，而肺經先受之也。夫肺之竅通於鼻，肺受風寒之邪，而鼻之竅不通者，阻隔肺金之氣也。肺之竅既不能通，而人身之火，即不能流傳於經絡，而火乃入於肺，以助風寒之黨矣。故初起咳嗽，必須先散風寒，而少佐之散火之劑，不可重用寒涼以抑其火，亦不可多用酷熱以助其邪，用和解之法為最妙，如〔甘桔湯〕、〔小柴胡湯〕是也。然而世人往往以小病不急治者多矣，久則肺氣虛而難癒。則補母、補子之道，宜知也。補母者，補其脾胃也。補子者，補其腎水也。似乎宜分二治之法，以治久咳久嗽之症，而余實有兼治之方，既有利於子母，而復有益於咳嗽，毋論新久之嗽，皆可治之以取效也。

臨床處方

〔善散湯〕：**麥冬**二錢**蘇葉**一錢**茯苓**三錢**元參**三錢**甘草**一錢**黃芩**八分**天門冬**三錢**冬花**五分**貝母**一錢，**水煎服**。

藥理說明

此方用麥冬、天門冬以安肺氣，用茯苓、甘草以健脾胃之土，用元參以潤腎經之水，用蘇葉、款冬花以解散其陰陽之風邪，又加黃芩以清其上焦之火，貝母以消內膈之痰，斟酌咸宜，調劑皆當，故奏功取勝耳。

辨證論治二

人有風寒已散，而痰氣未清，仍然咳嗽不已，氣逆煩冤，牽引腰腹，俯仰不利，人皆謂必須治痰之為急矣。然而治痰而痰愈多，嗽愈急，咳愈重者，何也？蓋治痰之標，而不治痰之本耳。痰之標在於肺，痰之本在於腎，不治腎而治肺，此痰之不能去，而咳嗽之不能癒也。夫腎之水未嘗有痰也，何以見痰之本在於腎耶？人生飲食，原宜化精而不化痰，惟腎氣之虛，則胃中飲食所化之津液，欲入腎而腎不受，則上泛為痰矣。腎氣既虛，宜乎望胃中之津液，以助其飢渴，何見津液而反不受乎？不知腎氣之虛者，因肺氣之虛也。腎見肺母匱乏，欲救母以濟急，忍背母而受益乎！故見胃之津液而不受者，讓胃之救肺母也。無如胃中所化之津液無多，不足以濟肺之乾枯，而心火見胃之津液來生，嗔子私養仇家，轉來相奪，則津液不能滋肺，而反化為痰涎而外越矣。然則治之法烏可獨治腎乎！然而腎子之不能報母之仇者，非水之多，乃水之少也。水少則化為痰，水多則制夫火，吾大補其腎水，使腎水汪洋，既能剋心火之有餘，更能濟肺金之不足，心火不敢相奪，胃氣又復相安，自然津液下潤，腎經獨受，化精而不化痰矣。

臨床處方

〔子母兩富湯〕，加味者也：熟熟地二兩　麥冬二兩　甘草一錢　柴胡一錢　白芍五錢，水煎服。

藥理說明

以熟地大滋其腎水，以麥冬大安其肺金，加芍藥、柴胡、甘草以舒其肝膽之氣，使其不來剋脾胃之土，則脾胃之氣易於升騰，上使救肺而下可救腎，且邪亦易散，實有鬼神不測之妙也。

辨證論治三

人有久嗽而不癒，用補腎滋陰之藥不效，反覺飲食少思，強食之而不化，吐痰不已者，人以為肺金尚有邪留於胃中，而不知乃脾胃虛寒，不能生肺，使邪留連於中脘而作嗽也。夫肺金之母，脾、胃兩經之土也。土旺則金旺，土衰則金衰，不補母以益金，反瀉子以損土，邪即外散，肺且受傷，況尚留餘邪未散乎！無怪其久嗽而不癒也。然則治之法：不可僅散肺之邪，而當急補肺之氣，不可僅補肺之氣，必當急補脾胃之土矣。雖然補脾胃之氣，而不知所以補之之法，猶之乎徒補脾胃也。蓋補胃必須補心包之火，而補脾必須補命門之火，心包生胃土，命門生脾土，實有不同耳。然而胃病則脾必病，而脾病則胃亦病也。吾補胃而即兼補脾，補脾而即兼補胃，未嘗非肺金之所喜。肺喜正氣之生，自惡邪氣之剋，不必治嗽而嗽病自已矣。

臨床處方

〔補母止嗽湯〕：白朮五錢**茯苓**五錢**人參**一錢**陳皮**三錢**甘草**一錢**蘇子**一錢**半夏**一錢**桔梗**二錢**麥冬**五錢**紫苑**一錢**肉桂**五分**，水煎服。**

藥理說明

一劑而嗽輕，二劑嗽更輕，四劑而嗽全止矣。此方乃補脾胃之聖藥，加入肉桂以補心包、命門之兩火，一味而兩得之也。又恐徒治脾胃之母，置肺邪於不問，又增入補肺散邪之味，則子母兩得，而久嗽安得不速癒哉！

辨證論治四

人有咳嗽長年不癒，吐痰色黃，結成頑塊，凝滯喉間，肺氣不消，用盡筋力，始得吐出於口者，此乃老痰之病也。年老陽虛之人，最多此症，然用消痰清肺之藥，往往不驗者，蓋徒治其痰，而不理其氣也。夫痰盛則氣閉，氣行則痰消，老年之人，孤陽用事，又加氣閉而不伸，則痰結於膜膈之間而不得化，則陽火煎熬，遂成黃濁之色，氣虛不能吹送，故必咳之久而始能出也。

臨床處方

〔六君子湯〕加減治之：人參五錢**白朮**五錢**茯苓**三錢**陳皮**五分**柴胡**五分**白芍**一兩**白芥子**三錢**甘草**一錢**梔子**一錢**，水煎服。**

藥理說明

二劑而痰變白矣，四劑而痰易出矣，十劑而咳嗽盡除矣。補陽氣之虛，開鬱氣之滯，消痰結之塊，袪久閉之火，有資益而無刻削，則老痰易化，而咳嗽易除也。倘徒用攻痰之藥，則陽氣必傷，而痰又難化，格格難吐，何日是輕快之時乎！

辨證論治五

人有陰氣素虛，更加氣惱，偶犯風邪，因而咳嗽，人以散風袪邪之藥，治之而癒甚，此不治其陰虛之故也。然而徒滋其陰，而肝氣未平，則木來侮金，咳亦難已。法宜平肝，而又益之補水之劑，則水能資木，而木氣更平也。

臨床處方

〔平補湯〕：**熟地**一兩**麥冬**一兩**甘草**五分**白芍**一兩**柴胡**一錢**人參**五分**茯苓**三錢**天花粉**二錢**百合**五錢**炒黑荊芥**一錢，**水煎服**。

藥理說明

此方大補肺、腎、肝、脾之四經，而尤能解肝氣之鬱，肝經鬱解，而肺氣風邪亦不必袪而自散矣。人謂補腎、補肺、平肝足矣，又何兼補脾胃而用人參耶？不知三經之氣，非脾胃之氣不行，吾少加人參、白朮以通之，則津液易生，而腎、肝、肺尤能相益也。

辨證論治六

人有久嗽而不癒者，口吐白沫，氣帶血腥，人以為肺經之濕也，而不知實肺金之燥。苟肺氣不燥，則清稟之氣下行，而周身四達，何處非露氣之下潤乎？不特腎水足以上升而交於心，亦且心火下降而交於腎，不傳於肺矣。心火既不傳於肺金，曾何傷燥之慮哉！惟有肺氣先已匱乏，高源之水，無有留餘之勢，而欲下澤之常盈，以上供於肺金之用，此必不得之數也。治之法：自宜專潤肺金之燥矣。然而肺金之燥，而腎火上沖，則肺且救子之不暇，又何能自潤其肺乎？此肺、腎之必宜同治也。

臨床處方

〔子母兩富湯〕治之：熟地二兩　麥冬二兩，水煎服。

連服四劑，而肺金之燥除，腎火之乾亦解。譬如滂沱大雨，高低原濕，無非膏霖，上可放水於平疇，下可取泉於峻壑，既解燥渴之虞，寧有咳嗽之患哉！倘失此不治，或治而不補益其肺、腎，轉盼則甕乾杯罄，毛瘁色敝，筋急爪枯，咳引胸背，弔疼兩脅，諸氣憤鬱，諸痿喘嘔，嗌塞血泄，種種危候，相因俱見矣，又何用藥以救其焦枯哉！

藥理說明

辨證論治七

人有久病咳嗽，吐痰色紅，有似嘔血而實非血也。盜汗淋漓，腸鳴作泄，午後發熱，人以為腎經之邪火太盛，將欲腎邪傳於心也，誰知是肝邪之將傳於腎乎！此症初因腎水乾枯，腎經受邪，腎乃傳心，故發熱而盜汗。未幾心邪傳肺，故咳嗽而汗泄；未幾肺邪傳肝，故脅痛而氣壅；未幾肝邪傳脾，故腸鳴而作泄。今既盜汗淋漓，腸鳴作瀉，乃肺邪不傳肝而傳脾也。邪不入腎肝，尚有可生之機，極宜平肝滋腎，使邪不再傳，則肝平而不與肺為仇，腎滋而不與心為亢，更益之健脾之品，使脾健而不與腎為耗，則肺之受益為何如乎！自然心火不刑肺而生脾，脾氣得養而肺氣更安矣。

臨床處方

〔轉逆養肺湯〕：白芍五錢麥冬五錢茯苓三錢元參二錢熟地五錢山茱萸五錢北五味二錢車前子二錢地骨皮三錢丹皮三錢牛膝一錢破故紙五分貝母一錢，水煎服。

連服十劑而氣轉矣，再服十劑而痰變為白矣，再服十劑而泄止腸亦不鳴也。此方本非止泄之藥，而何以能止泄也？蓋泄成於陰虛，吾補其

藥理說明

陰而瀉自止。陰旺則火息不去爍金，金安則水平不去剋土，所以消痰而化其火炎之色，止泄而撤其金敗之聲，故腸鳴盜汗所以盡除，而咳嗽又寧有不癒者乎！

辨證論治八

人有春暖夏熱，則安然不嗽，一遇秋涼，即咳嗽而不能寧，甚至氣喘難臥，人以為肌表之疏泄也，誰知是鬱熱之難通乎！夫人身之氣血，流通於肌肉內，則風邪不得而入也。惟氣血閉塞不通，而邪轉來相侮，蓋氣血一閉，則凝滯而變為熱矣。熱欲外出，而寒欲內入，閉塞之極，反予邪以可乘之機。春夏之間，寒難犯熱，秋冬之際，熱難拒寒。春夏之間，皮膚疏泄，內熱易於外宣，秋冬之際，皮膚緻密，內熱艱於外發，所以春夏不咳嗽，而秋冬咳嗽也。倘不治其鬱熱之本，而惟用發散之品，徒虛其外，愈不能當風寒之威，徒耗其中，轉益增其鬱熱之勢，均失其治之之法也。所貴攻補兼施，既舒其內鬱之

熱，而復疏其外入之寒，則本既不傷，而末亦易舉也。

臨床處方

當歸五錢**大黃**一錢**貝母**二錢**天花粉**三錢**薄荷**二錢**荊芥**二錢**甘草**一錢**白朮**三錢**陳皮**三分**神麴**五分**黃芩**二錢**桔梗**二錢，**水煎服**。

藥理說明

連服四劑，秋冬之時，斷無咳嗽之症矣。此之妙，全在用大黃於去火消痰之中。蓋大黃走而不守，通鬱最速，又得當歸之補而不滯，白朮之利而不攻，所以舒內鬱之熱，疏外入之寒，而內外兩益也。

喘門

辨證論治一

人有偶感風寒，一時動喘，氣急抬肩，吐痰如湧，喉中作水雞聲，此乃外感之病，非內傷之痾也。倘誤認內傷，而少用補氣之味，則氣塞而不能言，痰結而不可息矣。治之法：宜用解表之味，然而純補之藥不可用，而清補之藥未嘗不可施也。

臨床處方

〔**平喘仙丹**〕：**麥冬**五錢**桔梗**三錢**甘草**二錢**半夏**二錢**黃芩**一錢**山豆根**一錢**射干**一錢**白微**一錢**烏藥**一錢**蘇葉**八分**茯苓**三錢，**水煎服**。

藥理說明

一劑而喘平矣，再劑痊癒，不必三劑也。蓋外感之喘，乃風寒之邪，從風府而直入於肺，盡驅其痰，而湧塞於咽喉之間，看其病勢似重，然較內傷之喘大輕，實有天淵之隔也。〔平喘仙丹〕專入於肺，消肺之邪，而不耗肺之正，順肺之氣，而不助肺之火，故下喉而即慶安全也。譬如強暴之客，乍入門庭，見士卒之健旺，器械之鮮明，而主人門客，又善於解紛，有不急走而退者乎！

辨證論治二

人有痰氣上沖於咽喉，氣塞肺管，作喘而不能取息，其息不粗，而無抬肩之狀者，此氣虛，非氣盛也，乃不足之症，不可作有餘之火治之。人身之陰陽原自相根，而陰陽中之水火，不可須臾離也。惟腎水大虛，而後腎火無制，始越出於腎宮，而關元之氣，不能挽回，直奔於肺而作喘矣。然而關元之氣微，雖力不勝任，以挽回其將絕之元陽，而猶幸其一線之牽連也，則猶可救援於萬一耳。

臨床處方

〔定喘神奇丹〕：人參四兩**牛膝**五錢**麥冬**二兩**北五味**三錢**熟地**二兩**山茱萸**四錢**，作湯煎服。**

藥理說明

一劑而喘少止，二劑而喘更輕，四劑而喘大定。此方妙在人參之多用，不用至四兩，則不能下達於氣海、關元，以生氣於無何有之鄉。非用牛膝不能下行，且牛膝能平胃腎虛火，而又能直補其下元之氣也。麥冬益肺金，若非多用，則自顧不暇，何能生汪洋之水，以救燎原之炎耶？人喘則氣散，非五味子何以收斂之乎？用熟地以益腎中之水也，腎水大足，自不去泄肺金之氣，然非多加，則陰不能驟生，而火不可以遽制。又益之山茱萸，以贊襄熟地之不逮，自能水火既濟，而氣易還元也。

辨證論治三

人有七情氣鬱，結滯痰涎，或如破絮，或如梅核，咯之不出，吞之不下，痞滿壅盛，上氣喘急，此內傷外感，兼而成之者也。此等之症最難治，欲治內傷而外邪不能出矣，欲治外感而內傷不能癒矣。然則終何以治之乎？吾治其肝膽，而內傷外感俱皆癒矣。蓋肝膽乃陰陽之會，表裡之間也，解其鬱氣，而喘急可平矣。

臨床處方

〔加味逍遙散〕治之：白芍五錢**白朮**三錢**當歸**二錢**柴胡**一錢**陳皮**五分**甘草**一錢**茯苓**三錢**蘇葉**一錢**半夏**一錢**厚朴**一錢**，水煎服。**

藥理說明

一劑而痰氣清、再劑而痰氣更清、四劑而喘急自癒。病成於鬱，治鬱而諸症安得不速癒哉！

辨證論治四

人有久咳之後，忽然大喘不止，痰出如泉，身汗如油，此汗出亡陽，本是不救之病，吾以為可救者，以久嗽傷肺而不傷腎也。夫喘症多是傷腎，久嗽之人，未有不傷腎者，以肺金不能生腎水，而腎氣自傷也。然傷肺以致傷腎，與竟自傷腎者不同。蓋傷肺者，傷氣也；傷腎者，傷精也。故傷肺以致傷腎者，終傷氣而非傷精。精有形而氣無形，無形者可以補氣生精，即補氣可以定喘，有形者必補精以生氣，又必補精以回喘也。所以傷肺者易為功，不比傷腎者難為力。

臨床處方

〔**生脈散**〕：**麥冬**一兩**人參**五錢**北五味子**二錢，**水煎服**。

一劑而喘定，再劑而汗止，三劑而痰少。更加：天花粉二錢白朮五錢當歸三錢白芍五錢，再服十劑痊癒。

藥理說明

〔生脈散〕補氣之聖藥也，補其肺氣，自生腎水矣。腎得水而火不上沸，則龍雷自安於腎臟，不必又去補腎也。以視傷腎動喘者，輕重不大懸殊哉！我故曰傷肺者易為功，不信然乎！

怔忡門

辨證論治一

人有得怔忡之症者，一遇拂情之事，或聽逆耳之言，便覺心氣怦怦上沖，有不能自主之勢，似煩而非煩，似暈而非暈，人以為心虛之故也。然而心虛由於肝虛，肝虛則肺金必旺，以心弱而不能制肺也。肺無火煅煉，則金必制木之太過，肝愈不能生心，而心氣益困。故補心必須補肝，而補肝尤宜制肺。然而肺不可制也。肺乃嬌臟，用寒涼以制肺，必致傷損脾胃，肺雖制矣，而脾胃受寒，不能運水穀，則肝又何所取資？而腎又何能滋益？所以肺不宜制而宜養也。況肺愈養而愈安，愈制而愈動乎！

臨床處方

〔**制忡湯**〕**治之：人參**一錢**白朮**五錢**白芍**一兩**當歸**一兩**生棗仁**一兩**北五味**一錢**麥冬**五錢**貝母**五分**竹瀝**十匙，**水煎服**。

藥理說明

一劑而怔忡少定，二劑更定，十劑痊癒。此方妙在不全去定心，而反去補肝以平木，木平則火不易動，補肺以養金，則木更能靜矣。木氣既靜，則肝中生血，自能潤心之液，而不助心之焰，怔忡不治而自癒矣。

辨證論治二

人有得怔忡之症，日間少輕，至夜則重，欲思一熟睡而不可得者，人以為心虛之極也，誰知是腎氣之乏乎！凡人夜臥，則心氣必下降於腎宮，腎宮不虛，則開門延入，彼此歡然也。惟腎水大耗，則家貧客至，無力相延，有束手窘迫之狀。客見主人之窘迫，自然不可久留，辭之而去，徘徊於歧路之間，托足無門，有無如何之勢！其徬徨四顧，無主之狀，又將何如乎？治之法：大補其腎中之精，則腎氣充足，而府庫有餘財，自然客到相投，延接登堂，開筵暢飲，共幸此心之樂矣。

臨床處方

〔**心腎兩交湯**〕：**熟地**一兩**山茱萸**八分**人參**一錢**當歸**五錢**炒棗仁**八錢**白芥子**五錢**麥冬**一錢**肉桂**三分**黃連**三分，**水煎服**。

藥理說明

一劑即熟睡，二劑即怔忡稍癒，十劑痊癒也。此方補腎之中，仍益之補心之劑，似乎無專補之功，殊不知腎水既足，而心氣太虛，恐有不相契合之虞。主富而客貧，未免有菲薄輕棄之事。今心腎兩有餘資，素封之主，見金多之客，自然分外加歡，相得益彰矣。況益之介紹，如黃連、肉桂並投，則兩相讚頌，兩相和美，有不賦膠漆之好者，吾不信也。

辨證論治三

人有得怔忡之症，心常怦怦不安，常若有官事未了，人欲來捕之狀，人以為心氣之虛也，雖知是膽氣之怯乎！夫膽屬少陽，心之母也。母虛則子亦虛，又何疑乎！惟是膽氣雖虛，何便作怔忡之病？不知十一臟之氣，皆取決於膽，膽氣一虛，而十一臟之氣，皆無所遵從，而心尤無主。故怦怦而不安者，乃似乎怔忡，而實非怔忡也。治之法：徒補心而不補各臟腑之氣，則怔忡之病不能痊；補各臟腑之氣而不補膽之氣，內無剛斷之風，外有紛紜之擾，又安望心中之寧靜乎！故必補膽之氣，而後可以去怯也。

臨床處方

〔堅膽湯〕：白朮五錢**人參**一錢**茯苓**二錢**白芍**二兩**鐵粉**一錢**丹砂**一錢**天花粉**三錢**生棗仁**三錢**竹茹**一錢，**水煎服**。

藥理說明

一劑而膽壯，二劑而膽更壯，十劑而怦怦者不知其何以去也。此方肝膽同治之劑，亦心膽共治之劑也。肝與膽為表裡，治膽而因治肝者，兄旺而弟自不衰也。心與膽為子母，補膽而兼補心者，子強而母自不弱也。又有鎮定之品以安神，刻削之味以消痰，更相佐之得宜，即是怔忡，未有不奏功如響者，況非怔忡之真病乎？毋怪其收效之捷也。

驚悸門

辨證論治一

人有聞聲而驚動，心中怦怦，半日而後止者，人以為心中有痰也，乃用消痰之藥，治之不效，久則不必聞聲而亦驚，且添悸病，心中常若有來捕者，是驚悸相連而至也。雖俱是心虛之症，而驚與悸實有不同，蓋驚之病輕於悸，悸之病重於驚。驚從外來而動心，悸實內生而動心也。若怔忡，正悸之漸也；若悸，非驚之漸也。故驚悸宜知輕重，一遇怔忡，即宜防驚，一驚即宜防悸，然而驚悸雖分輕重，而治虛則一也。

臨床處方

〔安定湯〕：**黃耆**一兩**白朮**五錢**當歸**五錢**生棗仁**五錢**遠志**三錢**茯神**五錢**甘草**一錢**熟地**一兩**半夏**二錢**麥冬**五錢**柏子仁**三錢**元參**三錢，**水煎服**。

一劑而驚悸輕，再劑而更輕，十劑痊癒。夫神魂不定而驚生，神魂不安而悸起，皆心肝兩部之血虛也。血虛則神無所歸，魂無所主。今用生血之劑，以大補其心肝，則心肝有血以相養，神魂何致有驚悸之生哉！倘此等之藥，用之驟效，未幾而仍然驚者，此心肝大虛之故也。改煎藥為丸，方用〔鎮神丹〕：人參一錢當歸三兩白朮五兩生棗仁三兩遠志二兩生地三兩熟地八兩白芥子一兩茯苓三兩柏子仁一兩龍骨一兩醋焠虎睛一對陳皮三錢麥冬三兩，各為末，蜜為丸，每日白滾水送下，早晚各五錢，一料痊癒。此方較前更奇，而神方中用龍虎兩味，實有妙義。龍能定

藥理說明

驚，虎能止悸，入之補心補腎之中，使心腎交通，而神魂自定而且安也。

辨證論治二

人有先驚而後悸，亦有先悸而後驚，似乎驚悸不同，而不知實非有異也，不過輕重之殊耳。吾前條已備言之矣，而此條又重申之者何故？蓋辨驚悸之分中有合，合中有分耳。驚有出於暫而不出於常，悸有成於暗而不成於明者，又不可不別也。似乎常暫明暗之不同，然而暫驚輕於常驚，明悸重於暗悸，四者不同，而驚悸仍同也。然則治之法將分而治之乎，抑合而治之也？知其合中之分，則分治之而效；知其分中之合，則合治之而亦無不效矣！蓋驚出於暫，吾治其常悸成於明，吾治其暗，吾定一方，合驚悸而治之。

臨床處方

名為〔兩靜湯〕：人參一兩**生棗仁**二兩**菖蒲**一錢**白芥子**三錢**丹砂**三錢**巴戟天**一兩，**水煎服**。

連服四劑，驚者不驚，而悸者亦不悸也。此方妙在用棗仁之多以安其心，尤妙在用人參、巴戟天以通心腎。心腎兩交，則心氣通於腎，而夜能安；腎氣通於心，而日亦安也。心腎交而晝夜安，即可久之道也。日計之而能安，即月計之而無不安矣，又何慮常暫明暗之猶動驚悸哉！

藥理說明

虛煩門

辨證論治一

人有遇事而煩心生，多言而煩心起，常若胸中擾攘，不思而念，若紛紜不動，而意若嘈雜，此俗云「虛煩」也，乃陰陽偏勝之故，火有餘而水不足也。或謂「虛煩」之病。心熱而加膽寒，心熱則火動而生煩，膽寒則血少而厭煩矣。不知「虛煩」實本於心熱，膽則未嘗寒也。夫膽則最喜熱而惡寒，世人云「膽寒」則怯者，正言膽之不可寒也。然則膽寒則怯，何敢犯火熱之心？可見虛煩是心火之熱，非膽木之寒也。古人用〔溫膽湯〕以治虛煩，而煩轉盛者，正誤認膽寒也。治之法：宜於補心之中，而用清心之味，則去熱益心，而虛煩自除也。

臨床處方

〔解煩益心湯〕：人參二錢**黃連**一錢**生棗仁**三錢**白朮**一錢**茯神**三錢**當歸**二錢**元參**五錢**甘草**三分**枳殼**五分**天花粉**二錢**，水煎服。**

藥理說明

一劑煩止，再劑煩除矣。此方純是入心之藥，清火而加入消痰之藥者，有火必有痰也。火化痰而煩益劇者，痰火散而煩自釋矣。況又有補心之劑，同群而並濟哉！

辨證論治二

人有年老之時，患虛煩不得寐，大便不通，常有一裹熱氣，自臍下直沖於心，便覺昏亂欲絕，人以為火氣之沖心也，誰知是腎水之大虧乎！夫心中之液，實腎內之精也。心火畏腎水之剋，乃假剋也。心火喜腎水之生，乃真生也。心得腎之交，而心乃生；心失腎之通，而心乃死。虛煩者，正死心之謂也。惟是腎既上通於心，何以臍下之氣上沖而心煩，得毋關元之氣，非腎中之氣也？不知腎之交於心者，乃腎水之交，而非腎火之交也。腎水交於心而成既濟之泰，腎火交於心而成未濟之否，故既濟而心安，未濟而心煩耳。老人者孤陽無水，熱氣上沖，乃腎火之沖心也，火之有餘，實水之不足。治之法：大補其腎中之水，則水足以制火，火不上沖而煩自止矣。

臨床處方

〔六味地黃湯〕加品治之：熟地一兩 **山茱萸**五錢 **山藥**四錢 **茯苓**三錢 **丹皮**五錢 **澤瀉**二錢 **白芍**五錢 **麥冬**五錢 **炒棗仁**五錢 **北五味**一錢 **柴胡**五分 **甘菊**三錢**，水煎服**。

藥理說明

二劑而煩卻，四劑而大便通，二十劑不再發。〔六味丸湯〕所以滋腎水之涸也，麥冬、五味滋其化源，白芍、柴胡以平肝，肝平而相火無黨，不致引動包絡之火，又得棗仁、甘菊之相制，則心氣自舒，而復有腎水之交通，有潤之樂而無燥之苦，豈尚有慮煩之動乎？故飲之而安然也。

不寐門

辨證論治一

人有晝夜之間，俱不能寐，心甚煩躁，人以為心經之熱，火動不安也，誰知是心腎之不交乎！雖日間不寐，與夜間不寐，各有分別，而此則不必分也。蓋日不能寐者，乃腎不交於心也；夜不能寐者，乃心不交於腎也。今日夜俱不寐，乃心腎兩不相交耳。夫心腎之所以不交者，心過於熱，而腎過於寒也。心原屬火，火過於熱則火炎於上，而不能下交於腎矣。腎原屬水，過於寒則水沉於下，而不能上交於心矣。然則治之法：使心之熱者不熱，腎之寒者不寒，自然寒之中有熱之性，熱之中有寒之機，兩相引而自兩相合也。

臨床處方

〔**上下兩濟丹**〕：**人參**一兩 **熟地**一兩 **白朮**五錢 **山茱萸**三錢 **肉桂**五分 **黃連**五分，**水煎服**。

藥理說明

一劑而即寐矣。何藥之神也？蓋黃連涼心之妙品；肉桂乃溫腎之聖味，兩物同用，原能交心腎於頃刻，然無補藥以輔之，未免熱者有太燥之虞，而寒者有過涼之懼。得熟地、人參、白朮、山萸以相益，則交接之時，既無刻削之苦，自有歡愉之慶，然非多用之，則勢單力薄，不足以投其所好，而饜其所取，恐暫效而不能久效耳。

辨證論治二

人有憂愁之後，終日困倦，至夜而雙目不閉，欲求一閉目而不能者，人以為心腎之不交也，誰知是肝氣之太燥乎！夫憂愁之人，未有不氣鬱者也。氣鬱既久，則肝氣不舒，肝氣不舒，則肝血必耗，肝血既耗，則木中之血，上不能潤於心，而下必取汲於腎水。然而肝木大耗，非杯水可以灌溉，曷日日之取給乎？於是腎水亦枯，而不能供肝木之涸矣。其後腎止可自救其焦釜，見肝木之來親，有閉關而拒之者矣。肝為腎之子，腎母且棄之而不顧，況心為腎之仇，又烏肯引火而自焚乎？所以堅閉之而不納也。治之法：必須補肝血之燥，而益之補腎之枯，自然水可以養木，而肝可以交心也。

臨床處方

〔潤燥交心湯〕：**白芍**一兩**當歸**一兩**熟地**一兩**元參**一兩**柴胡**三分**菖蒲**三分，**水煎服**。

藥理說明

一劑而肝之燥解，再劑而肝之鬱亦解，四劑而雙目能閉而熟睡矣。此方用芍藥、當歸以滋其肝，則肝氣自平矣。又得熟地以補腎水，則水足以濟肝，而肝之血益旺。又得元參以解心中之炎，而又是補水之劑。投之柴胡、菖蒲解肝中之鬱，引諸藥而直入於心宮，則腎肝之氣，自然不交而交也。

辨證論治三

人有夜不能寐，惟恐鬼祟來侵，睡臥反側，輾轉不安，或少睡而即便驚醒，或再睡而恍如捉拿，人以為心腎不交之故，而孰知不然，蓋膽氣之怯也。夫肝屬少陽，少陽之經，為半表半裡之間，心腎交接之會也。心之氣，由少陽以交於腎；腎之氣，亦由少陽以交於心。膽氣既虛，心、腎兩氣至，不敢相延而為之介紹，心腎怒其閉門不納，兩相攻擊，故膽氣愈虛，驚悸易起，益不能寐耳。治之法：宜補少陽之氣，然補少陽，又不得不補厥陰也。蓋厥陰肝經與少陽膽經為表裡，補厥陰之肝，正補少陽之膽耳。

臨床處方

〔肝膽兩益湯〕：白芍一兩 遠志五錢 炒棗仁一兩，水煎服。

一劑而寐安，二劑而睡熟，三劑而驚畏全失也。此乃白芍入肝入膽之聖藥，佐遠志、棗仁者，似乎入心而不入膽，不知遠志、棗仁既能入

藥理說明

心，亦能入膽之物也，況同白芍用之，則共走膽經，又何疑乎！膽得三味之補益，則膽汁頓旺。膽汁既旺。又何懼心腎之相投乎！自然往來介紹，彼此延接，稱魚水之歡，為來夢之媒也。

辨證論治四

人有神氣不安，臥則魂夢飛揚，身雖在床，而神若遠離，聞聲則驚醒而不寐，通宵不能閉目，人以為心氣之虛也，誰知是肝經之受邪乎！夫肝主藏魂，肝血足則魂藏；肝血虛則魂越，游魂多變，亦因虛而變也。否則魂且藏於肝之舍，雖有邪引之，而魂不為動也，故臥之而安然得寐耳。今肝血既虧，肝臟之中無非火熱之氣，木得火而自焚，魂將安寄？魂自避出於軀殼之外，一若離魂之症，身與魂分為兩也。然而離魂之症

與不寐之症，又復不同。離魂者，魂離而能見物；不寐而若離魂者，魂離而不能見物也。其所以不能見物者，陰中有陽，非若離魂之症，純於陰耳。治之法：祛肝之邪，而先補肝之血，血足而邪自難留，邪散而魂自歸舍，不必招夢而夢自來，亦不必祛夢而夢自絕。

臨床處方

〔引寐湯〕：白芍一兩**當歸**五錢**龍齒末**火煅二錢**菟絲子**三錢**巴戟天**三錢**麥冬**五錢**柏子仁**二錢**炒棗仁**三錢**茯神**三錢，**水煎服**。

一劑而寐矣，連服數劑，夢魂甚安，不復從前之飛越也。此方皆是補肝、補心之藥，而用之甚奇者，全在龍齒。古人云：「治魂不寧者，宜以虎睛，治魂飛揚者，宜以龍齒，正取其龍膽入肝而能平木也。」夫龍能變化，動之象也。不寐非動乎？以龍齒佐之，不益助遊魂之不定乎？不知龍雖動而善藏，動之極，正藏之極也。用龍齒以引寐者，非取其動中之藏乎！此亦古人之所未言，余不覺泄天地之奇也。

藥理說明

辨證論治五

人有心顫神懾，如處孤壘，而四面受敵，達旦不能寐，目眵眵無所見，耳聵聵無所聞，欲少閉睫而不可得，人以為心腎之不交也，誰知是膽虛而風襲之乎！夫膽虛則怯，怯則外邪易入矣。外邪乘膽氣之虛，既入於膽之中，則膽氣無主，一聽邪之所為。膽欲通於心，而邪不許，膽欲交於腎，而邪又不許，此目之所以眵眵，而耳之所以聵聵也。心腎因膽氣之不通，亦各退守本宮而不敢交接，故欲閉睫而不可得也。夫膽屬少陽，少陽者木之屬也。木與風同家，故風最易入也。風乘屬木之虛，居之而不出，則膽畏風之威，膽愈怯矣。膽愈怯而又無子母之援，何啻如臥薪嘗膽之苦，又安得悠然而來夢乎？治之法：必助其膽氣之旺，而佐之祛風蕩邪之品，則風邪自散，而膽氣亦壯，庶可高枕臥矣。

臨床處方

〔**祛風益膽湯**〕：**柴胡**二錢**郁李仁**一錢**烏梅**一個**當歸**一兩**川芎**三錢**麥冬**五錢**沙參**三錢**竹茹**一錢**甘草**一錢**白芥子**二錢**陳皮**五分，**水煎服**。

連服二劑，而顫懾止，再服二劑而見聞有所用，人亦熟睡矣。此方純不去引心腎之交，而惟去瀉膽木之風邪。風邪外散，而膽氣又得歸、

藥理說明

芎之相助，則膽汁不乾，可以分給於心腎，自然心腎兩交，欲不寐得乎！此病之所以如失也。

健忘門

辨證論治一

人有老年而健忘者，近事多不能記憶，雖人述其前事，猶若茫然，此真健忘之極也，人以為心血之涸，誰知是腎水之竭乎！夫心屬火，腎屬水，水火似乎相剋，其實相剋而妙在相生。心必藉腎以相通，火必藉水而既濟，如只益心中之血，而不去填腎中之精，則血雖驟生，而精仍長涸，但能救一時之善忘，而不能冀長年之不忘

也。治之法：必須補心而兼補腎，使腎經不乾，自然上通於心而生液。然而老年之人，乃陰盡之時，補陰而精不易生，非但藥品宜重，而單恃煎湯，恐有一時難以取勝之憂，服煎劑之後，以丸藥繼之，始獲永遠之效也。

臨床處方

湯方名為〔生慧湯〕：熟地一兩**山茱萸**四錢**遠志**二錢**生棗仁**五分**柏子仁**去油五錢**茯苓**三錢**人參**三錢**菖蒲**五分**白芥子**二錢，**水煎服**。

連服一月，自然不忘矣。此方心腎兼補，上下相資，實治健忘之聖藥，若能日用一劑，不特卻忘，並有延齡之慶矣。然而人必苦服藥也，則丸方又不可不傳耳。丸方名為〔扶老丸〕：人參五錢白朮三兩茯神二兩黃耆三兩當歸三兩熟地半斤山茱萸四兩元參三兩菖蒲五錢柏子仁三兩生棗仁四兩麥冬三兩龍齒三錢白芥子三兩，各為細末，蜜為丸，丹砂為衣，每日晚間白滾水吞下三錢，久服斷不健忘也。

藥理說明

此方老少人俱可服，而老人尤宜。蓋補腎之味，多於補心，精足而心之液生，液生而心之竅啟，竅啟而心之神清，又何致昏昧而善忘哉。

辨證論治二

人有壯年而善忘者，必得之傷寒大病之後，或酒色過度之人，此等之病，視若尋常，而本實先撥，最為可畏，世人往往輕之，而不以為重，久則他病生焉，變遷異症，而死者多矣。予實憫之，故又論及此。此種健忘，乃五臟俱傷之病，不只心、腎兩經之傷也。治之法：將五臟俱治之乎？仍治其心腎而已矣。然而徒治心腎，使胃氣甚弱，則虛不受補，甚可慮也。必須加意於強胃，使胃強不弱，始能分布精液於心腎也。

臨床處方

〔生氣湯〕：**人參**一錢**白朮**一錢**茯苓**三錢**遠志**八分**生棗仁**二錢**熟地**五錢**山茱萸**一錢**甘草**三分**神麴**三分**半夏**三分**麥冬**一錢**肉桂**三分**菖蒲**三分**芡實**三錢**廣木香**一分，**水煎服**。

藥理說明

四劑而胃口開，十劑而善忘少矣，連服三十劑痊癒。此方藥味多而分量輕者，以病乃久虛之症，大劑恐有阻滯之憂，味少恐無調劑之益，所以圖功於緩，而奏效乎遠也。而猶妙在扶助胃氣，而仍留意於補心、腎之兩經，又妙在五臟未嘗不同補也，有益無損，殆此方之謂歟！

辨證論治三

人有氣鬱不舒，忽忽如有所失，目前之事，竟不記憶，一如老人之善忘，此乃肝氣之滯，非心腎之虛耗也。夫肝氣最急，鬱則不能急矣。於是腎氣來滋，至肝則止，心氣來降，至肝則回，以致心腎兩相間隔而兩遺忘也。治之法：必須通其肝氣之滯，而後心腎相通，何致有目下之失記者乎！然而肝氣之通，必須仍補心腎之氣，要在於補心補腎之中，而解其肝氣之鬱，則鬱尤易解，不致重鬱。否則已結之鬱雖開，而未結之鬱必致重結，何日是不忘之時乎！

臨床處方

〔通鬱湯〕：白芍一兩茯神三錢人參二錢熟地三錢元參三錢麥冬三錢當歸五錢柴胡一錢菖蒲五分白芥子二錢白朮五錢，水煎服。

一劑而鬱少解、二劑而鬱更解、四劑而鬱盡解，善忘之病，不知其何以去也。

藥理說明

此方善於開鬱，而又無刻削乾燥之失，直解其肝中之沉滯，使肝血大旺，既不取給於腎水，復能添助乎心火，心、肝、腎一氣貫通，寧尚有遺忘失記之事哉？

辨證論治四

人有對人說話，隨說隨忘，人述其言，杳不記憶，如從前並不曾道及，人以為有祟憑之也，誰知是心腎之兩開乎！夫心腎交而智慧生，心腎離而智慧失，人之聰明，非生於心腎，而生於心腎之交也。腎水資於心，則智慧生生不息；心火資於腎，則智慧亦生生無窮。苟心火亢，則腎畏火炎，而不敢交於心，腎水竭則心惡水乾，而不肯交於腎，兩不相交，則兩相疏矣。兩相疏，勢必致於兩相忘。心腎如夫婦也，心腎至於自忘，又何能記及於他事乎！不啻如夫婦之乖離，兩不相親，棄之如遺，如陌路之人，毋怪其善忘也。治之法：必須大補心腎，使其相離者，而重至於相親，自然相忘者，重至於相憶耳。

臨床處方

〔神交湯〕：人參一錢麥冬一兩巴戟天一兩柏子仁五錢山藥一兩芡實五錢元參一兩丹參三錢茯神三錢菟絲子一兩，水煎服。

連服十劑，即不忘矣，服一月不再忘。此方似乎重於治心，而輕於治腎，不知夫婦之道，必男求於女而易於相親，重於治心者，正欲使心之先交於腎也。然而方中之妙，無一味非心腎同治之藥，是治心無非治腎也。治心既無非治腎，是交腎無非交心也。兩相交而兩相親，又寧有再忘者乎！故治之而奏功也。

藥理說明

癲癇門

辨證論治一

人有素常發癲，久而不效，口中喃喃不已，時時忽忽不知，時而叫罵，時而歌唱，吐痰如蜒蚰之涎，人皆謂痰病也，然以清痰化涎之藥，治之多不效。蓋此症乃胃中少有微熱，而氣又甚衰，故症有似於狂而非狂，有似於癲而非癲也。治之法：宜補胃氣而微用清火之藥，可以奏功。然而胃土之衰，由於心火之弱，胃土之盛，由於心火之微，又未可徒補胃土而清胃火也。

臨床處方

〔**治心平胃湯**〕：**上人參**一錢**茯神**一兩**貝母**三錢**神麴**一錢**肉桂**三分**甘草**一錢**甘菊**二錢**菖蒲**一錢**生棗仁**五錢，**水煎服**。

藥理說明

一劑而癲止半，再劑而癲盡除也。此方補胃氣以生心氣，尤妙在助心火而平胃火，故心既無傷，而胃又有益，不必治癲，而癲自無不止矣。

辨證論治二

人有壯年之人，痰氣太盛，一時跌仆，口作牛馬之鳴者，世人所謂牛馬之癲也，其實乃虛寒之症，痰入心包也。夫心屬火，而心包亦屬火也。心喜寒而心包喜溫，所以寒氣一入包絡，即拂其性矣，況又有痰氣之侵乎！夫人身之痰，五臟六腑無不相入，安在犯包絡之即至於迷心，而不知實有義也。包絡為心君之相，凡有痰侵心，包絡先受。包絡衛君，惟恐使痰之相犯，情願身當其災，故痰氣一入，即號召勤王，呼諸臟腑之相救，作牛馬之聲者，所謂痛不擇聲也。治之法：急救其心，不若急救其包絡耳。

臨床處方

〔濟艱湯〕：**白朮**一錢**人參**五錢**茯神**三錢**菖蒲**五分**遠志**一錢**柏子仁**三錢**半夏**三錢**天花粉**一錢**南星**一錢**附子**一錢**神麴**一錢，**水煎服**。

藥理說明

一劑而癲止，再劑痊癒，連服八劑，此症永絕不再發。方中雖是救包絡之藥，其實仍是救心之火也，心君安而相臣更安。況附子、南星俱是斬關奪門之將，主聖臣良，指揮如意，而外邪近賊，掃蕩無遺，可慶攸寧之福也。

辨證論治三

有小兒易於發癲癇之症者，雖起於飲食之失宜，亦由於母腹之中，先受驚恐之氣也，故一遇可驚之事，便跌仆吐涎，口作豬羊之聲。世皆謂是豬羊之癲。用祛痰搜風之藥而益甚，絕不悟小兒脾胃之虛弱而一用補劑也。健脾扶胃之道尚然不識，又何能悟其先天之虧損，而大補其命門膻中之火乎！所以愈止驚而驚益甚，愈治癲而癲更多也。治之法：宜補其脾胃之土，而更補命門之火以生脾，復補膻中之火，以生胃，不必治痰，而痰自消化於烏有也。

臨床處方

〔四君子湯加減〕：人參一錢**茯苓**三錢**白朮**二錢**甘草**一分**附子**一片**半夏**八分**白微**三分，**水煎服**。

藥理說明

一劑即止驚，而癲亦即癒。〔四君子湯〕原是補脾胃之聖藥，脾胃健而驚風自收，原不必用鎮定之藥以止之也。況加附子無經不達，而更能直補命門膻中之火，以生脾、胃兩經之土，則土更易旺，而痰更易消。且又益之半夏以逐其敗濁；白微以收其神魂，又安得而動癲哉！

辨證論治四

婦人一時發癲，全不識羞，見男子而如飴，遇女子而甚怒，往往有赤身露體而不顧者，此乃膽火熾盛，思男子而不可得，鬱結而成癲也。夫膽火熾盛，何便成癲？其中蓋有故焉。婦人肝木最不宜旺，旺則木中生火，火逼心而焚燒，則心君不安，有下殿之走矣。然而心君之外，有包絡之護，何以不為阻隔，任其威逼乎？不知肝木之火，乃虛火也。虛火與相火同類，庇比匪之朋，忘聖明之戴，聽其直燒宮殿而不顧也。然而心君出走，宜有死亡之慮，何以但癲而不死？蓋有腎水之救援耳。思男子而不可得者，因腎經之旺也。雖所旺者單是腎火，而腎水實未涸也。有肝火之相逼，即有腎水之相滋，所以但成癲痴，而未至夭喪耳。然則治之法奈何？瀉其肝火而並補其腎水，而兼舒其鬱悶之氣為得也。

臨床處方

〔散花丹〕：柴胡三錢 炒梔子五錢 白芍藥二兩 當歸一兩 生地一兩 熟地二兩 元參二兩 天花粉三錢 陳皮二錢 茯神五分，水煎服。

藥理說明

一劑而癲輕，二劑而羞惡生，三劑而癲失，必閉門不見人也。此方之妙，全去瀉肝之火，不去耗肝之血，尤妙舒肝之鬱，不去散肝之氣，更妙補腎中之精，不去救心中之焰；水足則木得所養，而火自息於木內，火息則神得所安，而魂自返於肝中。況有消痰利水之劑，則痰氣盡消，各化為水，同赴於膀胱而自出矣。雖再欲花癲，烏可得乎！不求散而自散矣。

辨證論治五

人有入干戈之中，為賊所執，索金帛不與，賊褫其衣，將受刃得釋，遂失心如痴，人以為失神之病也，誰知是膽落之病乎！夫膽附於肝者也，因驚而膽落者，非膽之果落於肝中也。蓋膽中之汁味散而不收，一如膽之墮落於肝耳。膽既墮落，則膽中之汁，盡為肝之所收，則肝強膽弱，而心不能取決於膽，心即忽忽如失，一如癲痴之症矣。治之法：瀉肝氣之有餘，補膽氣之不足，則膽汁自生，而癲痴可癒矣。

臨床處方

〔卻驚丹〕治之：附子三分 陳皮一錢 白朮三錢 當歸五錢 丹砂一錢 鐵粉一錢 茯神三錢 遠志一錢 半夏一錢 人參一錢 薄荷一錢 天花粉二錢 南星一錢，水煎服，各為細末，蜜為丸，如彈子大，薑湯送下。

藥理說明

一丸而驚氣即收矣。連服三丸，而癲痴自癒，不必盡服。此方安神定志之聖方也，方中全在用鐵粉為神。鐵粉者，鐵落也，最能推抑肝邪，而又不損肝氣。肝與膽同類，均木之象也。木畏金刑，必然之理，用鐵落以制肝，非取其金剋木之意乎？金剋肝木，未必不金剋膽木矣。然而肝木陰木也；膽木陽木也，鐵落剋陰木而不剋陽木，故制肝而不制膽，所以既伐肝邪，即引諸藥直入膽中以生膽汁，不獨取其化痰而靜鎮耳。

辨證論治六

人有思慮過度，耗損血氣，遂至癲疾，或哭或笑，或裸體而走，或閉門而言，喃喃不已，人以為花癲之病也，誰知是失志之癲乎！夫思慮過多，必傷於脾，脾氣一損，即不能散精於肺，肺氣又傷，而清肅之令不行，而脾氣更傷矣！且脾者心之子也，脾病而心必來援，猶子病而母必來顧。心見脾氣之傷，以致失志，則心中無主，欲救而無從，欲忘而不得，呼憐而不應，忌仇而來侵，於是自忘其身，將為從井之事，見人而囁嚅，背客而絮語，遂至於癲而不自覺也。治之法：非急清其心不可。然而心病由於脾病也。補心以定志，更不若補脾以定志之為神。

臨床處方

〔歸神湯〕：人參一錢白朮一兩巴戟天一兩茯神五錢紫河車一具半夏三錢陳皮一錢甘草一錢丹砂一錢菖蒲一錢麥冬五錢柏子仁三錢不去油白芥子三錢各為末。先將紫河車淨水煮熟，不可去血絲，搗爛，將各藥末再搗為丸，白滾湯送下五錢。連服數日，而癲如失也。

藥理說明

此方心脾同治之藥也，雖消痰而不耗氣，而尤妙者在用紫河車。蓋紫河車為先後天之母，更能歸神於頃刻，神得河車而有依，則志即依神而相守，不特已失者重回，而既回者尤能永固也。

狂病門

辨證論治一

人有熱極發狂，登高而呼，棄衣而走，氣喘發汗，不啻如雨，此乃陽明胃經之火也。夫陽明之火，何以能使人登高而呼乎？蓋火性炎上，內火熾騰，則身自飛揚矣，熱鬱於胸中而不得發，得呼則氣泄矣。衣所以蔽體者也，而熱既盛，衣之覆體，不啻如焚，棄之則快，又何顧焉。火刑肺經，自然大喘，喘極而肺金受傷，不能自衛夫皮毛，腠理開泄，陰不攝陽，逼其汗而外出，有不可止遏之勢。汗既盡出，心無血養，神將飛越，安得而不發狂乎！

臨床處方

〔加味白虎湯〕救之：人參二兩石膏三兩知母五錢茯苓五錢麥冬三兩甘草一錢半夏三錢竹葉三百片糯米一分，水煎服。

藥理說明

一劑而狂定，再劑而熱止矣，不可用三劑也。此症非用〔白虎湯〕以急救胃火，則腎水立時熬乾，身成黑炭矣。然而火時燎原，非杯水可救，必得滂沱大雨，則滿山遍野之焰，始能盡行撲滅也。

辨證論治二

人有火起發狂，腹滿不得臥，面赤心熱，妄見妄言，如見鬼狀，此亦陽明胃火之盛也。然胃火是陽症，而妄見妄言，如見鬼狀，又是陰症，何也？不知陽明之火盛，由於心包之火盛也。陽明屬陽，心包屬陰，心包與陽明之火一齊並動，故腹滿而不得臥。倘止胃火之動，而心包之火不動，雖口渴腹滿而尚可臥也。惟心包助胃火而齊動，遂至心神外越，而陰氣乘之，若有所見，因而妄有所言，如見鬼而實非真有鬼也。治之法：仍宜瀉胃之火，而不必瀉心包之火。蓋胃為心包之子，心包為胃之母也。母盛而子始旺，然子衰而母亦弱耳，瀉胃火非即瀉包之火乎？

臨床處方

〔瀉子湯〕：元參三兩甘菊花一兩知母三錢天花粉三錢，水煎服。

藥理說明

一劑而胃火平，二劑而心包火亦平矣。兩火既平，而狂病自癒。論理此症可用〔白虎湯〕，予嫌〔白虎湯〕過於峻削，故改用〔瀉子湯〕。以此症心包屬陰，用〔白虎湯〕以瀉陽，畢竟有傷陰氣，不若〔瀉子湯〕既瀉其陽，而又無損其陰之為癒也。或曰母盛而子始旺，瀉心包之火可也，何以瀉胃子之火乎？不知五臟六腑之火，最烈者胃火也。胃火一熾，將腎水立時爍乾，故必先救胃火，胃火息，。倘先瀉心包之火，而寒涼之藥，不能先入心包，必由胃而後入，假道滅虢，不反動胃火之怒乎？不若直瀉胃火，既能制陽，又能制陰而有所得也。

辨證論治三

人有易喜易笑，狂妄譫語，心神散亂，目有所見，人疑為胃火之熱也，不知此病非胃熱也，乃心熱耳。心熱發狂，膻中之外衛謂何？亦因心過於酷熱，則包絡膻中何敢代君以司令，聽君心之自主而喜笑不節矣。譬如君王恣肆以擅威，宰輔大臣不敢輕諫，則近侍左右，無非便佞之流，自然聲色可以娛心，言語可以博趣，此偏喜偏笑之所必致也。於是所發之令，無非亂政矣。及至令不可行，而渙散之景象，有同鬼蜮矣。人心之發熱，何獨不然？然而心中發狂，以致神越，宜立時暴亡矣，何以仍能苟延日月也？不知心熱之發狂，不同於胃熱之發狂也。胃之發狂，乃外熱而犯心；心之發狂，乃內熱而自亂。故胃狂而有遽亡之禍，心狂而有苟延之倖也。治之法：必以清心為主，心清而狂自定矣。

臨床處方

〔**清心丹**〕：**黃連**三錢**茯神**五錢**生棗仁**五錢**人參**二錢**麥冬**一兩**元參**一兩**丹參**三錢，**水煎服**。

藥理說明

一劑而神定，再劑而狂定，不必用三劑也。此方黃連以清心火，然徒用黃連，則火正燥，恐黃連性燥，燥以動燥也。所以又益人參、丹參、麥冬之類，潤以濟之也。火之有餘，自然氣之不足，補氣以瀉火，則心君無傷，可靜而不可動也矣。

辨證論治四

人有心熱發狂，所言者無非淫亂之言，所喜者無非歡愉之事，一拂其言，一違其事，則狂妄猝發，見神見鬼，人以為心熱之極也，誰知是心包之熱乎！夫心包為心君之相也，君王安靜神明，胡為任相臣之拂亂乖張至此？蓋君弱臣強，心中寒極，不能自主耳。譬如庸懦之主，朝綱解紐，乃寄其權於相。而相臣植黨營私，攬權專肆，生殺予奪出其手，奉令者立即遷除，違命者輒加褫革，甚則視殺人為兒戲，輕人命為草菅，窮奢極欲，縱惡逞淫，聞順情之詞則喜，聽逆耳之言則怒，顛倒是非，違背禮法，不必神怒鬼擊，而彼心自疑，若有所見矣！心包熱狂，正復相似。治之法：自應瀉心包之火。然而徒治心包，而心君內寒，愈有震主之恐。何如補助心君，使心氣不弱，而後呼召外臣，可清君側之賊矣。苟或單瀉心包之火，則心包且有犯上之危，非治法之善也。

臨床處方

〔衛主湯〕：**人參**一錢 **茯苓**五錢 **元參**一兩 **天花粉**三錢 **麥冬**五錢 **生地**五錢 **丹皮**三錢，**水煎服**。

藥理說明

一劑而心熱止，二劑而狂妄定，四劑而喜怒得其正矣。方中止元參、生地、丹皮乃清心包之藥，其人參、茯苓、麥冬仍是補心之品也。心強而心包之火自弱矣。況元參、生地、丹皮雖瀉心包，而亦是補心之劑，自然撥亂而為安，化姦而為忠也。或謂心君虛寒，用人參以補虛是矣，然用元參、丹皮、生地之類，雖涼心包，獨不益心之寒乎？似乎宜加熱藥以濟之也。嗟乎！心寒用熱藥，理也。然而心包火旺，用助火之藥以益心，必由心包而後能入，火性炎蒸，心未必得益，而轉助心包之焰矣。故不若用人參以助心之為得，蓋人參亦能助心包也。是人參非心包所惡，同元參之類共入之，自然擁衛心君，指揮群藥，以掃蕩炎氣，則心氣自旺，寒變為溫，又何必用熱藥以生變哉！

辨證論治五

人有為強橫者所折辱，憤懣不平，遂病心狂，時而持刀，時而踰屋，披頭大叫，人以為陽明胃火之盛也，誰知是陽明胃土之衰乎！夫陽明火盛，必由於心火之大旺也。心火旺而胃火盛，是火生夫土也；心火衰而胃火盛，是土敗於火也。火生土而胃安，土敗火而胃變，雖所變有似於真火之盛，而中已無根，欲土崩瓦解而不可救矣。夫狂症皆是熱，而余以此為虛熱，而非實熱，孰肯信之？不知臟腑實熱可以涼折，而虛熱必須溫引。然而陽明胃經之虛熱，又不可全用溫引也，於溫中而佐之微寒之品，實治法之善者。蓋陽明虛熱，乃內傷而非外感也，因憤懣而生熱，不同於邪入而生熱也，明甚。以邪熱為實熱，而正熱為虛熱耳。

臨床處方

〔平熱湯〕：人參一錢 黃耆一兩 甘草一錢 麥冬一兩 黃芩一錢 青皮五分 竹瀝一合 白芍五錢 茯苓三錢 棗仁三錢 炒梔子五分 天花粉三錢 柴胡五分，水煎服。

藥理說明

二劑而狂輕，四劑而狂定，服一月而安然熟臥矣。此方變〔竹葉石膏湯〕，以治陽明之虛熱也。甘溫以退大熱，復佐之以甘寒，使陽明之火相順而不相逆，轉能健土於火宅之中，消煙於餘氛之內。土既有根，火又自息，何狂之不去乎！倘以為實熱而用竹葉、石膏也，去生自遠矣。

辨證論治六

人有忍飢過勞，忽然發狂，披髮裸身，罔知羞惡，人以為失心之病也，誰知是傷胃而動火乎！夫胃屬陽明，陽明火動，多一發而不可止。世皆謂胃火宜瀉而不宜補，然而胃實可瀉，而胃虛不可瀉也。經云：「兩陽之病發心脾。」兩陽者，正言胃也。胃為水穀之海，最能容物，物入胃而消，胃亦得物而養，物養胃而火靜，胃失物而火動矣。及至火動而胃土將崩，必求救於心、脾。心見胃火之沸騰，而心之神有切膚之痛，自擾亂而不寧，脾見胃火之焚燒，而脾之意有震鄰之恐，亦紛紜而無定，勢必失其歸依，安得而不發狂哉！治之法：不必安心之神，奠脾之意也。仍救其胃氣之存，而狂自可定也。雖然救胃氣者必救胃土也，欲救胃土而不少殺胃火，則胃氣亦未能獨存耳。

臨床處方

〔救焚療胃湯〕：人參一兩 玄參一兩 竹瀝一合 陳皮三分 神麴五分 山藥五錢 百合五錢，水煎服。

藥理說明

一劑而狂定，再劑而狂止，三劑痊癒。此方大用人參以救胃土，即兼用元參以殺胃火。又益之群藥，以調停於心、肺、脾、腎之間，使肝不敢來傷胃土，則胃氣尤易轉也。胃氣一轉，胃傷可補。胃既無傷，而心之神、脾之意，又寧有擾亂而紛紜乎？此狂之所以易定耳。

呆病門

辨證論治一

人有終日悠悠，忽不言不語，不飲不食，忽笑忽歌，忽愁忽哭，與之所饌則不受，與之糞則大喜，與之衣不服，與之草木之葉則又大喜，人以為此呆病也，不必治之也。然而呆病之成，必有其故，呆病之始，必有其因。大約其始也，起於肝氣之鬱；其終也，由於胃氣之衰。肝鬱則木剋土而痰不能化，胃衰則土制水而痰不能消，於是痰積於胸中，盤據於心外，使神明不清，而成其呆病矣。治之法：開其鬱結，逐其痰，健其胃，以通其氣，則心地光明，而呆景盡散也。

臨床處方

〔洗心湯〕：人參一錢茯神一兩半夏五錢陳皮三錢神麴三錢甘草一錢附子一錢菖蒲一錢生棗仁一兩，水煎半碗灌之，必熟睡，聽其自醒，切不可驚醒，反至難癒也。

藥理說明

此等之病，似乎有祟憑之，然而實無祟也。即或有祟，不可治邪，補正而邪自退，蓋邪氣之實，亦因正氣之虛而入之也。此方補其正氣，而絕不去袪邪，故能一劑而奏效，二劑而痊癒也。或謂此病既是正虛無邪，何以方中用半夏、陳皮如是之多乎？不知正虛必然生痰，不袪痰則正氣難補，補正氣而因之袪邪，是消痰仍是補正也。雖然痰消而正氣旺，是痰即邪也，補正氣而佐之攻痰，引袪痰之藥直入於心宮，以掃蕩其邪，邪見正氣之旺，安得不消滅於無蹤哉！或又謂呆病既成於鬱，不解鬱，而單補正以攻痰，何以能奏功如此？不知呆之病，其始雖成於鬱，然鬱之既久而成呆，其從前之鬱氣，久則盡亡之矣。故但補胃氣以生心氣，不必又治肝氣以舒鬱氣也。

辨證論治二

人有患呆病者，終日閉戶獨居，口中喃喃，多不可解，將自己衣服用針線密縫，與之飲食，時而用、時而不用，嘗有數日枵腹而不呼飢餓者，見炭最喜，食之如爽口之物，人皆棄之，為是必死之症也，誰知尚有可生之機也。夫呆病而至於喜糞，尚可救之以回春，豈呆病而至於食炭，反思棄之，以為必死乎？不知喜糞者，乃胃氣之衰，而食炭者，乃肝氣之燥。凡飲食之類，必入於胃，而後化為糟粕，是糞乃糟粕之餘也。糟粕宜為胃之所不喜，何以呆病而轉喜之乎？不知胃病則氣降而不升，氣降而不升，則不喜升而反喜降，糟粕正胃中所降之物也，見糞而喜者，喜其同類之物也。然而呆病見糞則喜，未嘗見糞而食也。若至於食糞，則不可治矣，以其胃氣太降於至極耳。夫炭乃木之燼也，呆病喜之者，亦有其故。呆病成於鬱，鬱病必傷肝木，肝木火焚以傷心，則木為心火所剋，肝中之血盡燥，而木為焦枯之木矣。見炭而喜食者，喜其同類而食之，思救其肝木之燥耳。然而可生之機，全在食炭，夫炭本無滋味，今食之而如飴，是胃氣之未絕也。治其胃氣，而祛其痰涎，則呆病可癒也。

臨床處方

〔**轉呆丹**〕：**人參**一錢**白芍**三兩**當歸**一兩**半夏**一兩**柴胡**八錢**生棗仁**一兩**附子**一錢**菖蒲**一兩**神麴**五錢**茯神**一兩**天花粉**三錢**柏子仁**五錢，**水十碗，煎一碗**。

藥理說明

使強有力者抱住其身，另用兩人執拏其兩手，以一人托住下頷，一人將羊角去尖，插其口灌之。倘不肯服，不妨以杖擊之，使動怒氣而後灌之，服後必然罵詈，少頃必倦而臥，聽其自醒，切不可驚動，自醒則痊癒，否則止可半癒也。此方大補其心肝之氣血，加之祛痰開竅之藥，則肝中枯渴，得滋潤而自甦，心內寡弱，得補助而自強，於是心氣既清，肝氣能運，力能祛逐痰涎，隨十二經絡而盡通之，又何呆病之不可癒哉！倘或驚之使醒，則氣血不能盡通，而經絡不能盡轉，所以只可半癒也。然能再服此湯，亦未有不痊癒者矣。

辨證論治三

人有一時而成呆病者，全不起於憂鬱，其狀悉與呆病無異，人以為有祟憑之也，誰知是起居失節，胃氣傷而痰迷之乎！夫胃屬土，喜火之生者也。然而火能生土，而亦能害土。火不來生，則土無生氣；火過來生，則土有死氣矣。雖然，土中之火本生土者也，如何生土者，反能害土？豈火為外來之邪火，而非內存之正火乎？孰知邪火固能害土，而正火未嘗不害土也。正火者，土中之真火，如何能害土乎？蓋正火而能養，則火且生土以消食；正火而相傷，則火且害土以成痰。痰成而復傷其胃土，則火且迷心，輕則成呆，而重則發厥矣。起居失節，則胃中勞傷，不生氣而生痰，一時成呆者，乃痰迷於心脘之下，尚未直入於心包之中也。倘入心包，則人且立亡矣。治之法：生其胃氣，而佐之消痰之品，則痰迷可以再開，不必竟治其呆也。

臨床處方

〔啟心救胃湯〕：**人參**一錢**茯苓**一兩**白芥子**三錢**菖蒲**一錢**神麴**三錢**半夏**二錢**南星**二錢**黃連**一錢**甘草**一錢**枳殼**五分，**水煎服**。

藥理說明

一劑而痰解，再劑而神清，三劑而呆病如失，不再呆也。此方全去救心，正所以救胃也。蓋胃為心之子，心氣既清，而胃氣安有不清者乎？母清而子亦清也。設作呆病之治，亦用附子斬關直入，則火以助火，有頃刻發狂而死矣。總之呆病成於歲月之久，而不成於旦夕之暫，若一時而成呆者，非真呆病也。故久病宜於火中補腎以消痰，而猝病宜於寒中補胃以消痰，又不可不知之也。

呃逆門

辨證論治一

人有忽然之間，呃逆不止，人謂是寒氣之相感也，誰知是氣逆而寒入之，故成呃逆乎！然而氣之所以不順者，非氣之有餘，乃氣之不足也。

夫此氣為何氣乎？蓋丹田之氣足，則氣守於下焦而氣順；丹田之氣不足，則氣奔於上焦而氣逆矣。呃逆雖是小症，然治之不得法，往往有變成危症而不可救，以徒散其寒而不補其氣也。治之法：宜大補其丹田之氣，而少佐之以袪寒之藥，則氣旺而可以接續，寒去而足以升提，故不必止呃逆，而呃逆自止也。

臨床處方

〔定呃湯〕：**人參**三錢**白朮**五錢**丁香**五分**陳皮**五分**茯苓**五錢**沉香木**一錢**牛膝**一錢，**水煎服**。

一劑而呃逆止矣。參、苓、白朮純是補氣回陰之藥，丁香袪寒，沉香、牛膝降入丹田以止其逆，逆氣既回而呃聲自定。孰謂補氣之藥，非即轉氣之湯哉！

藥理說明

辨證論治二

人有痰氣不清，一時作呃逆之聲者，人以為火逆作祟也。夫火逆之痰，口必作渴，今不渴而呃逆，仍是痰氣之故，而非火邪之祟也。夫痰在胃口，而呃逆在丹田，何以能致此耶？不知怪病多起於痰，安在呃逆而獨異之。此丹田之氣欲升於上，而痰結於胸中，不使其氣之直上也。此種呃逆，較虛呃者甚輕。治之法：消其痰氣，而呃逆自除。

臨床處方

〔二陳湯〕加減治之：人參五分**陳皮**五分**半夏**一錢**甘草**三分**厚朴**一錢**茯苓**三錢**，水煎服。**

藥理說明

一劑即癒。〔二陳湯〕為治痰之妙劑，加入人參、厚朴，於補氣之中而行降氣之藥，自能祛痰於上焦，達氣於下焦也。

辨證論治三

人有口渴舌燥，飲水之後，忽然呃逆者，人以為水氣之故也，誰知是火氣之逆乎！此火乃胃火也，胃火太甚，必大渴呼水。今但渴而不喜大飲水者，乃胃氣之虛，而胃火微旺也。故飲水雖快，而多則不能易消，火上沖而作呃逆耳。治之法：宜補其胃中之土，而降其胃中之火，則胃氣自安，而胃火自息，呃逆亦自止矣。

臨床處方

〔平呃散〕：元參五錢**甘菊花**三錢**人參**二錢**白朮**五錢**茯苓**三錢**麥冬**三錢**甘草**五分**，水煎服。**

藥理說明

一劑即平。此方降胃火而又不耗胃氣，所以奏功實神。倘以為胃火之盛而輕用石膏，雖亦能取勝，而終於胃土有傷，呃逆除而他病又生矣。不若此方之和而又神也。

辨證論治四

人有氣惱之後，肝又血燥，肺又氣熱，一時呃逆而不止，人以為火動之故也，誰知亦是氣逆而不舒乎！蓋肝性最急，一拂其意，則氣必下剋脾土，而脾土氣閉，則腰臍之間不通，而氣乃上奔於咽喉而作呃逆矣。倘亦用降火降氣之藥，則呃逆更甚，必須用散鬱之劑，而佐之清痰潤肺之藥為得也。

臨床處方

〔解呃丹〕：**茯神**三錢**白芍**三錢**當歸**二錢**白朮**五錢**蘇葉**五分**麥冬**五錢**白芥子**二錢**柴胡**一錢，**水煎服**。

藥理說明

一劑而呃逆即止。此方為散鬱之神方，不特治呃逆已也。用白朮以利腰臍之氣，用柴、芍、當歸以舒肝膽之氣，用蘇葉、麥冬以潤肺金之氣，用茯神以通心與膀胱之氣，用白芥子以宣膜膈之氣。是一身上下之氣，盡行流通，又何慮下焦之氣不上升於咽喉乎？故一劑而收功也。

辨證論治五

人有時而呃逆，時而不呃逆者，人以為氣滯之故也，誰知是氣虛之故乎！夫氣旺則順，氣衰則逆，五行之道也。凡逆之至者，皆衰之極耳。使氣衰不甚，何致於逆乎？惟其衰之甚，則氣弱而不能轉，而呃逆生焉矣。惟其氣衰而呃逆者，不比痰呃與火呃也，補其氣之虛，而呃逆自止。倘不知補氣以治呃，而惟從事於消痰降火，則輕必變重，而重必入死矣。況痰火之呃，亦虛而致之也，不止寒呃之成於虛也，然則不補虛而逕可以治呃乎？

臨床處方

〔六君子湯〕加減治之：人參三錢**白朮**一兩**茯苓**三錢**陳皮**一錢**甘草**三分**半夏**二錢**柿蒂**三枚，**水煎服。**

藥理說明

連服三劑而呃自除。此方乃治胃之聖劑，胃氣弱而諸氣皆弱，胃氣旺而諸氣皆旺，故補胃氣正所以補諸氣也。氣既旺矣，豈尚有氣逆之病乎？自然氣轉於須臾，而呃逆頓止矣。況柿蒂尤易轉呃乎！且胃又多氣之腑也，諸氣之逆，皆從胃始，然則諸氣之順，何獨不由胃始哉？故胃氣一轉，而諸氣無不轉也。

關格門

辨證論治一

人有病關格者，心欲食而食至胃而吐，已而再食而再吐，心思大小便，而大小便又不能出，眼睛紅赤，目珠暴露，兩脅脹滿，氣逆拂抑，求一通氣而不可得。世以為胃氣之太盛也，而不知不然，此肝氣之過鬱耳。夫關格之症，宜分上下，一上格而不得入，一下格而不得出也。今上既不得入，而下又不得出，是真正關格，生死急危之症也。治法原有吐之一法，上吐則下氣可通，今不必用吐藥而先已自吐，是用吐藥無益也。然則用下導之法乎？上既無飲食下胃，則大腸空虛，即用導藥，只可出大腸之糟粕梗屎，而不能通小腸、膀胱之氣，是導之亦無益也。必須仍用煎藥和解為得計，但不可遽然而多服也，須漸漸飲之，初不受而後自受矣。

臨床處方

〔開門散〕：乃解鬱之神劑。白芍五錢白朮五錢茯苓三錢陳皮一錢當歸五錢柴胡三錢蘇葉一錢牛膝三錢車前子三錢炒梔子三錢天花粉三錢，水煎一碗，緩緩服之。一劑而受矣。

藥理說明

一受而上關開矣，再劑而下格亦通。此方直走肝經以解鬱，鬱解而關格自痊，所謂扼要爭奇也。倘用香燥之藥以耗胃氣，適足以堅其關門，而動其格拒矣。

辨證論治二

人有無故而忽然上不能食，下不能出者，胸中脹急，煩悶不安，大小便窘迫之極，人以為關格之症也，誰知是少陽之氣不通乎！夫少陽膽也，膽屬木，木氣最善舒泄。因寒氣所襲，則木不能條達，而氣乃閉矣，於是上剋胃而下剋脾。脾胃畏木之刑，不敢出生肺氣，而併生大腸之氣矣。肺金因脾胃之氣不生，失其清肅之令，而膀胱小腸無所稟遵，故一齊而氣閉矣。此等之症原可用吐法，一吐而少陽之氣升騰可癒矣。其次可用和解之法，和其半表半裡之間，而膽木之鬱結自通。兩法相較：和勝於吐，吐必傷五臟之氣，而和則無損五臟之氣也。

臨床處方

〔和解湯〕：柴胡一錢白芍三錢甘草一錢枳殼五分薄荷一錢茯神三錢丹皮二錢當歸三錢，水緩緩服之，三劑則可以開關矣。

藥理說明

上關一開，而下格自癒。此方乃〔逍遙散〕之變方也，〔逍遙散〕有白朮、陳皮，未嘗不可開關。余改用薄荷、枳殼、丹皮者，直入肝經之藥，取其尤易於開鬱也。此方全不開關，而關自開者，正以其善於解鬱也，然則解鬱正所以開關耳。

辨證論治三

人有吐逆不得飲食，又不得大小便，此五志厥陽之火太盛，不能榮於陰，遏抑於心包之內。頭上有汗，乃心之液外亡，火焚於中也。存亡之機，間不容髮，此關格最危之症。人以為氣之不通也，欲用麝香、片腦之類以劫開其門，必致耗其真氣，反致歸陰矣。法宜調其營衛，不偏陰偏陽，一味沖和。毋犯胃氣，使其臟腑自為敷布。不必問其關從何開？格從何啟？一惟求之中焦，握樞而運，以漸透於上下之間，自能營氣漸通，衛氣不閉。因其勢而利導之，庶無扞格耳。

臨床處方

〔**和中啟關散**〕：**麥冬**五錢 **人參**五分 **甘草**五分 **柏子仁**三錢 **滑石**敲碎一錢 **黃蓮**一錢 **白芍**五錢 **桂枝**三分 **天花粉**錢半，**水煎服**。

一劑而上吐止，再劑而下閉通矣。此方解散中焦之火，更能舒肝以平木；木氣既平，而火熱自滅。方中最妙者用黃連與桂枝也，一安心以交於腎，一和腎而交於心，心腎兩交則營衛陰陽之氣，無不各相和好矣。陰陽既和，而上下兩焦，安能堅閉乎！此和解之善於開關也。

藥理說明

辨證論治四

人有上吐下結，氣逆不順，飲食不得入，溲溺不得出，腹中作疼，手按之少可，人以為此寒極而陰陽易位，其脈必薔而伏也，法當吐，不吐則死，然而不必吐也。夫上部無脈，下部有脈，吐之宜也，以食填塞於太陰耳。今脈薔而伏，非無脈之比。況所食之物已經吐出，是非食填太陰也，吐之不重傷脾胃之氣，以堅其閉塞乎？夫胃氣所以不開，與大小腸膀胱之所以閉結者，由於腎氣之衰也。胃為腎之關門，腎之氣不上，則胃之關必不開。腎主大小便膀胱之氣化，亦腎氣化之也。腎氣不通於三經，則便溲何從而出？然則上下開闔之權衡，全在乎腎也。治之法：必須大補其腎中之水火；腎中之水火足，而關格不治而自癒矣。

臨床處方

〔水火兩補湯〕：熟地一兩**山藥**四錢**茯神**五錢**車前子**三錢**人參**一錢**麥冬**一兩**五味子**五分**肉桂**一錢**白朮**五錢**牛膝**三錢，**水煎服**。

藥理說明

連服二劑上吐止而下結亦開矣，再服四劑痊癒。此方補腎中之水火，而又能通腎中之氣，氣足而上自達於胃，下自達於膀胱、大小腸矣。倘用香燥之藥以救胃，則胃氣愈傷，倘用攻利之藥以救膀胱、大小腸，則膀胱、大小腸愈損，何日是開關解格之日哉？

辨證論治五

人有一時關格，大小便閉結不通。渴飲涼水，少頃即吐，又飲之又吐。面赤唇焦，粒米不能下胃，飲一杯，吐出杯半，脈亦沉伏，人以為脈絕也，誰知是格陽不宣，腎經寒邪太盛之故乎！夫腎屬少陰，喜溫而不喜寒也，腎寒則陽無所附，常欲上騰，況又寒邪直入腎中，祛逼其陽而上升乎！使之輕不重，則陽雖虛浮，尚不致格拒之甚。惟寒威太盛，則十絕大過，陽欲杜陰而不能，陰且格陽而愈勝，於是陽不敢居於下焦，而盡逆沖於上焦，咽喉之間，難於容物而作吐矣。夫陽宜陰折，熱宜寒折。似乎陽熱在上，宜用陰寒之藥以治之矣。然而陽熱在上，而下正陰寒也。用陰寒以折陰寒，正投其所惡也，不特無功而反有大害。蓋上假熱而下真寒，非用真熱假寒之法治之，斷不能順其性而開其關也。

臨床處方

〔白通湯〕治之。

藥理說明

方中原是大熱之味，得人尿、豬膽以亂之，則下咽覺寒，而入腹正熱。陽可重回，而陰可散，自然脈通而關啟矣。然後以大劑〔八味湯〕投之，永不至關再閉而吐再發矣。

中滿門

辨證論治一

人有飲食之後，胸中脹飽，人以為多食而不能消也。用香砂枳實等丸消導之，覺少快，已而又飽。又用前藥，重加消導，久久不已，遂成中滿之症。腹漸高大，臍漸突出，肢體漸浮脹，人以為臌脹也，用牽牛甘遂之藥以逐其水，內原無水濕之邪，何從而得水乎？水未見出，而正氣益虛，脹滿更急，又疑前藥之不勝，復加大黃、巴豆之類下之，仍然未癒。又疑為風邪固結於經絡，用龍膽、茵陳、防風、荊芥之類，紛然雜投，不致於死不已。猶然開鬼門，泄淨府，持論紛紜，各執己見而不悟，皆操刀下石之徒也。誰知中滿之症，實由於脾土之衰，而脾氣之衰，又由於腎火之寒也。倘用溫補之藥，早健其脾氣，何致於此之極哉！

臨床處方

〔**溫吐湯**〕：**人參**一錢**白朮**三錢**茯苓**三錢**蘿蔔子**一錢**薏仁**三錢**芡實**五錢**山藥**五錢**肉桂**三分**穀芽**三錢，**水煎服**。

一劑而覺少寬，二劑更覺少寬矣，數劑之後，中滿自除。此方但去補脾氣，不去消導以耗其氣，蓋中滿之症，未有不因氣虛而成者也。不補脾胃之氣，則脹從何消？況方中加入蘿蔔子最妙，助參、朮以消脹，不輔參、朮以添邪。況又有茯苓、薏仁、芡實、山藥之類，益陰以利水，水流而正氣不耗，自然下

藥理說明

澤疏通，而上游安有阻滯之虞。第恐水寒冰凍，則溪澗斷流，又益以肉桂入水中生火，則土氣溫和，雪消冰泮，尤無壅塞之苦也。奈何不知此等治法，而惟事於消導，遂成不可救藥之病哉！

辨證論治二

人有未見飲食則思，既見飲食則厭，乃勉強進用，飽塞於上脘之間，微微脹悶，人以為胃氣之虛，故成中滿，然而不止胃氣之虛也，心包之火正衰也。心包為土之母，母氣既衰，何能生子？心包之火不足，又何能生胃哉？故欲胃之能食，必須補胃土也；欲胃土之強，必須補心包之火也。心包火旺，而胃土自強，又何致見食則惡，既食則悶哉！

臨床處方

〔**生胃進食湯**〕：**人參**一錢**白朮**三錢**炒棗仁**五錢**遠志**八分**山藥**三錢**茯苓**三錢**神麴**五分**良薑**五分**蘿蔔子**一錢**枳殼**五分**乾薑**炒黑一錢，**水煎服**。

藥理說明

此方治胃，無非治心包也。心包與胃，原是母子，何必分別之乎？不治中滿，而中滿自除，此補火之勝於補土也。

辨證論治三

人有心中鬱結不舒，久則兩脅飽悶，飲食下喉即便填脹，不能消化，人以為臌脹之漸也，而不知皆氣滯之故。倘用逐水之藥，必且更甚；用消食之藥，亦只可取一時之快樂，不能去永久之脹也。法宜開鬱為主。然而氣鬱既久，未有不氣虛者也，僅使解其鬱而不兼補其氣，則氣難化食，脹又何以盡消乎？

臨床處方

〔快膈湯〕：人參一錢茯苓五錢白芍三錢白芥子二錢蘿蔔子五分檳榔三分神麴五分枳殼三分柴胡五分薏仁三錢厚朴三分，水煎服。

藥理說明

一劑輕，二劑又輕，三劑癒，四劑痊癒。此方解鬱而無刻削之憂，消脹而無壅塞之苦，攻補兼施，自易收功也。

辨證論治四

人有患中滿之病，飲食知味，但多食之，則飽悶而不易消，人以為脾氣之虛也，誰知是腎氣之虛乎！夫腎虛者，腎中之火虛也。腹中苦飽，乃虛飽而非實飽也，若作水腫治之，則喪亡指日矣。蓋脾本屬土，土之能制水者，本在腎中之火氣，土得火而堅，土堅而後能容物，能容物則能容水也。惟腎火既虛，而土失其剛堅之氣，則土不能容物，即不能容水，而乃失其天度之流通矣。故腹飽而作滿，即水臌之漸也。世人不知補腎火以生脾土，反用瀉水之法以傷脾，無異決水以護土，而土有不崩者哉？是治腎虛之中滿，可不急補其命門之火乎？然而逕補其火則又不可，以腎火之不能自生也。腎火必生於腎水之中，但補火不補水，則孤陽不長，無陰以生陽，即無水以生火也。或疑土虧無以制水，又補腎以生水，不益增波以添脹哉？然而腎中之水乃真水也，邪水欺火以侮土，真水助火以生土，實有不同也。故腎虛中滿，必補火以生土，又必補水以生火耳。

臨床處方

〔金匱腎氣丸〕：茯苓六兩 附子一枚 牛膝一兩 肉桂一兩 澤瀉二兩 車前子一兩半 山茱萸二兩 山藥四兩 牡丹皮一兩 熟地三兩，各為末，蜜為丸。每日早晚用滾水下一兩。初服少脹，久服脹除，而滿亦盡消矣。此方於腎水之中，以補腎火之聖藥也。群藥之中，利水健脾之味，多於補陰補火者。雖意偏於補火，而要實重救脾弱，補火者，正補脾也。故補陰不妨輕，而補脾不可不重耳。

藥理說明

翻胃門

辨證論治一

人有飲食入胃而即吐者，此肝木剋胃土也。用〔逍遙散〕加吳茱萸炒黃連治之，隨手而癒。而無如人以為胃病也，雜用香砂消導之劑，反傷胃氣，愈增其吐。又改用下藥不應，復改用寒涼之藥，以降其火，不獨胃傷，而脾亦傷矣。又改用辛熱之藥以救其寒又不應，始悟用和解之法，解鬱散邪，然已成噎膈之症矣。夫胃為腎之關門，腎中有水，足以給胃中之用，則咽喉之間無非津液，可以推送水穀。腎水不足，力不能潤灌於胃中，又何能分濟於咽喉乎？咽喉成為陸地，水乾河涸，舟膠不前，勢所必致也。且腎水不足，不能下注於大腸，則大腸無津以相養，久必細小而非寬廣矣。腸既細小，飲食入胃，勢又艱以推送。下既不行，必積而上浮，不特上不能容而吐，抑亦下不能受而吐也。治之法：必須大補其腎中之水。

臨床處方

〔濟艱催輓湯〕：熟地二兩 山藥一兩 當歸二兩 牛膝三錢 元參一兩 車前子一錢，水煎服。

藥理說明

一日一劑，十劑必大順也。此方純補精血，水足而胃中有津，大腸有液，自然上可相通，而無阻滯之患。譬如河漕水淺，關門荷戈之士，無糧糈之輸運，喧嘩擾嚷，忍飢而守，或出關而覓食，或閉戶而積糧。忽見大雨滂沱，河渠溝壑，無不汪洋大水，既可送輓於上游，更可順輸於下澤，大舸巨舶無艱裝載，又何懼小船之接濟哉！人情踴躍，自然關門大開，聽其轉運而無所留難也。

辨證論治二

人有朝食暮吐，或暮食朝吐，或食之一日至三日而盡情吐出者。雖同是腎虛之病，然而有不同者：一食入而即吐，一食久而始吐也。食入而即出者，是腎中之無水；食久而始出者，乃腎中之無火也。此條之症，正食久而始出，非腎寒而何？夫腎寒而何以成翻胃也？蓋脾胃之土，必得命門之火以相生，而後土有濕熱之氣，而能發生以消化飲食。倘土冷水寒，結成冰凍，則下流壅積，必反而上越矣。治之法：宜急補其腎中之火，使一陽初復，大地春回，冰泮土鬆，沮茹之類，可以順流而下，又何致上沖於嗌口哉！然而單補其火則又不可，腎火非腎水不生，腎火離水，則火有亢炎之禍。況上無飲食之相濟，則所存腎水亦正無多，但補火而不兼補水，焚燒竭澤，未必不成焦枯之嘆。必濟之以水，毋論火得水而益生，而水亦得火而更生。水火既濟，自然上下流通，何致有反胃之疾哉！

臨床處方

〔兩生湯〕：肉桂二錢 附子一錢 熟地二兩 山茱萸一兩，水煎服。

藥理說明

一劑而吐減半，再劑而吐更減半，連服四劑則吐止矣，服十劑而痊癒矣。此方水火兩生，脾胃得火氣而無寒涼之虞，得水氣而無乾澀之苦，自然上可潤肺而不阻於咽喉，下可溫臍而不結於腸腹矣。或謂下寒多腹痛反胃，既是腎寒，正下寒之謂也，宜小腹作痛矣，何以食久而吐之病，絕不見腹痛，豈腎寒非歟？不知寒氣結於下焦，則腹必疼痛，今翻胃之病，日日上吐，則寒氣盡從口而吐出矣，又何寒結之有乎？

辨證論治三

人有時而吐，時而不吐，吐則盡情吐出，人亦以為翻胃也，然而此病非翻胃也，有似於翻胃耳。此種之病，婦人居多，男子獨少，蓋因鬱而成之也。夫鬱則未有不傷其肝木之氣，肝經一傷，木即下剋脾胃。肝性最急，其剋土之性，亦未有不急者，其所剋之勢，胃土若不能受，於是上越而吐。木怒其土之不順受也，於是挾其結鬱之氣，捲土齊來，盡祛而出，故吐之不盡不止。其有時而不吐者，因木氣之少平耳。故於氣之鬱與不鬱，以驗其吐之甚與不甚，斷不爽也。治之法：不必止吐，而惟在平肝，平其肝而鬱自舒，鬱舒而吐自止也。

臨床處方

〔逍遙散〕：柴胡一錢 白芍五錢 茯神三錢 白朮一錢 當歸三錢 陳皮三分 甘草一分，水煎服。

一劑而吐少止，再劑而吐痊癒。癒後仍以〔濟艱催輓湯〕減半分量，調理可也。蓋〔逍遙散〕解鬱之後，其木枯渴可知，隨用〔濟艱催輓湯〕急補其水，則木得潤而滋榮，自然枝葉向榮，而又何致拂鬱其性而作吐哉！

藥理說明

辨證論治四

人有胃中嘈雜，腹內微疼，痰涎上湧，而吐嘔日以為常，人以為翻胃之病，而不知非也，蓋蟲作祟耳。夫蟲何以生？生之又何以作吐？實有義在，而世人未知也。凡人有水濕之氣，留注於脾胃之間，而肝木又旺，來剋脾胃之土，則土虛而生熱，此熱乃肝木之火，虛火也。土得正火而消食，土得虛火而生蟲，此蟲乃肝木之氣，其性最急，喜動而不喜靜。飢則微動而覓食，飽則大動而跳梁，挾水穀之物，興波鼓浪而上吐矣。然但吐水穀而不吐蟲者，又是何故？蓋肝木之蟲又最靈，畏金氣之，居土則安，入金則死。故但在胃而翻騰，不敢越胃而游樂，祛水穀之出胃，而彼且掉頭而返思，恐出於胃，為肺金之氣所殺也。治之法：必須用殺蟲之藥，而佐之瀉肝之味。然而瀉肝殺蟲之藥，未免寒涼刻削，肝未必遽瀉，而脾胃先已受傷；脾胃受傷，而蟲亦未能盡殺。必須於健脾補胃之中，而行其斬殺之術，則地寧謐，而盜賊難以盤踞，可以盡戮之而無遺，庶幾常靜而不可再動也。

臨床處方

〔健土殺蟲湯〕：人參一錢**茯苓**一兩**白芍**一兩**炒梔子**三錢**白薇**三錢**，水煎半碗，又加黑驟溺**半碗和勻飢服。

藥理說明

一劑而吐止，不必再劑，蟲盡死矣。夫驟溺何以能殺蟲止吐也？驟性屬金，蟲性畏金，故取而用之。世人有單用此味而亦效者，然而僅能殺蟲而不能健土，土弱而肝木仍旺，已生之蟲，雖死於頃刻，而未生之蟲，不能保其不生也。〔健土殺蟲湯〕妙在於補脾補胃以扶土，即瀉肝以平木，使木氣既平不來剋土。且土旺而正火既足，則虛邪之火何從而犯之？虛熱不生，而蟲又何從而生之乎？況方中梔子、白薇原是殺蟲之聖藥，同驟溺用之，尤能殺蟲於無形，此拔本塞源之道，不同於單味偏方，取勝於一時，而不作長久之計也。

辨證論治五

人有食後必吐出數口，却不盡出，膈上時作聲，面色如平人，人以為脾胃中之氣塞也，誰知是膈上有痰、血相結而不散乎！夫膈在胃之上與肝相連，凡遇怒氣，則此處必痛，以血之不行也；血不行則停於此中，而血成死血矣。死血成於膈上，必有凝於氣道而難於升降，氣血阻住津液，遂積而成痰，痰聚而成飲，與血相搏而不靜，則動而成聲。本因氣而成動，又加食而相犯，勢必愈動而難安，故必吐而少快也。至食已入胃，胃原無病自受也，又寧肯茹而復吐乎？此所以既吐而又不盡出耳。然則治之法：何必治胃哉？但去其膈上之痰血，而吐病不治而癒也。

臨床處方

〔瓜蒂散〕加味吐之：瓜蒂七枚**蘿蔔子**三錢**韭菜汁**一合**半夏**三錢**天花粉**三錢**甘草**三錢**枳殼**一錢**人參**一錢**，水煎服。**

藥理說明

一劑即大吐去痰血而癒，不必二劑也。〔瓜蒂散〕原是吐藥，得蘿蔔子、枳殼以消食，得半夏、天花粉以蕩痰，得韭菜汁以逐血；或恐過於祛除，未免因吐而傷氣，又加入人參、甘草以調和之，使胃氣無損。則積滯易掃，又何致惡食而再吐哉？此症本非翻胃，因其食後輒吐，有似於翻胃，故同翻胃而共論之也。

臌脹門

辨證論治一

人有兩足跗上先腫，漸漸腫脹至腹，按脹上如泥之可搏，小便不利，大便反結，人以為水腫也，誰知皆由於土氣之鬱乎！人生脾胃之氣健旺，則土能剋水，而水自灌注於經絡，兩不相礙也。惟脾胃之氣虛，則土不能轉輸，水積於土，而胃中之水，積而不流，於是浸淫於表裡皮毛，而無所不到也。然而脾胃之氣虛，非脾胃之故也。由於腎氣之虛，則土無升騰之氣，而土乃鬱而不升，力不能制水，使水之相侮，而脾胃之氣愈虛也。夫腎司開閉，陽太盛，則水道大開，陰太盛，則水道常閉。陽為腎中之火，陰為腎中之寒也，故腎寒則脾胃亦寒。水畏熱而不畏寒，此寒土之所以難制水也。然則治水腫之法，焉可捨補腎之火，而他求蓄水之土哉！雖然水勢滔天，補火以生土，迂緩而難以決排，放水以全土，利便而易於蓄泄。故補腎中之火，可治久病之水臌，泄脾胃中之水，實益初病之水脹也。下身脹而上身未脹，正初起之病也，急宜泄其水之為得。

臨床處方

〔**泄水至神湯**〕：**大麥鬚**二兩**茯苓**一兩**白朮**二兩**紅豆**三錢，**水煎服**。

一劑而腹必雷鳴，瀉水如注，再劑而水盡瀉無遺，不必三劑也。論理牽牛甘遂之方，未嘗不可用，但慮世人天亶日薄，而脾、胃、腎之三經多虛，恐不勝藥力之過迅，故又改立此方，於補中泄水，正氣無傷，而邪水又盡出之為妙。方中白朮、茯苓健脾胃之土，而又能通脾胃之氣，則土之鬱可解；土鬱既解，力足以制水矣。況大麥鬚能消無形之水，紅豆能泄有形之濕，合而相濟，自能化水，直出於膀胱，由尾閭之間盡泄而出矣。

藥理說明

辨證論治二

人有水腫既久，遍身手足俱脹，面目亦浮，口不渴而皮毛出水，手按其膚如泥，此水臌之真病也。乃土氣鬱塞之甚，以致水濕不化耳。夫土本剋水。何為反致水侮？蓋土虛則崩，土崩則淤泥帶水而流緩，於是日積月累，下焦阻滞而水乃上浮。脾胃之中，原能藏水，然水過於多，則脾胃不能受，而散布於經絡，分積於皮膚矣。迨至經絡皮膚不能受，勢不得不流滲於皮膚之外，水勢如此之橫，氾濫於一身，不用下奪之法，又何以瀉滔天之水哉？故必大開水道，奪門而決，而水乃大流也。

臨床處方

〔決水湯〕：車前子一兩**茯苓**二兩**王不留行**五錢**肉桂**三分**紅豆**三錢**，水煎服。**

藥理說明

一劑而小便如注不絕，二劑而腫脹盡消矣。論理用雞屎醴逐水，亦有神效。雞屎醴逐水，從大便而出，而此方逐水，從小便而出也。水從大便出者，其勢逆；水從小便而出者，其勢順。逆者則效速而氣傷，順則效緩而氣固。此方利水，從小便而出，利其膀胱也。凡水必從膀胱之氣化，而後由陰氣以出。土氣不宣，則膀胱之氣閉，吾用王不留行之迅藥以開其口，加入肉桂，引車前、茯苓、紅豆直入膀胱而利導之。茯苓、車前雖利水而不耗氣，而茯苓且是健土之藥，水決而土又不崩，此奪法之善也。至於臍突、手掌無紋，用此方尚可救也。惟是服此方瀉水而癒，必須禁用食鹽者一月，倘不能禁，則又脹矣，脹則不可再治也。

辨證論治三

人有氣喘作脹，腹腫、小便不利、大便亦溏，漸漸一身俱腫，人以為水臌之病也，而不知不然，蓋脾、胃、腎三經之虛也。夫水氣不能分消，大都病在胃，然胃之所以虛者，正由三經之虛故也。胃為水穀之海，凡水入於胃為歸，蓋五臟六腑之大源也。但胃能容水而不能行水，所恃脾之散水以行於肺，肺之通水以入於膀胱，腎之化水以達於小腸也。惟脾虛則不能散胃之水精於肺，而病在中矣；肺虛則不能通胃之水道於膀胱，而病在上矣；腎虛則不能司胃之關門，時其輸泄，而病在下矣。三經既虛，而胃中積水浸淫，遂遍走於經絡皮膚而無所底止耳。治之法：補其三經之氣而胃氣自旺，胃氣旺而腫脹盡消。

臨床處方

〔**消脹丹**〕：**白朮**三錢**茯苓**一兩**麥冬**五錢**熟地**五錢**山藥**一兩**芡實**五錢**蘇子**一錢，**水煎服**。

藥理說明

一劑而喘少定，二劑而脹漸消，十劑而小便利，二十劑而一身之腫無不盡癒也。方中白朮、茯苓以健其脾土，麥冬、蘇子以益其肺金，熟地、山藥、芡實以滋其腎水。自然脾氣旺，而不致健運之失職；肺氣旺，而不致治節之不行，腎之氣旺而不致關門之不開。水自從膀胱之府，而盡出於小腸矣，安得而再脹哉！

辨證論治四

人有腰重腳腫，小便不利，或肚腹腫脹，四肢浮腫，喘息痰盛，不可以臥，此肺、腎俱虛之病，非臟脹之症也。夫水症多是脾胃之虛，茲何以肺、腎之虛，亦成水脹也？不知肺虛必盜脾胃之氣，而腎虛則不能生脾胃之氣矣，兩經之氣既虛，則脾胃之氣更虛矣。脾胃之氣日虛，土雖生金，而肺之氣化不行矣。肺之氣化不行，而腎之關門不開矣。於是水不能消，而氾濫則一如水腫之病也。治之法：似宜補肺而兼補腎，然補肺尤不若專補腎之為得。蓋肺雖生腎，然只能生腎水，而不能生腎火也。脾、腎必得腎火以相生，水氣必得腎火以相化。況補腎則肺不必來生腎水，而肺金自安矣，是補腎即所以補肺也。

臨床處方

〔金匱腎氣丸〕：茯苓十兩**附子**一個**牛膝**三兩**官桂**二兩**熟地**四兩**山藥**六兩**丹皮**二兩**澤瀉**十兩**車前子**三兩**山茱萸**二兩**，各為末，蜜為丸，每日分早晚，白滾水各送下一兩。**

服三日而小便利，再服三日而腰輕，服十日而上下之腫盡消，服二十日而喘急痰盛無不盡除。服一料完痊癒，再服一料，斷不再發也。此方經後人改竄分量，以致治肺、腎之水脹多至不效，因世人畏茯苓、澤瀉之過於泄水耳。不知水勢滔天，既不用掃蕩之藥以決水，乃畏利導之品，而不用之以消水乎？故必須多用車前、茯苓為君，則水可泄之，以從膀胱而下出。然而腎之關門不開，非附子、肉桂回陽助火，以蒸動腎氣，則關何以開耶？腎關不開，而胃之積水，又何以下哉？故必用桂、附以開關，關既開矣，則茯苓、車前、牛膝，得盡利水而俱下矣。又恐水過於利，未免損傷陰氣，又得熟地、丹皮、山藥以佐之，則利中有補，陽得陰而生，則火無炎亢之虞，土有升騰之益，誠治水之神方，補土之妙方也。世人倘疑吾說之偏，而妄增藥味，或更改輕重，斷不能收功也。

藥理說明

此方名為〔培土消滿湯〕，專治大病初起，致傷脾胃，以致氣衰中滿，得成氣臌者，服此方數劑，便可奏功。人參三分白朮五錢茯苓三錢蘿蔔子五分陳皮三分山藥五錢芡實三錢甘草一分神麴三分山楂五粒蘇子五分。

辨證論治五

人有手足盡脹，腹脹如臌，面目亦浮，皮膚流水，手按之不如泥，但陷下成孔，手起而脹滿如故，飲食知味，大便亦溏泄，小便閉塞，氣喘不能倒臥，人以為水臌之症，而不知乃腎水之衰也。夫腎水之衰，何以致水之氾濫至此？不知真水足，而邪水不敢橫行，真水衰，而邪水乃致氾決。況真水既衰，則虛火必盛，虛火既盛，而真水力不能制，則火性炎上，三焦之火與衝脈之屬火者，皆同群以助逆，無不逆沖而上行矣。火既上沖，而水從火氾，上冗於肺，喘嗽而不寧。臥主腎，腎氣既逆，又安得而臥也！人至不得臥，則肺氣夜不得歸於腎之中，而腎之中水空，而無非火氣，而肺之氣不敢久留於腎，仍歸於肺經，母因子虛，則清肅之令不行於膀胱，於是水入於膀胱之口而膀胱不受，乃散聚於陰絡，隨五臟六腑之虛者，入而注之，不走小腸而走手足皮膚，而毛竅出水也。此種水症，世人未知治之法，必須補腎之水以制腎火，尤宜補肺之金以生腎水。蓋腎水不能速生，惟助肺氣之旺，則皮毛閉塞，而後腎氣下行，水趨膀胱，而不走腠理矣。

臨床處方

〔六味地黃湯〕加麥冬、五味治之：熟地二兩山茱萸一兩山藥一兩茯苓二兩丹皮六錢澤瀉一兩麥冬一兩北五味子三錢，水煎服。

藥理說明

一劑而可臥，二劑而水如注，四劑而一身之腫盡消，十劑而諸症痊癒。癒後必須戒色至一年，禁鹽至三月，否則雖癒而必發也。蓋此症原有腎火，故補水而不必補火也。腎虛以致火動，肺虛以致水流，補其水則火自靜，補其金則水自通，實有至理，而非泛然以作論也。

辨證論治六

人有單腹脹滿，四肢手足不浮腫，有經數年而不死者，人以為水臌之症，而不知非水臌也。蓋水臌之症，不能越於兩年，未有不皮膚流水而死者。今經數年而不死，且皮膚又不流水，是豈水臌之症，乃蟲積於血之中，血裹於蟲之內，似臌而非臌也。夫血蟲之臌，何因而得之？飲食之內，或食生菜，而有惡蟲之子，則入腹而生蟲，或食難化之物，久變為蟲形而不可解，血即裹之而不化，日積月累，血塊漸大，而蟲遂多。所用食物，只足供蟲食之用，即水穀入腹，所化之血，亦為蟲之外廓，而不能灌注於各臟腑矣。此等之症，最忌小便不利與胃口不健者，難以醫療。倘小便利而胃口開，均可治之。蓋小便利者，腎氣能通於膀胱也，胃口開者，心氣能行於脾胃也。兩臟之氣有根，可用殺蟲下血之藥而無恐，以其本實之未撥也。

臨床處方

〔逐穢消脹湯〕：**白朮**一兩**雷丸**三錢**白微**三錢**甘草**一錢**大黃**一兩**當歸**一兩**丹皮**五錢**蘿蔔子**一兩**紅花**三錢，**水煎服**。

藥理說明

一劑腹內必作雷鳴，少頃下惡物，滿桶如血如膿，或有頭無足之蟲，或色紫、色黑之狀。又服一劑，大瀉大下，而惡物無留矣。然後以：人參一錢茯苓五錢薏仁一兩山藥二兩白芥子一錢陳皮五分白朮二錢，調理而安。前方用攻於補之中，雖不致大傷臟腑，然大瀉大下，畢竟元氣消損，故穢盡之後，即以參、苓、薏、藥之類繼之，則脾氣堅固，不愁亡陰之禍也。或問此等之病，既非水臌初起之時，何以知其是臌與血臌也？吾辨之於面焉。凡面色淡黃之中，而有紅點與紅紋者是也。更驗之於腹焉。凡未飲而作疼，即可用〔逐穢消脹湯〕減半治之，亦一劑而即癒也。但下後無論新久，必須忌鹽者一月，苟若不忌，必致再病，則難治矣！

辨證論治七

人有上身先腫，因而下身亦腫，久之一身盡腫，氣喘嗽不得臥，小腹如光亮之色，人以為水臌之已成也，誰知是水臌之假症乎！夫濕從下受，未聞濕從上受者也。凡人脾土健旺，必能散精於肺，通調水道，下輸膀胱，水精四布，五經並行，何致水氣之上侵？惟脾土既虛，所食之飲食，不化精而化水，所化之水，乃邪水而非真水也。真水既無所生，則腎中乾涸，無非火氣，於是同任、衝之屬火者，俱逆而上出，是水從火溢。上積於肺而嗽，奔越於肺而喘，既喘且嗽，身自難臥，散聚於陰絡，而成跗腫，故先上腫而後下腫也。似乎治之法，急宜治腎矣。然而火盛由於水衰，而水衰實先由於土衰也，補土其可緩乎！惟是既補脾以健土，必致燥腎以旺火矣，故補脾又必須補腎，而補腎又必須補脾，所貴兩者之兼治也。

臨床處方

〔兩天同補丹〕：山藥一兩 芡實一兩 茯苓五錢 白朮二兩 肉桂三分 訶子一錢 百合五錢，水煎服。

藥理說明

二劑而喘嗽輕，又二劑而喘嗽止，十劑而腹脹消，再十劑而痊癒。此方無一味非治脾之藥，即無一味非補腎之藥也。健其土而不虧夫腎，滋其水而不損於脾，兩相分消而又兩相資益，得利之功而無利之失，治水臌之假症，實有鬼神不測之妙也。

厥症門

辨證論治一

人有日間忽然發熱，一時厥去，手足冰冷，語言惶惑，痰迷心竅，頭暈眼昏，此陽厥也。陽厥者，乃陰血不歸於陽氣之中，而內熱如焚，外反現假寒之象，故手足冷也。此等之症，傷寒中最多，但傷寒之厥，乃傳經之病，必熱至五、六日而發厥，非一日身熱即發厥者也，故不可用傷寒之法以治此等之厥。然厥雖不同於傷寒，而內熱之深，正未嘗少異。夫厥乃逆也，逆肝氣而發為厥；厥乃火也，逆火氣而發為厥。熱深而厥亦深，熱輕而厥亦輕，故不必治厥也，治熱而已矣。惟是厥發於日，陽離乎陰也，無陰則陽無所制，離陰則陽無所依，陽在裡而陰在表，自然熱居中而寒現外矣。治之法：瀉其在內之火，則內熱自出，內熱既除，而外寒自散。然而火之有餘，仍是水之不足，瀉火之中，而佐之補水之味，則陽得陰而有和合之歡，斷不致陰離陽而有厥逆之戾也。

臨床處方

〔安厥湯〕：**人參**三分**元參**一兩**茯苓**三錢**白微**一錢**麥冬**五錢**生地**五錢**天花粉**三錢**炒梔子**三錢**白芍**一兩**柴胡**五分**甘草**一錢，**水煎服**。

一劑而厥定，再劑而身涼矣。凡日間發厥之症，俱可治之，無不神效。此方和合陰陽，實有調劑之妙；助陽氣而不助其火，生陰氣而不生其寒，祛邪而不損其正，解鬱而自化其痰，所以定厥甚神，返逆最速也。

藥理說明

辨證論治二

人有夜間發熱，一時厥逆昏暈，暴亡如死人狀，惟手足溫和，喉中痰響，不能出聲，此陰厥也。陰厥者，陽氣虛而不入陰，今補陰而合陽，恐非治法。不知陽氣虛而不入於陰血之內，以陰血之大燥，火盛而虛陽不敢入於陰耳，非陰血過多之謂也。苟補陽過勝，則陽旺而陰並消亡，此所以必須補陰以合陽，而萬不可補陽以勝陰也。況方中未嘗無補陽之藥，補陰居其七，補陽居其三，陰陽始無偏勝，而厥逆可援也。

辨證論治三

人有日間發厥，而夜間又厥；夜間既厥，而日間又復再厥。身熱如火，痰涎作聲，此乃陰陽相併之厥也，熱多則厥亦多。用瀉火之藥，則熱除而厥亦除矣。然而厥既有晝夜之殊，而熱亦有陰陽之異，正未可徒瀉夫火也。宜於瀉陽之中而用補陰之藥，於抑陰之內而用補陽之劑，庶幾陽火得陰而消，陰火得陽而化，提陽出於陰而日間無昏暈之虞，升陰入於陽而夜間無迷眩之害也。

臨床處方

〔旋轉陰陽湯〕：人參一錢 白朮三錢 白茯苓三錢 柴胡一錢 白芍五錢 當歸三錢 生地五錢 麥冬三錢 附子一個 炒梔子二錢 天花粉三錢，水煎服。

藥理說明

一劑而厥逆安矣。不必再劑也。此方陰陽雙補，痰火兩瀉，補瀉兼施，不治厥而厥自定矣。倘或補陰而不補陽，或瀉陽而不抑陰，則陰陽必有偏勝，而痰火必致相爭，變出非常，有不可救藥之悲矣。

辨證論治四

人有大怒之後，又加拂抑，事不如意，忽大叫而厥，吐痰如湧，目不識人，人以為痰甚而厥也，誰知是肝氣之逆，得痰而厥乎！夫肝性最急，急則易於動怒，怒則氣不易泄，而肝之性更急矣！肝過於急，則脾血必燥，必求效於脾胃，以紛取資，然而血不能以驟生，脾胃出水穀之液以予肝，未遑變血，熱必迅變為痰以養肝，而肝又喜血而不喜痰也。痰欲入於肝，而肝不受，又必致痰阻於肝之外，以封閉夫肝之竅矣，肝不能得痰之益，反得痰之損，則肝之燥結可知。既無津液之灌注，必多炎氛之沸騰，痰閉上而火起下，安得不沖擊而成厥哉！治之法：宜去其痰，而厥乃定也。然而去痰，必須平肝，而平肝在於解鬱。

臨床處方

〔平解湯〕：香附五錢 當歸五錢 天花粉三錢 半夏二錢 茯苓三錢 神麴二錢 麥芽二錢 炒梔子二錢 黃連五分 甘草一錢，水煎服。

藥理說明

一劑而厥輕，再劑而厥定，三劑痊癒。此方解肝氣之拂逆，實有神功。妙在清熱而不燥，導痰而不峻也。

辨證論治五

人有不怒則已，怒輒飲酒以為常，自酌自飲，自飲自勸，引滿開懷，不醉不休。一日發厥不知人，稍甦猶呼酒，號叫數次，復昏暈，人以為飲酒之太醉也，誰知是膽經之火動乎！夫肝與膽為表裡，肝氣逆則膽氣亦逆，肝火動則膽火亦動也。酒入臟腑，必先入膽，則酒化為水矣。然而酒性大熱，飲酒過多，酒雖化水，而酒之熱性不及分消，必留於膽中。況怒氣傷肝，則肝火無所發泄，必分流而入於膽，膽得酒之熱，又得肝之火，則熱更加熱矣。夫肝膽為心之母也，母熱必呼其子以解氛，自然肝氣必移熱以予心，而心不可受熱也，乃變而為厥矣。治之法：急解其心中之熱，而心之熱非起於心也，仍須瀉膽之熱，而膽之熱非本於膽也，仍須瀉肝之熱，以解酒之熱而已。

臨床處方

〔逍遙散〕加味治之：**柴胡**一錢**白芍**一兩**茯苓**五錢**白朮**五錢**甘草**二分**陳皮**五分**當歸**二錢**葛花**二錢**炒梔子**三錢**白芥子**三錢，**水煎服**。

藥理說明

一劑而厥輕，二劑而厥定，三劑而癒。〔逍遙散〕治實鬱，佐之梔子以瀉火，益之葛花以解酒，加之白芥子以消痰。酒病未有無濕者，濕則易於生痰。去其濕而痰無黨，去其痰而火無勢，濕既無黨，而火又無勢，雖欲再厥，其可得乎？故方中所以多用茯苓、白朮以補助柴胡、白芍者，正此意耳。

辨證論治六

人有一過午時，吐酸水一、二大碗，至未時心前作痛，至申痛甚，厥去不省人事，至戌始甦，日日如是，人以為陰分之虛也，誰知是太陽膀胱之經，有瘀血結住而不散乎！夫膀胱之水，得氣化則能出；膀胱水不能出，自是氣不能化之故。今小便不閉，是氣未嘗不化也。氣乃無形之物，無形能化，宜乎無不化矣！吾以為有瘀血結住而不散者，以血有形，不比氣之無形也；無形易化，而有形難化耳。未、申之時，正氣行膀胱之時也，氣行於血之中，而血不能行於氣之內，所以作痛而發厥。欲血之瘀者而重治，似宜大行其氣，氣行而血亦行也。然而瘀血有形，非僅氣藥之能散也，必須以有形之物以制血，則氣可破血，而無阻滯之憂矣。

臨床處方

〔逐血丹〕：歸尾一兩 大黃三錢 紅花三錢 桃仁廿粒 天花粉三錢 枳殼五分 厚朴二錢 丹皮三錢 水蛭火鍛燒黑一錢，水煎服。

藥理說明

一劑而瘀血通，二劑而瘀血盡散。此方妙在用水蛭，同入於大黃、厚朴之中，以逐有形之血塊，則病去如掃，而痛與厥盡去也。倘不用水蛭，雖亦能止厥定痛，而有形之血塊，終不能盡逐也。必加入水蛭而建功如神，不可以此物為可畏而輕棄之，遺人終身之病也。

辨證論治七

人有忽然之間，如人將冷水澆背，陡然一驚，手足厥冷，遂不知人。已而發熱，則漸漸甦醒，一日三、四次如此，人以為祟乘之而然也，誰知乃氣虛之極乎！夫氣所以衛身者也，氣虛則體怯，外寒之侵，乃內氣之微也。內氣既微，原不必外邪之襲，無病之時，常覺陰寒之逼身，如冷水之澆背者，正顯內氣之微也。氣微自生內寒，亦何祟之來憑乎？雖然，厥病多熱，手足厥冷，吾恐心中之熱也。然而內熱之極反生寒顫，與氣虛之極亦生寒顫者，正復相同。苟不辨之至明，往往殺人於頃刻，藥餌之誤，慘於刀刃，可不慎歟！吾實有辨之之法，大約內熱而外寒者，脈必數而有力，而舌必乾燥也。氣虛而外寒者，脈必弱而無力，而舌必滑潤也。故見氣虛之症，必須大補其氣，而斷不可益之大寒之品。

臨床處方

〔甦氣湯〕：人參一錢 陳皮一錢 枳殼三分 菖蒲五分，水煎服。

藥理說明

一劑輕，二劑更輕，連服四劑痊癒。此方重用人參以補氣，益之陳皮、枳殼寬中消痰，則人參甦氣更為有神。益之菖蒲者，引三味直入心中，則氣不能散於心外也。

春溫門

辨證論治一

春月傷風，頭痛鼻塞，身亦發熱，人以為太陽之傷寒也，誰知是傷風而欲入於太陽乎！夫春傷於風者，由皮毛而入肺也，風入於肺，而鼻為之不利，以鼻主肺也。風入於肺而不散，則肺金之氣不揚；肺氣不揚，自失其清肅之令，必移其邪而入於太陽。膀胱惟恐邪入，乃堅閉其口，而水道不行，於是水不下通而火乃炎上，頭自痛矣，與傳經太陽之傷寒絕不相同。散其肺金之風，杜其趨入膀胱之路，而身熱自退也。

臨床處方

〔**舒肺湯**〕：**桔梗**三錢**甘草**一錢**蘇葉**五分**天花粉**一錢**茯苓**三錢**桂枝**三分，**水煎服**。

藥理說明

一劑而身熱解，二劑而頭痛鼻塞盡癒。此方專入肺經，以散其風邪。有風則必生痰，有痰則必有火，天花粉消痰而又善解火，一味而兩用之也。桂枝、茯苓開膀胱之口，引邪直走膀胱而下泄，因肺欲移邪而移之，其勢甚便，隨其機而順用之也。

辨證論治二

春月傷風身熱，咳嗽吐痰，惡熱口渴，人以為傷寒傳經，入於陽明也，誰知是傷風，而陽明之火來刑肺金乎！夫陽明胃土本生肺金，何以生肺金者轉來刑肺乎？蓋肺屬金，本不宜畏風，乃不畏風者既可畏風，豈生肺者獨不可刑肺乎？蓋肺乃嬌臟，肺之性雖不畏風，而肺之體未嘗不畏風也。風入肺經，必變為寒，胃為肺金之母，見肺子之寒，必以熱濟之。夫胃本無熱也，胃之熱，心火生之也，心火乃胃之母也。心火知胃土之生金，乃出其火以相助，然助其胃土之有餘，必致剋肺金之不足，借兵以討賊，反致養兵以殘民！故胃熱而肺亦熱，所以咳嗽口渴之症生矣。治之法：瀉心火以安胃土，自然肺氣得養，而風邪自散也。

臨床處方

〔平邪湯〕：**黃連**三分**甘草**一錢**蘇梗**一錢**紫苑**一錢**葛根**一錢**石膏**三錢**麥冬**五錢**貝母**三錢**茯神**三錢，**水煎服**。

藥理說明

一劑輕，二劑又輕，三劑身涼矣，不必四劑也。此方瀉心火者十之三，瀉胃火者十之六，其故何也？蓋心火之旺，剋肺者輕；胃火之旺，刑金者重。輕瀉心中之火，則心不助胃以刑金；重瀉胃中之火，則胃不刑金以傷肺。肺氣既回，肺邪又安留哉！

辨證論治三

春月傷風，發寒發熱、口苦、兩脅脹滿，或吞酸吐酸，人以為少陽之傷寒也，誰知是少陽之春溫乎！夫少陽膽也。膽喜風，何以膽又傷風乎？蓋同氣之易入也。但傷寒亦傷風也，何以冬月謂之傷寒，而春月即謂之春溫耶？不知冬月之風寒，春月之風溫，寒則傷深，溫則傷淺。傷深者邪至少陽，而有入裡之懼；傷淺者邪至少陽，而即有出表之喜。故同傷少陽，傷風與傷寒，實有異也。至於治傷風之少陽，法又不必大異，皆舒其半表半裡之邪，而風邪自散也。雖然，傷寒邪入於少陽，有入裡之症，往往用〔大柴胡湯〕與〔承氣〕之類，和而下之。若傷風入少陽，以〔小柴胡湯〕和解而有餘，不必用〔大柴胡、承氣之湯〕而重用之也。

臨床處方

〔加減小柴胡湯〕：柴胡錢半**茯苓**三錢**黃芩**一錢**甘草**一錢**陳皮**五分**天花粉**一錢**，水煎服。**

藥理說明

一劑而寒熱解，再劑而諸症癒，此方較原方而更神，以用茯苓之多，使邪從膀胱而出，更勝於和解也。夫少陽之症，居於表裡之間。邪在少陽和解之，使其從表而入者，仍從表而出，又恐其表之不能上散也，用茯苓以引入膀胱，仍是從表而下出也，佐柴胡以散邪，更建奇功耳。

辨證論治四

春月傷風，身熱嘔吐不止，人以為太陰之傷寒也，誰知是太陰之春溫乎！夫太陰脾土也。風傷太陰，則土中有風。風在地中，則土必震動而水溢，故令人嘔吐不止，非陰寒之氣入於脾土之內而動人嘔吐者可比。此傷風之在太陰，與傷寒傳經之入太陰者，治法迥不相同也。故傷寒當溫其經以回陽，而傷風宜散其風以安土也。

臨床處方

〔奠土湯〕治之：白朮五錢**茯苓**三錢**人參**一錢**柴胡**一錢**甘草**一分**葛根**一錢**神麴**五分**半夏**一錢**，水煎服。**

藥理說明

一劑而風散，二劑而身涼，三劑而病痊癒矣。方中袪邪於補脾之內，健脾而風自息，又何疑哉！

辨證論治五

春月傷風出汗，胃乾燥，渴欲飲水，人以為太陽之傷寒也，誰知是春溫之症，火邪入膀胱乎！夫膀胱者，肺金之子也。肺受風邪，久則變熱，肺乃求救於膀胱，邪即乘其求救而下行，而膀胱之水，思欲救母，乃不肯下泄，而上與風火相鬥。邪見膀胱正氣之盛，乃不入膀胱而入胃，於是胃熱而與邪相爭，故爾出汗，汗出而胃之津液自乾，故口渴思水，以救其內焚也。治之法：不必散風邪而瀉火焰，速利其膀胱，使水從小便而出，胃中之津液自生。

臨床處方

〔五苓散〕：白朮一錢**茯苓**三錢**澤瀉**三錢**豬苓**三錢**肉桂**一分**，水煎服。**

藥理說明

一劑而小便利，二劑而口渴、汗出盡止矣。〔五苓散〕乃利水之藥也，何以能止渴生津，去風散火也？蓋〔五苓散〕專利膀胱之水。膀胱者，太陽之經也。傷風已經出汗，宜太陽之邪盡出矣，乃口渴思水，明是邪熱不肯從皮毛外出，而欲趨膀胱下出矣，〔五苓散〕利其膀胱，則水流而火亦流矣。火隨水出，胃火已消，而胃自生液，自然上潤於肺。肺得胃液之養，則皮毛自閉，邪又何從而再入哉！

辨證論治六

傷風頭痛發熱，盜汗微出，見風則畏，人以為太陽傷寒，誰知乃春溫之病，傷風而非傷寒也。夫頭痛本屬太陽，然而風能入腦，亦作頭痛，未可謂身熱頭痛，便是太陽之症也。風從皮毛而入，皮毛主肺，肺通於鼻，而鼻通於腦，風入於肺，自能引風入腦而作頭痛。倘肺氣甚旺，則腠理自密，皮毛不疏，風又何從入之？惟其肺氣之虛，故風邪易於相襲。邪正爭鬥，身故發熱，肺氣既虛，安能敵邪？所以盜汗微微而暗出也。此症明是傷風，勿作傷寒輕治也。況傷寒惡寒，傷風惡風，今但畏風而不畏寒，尤是傷風確證。然則治之法，烏可不急散其風乎？然而邪之所湊，其氣必虛，補其肺氣之虛，表其風邪之盛，自然奏效甚速也。

臨床處方

〔**益金散風湯**〕：**人參**五分 **甘草**一錢 **五味子**三粒 **麥冬**三錢 **紫蘇**一錢 **蔓荊子**一錢 **天花粉**一錢 **桔梗**三錢，**水煎服**。

藥理說明

一劑而頭痛除，二劑而身熱解，三劑而盜汗亦自止矣。此方散重於補，何以名為〔益金之湯〕耶？不知肺金為邪所傷，其氣甚衰，若用大補重藥，必且難受，不若於散表之中略為補益，則邪既外出而正又內養，兩得其宜，是過於散正善於補也。

辨證論治七

傷風頭痛發熱，身疼腰重，骨節俱痠，惡風無汗，人以為傷寒，而不知非也。夫傷寒則不惡風矣。此內傷脾腎，而風乘虛以入肺，則經絡之間，不相流通，故身熱耳。惟是內傷脾腎，與肺無涉也，何以脾腎傷於內，而肺經即有外邪耶？不知脾為肺之母，而腎為肺之子也。母虛而子亦虛，子虛而母亦虛，必然之道也。脾腎之氣虛，而肺安得有不虛之理。肺虛則腠理必虛，而毛竅難以自固，故風邪所以易入也。風邪既入於肺金，則肺氣益虛，何能下潤於腎宮，而旁灌於百骸耶？自必致滿身骨節之痠痛，而腰安得而不重哉！但肺氣既虛，腠理不閉，邪既易入，則汗亦宜易出矣，何以邪入而汗不出耶？不知邪欺肺氣之虛，又窺脾腎之不足，則邪將內踞，欲作永久之計，反恐肺竅太疏，代守毛孔，不使外風之另入，故見風反畏。外邪且不能再入，何況內汗之能出乎！然則治之法奈何？散肺中之邪，而仍補脾腎之氣。脾土旺而肺氣有生發之機，腎水足而肺金無乾燥之苦，自然上可達於腦而頭痛除，下可達於膀胱而腰重去，中可和於中焦而一身支節之痠疼盡癒也。

臨床處方

〔活紫丹〕治之：白朮五錢茯苓三錢當歸五錢羌活一錢紫蘇一錢甘草一錢細辛五分黃芩一錢麥冬五錢人參一錢貝母一錢。

藥理說明

此方補多於散，而補之中，純補脾而不補腎者，又是何故？人生後天，以脾胃之氣為主，脾健則胃氣自開，胃開則腎水自潤。況方中人參、白朮，原能入腎，而白朮尤利腰臍，腰臍利，而一身之氣無不利矣。何況肺經為脾胃之子，母健而子有不健旺者乎？力足以拒邪。而又有紫蘇、黃芩、羌活、貝母，祛風散火消痰泄水之藥，足以供其戰攻之具，自然汗出熱解，而邪從外越也。

辨證論治八

春月傷風，身熱十餘日，熱結在裡，往來寒熱，人以為傷寒在太陽，有入裡之變也，而誰知不然，春月傷風與冬月傷寒自是不同。冬月之寒入於太陽，久則變寒；春月之風入於太陽，久則變熱。寒則遷動不常，必致傳經而入臟；熱則靜守不移，惟有固結之在腑。然而入臟、在腑雖有不同，而作寒、作熱則無不同也。寒在臟，則陰與陽戰而發熱；熱在腑，則陽與陰戰而發寒。隨臟腑之衰旺，分寒熱之往來，此症之最難辨也。然則終何以辨之乎？亦辨之於時令而已。在冬月而熱結在裡者，宜用攻；在春月而熱結在裡者，宜用散。散其熱而寒自除，寒除而熱亦自止也。

臨床處方

〔**散結至神湯**〕：**厚朴**一錢 **白芍**五錢 **甘草**一錢 **當歸**三錢 **枳殼**五分 **柴胡**一錢 **炒梔子**三錢 **桂枝**三分，**水煎服**。

藥理說明

一劑而寒熱除，內結亦散。方中多是平肝之藥，絕不去舒肺經之邪，何也？蓋肺氣為邪所襲，則肝木必欺肺金之病而自旺矣。旺則木中生火，以助邪之熱而刑肺。倘不瀉肝，而徒去瀉肺經之邪，則肺氣愈虛，而熱又何能遽解耶？惟瀉其肝中之火，則內結既衰，益之桂枝數分，但去散太陽之風，不去助厥陰之火，此熱結之所以頓解也。

辨證論治九

傷風八、九日，風、濕相搏，身體煩疼，不能轉側，不嘔不渴，人以為傷寒之症，風、濕在太陽之經也，誰知傷風之病，亦能使風、濕之相搏乎！夫濕從下受，而風從上受者也。下受者，膀胱先受之；上受者，肺經先受之。膀胱受濕，無風則不能起浪；肺經受之，水濕則不能生風。傷風而致風、濕相搏，因下原感濕而上又犯風，兩相合而兩相成，遂搏聚於一身，而四體無不煩疼也。夫煩疼之症，風之病也，恐非水濕之病。蓋濕主重著，煩疼而至身不能轉側，非重著乎？以此分別風、濕之同病，實為確據。且風症必渴，濕症必嘔，今風、濕兩病，風作渴而水濟之，濕欲嘔而風止之，故不嘔而又不渴也。然則治之法又奈何？雙解其風、濕之邪而已。

臨床處方

〔雙解風、濕湯〕：茯苓一兩 薏仁一兩 柴胡二錢 防風一錢 甘草一錢，水煎服。

藥理說明

柴胡、防風以祛風，茯苓、薏仁以利濕，用甘草以和解之，自然風、濕雙解，而諸症盡痊也。

辨證論治十

春月傷風八、九日，如瘧之狀，發熱惡寒，熱多寒少，口不嘔吐，人以為傷寒中如瘧之症也，誰知是春月傷風，亦同有此症乎！夫風邪入於表裡之間，多作寒熱之狀，不獨傷寒之症為然也。傷風之病，輕於傷寒，至八、九日，宜邪之盡散矣，何以尚有如瘧之病耶？瘧病多成於風邪，而傷風正犯風邪，安在無瘧症乎。但無痰不成瘧，無食亦不成瘧，無痰無食即有風邪，雖欲成瘧，又何可得哉？然則傷風而有如瘧之病者，亦其胸膈胃脘之中，原有痰食，存而不化，八、九日之後，正風欲去而痰與食留之耳。熱多寒少，非內傷重，而外感輕之明驗乎？惟口不嘔吐，則別有說。既有痰濕在中，宜乎多嘔多吐，何以如瘧而反不嘔吐乎？不知內既多熱，自能燥濕，痰得火制，自不外吐矣。然內熱之極，則外反現寒，惡寒之象，乃假寒也。假寒真熱，適顯其如瘧之症，乃似瘧而非瘧也。治之法：亦治其如瘧，而不必治其真瘧耳。

臨床處方

〔破假湯〕：人參三分**白朮**五錢**陳皮**一錢**神麴**五分**柴胡**二錢**山楂**十粒**甘草**五分**白芍**五錢**鱉甲**三錢**石膏**一錢**半夏**一錢，**水煎服**。

藥理說明

一劑而惡寒除，二劑而發熱解，四劑而如瘧之症痊癒。此方於補正之中而寓祛邪之味，正既無虧而邪又退舍，此王霸兼施之道也。

辨證論治十一

春月傷風，汗多、微發熱、惡風，人以為傳經之邪入陽明胃中也，誰知傷風春溫之症亦有邪入胃者乎！邪到陽明，必然多汗而渴，今汗雖多而不渴，是火邪猶未盛也。邪雖未盛，所以微發熱而不大熱耳。夫同一外邪耳，何以傷寒之邪入胃而火大熾，傷風之邪入胃而火微旺耶？蓋傷寒之邪，寒邪也；傷風之邪，風邪也。寒邪入胃，胃惡寒變熱；風邪入胃，胃喜風而變為溫。蓋其熱乃胃之自熱，不過風以煽之也。風煽其火，則火必外泄，反不留於胃中，所以皮膚熱極而多汗，而口轉不渴，異於傷寒傳經入胃之邪，而無燎原之禍也。然而終何以辨其非傷寒哉？傷寒惡寒而不惡風，傷風惡風而不惡寒，正不必以春月之傷風，為是傷寒之的症也。蓋惡風即是傷風之病耳。治之法：散其風而火自解也。

臨床處方

〔**薰解湯**〕：**石膏**三錢**乾葛**二錢**甘草**一錢**荊芥**一錢**茯苓**五錢**麥冬**五錢，**水煎服**。

藥理說明

一劑而汗止，二劑而熱盡散矣。此方乾葛、荊芥乃發汗之藥，何以用之反能止汗？不知傷風多汗，乃風煽之也。今用乾葛、荊芥以散其風，則風熄而火亦熄，況用石膏以瀉胃火。火既盡矣，而汗又何出哉？又得麥冬以滋其肺，茯苓以利其水，甘草以和其中，又安得而出汗哉！

辨證論治十二

傷風口苦喉乾，腹滿微喘，發熱惡寒，人以為傷寒之邪，入於陽明，而不知是傷風之邪，入於陽明也。夫傷風之邪，既輕於傷寒，何以傷風之病，竟同於傷寒乎？不知傷寒之邪入於陽明，其病重，不同於傷風而輕，病則未嘗不同也。若口苦，不過胃之不和也。若咽乾，不過胃之少液也。若腹滿，不過胃之有食也。若微喘，不過胃之少逆也。若發熱惡寒，不過胃之陰陽微爭耳。症即同於傷寒，而治法正不可同也。和其胃而不必瀉其火，解其毒而不必傷其氣，始為得之。

臨床處方

〔**和解養胃湯**〕：**元參**一兩**甘菊花**三錢**甘草**一錢**麥冬**二錢**天花粉**三錢**蘇子**一錢，**水煎服**。

藥理說明

一劑而口苦咽乾之症除，二劑而喘熱惡寒腹滿之病去，不必三劑也。此方解陽明之火而不傷胃土之氣，所以能和胃而辟邪也。

辨證論治十三

傷風口燥，但欲漱水，不欲嚥下，人以為陽明之火將逼其熱以犯肺，必有衄血之禍矣，不知冬月傷寒，邪入於陽明，則有此病。若春月傷風，烏得有此！然傷風之症，既同於傷寒，安保其血之不衄乎？然而傷風終無衄者何故？蓋風性動而變，不比寒性靜而凝也。故傷寒之在胃，而逼其熱於口舌咽喉者，陰陽拂亂而衄血成矣。傷風逼其熱於上，雖亦漱水，而不欲嚥，然風以吹之，其熱即散，安得而致衄哉？治之法：瀉陽明之火，而口燥自除也。

臨床處方

〔金石散〕：**石膏**三錢**葛根**一錢**元參**五錢**金銀花**五錢**麥冬**五錢**甘草**一錢，**以水煎服**。

藥理說明

服二劑，而此症痊癒，不必服三劑也。此方單瀉胃經之火而不去散胃中之寒，然而元參、麥冬、金銀花，純是補水之劑，上能解炎而下又能濟水，得甘草以調劑，實能和寒熱於頃刻也。

辨證論治十四

春月傷風，脈浮發熱，口渴鼻燥，能食，人以為陽明火熱，必有衄血之症，不知傷寒不衄則邪不能出，而傷風正不必衄也。此其故何哉？蓋傷寒入胃而邪熱火熾，非水穀不能止其炎上之火。既能食而脈仍浮，是火仍不下行，而必致上行也，故必發衄。若傷風之脈，原宜見浮，非其火之心欲上行也，故雖口渴、鼻燥而能食，則火可止遏，火下行而不炎上，何致發衄哉！治之法：但瀉其胃中之火，而無庸慮其有血之衄也。

臨床處方

〔寧火丹〕：元參一兩 甘草一錢 生地一錢 青蒿五錢，水煎服。

一劑而身熱解，二劑而口渴鼻燥除，三劑而脈浮亦平矣。此方元參、生地以解胃中之火熱，妙在瀉之中仍是補之味。青蒿同甘草用之，尤善解胃熱之邪，使火從下行而不從上行也。且青蒿更能平肝經之火。脈浮者，風象也。肝火既平，則木氣自安，而風又何有哉！此用藥之妙，一舉而兩得之。

藥理說明

辨證論治十五

春月傷風，自汗出，醫人又發其汗，小便自痢，人以為傷寒誤汗，以致津液內竭也，而孰知不然。夫傷寒而邪入陽明，火焚其內，以致自汗，明是陰不能攝陽而陽外泄也；乃加發汗，則陽泄而陰亦泄矣，安得精液不內竭乎！若傷風自汗出者，乃肺金之虛，非胃火之盛；復發其汗，則肺氣益耗，金寒水冷，而小便自痢。以故治法迥不可同也。若用治傷寒之法以治傷風之症，必有變遷之禍。治之法：但補其肺氣之虛而固其腠理，則汗止而病亦癒也。

臨床處方

〔六君子湯〕加減治之：**人參**三錢**白朮**一錢**陳皮**三分**甘草**五分**白芍**三錢**黃耆**五錢**麥冬**五錢**北五味**五分，**水煎服**。

藥理說明

一劑即止汗，而津液自生矣。此方補胃健脾，使土旺以生肺金，則肺氣自安。然金既安，則腠理自固，毛竅自閉矣。

辨證論治十六

春月傷風，下血譫語，頭汗出，人以為陽明之火太盛，必有發狂之禍矣，誰知是熱入血室，似狂而非真狂乎！雖傷寒邪入陽明，亦有下血譫語，必致發狂之條，然而傷寒之下血譫語者，熱入於血室，乃熱自入於血室之中也。傷風之下血譫語，是亦熱入於血室，乃風祛熱而入於血室之內也。雖同是熱入血室，而輕重實殊。蓋熱自入者，內外無非熱也。風祛熱入者，內熱而外無熱也。既熱有輕重，而頭汗出，竟無彼此之異者，又是何故？血室之部位在下焦，而脈實走於頭之上，故熱一入於血室，而其氣實欲從頭之頸，由上而下泄；然而下熱未除，而各腑之氣不來相應，所以頭有汗至頸而止。傷寒與傷風，內熱則同，而頭汗出亦同也。治之法：散其風，引熱外出，各病自癒。

臨床處方

〔導熱湯〕：**當歸**三錢**白芍**三錢**柴胡**二錢**黃芩**一錢**丹皮**三錢**甘草**一錢**天花粉**一錢，**水煎服**。

藥理說明

一劑而譫語止，二劑熱退而汗止矣。此方亦〔小柴胡湯〕之變方，〔小柴胡湯〕瀉熱室之火，而此兼補肝膽之血，使血足而木氣不燥，不來剋脾胃之土，則胃氣自然有養，而胃火自平。所謂引血歸經，即導火外泄耳。

辨證論治十七

傷風潮熱，大便微梗，人以為傷寒之邪入於陽明，而又將趨入於大腸也，誰知是肺經乾燥乎！蓋大腸與肺為表裡，肺燥而大腸亦燥，正不必邪傳入大腸，而始有燥屎也。風傷肺金，最易煽乾肺氣，不同寒傷肺金之清冷也。故風邪一入肺，而大腸最易燥結。然邪終隔大腸甚遠，非大腸之中即有邪火結成燥屎，而必須下之也。所以傷風潮熱、大便微梗者，乃係金燥之症也，非火盛之症也。然則治之法：潤肺金之燥可也。然而大便之開闔，腎主之也，腎水足而大腸自潤矣。

臨床處方

〔金水兩潤湯〕：熟地一兩**麥冬**一兩**柴胡**一錢**甘草**一錢**丹皮**三錢，**水煎服**。

藥理說明

連服二劑而微梗解，再服二劑而潮熱除矣。此方熟地以補水，水足而肺金不必去生腎水，則肺之氣不燥，又得麥冬直補肺金，則金水兩潤，自然大腸潤灌，輓輸有水，可以順流而下，既無阻滯之憂，何有候潮候汐之苦，使餘熱之猶存哉！

辨證論治十八

春月傷風譫語，潮熱脈滑，人以為陽明畏熱，乃傷寒傳經之病，誰知春溫之症，亦有畏熱乎！春令發生，胃中本宜熱也。又加春風之薰蒸，其胃中自然之熱，原不可遏。今一旦逢違逆春令之寒風以阻抑之，而不能直達湮鬱之氣，所以譫語而發熱也。然或疑發熱宜也，何故不大熱而只見潮熱耶？不知胃中無痰，則發大熱而譫語之聲重；胃中有痰，則發潮熱而譫語之聲低。無痰之脈不滑，脈滑者，有痰之兆也。此方傷寒、傷風之所同，而傷風猶為驗徵也。

臨床處方

〔消痰平胃湯〕：元參一兩**青蒿**一兩**半夏**三錢**茯苓**三錢**麥冬**三兩**車前子**三錢**，水煎服。**

藥理說明

一劑而譫語止，再劑而潮熱除，不必三劑也。此方之妙，全在青蒿。蓋青蒿能散陰熱，尤能解胃中之火，得元參、麥冬更能清上焦之炎，火熱退而痰無黨援，又得半夏、茯苓、車前以利其水，則濕去而痰涎更消，痰消而火勢更減，欲作鬱蒸潮熱，再迷我心君，胡可得乎！

辨證論治十九

春月傷風，日晡發潮熱，不畏寒，獨語如見鬼狀，人以為陽明之症，傷寒欲發狂也，誰知是春溫之過熱乎！但傷寒見此病乃是實邪，春溫見此症乃是虛邪耳。夫實邪之病，從太陽來也，其邪正熾而不可遏，必有發狂之禍。若虛邪之病，從少陰來也，其邪雖旺而將衰，斷無發狂之災。蓋實邪乃陽邪，而虛邪乃陰邪也。陽邪而如見鬼狀者，火逼心君而外出，神不守於心宮；陰邪而如見鬼狀者，火引肝魂而外遊，魄不守於肺宅。故實邪宜瀉火以安心，而虛邪宜清火以養肺也。

臨床處方

〔清火養肺湯〕：荊芥二錢麥冬五錢元參一兩天花粉三錢甘草一錢蘇葉一錢茯神三錢黃芩二錢，水煎服。

一劑而潮熱止，二劑而不見鬼矣，三劑痊癒。此方全是清肺之氣，何以能安胃火也？不知胃火乃肺之所移，清其肺金，而邪必來救肺矣。

藥理說明

而方中又有元參為君，乘其未入肺室，半途而擊之，則邪尤易定。茯神安心而又利水，邪不敢上逼而下趨，有同走膀胱而遁矣，又何能入肺、入肝，以引我魂魄哉！

辨證論治二十

傷風發潮熱，大便溏，小便利，胸膈滿，人以為傷寒之邪入於陽明，而不知乃春溫之熱留於陽明也！夫風傷於肺，邪從皮膚而入，宜從皮膚而出也，何以熱反留胃而不去乎？蓋胃乃肺之母也。母見子被外侮，必報外侮之仇；外侮見其母之來復，隨捨子而尋母矣。使母家貧弱，而外侮自捨母而尋子矣。無如胃為水穀之海，較肺子之家富不啻十倍，外侮亦何利於子而肯捨母哉？自然利胃母之富，而棄肺子之貧，故堅留而不去也。胃惡邪之相留，未免供給之不周，而外邪視供給之豐歉，以分其寒熱之盛衰，此潮熱之所以作也。既顛寒做熱，陰陽不正，而大小兩便，又何能平哉？小便利而大便溏，正陰陽之不正也；陰陽既然不正。則轉運失職，而胸膈又何能快哉？治之法：祛胃中之邪，而陰陽自正矣。

臨床處方

〔**加減柴胡湯**〕：**黃芩**一錢**柴胡**一錢**知母**一錢**茯苓**五錢**甘草**一錢**枳殼**五分**神麴**五分**蘿蔔子**三錢，**水煎服**。

藥理說明

一劑而潮熱止，二劑而陰陽分，三劑而諸症盡癒。此方亦〔小柴胡〕之變方，妙在用蘿蔔子與茯苓同用，最能分陰陽之清濁。清濁一分，而寒熱自解，豈至有胸膈之滿哉！

辨證論治二十一

春月傷風四、五日，身熱惡風、頸項強、脅下滿、手足溫、口渴，人以為太陽、陽明、少陽之合病，誰知是春溫之症，有似傷寒，而非真正傷寒也！夫傷寒有此三陽之合病，何以春溫之症，絕無相異乎？蓋春溫之症，風傷於少陽也，少陽為半表半裡之間。凡三陽之表俱可兼犯，而三陽之症，即可同徵。不比傷寒之邪，由太陽以入陽明，而太陽之症未去；由陽明以致少陽，而陽明之症尚留；由少陽以入厥陰，而少陽之病仍在。故治春溫之症只須單治少陽，而各經之病盡癒，不必連三陽而同治之也。

臨床處方

〔**加味逍遙散**〕治之：**柴胡**二錢**當歸**二錢**白朮**一錢**茯苓**三錢**甘草**一錢**陳皮**一錢**白芍**三錢**炒梔子**一錢**羌活**五分，**水煎服**。

藥理說明

二劑而諸症盡癒，不必三劑也。論理瀉少陽膽經之邪足矣，而此方併和其肝氣，似乎太過矣。然膽經之受邪，正因於肝氣之太鬱也。春溫之病，每從肝膽以入邪，吾治其肝膽，則在表在裡之邪，無不盡散矣！

辨證論治二十二

婦女經水適來，正當傷風，發熱惡寒、胸脅脹滿、譫語，人以為傷寒結胸也，誰知是熱入血室乎！夫熱入血室，男女皆有之，非女有血室，而男無血室也。惟是男有熱入血室之病者，乃風袪熱而入之也；女子之熱入血室者，乃血欲出而熱閉之也。熱閉其血，而血化為熱矣。似乎男女之症不同，然而熱則同也，故治法亦不必大異。

臨床處方

亦用前〔導熱湯〕治之。

藥理說明

蓋〔導熱湯〕，最舒肝膽之氣，閉經水於血室之中，正肝膽之病也。肝藏血，非少陽膽氣之宣揚，則血不外出。〔導熱湯〕舒其膽氣，則已閉之血，肝不能藏，血泄而熱又何獨留乎？故一劑而發熱惡寒之病除，再劑而胸脅脹滿、譫語之症去矣！

辨證論治二十三

傷寒身熱後，肢體骨節皆痛，手足寒甚，人以為傷寒由三陽而傳入於少陰也，誰知其人腎水素虛，因傷風之後，爍其肺氣，肺傷而不能生腎，則腎水更枯，何能灌注一身之上下乎！自然肢體骨節皆痛。水枯宜火動矣，何以手足反寒乎？不知水火原相根也，水旺而火亦旺，水衰而火亦衰。當水初涸之日，火隨水而伏，不敢沸騰，故內熱而外現寒象也。治之法：不可見其外寒，而妄用溫熱之藥，當急滋其腎中之水以安腎中之火，則水足以制火而水火既濟，何致有肢體骨節之生痛，而手足生寒之病乎？

臨床處方

〔六味地黃湯〕：熟地一兩 山茱萸五錢 山藥五錢 茯苓四錢 丹皮三錢 澤瀉三錢，水煎服。

藥理說明

一劑而手足溫，二劑而肢體骨節之病輕，連服四劑即便痊癒。蓋此症風邪已散，若再用祛風之藥，則肺氣愈虛，益耗腎水；水虧而火旺，必有虛火之騰空，反至生變。何若〔六味地黃湯〕直填腎水，使水火之既濟也。

辨證論治二十四

傷風後，下痢咽痛，胸滿心煩，人以為傷寒邪入於少陰，乃陰寒上犯於心肺，而下犯於大腸也，而孰知其不然。傷風之後，身涼則邪已盡散，又何陰邪之留乎？然下痢者，乃是大腸之陰虛而自痢，非邪逼迫之也。咽痛者，亦陰虛之故。陰水既乾，則虛火自然上越，咽喉竅細，不能遽泄，乃作痛也。胸滿心煩者，腎水不能上濟於心宮，而腎火反致上焚於胸膈之間，安得不滿？胸既不虛，而心亦不能自安，此煩之所以生也。故傷風之後而見此等之症，切勿認作傷寒而妄治之也。治之法：補水以濟心，復補金以生腎，腎水足而腎氣生，自然上交心而制火，下通大腸而利水也。

臨床處方

〔加味地黃湯〕治之：熟地五錢茯苓五錢山茱萸三錢澤瀉三錢丹皮三錢山藥五錢麥冬五錢北五味一錢肉桂五分，水煎服。

一劑而咽痛除，二劑而下痢止，三劑而胸不滿，而心亦不煩矣。夫既是腎陰之虛，用〔地黃湯〕以滋水，加麥冬、五味以益腎之化源是矣，何又加入肉桂以補命門之火，非仍是祛少陰之寒邪乎？不知水非火不生，用肉桂數分，不過助水之衰，而非祛寒之盛。且大腸自痢，得壯火而減，得少火而止。雖〔地黃湯〕內減熟地之多，增茯苓、澤瀉之少，亦足以利水而固腸。然無命門之火以相通，終不奏功之速，故特加肉桂於水中而補火也。

藥理說明

辨證論治二十五

春月傷風，二、三日，咽中痛甚，人以為少陰之火，寒逼之也，誰知是少陰之寒，火逼之乎！蓋傷寒而咽痛，乃下寒實邪，逐其火而上出。傷風而咽痛，乃下熱虛火，逼其寒而上行。正不可一見咽痛，即同傷寒藥而概治之也。蓋傷寒之咽痛，必須散邪以去火；而傷風之咽痛，必須補正以祛寒。

臨床處方

〔**補喉湯**〕：**熟地**二兩**山茱萸**一兩**茯苓**一兩**肉桂**一錢**牛膝**二錢，**水煎服**。

藥理說明

一劑而喉痛頓除矣。蓋熟地、山茱萸滋陰之聖藥，加入肉桂、牛膝則引火歸源，自易易矣。況又有茯苓之去濕以利小便，則水流而火亦下行，又何尚有上逼而成痛者哉！所以一劑而奏功也。

辨證論治二十六

春月傷風，身熱下痢，六、七日咳而嘔，心煩不得眠，人以為邪入少陰而成下痢，以致嘔咳心煩不眠也，誰知是春溫之病，多有如此症相同，而治法宜別。蓋傷寒之治利其水，而春溫之症，不可徒利其水也。夫傷風而至六、七日，邪宜散矣，乃邪不盡散，又留連而作利，其脾土之衰可知，加咳而且嘔，不特脾衰，而胃亦衰矣。脾胃之土既衰，則肺又何能氣旺哉？肺氣既衰，而腎亦衰矣。況腎因下痢之多，重傷其陰，力不能上潤於心。而心無水養，則心自煩躁，勢必氣下降而取給於腎。而腎水又涸，則心氣至腎而返。腎與心不交，安得而來夢乎？治之法：健其脾胃而益其心腎，不必又顧其風邪也。

臨床處方

〔**正治湯**〕：**人參**一錢**熟地**五錢**白朮**五錢**炒棗仁**五錢**麥冬**三錢**茯苓**一兩**竹茹**一兩，**水煎服**。

藥理說明

此方心、腎、脾、胃、肺，五者兼治之藥也。尤妙茯苓之為君，能調和於五者之中，而又是利水之藥，下痢既除而身熱自止，而咳而嘔而煩不得眠，俱可漸次以奏功也。

辨證論治二十七

春月傷風，手足逆冷、脈緊、心下滿而煩、飢不能食，人以為傷寒之症，邪入厥陰，結於胸中也，而孰知不然。夫脈浮為風，脈緊為寒。明是傷寒之症，而必謂春月得之是傷風而非傷寒，人誰信之？然而實有不同在也。蓋風最入肝，春風尤與肝木相應。故肝木遇風，便相迎而入，但其性之所喜者溫風，而不欲得寒風也。春天之風，溫風居多，而寒風亦間有之，倘偶遇寒風，肝氣少有不順，脈亦現緊象乎！第於緊中細觀之，必前緊而後濇；緊者寒之象，濇者逆之象也。寒風既入於肝，手足必然逆冷，肝氣拂抑，而心氣亦何能順泰乎！心既不舒，不能生脾胃之土；肝又不舒，必致剋脾胃之土矣，所以飢欲食而不能食也。夫傷寒之入厥陰，出三陽而至者也。傷風之入厥陰，乃獨從厥陰而自入者也。是以傷寒之邪入肝深，而傷風之邪入肝淺；入深者恐其再傳，入淺者喜其易出。但解肝中之寒，而木中之風自散；寒去風走，而飲食可進，煩滿逆冷亦盡除矣。

臨床處方

〔加味逍遙散〕治之：**柴胡**二錢**白芍**五錢**當歸**三錢**白朮**五分**甘草**一錢**茯神**三錢**陳皮**三分**肉桂**一錢，**水煎服**。

藥理說明

一劑而諸症俱癒。〔逍遙散〕原是和解肝經之聖藥，得肉桂則直入肝中，以掃蕩其寒風。陽和既回，而大地皆陽春矣。又何鬱滯之氣，上阻心而下剋脾胃乎！脾胃有升騰之氣，而草木更為敷榮，斷不致有遏抑摧殘之勢矣。倘作傷寒治法，而用瓜蒂吐之，必有臟腑反覆之憂也。

辨證論治二十八

春月傷風，忽然發厥，心下悸，人以為傷寒中，有不治厥則水漬入胃之語，得毋傷風亦可同治之乎？不知傷寒之悸，恐其邪之下行而不可止；傷風之悸，又慮其邪之上沖而不可定。蓋寒性屬陰，陰則走下；風性屬陽，陽則升上也。故同一發厥，同一心悸，治法絕不相同。傷寒宜先治厥而後定其悸，傷風宜先定悸而後治其厥也。

臨床處方

〔定悸湯〕：白芍一兩**當歸**一兩**茯神**五錢**生棗仁**五錢**半夏**三錢**炒梔子**三錢**甘草**一錢**菖蒲**五分**丹砂末**五分，**水煎調服**。

藥理說明

一劑而悸定，再劑而厥亦定矣。此方單去定悸，而治厥已寓於內。蓋病原是心膽之虛，補其肝而膽氣旺，補其肝而心亦旺，又慮補肝以動木中之火，加入梔子以補為瀉，而後以瀉為補，則肝火亦平，而厥亦自定。總之傷寒為外感，傷風為內傷，斷不可以治外感者，移之以治內傷也。

辨證論治二十九

春溫之症，滿身疼痛，夜間發熱，日間則涼，人以為傷寒少陽之症也，誰知是腎肝之血氣大虛！氣行陽分即病輕，氣行陰分則病重耳。夫陰陽兩相根也，陰病則陽亦病矣。何以春溫之症，陰虛而陽獨不虛也？不知肝腎之中原有陽氣。陰虛者，陽中之陰虛，非陰中之陽虛也。故陽能攝陰，而陰不能攝陽，所以夜熱而日涼耳。治之法：補其肝腎之虛，則陰與陽平，內外兩旺，而後佐之以攻風邪，則風邪自安矣。

臨床處方

〔補夜丹〕：**熟地**一兩**當歸**三錢**白芍**五錢**鱉甲**三錢**柴胡**一錢**生何首烏**三錢**丹皮**三錢**地骨皮**三錢**茯苓**五錢**麥冬**五錢**貝母**三錢，**水煎服**。

藥理說明

此方乃補陰之神劑，亦轉陽之聖丹，用攻於補之中，亦寓撫於剿之內。譬如黃昏之際，強賊突入人家，執其主婦，火燒刀逼，苟或室中空虛，無可跪獻，則賊心失望，愈動其怒，勢必捶楚更加，焚炙愈甚。今用補陽之藥，猶如將金銀珠玉亂投房中，賊見之大喜，必棄主婦而取資。則又佐之以攻邪之藥，又如男婦僕從揚聲門外，則賊自驚惶。況家人莊客盡皆精健絕倫，賊自勢單，各思飽揚而去，又安肯出死力以相鬥乎？自然不戰而即走也。

辨證論治三十

春溫之症，日間發熱，口乾舌燥，至夜身涼，神思安閒，似瘧非瘧，人以為傷寒症中如瘧之病也，誰知是傷風而邪留於陽分耳！夫邪之所湊，其氣必虛。所謂氣者，正陰陽之氣也。風邪即陽邪也。陽邪乘陽氣之虛，尤易入也，以陽氣之不敵耳。治之法：於補陽之中，而用攻邪之藥，則陽氣有餘，邪自退捨矣。

臨床處方

〔助氣走邪散〕：柴胡二錢**當歸**三錢**黃耆**五錢**人參**一錢**枳殼**五分**天花粉**三錢**白朮**五錢**厚朴**二錢**黃芩**一錢**麥冬**五錢**山楂**十粒，**水煎服。**

連服二劑即癒。此方補正以祛邪，實有妙理。譬如青天白晝，賊進莊房，明欺主人之懦耳。倘主人退縮則賊之氣更張，主人潛遁則賊之膽愈熾，必致罄劫而去。今用參、耆、歸、朮以補陽氣，則主人氣旺，執刀而呼，持戟而鬥，號召家人，奮勇格鬥，許有重賞酬勞，自然捨命相拒。即鄰右聞之，誰不執耒以張揚，負鋤而戰擊，賊且逃遁無蹤，去之惟恐追逐不速矣！

藥理說明

辨證論治三十一

人有春日感冒風寒，咳嗽面白，鼻流清涕，人以為外邪之盛，而肺受之，誰知是脾胃氣虛，而外邪乘之乎！夫肺主皮毛，邪從皮毛而入，必先傷肺矣。然而肺不自傷，邪實無隙可乘，又將安入？是邪之入肺，乃肺自召之，非外邪之敢於入肺也。然則祛邪可不急補其肺乎？惟是補肺必須補氣，以肺主氣也。氣旺則肺旺，而邪自衰。然而但補其氣，而不用升提之藥，則氣陷而不能舉，又何以祛邪以益耗散之肺金哉？故補氣以祛邪，又不若提氣以祛邪之更勝也。

臨床處方

〔補中益氣湯〕加味治之：人參一錢黃耆三錢當歸三錢陳皮七分甘草五分柴胡一錢升麻四錢白朮三錢麥冬三錢黃芩八分天花粉一錢，水煎服。

一劑而邪散，二劑而咳嗽流涕之病痊癒也。

藥理說明

〔補中益氣湯〕，治內傷之神劑。春月傷風，亦內傷之類也。用參、耆、歸、朮以補氣，用升麻、柴胡以提氣，且兩味升中帶散，內傷而兼外感者尤為相宜。故服之而肺氣自旺，外邪不攻而自散也。

辨證論治三十二

人有春日感冒風寒，身熱發譫，人以為陽明之內熱也，誰知是肺氣之逼胃乎！夫肺為胃之子，子為賊之所執，而用火燒威劫。為其母者，痛同剝膚，正不必賊入己室，而後魂驚魄散，始為呼籲耳。春日風邪之中人也，原不走太陽膀胱之經，每每直入皮毛而走肺。肺得風邪，則肺氣大傷；肺氣既傷則寒必變熱，與傷寒之邪由衛入榮而變寒熱者無異，其實經絡實有不同乎！古人見其寒變熱之無殊，故以冬寒治法即執之以治春溫，所以不能奏功，而反致於傷命，為可惜也！苟知春溫與冬寒不同，雖見其發熱譫語，但治肺而不治胃，則胃氣無傷，而肺邪又容易散也。

臨床處方

〔宜春湯〕：枳殼五分桔梗三錢甘草一錢麥冬五錢天花粉二錢黃芩二錢紫苑一錢陳皮五分竹茹一錢元參三錢，水煎服。

藥理說明

一劑而寒熱解，再劑而譫語亦失也。此方散肺金之邪火，而又不犯陽明之胃氣，肺氣安而胃火亦靜矣。譬如賊釋其子之火攻，離火宅而入清涼，不特其子安寧，而為母者，尤不啻如自己之解厄也，何必更護其母以移之別室哉！此所以治肺而不必治胃耳。

辨證論治三十三

春溫之症，頭痛身熱，口渴呼飲，四肢若斑，似狂非狂，似躁非躁，沿門闔室，彼此傳染，人以為傷寒之疫症也，誰知是傷風之時症乎！夫周天之氣，原不必盡拘，一時天氣不正，感冒風寒，便變為熱。肺氣不宣，胃氣不升，發火鬱於皮毛腠理之中，流於頭而作痛，走於膚而成斑。倘以治傷寒之法治之，必致變生不測。以所感之邪，實春溫之氣，而非冬寒傳經之邪也。夫傳經之邪，最無定者也；春溫之邪，最有定者也。何以有定者反致變遷之不常？正以時氣亂之也。蓋時氣之來無方，與疫氣正相同也。但疫氣熱中帶殺，而時氣則熱中存生。雖時氣之病亦多死亡，然皆治之不得其法也。治不得其法而死，乃醫殺之，非時氣殺之也。唯是時氣既不能殺人，而沿門闔宅，兩相傳染者，又是何故？以時與疫氣，同是不正之氣也。夫臟腑聞正氣而陰陽生；聞邪氣而陰陽亂。不正之氣，即邪氣也，故聞其氣而即病耳。雖然，世人有聞邪氣而不病者，更是何故？以臟腑堅固，邪不得而入之也。可見臟腑實而邪遠，臟腑虛而邪中，春溫之傳染，亦臟腑實虛之故耳。治之法：補其臟腑，而少佐之解火祛邪之藥，則正氣生而邪氣自退矣。

臨床處方

〔遠邪湯〕：人參一錢蒼朮三錢茯苓三錢柴胡一錢蘇葉五分生甘草一錢元參一兩荊芥三錢黃芩一錢白芍五分天花粉二錢，水煎服。

藥理說明

一劑而頭痛止，二劑而身熱解，三劑而斑散，狂躁皆安，四劑痊癒。此方祛邪而不傷正氣，治不正之時氣最效，不只祛春溫之時病也。

卷六

火熱症門

辨證論治一

陽明火起發狂，腹滿不得臥，面赤而熱，妄見妄言，人皆謂內熱之極也。然而陽明屬土而不屬火，何以火出於土也？謂是外邪之助乎？既非暑熱之侵，又非寒氣之變，乃一旦火起，以致發狂，人多不知其故。不知土中之火，乃心中之火也；心火起，而陽明之火翕然而發。陽明胃經乃多氣多血之府，火不發則已，一發而反不可制，往往捲土而來。火焰升騰，其光燭天，而旁且沿燒於四境，有不盡不已之勢，非惟焚盡人間之屋廬，而且上燒宮殿，心君不安，且有逼之下堂而走者。神既外越，自然妄有所見矣。既有妄見，安能止其妄言乎？此譫語之所以生也。然則此等陽明之火，乃內因而成，非外邪而致也。治之法：宜與傷寒之狂，不可同日而語，即與傷暑之狂，亦不可並時而論矣。然而陽明之火其由來雖有內外之殊，而治陽明之火，其方法實無彼此之異，必須急滅其火以救燎原之勢，而不可因循觀望，長其火焰之騰天，使高堂廣廈，矯屋低房，盡成烏燼，而化為白地也。

臨床處方

〔**人參竹葉石膏湯**〕**治之：人參**一錢**石膏**一兩**麥冬**一兩**竹葉**二百片**知母**三錢**甘草**一錢**糯米**一撮，**用水煎服**。

藥理說明

一劑而狂定，二劑而腹滿不能臥之病除，而妄見妄言之症亦去矣，不必三帖。此方退胃火之神劑也，凡有胃熱之病，用之無不宜，然只可救一時之急，而不可瀉長久之火。論理內熱之火，既起於心，宜瀉心而反瀉胃者，恐胃火之太盛，必致變生不測。蓋心火不止，不過增胃火之炎；而胃火不止，實有犯心火之禍。所以治心火者，必先瀉胃火也。胃既瀉矣，而後減去石膏、知母，加入黃蓮一錢、元參一兩，再服兩帖，不特胃火全消，而心火亦息也。

辨證論治二

熱病有完穀不化，奔迫直瀉者，人以為大腸之火也，誰知是胃火之大盛乎！夫胃火上騰而不下降，胡為直下於大腸，而作瀉耶？蓋胃為腎之關，腎虛則胃之關門不守，胃乃挾水穀之氣而下行矣。夫腎虛為寒，而胃何以反能熱耶？不知腎虛者，水虛也。水虛則火無所制，而命門龍雷之火下無可藏之地，直沖於胃，見胃火之盛，龍雷之火，亦共相附會，不上騰而下泄矣。胃火既盛，又得龍雷之火則火勢更猛。以龍雷之性甚急，傳於大腸，不及傳導，故奔迫而直瀉也。治之法：似宜先治腎矣，然而胃火不瀉，則腎火斷不肯回。然而遽瀉胃火，則胃土因火而崩，胃水隨土而瀉，又安能底止乎？又必須先健其土，而分利其水，則水清而土健，土健而火可安，而龍雷之火，亦易於收藏也。

臨床處方

〔緩流湯〕：茯苓一兩 芡實三兩 山藥三兩 車前子五錢 薏仁一兩 甘草一錢 人參一兩 五味子一錢。

藥理說明

此方無一味非健土之藥，又無一味非補腎之品。故利水之中，不走其氣，下氣不走，而上火自升矣。況健土之品，又無非補腎之味。腎得補而真陰生，真陰生而龍雷之火仍自歸於腎臟。腎火既安，則胃火失黨，而胃土又健，則水穀之氣更易分消，自然火衰而瀉止也。

辨證論治三

人有口乾舌燥，面目紅赤，易喜易笑者，人以為心火熱極也，誰知是心包膻中之火熾甚乎！夫心包之火乃相火也。相火者，虛火而非實火也。膻中為臣使之官，喜樂出焉，是膻中乃心之宰輔，代心君而行其賞罰者也。喜怒者，又賞罰之所出也。心君神明則賞罰正，心君神亂則賞罰私。譬如權臣專擅，借天子之賞罰，以行其己之喜怒，久則忘其為臣，以一己之喜怒，為私門之賞罰矣。及其後也，置公議而任私情。見可喜則喜，有不必見喜而亦喜者矣，既不必喜而喜，則亦不必笑而亦笑者矣。治之法：宜瀉心包之火，然而瀉心包，必致有損於心，心虛而心包之氣更虛。必致心包之火更盛，不如專補其心，心氣足而心包之火自安其位，何致上炎於口舌面目，而成喜笑不節之病乎？

臨床處方

〔歸脾湯〕：人參一錢 茯苓三錢 炒棗仁五錢 遠志一錢 麥冬一錢 山藥三錢 當歸三錢 廣木香末三分 黃耆二錢 甘草三分，水煎服。

藥理說明

一劑而面目之紅赤減，二劑而口舌之乾燥除，三劑而易喜易笑之症亦平矣。此方補心氣之虛，仍是補心包之火，何以火得之而反息也？不知心火宜瀉以為補，而心包之火宜補以為瀉。心包之火旺，由於心君之氣衰，補其心而心包不敢奪君之權，又何敢喜笑自若，僭我君王哉！喜笑既歸於正，則賞罰條教，須賜於上下遠近，無不得宜，寧至有酷烈炎炎之嘆哉！

辨證論治四

鼻中出黑血不止，名曰衄衊，乃心熱之極，火以刑肺金也。夫肺金為心火所剋，宜出紅血，而不宜出黑血矣，得毋疑為腎火之刑母乎？夫腎為肺金之子，安有子殺其母者。然而黑色實腎之色也，其故何哉？實因於心火之大熱也。心火太盛，移其熱於肺，而肺受火刑，必求救於腎，腎惡心火之剋母，乃出其全力以制心，而心已移熱於肺矣。腎即隨火而奔入於肺，怒心火之肆惡，併力以相戰，有滅此而朝食者，遂混殺於肺宮。肺無可藏之地，腎即逐血而出於鼻，紅血而變為黑色者，真有不共戴天之仇，焦頭爛額，白日俱昏者矣！治之法：單瀉心中之火，不必瀉腎中之水。蓋火息而金安，金安而腎水又何致與心相鬥哉！

臨床處方

〔救衊丹〕：黃連二錢**丹皮**三錢**茯神**三錢**麥冬**五錢**元參**一兩**生棗仁**三錢**生地**三錢**柏子仁**一錢，**水煎服**。

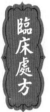

藥理說明

連服兩帖，黑血即止，四帖不再衄。此方制心火之有餘，又不損心氣之不足。腎見君火之衰，肺金之旺，則報仇之恨已泄，復國之謀已成，自然返兵旋旅，何致窮寇之再追哉！或謂心君已為腎子所戕，則心氣必傷，自宜急瀉腎氣，毋使追奔為是，何反瀉心以助其虛耶？不知腎水原非有餘，不過因肺母之難，故奮不顧身，因心火之起釁，而轉伐腎子，非理也。況方中雖瀉心火，而正未嘗損心之氣，名為「瀉心」，而實即補心也。不過少解其炎氣，以泄腎子之憤耳，憤泄而火即解矣。且腎有補而無瀉，倘用瀉腎之藥，轉足以激動其怒氣，未必不變生不測，非治之善者矣。何若一瀉心火之為得哉！

辨證論治五

人有熱極發斑，身中如紅雲一片者，人以為內熱之極，而外發於皮膚矣，孰知此熱鬱於內，而不能外發之故乎！此等之病，寒熱之藥，兩不宜施。夫火熱宜用涼藥，何以不可投乎？蓋內熱未有不從外瀉者也，火得寒則解。然火得寒則反閉，微火可以寒解，而盛火不可以寒折，往往得寒涼之味，反遏其外出之機，閉塞而不泄，有成為發狂而不能治者矣。若用熱藥投之，則以火濟火，其勢必加酷烈，欲不變為亡陽而不可得者。是寒、熱兩治，均能誤事。治之法：必須和解為得。然而和解之中，又不可拘於和解也。天下火盛者，水必衰，徒解其火而不益之以水，未必火之遠散也。宜於補水之中，而行其散火之法，則火無乾燥之虞，而有發越之易也。

臨床處方

〔風水散斑湯〕：元參二兩當歸二兩荊芥三錢升麻三錢生地一兩，水煎服。

藥理說明

一劑而斑少消，二劑而斑又消，三劑而斑全消，不必四劑。此方元參補陰以解其浮遊之火，當歸、生地以補其心、胃之血，尤妙在多用荊芥、升麻風藥以解散鬱熱。則火得水而相制，亦火得風而易揚，全無瀉火之品，而已獲瀉火之效，實有深義耳。

辨證論治六

熱極發斑，目睛突出、兩手如冰冷者，人以為心火內熱之極，而不知又有肝火以助之也！夫熱病宜現熱象，何以反見寒冷之症乎？蓋火極似水耳。夫火極而何以似水也？熱極於心中，則四肢之血齊來救心，轉無血以養手足，故手足反寒如冰之冷者，外寒之極也。外寒之極，實內熱之極也。至於目睛突出者，又是何故？肝開竅於目，而目之大眥又心之竅也。心火既盛，又得木中之火相助，則火更添焰，火性炎上，所以直奔其竅而出。而目中之竅細小，不足以暢泄其火，而怒氣觸睛，故突而出也。治之法：宜瀉心中之火，而更平其肝木，則木氣既舒，而心火自散。

臨床處方

〔風水散斑湯〕加減而症自癒也：元參一兩當歸一兩黃連三錢荊芥三錢升麻三錢白芍一兩生地五錢，水煎服。

藥理說明

此方加白芍、黃連，以黃連瀉心中之火，而白芍平肝中之火也。兩經之火散，而又得荊芥、升麻引群藥共入於腠理之間，則上下四旁之餘熱盡消，且不致過抑其火，而有經絡未達之虞。尤妙此方補多於攻，散火而不耗損其氣，自成既濟之美，庶幾熱者不熱，而冷者不冷也。

辨證論治七

熱極不能熟睡，終日終夜，兩眼不閉，人以為心腎之不交也。然而心腎何以不交以致如此？無不謂火盛之故，誰知是水火兩衰之故乎！夫心火最畏腎水之剋也，而又最愛腎水之生，蓋火非水不養也。腎水又最愛心火之生也，而又最惡心火之燒，蓋水非火不乾也。是心腎相愛則相交，心腎相惡則相背，欲使相背者而相交，必使相惡者而相愛。使相交者而至於相背，自然相愛者而至於相惡矣，求其閉目而神遊於華胥之國，以成相好而無相尤者，烏可得哉？治之法：補其心之液以下降腎之中，補其腎之精以上滋於心之內，並調其肝氣以相引於心腎之間，俾相惡者而乃至相愛，則相背者而必致相交矣。

臨床處方

〔引交湯〕：**熟地**一兩 **麥冬**一兩 **炒棗仁**五錢 **菖蒲**五錢 **山茱萸**五錢 **沙參**五錢 **茯神**三錢 **元參**五錢 **白芍**二兩 **炒梔子**三錢 **破故紙**五錢，**水煎服**。

藥理說明

連服二劑，即目閉而酣睡矣。此方心腎雙補，而妙在專平其肝氣，而兼清其木中之火。蓋肝火瀉則心火自平，肝火瀉則腎水自旺，勢必心氣通於肝，而腎氣亦通於肝也。心腎既通於肝，而方中又有菖蒲以引心，破故紙以引腎，介紹既是同心之友，將命復有幣帛之投，有不歡好如初，重結寤寐之交哉。

辨證論治八

人肝火內鬱，結而不伸，悶煩躁急，吐痰黃塊者，人以為火鬱宜達也，然達之而火愈熾者何哉？蓋未常兼肝腎而同治之也。夫肝屬木，木中有火，火鬱而不宣者，雖是外邪蒙之，然而亦因內無水以潤之也。木無水潤，則木之鬱更甚。倘徒用風藥以解其肝中之火，而不用潤劑以蔭其肝中之水，則熬乾肝血，而火益盛矣。倘徒用潤劑，以益其肝中之水，而不用風劑以舒其肝中之火，則拂抑肝氣，而鬱更深矣！鬱深則煩悶於心，火盛則躁急於腹，欲其痰涎之化也，得乎？治之法：舒其肝以解火，復補其腎以濟水，自然鬱結伸，而諸症自癒也。

臨床處方

〔肝腎兩舒湯〕：熟地一兩**元參**一兩**茯苓**三錢**白芍**一兩**柴胡**一錢**當歸**五錢**甘草**一錢**炒梔子**一錢**丹皮**三錢**，水煎服。**

藥理說明

一劑輕，兩帖又輕，四劑痊癒。此方歸、芍、柴胡、梔子所以舒肝者，風以吹之也；熟地、元參、丹皮所以補腎者，雨以溉之也。茯苓、甘草又調和於兩者之中，使風雨無有太過不及之虞。且譬如夏令炎熱之日，鬱極而熱，樹木枯槁，忽得金風習習，大雨滂沱，則從前鬱悶燔燥之氣，盡快如掃，而枯槁者倏變為青蔥，而井中泥濘盡為清泉矣！爽氣近人，豈猶有煩悶燥急，吐痰成塊者哉？

辨證論治九

人頭面紅腫，下身自臍以下，又現青色，口渴殊甚，似欲發狂，人以為下寒而上熱也，誰知是下熱之極，而假現風象以欺人乎！若作下寒上熱治之，立時發狂而死，必致皮肉之盡腐也。此種之病，乃人誤聽方士之言，修合金石之藥以助其命門之火，強陽善鬥，以取樂於旦夕。然而金石之藥必經火煅煎烹，其性燥烈，又加之鼓勇浪戰，則又自動其火，戰久則樂極情濃，必然大泄其精倍於尋常之日。火極原已耗精，復倍泄精以竭其水，一之已極，況加再乎？是一而再，再而三，必有陰虛火動之憂。無如世人迷而不悟，以祕方為足恃，以殺人之藥為靈丹，日日吞嚥而不知止，勢必臟腑無非火氣。雖所用飲食未嘗不多，然而火極易消，不及生精化水，於是火無水制，自然上騰於頭面，其頭面初微紅，久則純紅而作腫。然自臍以下，不現紅而現青者，又是何故？夫青乃風木之色也。而臍以下之部位屬腎，腎火旺而腎水乾，則肝木無所養，於是肝氣不自安，乃下求於腎，而腎又作強火熾，肝氣欲再返於本室，而肝燥之極，不復自還，遂走腎之部位而外現青色矣。此等症候，世不常有，而內經亦未嘗言及，無怪世人之不識也。夫人到肝氣不行上而行下，其氣之逆可知。氣逆而火愈上升，欲口之不渴得乎？然飲水只可救胃中之乾燥，而不能救五臟之焦枯，勢且飲水而口愈渴，安得不發狂哉！治之法：必須大補其水，而不可大瀉其火，蓋瀉火則火息而水竭，亦必死之道也。

臨床處方

〔**救焚解毒湯**〕：**熟地**四兩**元參**二兩**麥冬**三兩**白芍**三錢**金銀花**三兩**甘菊花**五錢**牛膝**一兩**黃柏**一錢，**水煎服**。

一連數劑，而下身之青色除；再服數劑，而頭面之紅腫亦漸癒。此方減半，必再服一月，始無癰疽之害也。蓋熱極發紅，亦是至惡之兆，況現青色，尤為惡之極者。幸臍之上不青，若一見青色，則臟腑腸胃內爛，瘡瘍癰毒外生，安有性命哉！前古醫聖不論及此者，以上古之人，恬澹沖和，未嘗服金石之毒藥。後世人情放蕩，覓春藥如飴糖，而方士之輩但知逢迎貴介之歡心，象意造方以博裙帶之樂，全不識水火既濟之道以夭人天年，為可痛傷也！我今特傳此方以救之。以

藥理說明

火之有餘者，水之不足，故用熟地、麥冬以大益其腎水，又恐熟地、麥冬不足以熄燎原之火，又益元參、甘菊以平其胃中之炎。更妙雖瀉火而仍是滋陰之味，則火息而正又無虧。火既上行，非引而下之則水不濟而火恐上騰，又加之牛膝之潤下，使火下降而不上升也。腎水既久枯竭，所補之水，僅供腎中之自用，又安能分餘膏而養肝木之子。復佐之白芍以滋肝，則肝木既平，不必取給於腎水，自氣還本宮，而不致走下而外泄。然而火焚既久，則火毒將成，雖現在之火為水所剋，而從前之火毒安能遽消？故又輔之金銀花以消其毒，妙在金銀花消毒之內，更能益陰，是消火之毒而不消陰之氣也。又慮陽火非至陰之味，不能消化於無形，乃稍用黃柏以折之。雖黃栢乃大寒之藥，然入於大補陰水之中反能解火之毒，引補水之藥，直入於至陰之中，而瀉其虛陽

之火耳。此方除黄柏不可多用外，其餘諸藥，必宜如此多用，始能補水之不足，瀉火之有餘，否則火熾而不可救也。或謂補藥太多，誠恐胃中難受，何若減其分量，使胃氣之安，徐徐而奏功耶？不知救急之道，刻不可緩，非滂沱大雨，安能止其遍野燎原之火？況火勢已逼近屋廬，尤宜速援，倘只用些微之水何能撲滅。況火既升騰，胃中得水，不啻如甘露之止渴，大料煎飲，正足以快其所欲，何慮其難受哉！

辨證論治十

人眼目紅腫，口舌盡爛，咽喉微痛，兩脅脹滿，人以為肝火之旺也，誰知是腎火之旺乎！夫眼目屬肝也，兩脅亦肝之位也，明是肝火之旺，而謂是腎火者何居？以咽喉口舌之痛爛而知之也。雖口舌屬心，咽喉屬肺與腎也，絕不相干，而統以腎水名之，恐與症不合乎？不知腎之火，龍雷之火也，雷火由地而沖於天，腎火亦由下而升於上。入於兩脅，則兩脅脹矣；入於咽喉，則咽喉痛矣；入於口舌，則舌口爛矣；入於眼目，則眼目腫矣。火無定位，亦隨火之所至，而人乃生病。今四處盡病，乃腎火之大熾耳。蓋各經之火，只留連於一處，斷不能口舌、咽喉、眼目、兩脅之齊病也。然則治之法，烏可獨治其一經之病乎？然而各經不可分治，而腎經實可專治，治其腎之火，而各經之火盡散也。

臨床處方

〔**六味地黃湯**〕**加味治之**：**熟地**一兩 **山藥**五錢 **茯苓**三錢 **丹皮**五錢 **澤瀉**三錢 **山茱萸**四錢 **麥冬**一兩 **白芍**一兩，**水煎服**。

藥理說明

一劑而兩脅之脹滿除，二劑而眼目之紅腫癒，三劑而咽喉之痛解，四劑而口舌之爛痊矣。〔六味湯〕原是純補真水之藥，水足而火自息也。況又有白芍之舒肝以平木，麥冬之養肺以益金，金生水而水不必去生肝，則水尤易足，而火尤易平也。蓋腎火雖是龍雷之火，其實乃虛火也，虛火得水而即伏，又何必瀉火以激其怒哉！此補水以制火，實有不知其然而然之妙耳。或曰〔六味湯〕補水以制火，敬聞命矣，然師治病，往往用六味之原方而不遵其分量，或多或少，進退加減，無不各癒，何也？嗟乎！用藥必須看病，是何等之病，即知用藥宜用何等之藥矣！藥投其病，雖佐使之味而可多用之為君，病忌其藥，雖君王之品，自當少減之為佐，但不可去留，以違背古人立方之初意耳。至於輕重之力殊，又何慮哉！

辨證論治十一

人身散寒熱，時止時發，一日四、五次以為常，熱來時躁不可當，寒來時顫不能已，人以為寒邪在陰陽之間，誰知是火熱在心腎之內乎！

夫腎與心本相剋而相交者也，倘相剋而不相交，必致寒熱止發之無定。蓋心喜寒而不喜熱，腎喜熱而不喜寒。今心熱而為寒，宜為心之所喜；腎寒而為熱，宜為腎之所喜矣。然而熱為腎之所喜，必為心之所惡；寒為心之所喜，必為腎之所惡矣。腎惡心之寒，恐其寒氣之犯腎也，遠避之而不敢交於心。心惡腎之熱，恐其熱氣之犯心也，堅之而不敢交於腎。然而腎惡心之寒，而又惡其不交於心也，必欲交於心而心不受，則以熱而凌心矣。心惡腎之熱，而又惡其不交於腎也，必思交於腎而腎又不受，則以寒而犯腎矣。兩相犯而兩相爭，兩相凌而兩相鬥，於是因寒熱之盛衰，分止發之時候矣。夫心腎原無時不交也，一日之間，寒熱之止發無常，因交而發，因不交而即止，又何足怪？惟熱來時躁不可當，寒來時顫不能已，實有祕義也。夫熱來之時，乃腎氣之升騰也。心雖惡熱，而心中正寒，心寒宜不發躁也。蓋心寒則心氣太虛，虛則惟恐腎氣之直攻而入，乃懼而躁，非熱而躁也。夫寒來之時，乃心氣之下降也。腎雖惡寒，而腎中正熱。腎熱宜不發顫，而何以顫也？蓋腎熱則腎氣大乏，乏則惟恐心氣之來耗而奪，乃吝而顫，非寒而顫也。然則欲躁者不躁，必須使寒者不寒，欲使顫者不顫，必須使熱者不熱。

臨床處方

〔解圍湯〕：**人參**五錢**熟地**一兩**山茱萸**五錢**當歸**一兩**茯神**五錢**生棗仁**五錢**柴胡**一錢**白芍**一兩**遠志**二錢**半夏**二錢**元參**二錢**菖蒲**一錢，**水煎服**。

二劑寒熱減半，躁顫亦減半，再服二劑前症頓癒，再服二劑不再發。

藥理說明

此方心、肝、腎三部均治之藥也。心腎兩部之交，必須借重肝水為介紹，分往來之寒熱，止彼此之躁顫，非肝木調劑斷不能奏功也。方中雖止腎之熱，散心之寒，各有妙劑，倘肝氣不通，又何能為之傳消遞息哉！所以加入柴胡、白芍以大舒其肝中之鬱氣。蓋祖孫間隔，而為子為父者，寧有愉快之心者乎？先舒肝氣，自然間順承歡，委曲訓導，使子孫父祖仍舊於好，寧尚至熱躁寒、濕之乖離哉。此用藥之至理也，人不可不識耳。

辨證論治十二

熱極只在心頭一塊，出汗不啻如雨，四肢他處又復無汗，人以為心熱之極也，誰知是小腸之熱極乎！夫小腸在脾胃之下，何以火能犯心而出汗乎？不知小腸與心為表裡，小腸熱心亦熱矣。然則汗而出於心頭皮肉之外，仍是心熱而非小腸熱也。然而心中無液，取給於腎水以養心，倘汗是心中所出，竟同如雨之淋漓，則發汗亡陽，宜立時而化為烏燼，胡能心神守舍而不發狂哉？明是小腸之熱，水不下行，而上出也。惟是水下行其熱甚便，何故不走陰器，而反走心外皮膚之竅耶？正以表裡關切之誼，心因小腸而熱，小腸即升水以救心，而心無可入之竅，遂走於心外之皮膚，由毛竅而盡出也。然則治之法：不必治心，仍治小腸，利水以分消其火氣，則水自歸源，而汗亦不從心頭之皮膚而外出也。

臨床處方

〔返汗化水湯〕：茯苓一兩**豬苓**三錢**劉寄奴**三錢**，水煎服。**

藥理說明

一劑而汗止矣，不必再劑也。豬苓、茯苓俱是利水之藥，加入劉寄奴則能止汗，而又善利水，其性又甚速，同茯苓、豬苓從心而直趨於膀胱，由陰器以下泄。水去之急，而火亦隨水而去急也，正不必再泄其火，以傷損夫臟腑耳。

辨證論治十三

口舌紅腫，不能言語，胃中又覺飢渴之甚，人以為胃火之上升也。嗟乎！夫胃火，不可動之火，一動則其熱炎上而不可止，非發汗亡陽，必成躁妄發狂矣，安能僅紅腫於口舌，不能言語之小症乎！然則此火者，何火也？乃心包之火，而非胃火也。夫舌乃心之苗，亦心包之竅也，心包代心君以出治，安在不借重喉舌以宣揚政令乎？惟是心包無火，則口舌之間，無非清氣之上升，則喉舌安閒，語言響亮，亦其宜也。迨心包火動而喉舌無權，況心包之火，乃相火也，相火易於作祟。譬如權臣多欲，欲立威示權，必先從傳宣喉舌之人始。今相火妄動，而口舌紅腫，勢所必致，既紅且腫，又何能言語哉？又譬如近臣為相臣所戮辱，則喉舌之臣，鉗口結舌，何敢輕易出聲乎？無不緘默以求容，然不過於肅穆，不投之以貨財，則權臣谿壑，不足以厭其所求，而貪饕之念起，此飢渴之所以來也。治之法：清其心包之火而不泄其胃中之土，恐瀉胃而土衰，則心包之火轉來生胃，其火愈旺也。

臨床處方

〔清火安胃湯〕：麥冬一兩 石斛三錢 丹參三錢 生地三錢 酸棗仁炒五錢 竹葉一百片，水煎服。

藥理說明

一劑而語言出，二劑而紅腫消，三劑而胃中之飢渴亦癒矣。此方全去消心包之火，而又不瀉心君之氣心包火息，而胃氣自安。譬如大臣遇清心之主，而又能格外包涵，則悔艾洗心，共圖安奠，不為亂世之奸臣，轉為治世之能臣矣。

辨證論治十四

熱症，滿身皮竅如刺之鑽，又復疼痛於骨節之內，外以冷水拍之少止，人以為火出於皮膚也，誰知是火鬱於臟腑乎！夫臟腑之火，必從皮膚而外泄，既欲外出，何以又刺痛乎？此乃火欲出而不得出之兆也。蓋火性原欲炎上，從皮膚而旁出本非所宜，其人內火既盛而陽氣又旺，火欲外泄而皮膚堅固。火本鬱而又拂其意，遂鼓其勇往之氣，而外攻其皮膚，思奪門而出也。無如毛竅不可遂開，火不得已，仍返於臟腑之內而作痛。以涼水拍之而少止者，火喜其水之剎膚而返，相忘其水之能剋火矣，非因水之外擊，而即足以散火，故能止痛也。然則治之法：將統腸腑之火，而一一瀉之乎？而不然也。亦先瀉其胃中之火，而餘火不瀉而自泄也。

臨床處方

〔攻火湯〕：**大黃**三錢**石膏**五錢**炒梔子**三錢**當歸**一兩**厚朴**一錢**甘草**一錢**柴胡**一錢**白芍**三錢，**水煎服**。

藥理說明

一劑而火瀉，二劑而痛除，不必三劑也。此方直瀉脾胃之火，而又不損脾胃之氣，兼舒其肝木之鬱，則火尤易消。此扼要爭奇，治火實有祕奧，又何必腑腑而清之，臟臟而發之哉！

辨證論治十五

人有心中火熱，無異火燒，自覺火焰一起，即入小腸之經，輒欲小便，即去遺溺，而大便隨時而出，人以為心火之下行也，誰知是心與心包兩火之作祟乎！夫心包之火，代君以司化者也。君火盛而相火寧，君火衰而相火動，似乎相火之猖狂，乃係乎君火也。然而亦有君火盛而相火亦動者，未可全責之君火也。蓋君相兩火不可齊動，齊動而君、相不兩立。相火見君火之旺，不敢上奪君權，乃讓君而下行，而君火既動，無可發泄，心與小腸為表裡，自必移其熱於小腸，相火隨輔君火下行。既入小腸，而更引入大腸矣，此兩便之所以同遺也。治之法：安兩火之動，而勢焰自消。

臨床處方

〔四物湯〕加味治之：熟地一兩 川芎一錢 當歸一兩 白芍五錢 黃連二錢 元參一兩 黃栢一錢 車前子二錢，水煎服。

藥理說明

二劑少安，四劑痊癒。〔四物湯〕補血之神劑也。火動由於血燥，補其血而臟腑無乾涸之虞，涼其血，而火焰無浮遊之害。況黃連入心以清君火，黃柏入心包以清相火，加車前利水，引兩火以直走膀胱，從水化而盡泄之，又何亂經之慮哉！

辨證論治十六

人有大怒之後，周身百節俱疼，胸腹且脹，兩目緊閉、逆冷，手指甲青黑色，人以為陰症之傷寒也，誰知是火熱之病乎！夫陰症似陽，陽症似陰，最宜分辨。此病乃陽症似陰也，手指甲現青黑色，陰症之外象也。逆冷外寒極乎？不知內熱之極，反見外寒，乃似寒而非寒也。大怒不解，必傷其肝，肝氣甚急，肝葉極張，一怒而肝之氣更急，而肝之葉更張，血沸而火起，有不可止拂之勢。肝主筋，火起而筋乃攣束而作痛。火欲外焚，而痰又內結，痰火相搏，濕氣無可散之路，乃走其濕於手足四末。指甲者，筋之末也，故現其青黑之色。手足逆冷而胸脹，正大熱也。治之法：平其肝氣，散其內熱，而外寒之象自散矣。

臨床處方

〔平肝舒筋湯〕：**柴胡**一錢**白芍**一兩**牛膝**三錢**生地**三錢**丹皮**三錢**炒梔子**三錢**當歸**五錢**陳皮**一錢**甘草**一錢**神麴**五分**秦艽**一錢**烏藥**一錢**防風**三分，**水煎服**。

藥理說明

一劑而目開，二劑而痛止，三劑而脹除，四劑而諸症盡癒。此方所用之藥，俱入肝經以解其怒氣也，怒氣解而火自平矣。火平而筋舒，必致之理也。人見此等之症，往往信之不深，不敢輕用此等之藥，遂至殺人，以陰陽之難辨也。然我更有辨之之法：與水探之，飲水而不吐者，乃陽症；飲水而即吐者，乃陰症。倘飲水不吐，即以此方投之，何致有誤哉！

暑症門

辨證論治一

行役負販，馳驅於烈日之下，感觸暑氣，一時猝倒，人以為中暑也，誰知是中暍乎？夫暍者，熱之謂也，暑亦熱也，何以分之，謂中暍哉？蓋暑之熱，由外而入，暍之熱，自內而出。行役負販之人，馳驅勞苦，內熱欲出，而外暑遏抑，故一時猝倒，是暑在外而熱閉之也。倘只治暑，而不宣揚內熱之氣，則氣閉於內，而熱反不散矣。治之法：宜散其內熱之氣，而佐之以消暑之味為得也。

臨床處方

〔**救暍湯**〕：**青蒿**五錢 **茯苓**三錢 **白朮**三錢 **香薷**一錢 **知母**一錢 **乾葛**一錢 **甘草**五分，**水煎服**。

藥理說明

一劑而氣通，再劑而熱散，不必三劑也。此方用青蒿平胃中之火，而又解暑熱之氣，故以之為君。香薷解暑，乾葛散熱，故以之為佐。又慮內熱之極，但散而不寒，則火恐炎上，故又加知母以涼之。更妙用白朮、茯苓利腰臍而通膀胱，使火熱之氣，俱從下而趨於小腸以盡出也。火既不行，自然不逆而上沖，而外暑內熱，各消化於烏有矣！

辨證論治二

膏粱子弟，多食瓜果，以寒其胃，忽感暑氣，一時猝倒，人以為中熱也，誰知是中暑乎！蓋膏粱之人，天稟原弱，又加多欲，未有不內寒者也，復加之瓜果以增其寒涼，宜乎暑氣之難以中之也。然而內寒之極，外熱反易於深入，暑氣彌滿於天地之間，無陰可依，一遇陰虛之人，即乘其虛而入之也。治之法：不可祛暑為先，必須補氣為主。然既因陰虛以致陽邪之中，似宜補陰為主，而何以不補陰氣而反補陽氣也？不知陽邪之入，欲依陰氣也。補陰則陰氣雖旺，轉為陽邪之所喜，陽得陰而相合，正恐陰弱之不能相配。今一旦助其陰氣，毋論陰難祛陽，而陽邪且久居之，而不能稱既濟之歡，必致深根固蒂而生變矣。惟補其陽氣，而陽氣健旺，正陽與邪陽氣味不同，自然兩相攻擊，又益之中暑之味，則邪陽不敢與正陽相敵，必不戰而自走也。

臨床處方

人參五分**茯苓**五錢**白朮**二錢**香薷**五錢**白扁豆**二錢**陳皮**五分**甘草**一錢，**水煎服**。

藥理說明

一劑而氣回，二劑而暑氣盡散矣。此方名為〔散暑回陽湯〕，方中參、苓、朮、豆，俱是健脾補氣之藥，以回其陽，用香薷一味以散其暑。亦何其多少輕重之懸殊乎？不知陰虛者，脾陰之虛也。脾雖屬陰，非補陽之藥不能效。況陽邪甚盛，非多用何以相敵乎？倘少少用之，恐有敗衄難遏之虞，即或取勝，暑退而元氣未能驟復。與其暑去而後補陽，何若於邪旺之日而多用之，正既無虧，而邪又去速之為益哉！

中暑，氣不能升降，霍亂吐瀉，角弓反張，寒熱交作，心胸煩悶，人以為暑氣之內熱也，誰知是陰陽之拂亂乎！人身陰陽之氣和，則邪不能相干。苟陰不能交於陽，或陽不能交於陰，而邪即乘其陰陽之虛而入之矣。且邪之入人臟腑也，助強而不助弱，見陰之強而即助陰，見陽之強而即助陽。夏令之人，多陰虛而陽旺，邪乘陰虛而入，本欺陰之弱也，然見陽氣之旺，又助陽而不助陰。陰見邪之助陽也，又妒陽之旺而相戰；陽又嫌邪之黨陽也，又欲嫁其邪於陰，而陰又不受也。於是陰陽反亂，而邪往來於陰與陽之間以作祟。此陰陽之氣所以不通，上不能升，而下又不能降，霍亂吐瀉拂於中，角弓反張困於外。陰不交於陽而作寒，陽不交於陰而作熱，心胸之內，竟成交戰之場，安得而不煩悶哉？治之法：和其陰陽之氣，而少佐之以祛暑之劑，緩以調之，不必驟以折之也。

辨證論治三

臨床處方

〔和合陰陽湯〕：人參一錢 白朮二錢 茯苓五錢 香薷一錢 藿香一錢 蘇葉一錢 厚朴五分 陳皮三分 枳殼三分 砂仁一粒 天花粉一錢，水煎探冷，徐徐服之。

藥理說明

一劑而陰陽和，二劑而各症癒，不必三劑也。此方分陰陽之清濁，通上下之浮沉，調和於拂逆之時，實有奇功。以其助正而又不憎火，卻邪而又不傷氣，化有事為無事，殆此方之謂歟！

中暑熱之氣，腹中疼痛，欲吐不能，欲泄不得，人以為乾霍亂之病也。

辨證論治四

夫霍亂何以乾濕之分？亦分於吐與不吐，瀉與不瀉而已。邪入胃中，得吐則邪越於上矣。邪入腹中，得瀉則邪越於下矣。邪越於上則邪不入於中，邪趨於下則邪不留於內矣；今不吐不瀉，則邪不上不下，而堅居於中焦。譬如皇城反叛，雖四境安寧，而腹心之禍，弒父弒君，立時變亂，喋血於禁門，橫屍於內殿，國亡家破，又何救乎？斯時非有奮不顧身之將，召號忠勇，冒矢石而奪門，受鋒刃而覓主，烏能安反側於頃刻，定禍患於須臾哉！

臨床處方

治之法：急用人參一兩**瓜蒂**七個**，水煎一大碗，飲之即吐而癒矣。**

藥理說明

此方名為〔人參瓜蒂散〕。此等之症，脈必沉伏，不吐則死。古人亦知用瓜蒂吐之，但不敢加入人參耳。蓋吐必傷胃氣，原因胃氣之虛，以致暑邪之入，今又加大吐，則胃必更傷，非用人參，不能於吐中而安其胃氣也。且胃氣素虛。而暑邪壅之，雖用瓜蒂以吐，而氣怯不能上送，往往有欲吐而不肯吐者，即或動吐，而吐亦不多，則邪何能遽出乎？惟用人參一兩之多，則陽氣火旺，力能祛邪而上湧，況又得瓜蒂以助之，安得而不大吐哉！邪因吐而遽散，而正氣又復無傷。譬如內亂一定，而賢君復位，主聖臣良，民安物阜，仍是攸寧之日，又何致動四郊之多壘哉？

辨證論治五

中暑熱極發狂，登高而呼，棄衣而走，見水而投，人以為有毒之侵也，誰知是胃火之相助乎！夫暑熱之入人臟腑也，多犯心而不犯胃。蓋暑與心，俱屬火也，火與火相合，同氣之相得也。胃則心之子也，胃見暑邪之犯心，即發其土中之火以相衛。胃乃多氣多血之府，火不發則不已，發則酷烈之威，每不可當。暑邪畏胃火之強，益遁入於心之內，而心又喜寒而不喜熱，又畏暑邪之直入而不敢自安。胃火又怒暑邪之直入於心宮而不出，乃縱其火以焚燒於心之外。心君又安禁兩火之相逼乎？勢必下堂而走。心君一出而神無所依，於是隨火熾而飛越。登高而呼者，火騰於上以呼救援也；棄衣而走者，憎衣之添熱也；見水而投者，喜水之剋火也。此時心中無津液之養，而皮膚之外，必多汗亡陽，是陰陽兩竭之病，至危至急之候，苟不大瀉其火，則燎原騰火之焰，何以撲滅乎？

臨床處方

〔三聖湯〕：人參三兩 石膏三兩 元參三兩，水煎數碗灌之。一劑而狂定，再劑而神安矣，不可用三劑也。另用〔緩圖湯〕：元參二兩 人參一兩 麥冬三兩 青蒿一兩，水煎服，二劑而暑、熱兩解矣。

藥理說明

〔三聖湯〕用石膏至三兩，用人參、元參各至三兩，未免少有霸氣，然火熱之極，非一杯勺水可息，苟不如是之重用，則爍乾腎水，立成烏燼矣。方中石膏雖多，而人參之分量與之相同，實足以驅駕其白虎之威猛，故但能瀉胃中之火，而斷不致傷胃中之氣。而元參又滋潤生水，水既生而火尤易滅也。至於

〔緩圖湯〕不用石膏者，以胃中之火既已大瀉，所存者不過餘煙斷焰，時起時滅，何必再用瀉火大雨以洗伐之。故又改麥冬、青蒿，既益其陰，又息其火，使細雨綢繆之為得哉！或問因暑而發狂，似宜消暑，乃〔三聖湯〕但瀉火而不顧暑，何以能奏功耶？不知暑亦火也，瀉火即瀉暑矣，使瀉火之中而又加入香薷、藿香清暑之藥，則石膏欲下降，而香薷、藿香又欲外散，轉足以掣石膏之手，反不能直瀉其火，而奏功之神矣。

辨證論治六

中暑熱症，自必多汗。今有大汗如雨，一出而不能止者，人以為發汗亡陽，必死之症也，誰知是發汗亡陰之死症乎！夫暑熱傷心，心傷則汗自外泄。然而心中無汗也，心中無汗而何以有汗？乃生於腎之汗，而非生於心也。蓋心中之液，腎生之也。心之液既為腎之所生，豈心之汗非腎之所出乎？雖汗出亡陽，乃陽旺而非陰虛，但陰不能制陽而陽始旺，亦陰不能攝陽而陽始亡。顧陰陽原相根也，陰不能攝陽，而陽能戀陰，則陽尚可回於陰之中，而無如其陽一出而不返也，則陽且盡出。而陰根於陽，見陽之出而不留，亦且隨之俱出，罄其腎中之精，盡化為汗而大泄。試思心中之液幾何，竟能發如雨之汗乎？明是腎之汗，而非心之汗也。汗是腎而非心，則亡亦是陰而非陽矣！世人謂發汗亡陽，尚未知陰陽之道也。然則，聽其亡陰而死乎？尚有救死之一法在。

臨床處方

〔救亡生陰丹〕：人參三兩熟地半斤山茱萸三兩北五味一兩茯神一兩白芍一兩，水煎服。

藥理說明

此方熟地，山茱萸，五味子俱是填精補水之味，茯神安其心，白芍收其神，人參回其陽，此人之所知也。陰已外亡，非填其精髓，何以灌注涸竭之陰？陽已外亡，非補其關元，何以招其散失之陽乎？妙在山茱、五味補陰之中仍是收斂之劑。陰得補而水生，則腎中有本，汗得補而液轉，則心內無傷。又得茯神以安之，白芍以收之，則陽回陰退，自有神速之機也。譬如人家倏遭回祿，主翁眷屬盡數搬移，驚火之燒身，避之惟恐不速。及聞火已撲滅，尚顧居廬，且聞親友爭來相助，兼有金帛粟米之多投，自然急速奔回，重尋家室，整頓新屋，以安其眷屬矣。倘或少用前藥，毋論水不能以驟生，火不可以遽息，遙望室廬，已成火宅，又無粟米、金帛之多積，神亦何所戀而復歸哉？有必亡而已矣！此等議論，實人之所未知也。

辨證論治七

中暑熱極，妄見妄言，宛如見鬼，然人又安靜不生煩躁，口不甚渴，人以為熱極發狂也，誰知是寒極相戰，寒引神出，有似於狂而非狂乎！夫中暑明是熱症，何以熱能變寒，而寒又變似狂之症也？蓋其人陰氣素虛，而陽氣又復不旺，暑熱之邪，乘其陰、陽之兩衰，由肺經以入心，而心氣不足，神即時越出，以逃遁於腎；而腎中陰寒之氣上升，則暑邪自出於心之外，而留連於肺經之內矣！暑邪既已退出於心外，則心君可重歸於心中，而心君尚恐暑邪之侵也，乃依其肝木之子以安神。肝主藏魂，神入於肝，則肝魂不寧，乃遊出於軀殼之外，因而妄見鬼神而妄言詭異也。魂既外遊而神居魂室，反得享其寧靜之福。況肝木原無火旺，而腎中陰寒之氣相逼，心君正藉以杜暑邪之侵，且恃之無恐，又何生煩躁乎？惟是肺氣獨受暑邪，火刑金而作渴，然腎見肺母之被刑，陰寒之氣直沖而上以救肺，故口雖渴而不甚也。然則治之法奈何？散肺中之暑邪，補脾胃之土氣，土氣一旺，而肺氣亦旺矣！肺旺可以敵邪，而又得散邪之藥，自然暑氣難留，暑散而魂歸，魂歸而神返，必致之勢也。

臨床處方

〔**護金湯**〕：**麥冬**一兩 **人參**三分 **百合**五錢 **茯苓**三錢 **紫苑**一錢 **香薷**一錢 **甘草**一錢，**水煎服**。

藥理說明

二劑即癒。此方妙在全不張皇，但補肺補胃之氣，不去救心以益寒，不去助腎以瀉火，不去補肝以逐神，而魂自歸肝，神自返心者，何也？以邪有所制，何必逐邪之太甚？正未大虛，何必補正之太多？不可因邪居於上而下治，正輕於下而重治也。

辨證論治八

中暑熱，吐血傾盆，純是紫黑之色，氣喘作脹，不能臥倒，口渴飲水，又復不快，人以為暑熱之極而動血也，誰知是腎熱之極而嘔血乎！夫明是中暑以動吐血，而反屬之腎熱者，何居？蓋暑火以引動腎火也。夫腎中之火，龍雷之火也。

龍雷之火，原伏於地，夏月則地之下甚寒，龍雷之火不能下藏，而多下泄。其怒氣之所激，而成霹靂之聲，火光劃天，大雨如注，往往然也。人身亦有龍雷之火，下伏於腎，其氣每與天之龍雷相應。暑氣者，亦天龍雷之火也，暑熱之極，而龍雷乃從地出，非同氣相引之明證乎！天氣大振，則龍雷之氣遍滿於六合之內，豈於人身五臟之中而反不深入乎！人身龍雷之火不動，則暑氣不能相引。苟腎水原虧，而腎火先躍躍欲動，一遇天之龍火，同氣相感，安得不勃然振興哉！夫龍雷之火，一發已不可止，況兩火相激，其熱更烈，乃直沖而上，挾胃中所有之血而大吐矣！胃血宜紅，而色變紫黑者，正顯其龍雷之氣也。況龍雷所劈之處，樹木必變紫黑之色，所過臟腑何獨不然。龍雷之火既然上升，所過之胃氣必大傷，氣傷則逆，氣逆則喘。況胃血既出而胃火又傷，何能遽生新血以養胃乎？此胸脅之所以作脹也。胃為腎之關門，關門不閉，夜無開闔之權，又安能臥哉？吐血則液乾，液乾則口渴，內水不足，必索外水以救焚。乃飲之水而不快，以龍雷之火乃陰火而非陽火也。治之法：宜大補其腎中之水，以制其龍雷之火，而不可大瀉其龍雷之火，以傷其腎中之氣也。

臨床處方

〔沛霖膏〕：元參四兩 **人參**一兩 **生地**二兩 **麥冬**二兩 **牛膝**五錢 **荊芥**炒黑三錢，**水煎服**。

藥理說明

一劑而吐止，二劑而喘脹消，三劑而口亦不渴矣，四劑痊癒，癒後仍服〔六味地黃丸〕可也。此方大補腎水，水足而龍雷之火自歸於腎之宅，火既安於腎之宅，血自止於胃之關矣！又何必用黃柏、知母以瀉火；用香薷、藿香以散暑乎？況瀉火而火愈熾，必致傷損夫胃土，散暑而暑難退，必致消耗夫肺金，勢必血不可止而火不可滅而死矣！此余之所深痛也。何若急用前方，既沛其腎水，又生其胃氣，有益無損之為得哉！

辨證論治九

中暑熱之氣，兩足冰冷，上身火熱，煩躁不安，飲水則吐，人以為下寒上熱之症，乃暑氣之阻隔陰陽也，誰知是暑散而腎火不能下歸之故乎！人身龍雷之火，因暑氣之相感，乃奔騰而上，世醫不知治法，徒瀉其暑熱之氣，而不知引龍雷之歸源，於是暑熱已散，龍雷之火，下不可歸，乃留於上焦而作熱矣。火既盡升於上焦，則下焦無火，安得不兩足之如冰耶！火在上而寒在下，自然兩相攻擊，中焦之地，排難解紛，兩不相合，煩躁不安，有自來也。上熱薰肺，口必渴也。飲水只可救上焦之熱，及至中焦已非所宜，況下焦純寒，冷水正其所惡，欲不吐得乎！治之法：不可治暑，而並不可瀉火；不特不可瀉火，而必須補火也。蓋龍雷之火虛火也，實火可瀉，而虛火宜補耳。然而補火之中，仍須補水以濟之。補水者，補腎中真水也。真火非真水不歸，真火得真水以相合，則下藏腎中，不致有再升之患也。

臨床處方

〔**八味地黃湯**〕：**熟地**一兩 **山茱萸**五錢 **山藥**五錢 **丹皮**三錢 **茯苓**三錢 **澤瀉**三錢 **肉桂**二錢 **附子**一錢，**水煎服，探冷飲之。**

藥理說明

一劑而兩足溫矣，再劑而上身之火熱盡散，而中焦之煩躁亦安，且不思飲水矣。〔六味地黃湯〕補水之神藥，桂、附引火之神丹。於真水之中以引真火，則火自易歸；於真火之中以生真水，則水尤潤澤。水火既濟，何致陰陽之反背乎！

辨證論治十

人有夏日自汗，兩足冰冷至膝下，腹脹滿，不省人事，人以為陽微之厥也，誰知是傷暑而濕氣不解乎！夫濕從下受，濕感於人身，未有不先從下而上也。故所發之病，亦必先見於下。濕病得汗，則濕邪可從汗而解矣，何以自汗而濕仍不解，得毋非濕之病乎？此非自汗不能解濕也。濕病而又感暑氣，自汗止可解暑，而不能解濕。以暑熱浮於上身，而濕邪中於下身，汗解於陽分，而不解於陰分耳。治之法：利小便以解濕，逐熱邪以解暑，則上下之氣通，而濕與暑盡散也。

臨床處方

〔解利湯〕：**石膏**二錢**知母**一錢**甘草**五分**半夏**一錢**白朮**三錢**豬苓**一錢**茯苓**三錢**澤瀉**一錢**肉桂**一分，**水煎服**。

連服十劑痊癒。此方乃〔五苓散〕、〔白虎湯〕之合方也。濕因暑病，不祛暑則濕不易消，故用〔白虎湯〕於〔五苓散〕中，解暑利濕而兼用之也。

藥理說明

辨證論治十一

人有冬時寒冷，偶開笥箱以取棉衣，覺有一裹熱氣沖鼻，須臾煩渴嘔吐，洒洒惡寒，翕翕發熱，惡食喜水，大便欲去不去，人皆以為中惡也，誰知是傷暑之病乎！夫冬月天寒地凍之時，何暑氣之侵人？謂之傷暑，人必笑所言之不經矣。不知氣虛之人，遇邪即感，不必值酷熱之炎氣奔走於烈日之中，而始能傷暑也。或坐於高堂，或眠於靜室，避暑而反得暑者，正比比也。是暑氣之侵人，每不在熱而在寒。衣裳被褥，曬之盛暑，夾熱收藏於笥箱之內，其暑氣未發；一旦開泄，氣盛之人自不能干，倘體虛氣弱，偶而感觸，正易中傷，及至中傷。而暑氣必發矣。況冬時人身，外寒內熱，以熱投熱，病發必速，故聞其氣而即病也。治法不可以傷寒法治之，當捨時從症，仍治其暑氣，而各症自消。

臨床處方

香薷二錢**黃連**五分**甘草**五分**陳皮**五分**扁豆**一錢**厚朴**五分，**水煎服**。

藥理說明

一劑而癒，不必再劑也。若執冬令無傷暑之症，拘香薷非治寒之方，不固泥乎甚矣？醫道之宜通變，而治病之貴審問也。

燥症門

辨證論治一

陰已耗，而思色以降其精，則精不出而內敗，小便道澀如淋，人以為小腸之燥也，誰知是心液之燥乎！夫久戰而不泄者，相火之旺也。然而相火之旺者，由於心火之旺也。君火旺則寧靜而可以有為，有為如無為也；君火衰則怯弱而不可有為，無為如有為也。蓋君火一衰，而相火即上奪其權，心火欲固而相火欲動，心火欲閉而相火欲開，況心君原思色乎！毋怪其精之自降矣。然心之所衰者，何由而然乎？亦在腎水虛也。腎旺者，未有不心旺者也。心中之液，腎內之精也。精足則上交於心，而心始能寂然不動，即動而相火代君以行令，不敢僭君以奪權，故雖久戰而可以不泄。精虛則心無所養，怯然於中，本不可戰，而相火鼓動，亦易泄也，至於陰已耗矣，非精虛可比。其心君之寡弱，亦惟相臣是任，是心君無權，心由思色而相火攝柄矣。久之心君既弱，而相火亦不能強，有不必交接而精已離宮，精既離宮。又不能行河車逆流之法，安能復回於故宮哉？勢必閉塞溺口之間，不化膿而化血，水道澀如淋而作痛矣。治之法：必須補心，而補心仍須補腎。然補腎而不利其水，則水之路不通，而精之濁不泄也。

臨床處方

〔**化精丹**〕：**熟地**二兩**人參**五錢**山茱萸**一錢**車前子**三錢**麥冬**一兩**牛膝**五錢**白朮**一兩**生棗仁**五錢**沙參**一兩，**水煎服**。

服一劑而澀痛除，二劑而淋亦止矣。此方人參以生心中之液，熟地、山茱萸、沙參以填腎中之陰；麥冬以益肺氣，使金之生水，則腎陰尤能上滋於心；而又得生棗仁之助，則心君有權，自能下通於腎，而腎氣既足，自能行其氣於膀胱矣。又得白朮利腰臍之氣，即尤易通達，復得牛膝、車前下走以利水，則水竅開而精竅自閉，又何患小腸之燥澀乎！心液非補腎不化，精竅非補腎不開，倘單用利水逐濁之味，亦何能效哉？有徒取其敗衄也。

辨證論治二

陰已痿弱，見色不舉，故勉強入房，以耗竭其精，則大小便必然牽痛，數至圊而不得便，愈便則愈痛，愈痛則愈便，人以為腎火之燥也，誰知是腎水之燥乎！夫腎中之水火，兩不可離，無水則火不旺，無火則水不生。人至六十之外，則水火兩衰，原宜閉關不戰以養其天年，斷不可妄動色心以博房幃之趣，犯之多有此病。至中年人而亦患此病者，乃縱色以竭精，以致火隨水流，水去而火亦去，一如老人之痿陽，而不可以戰矣。倘能慎疾而閉關，亦可延年。而無如其色心之不死也，見美婦而留連，遇嬌姬而繾綣，乃奮勇爭鬥，或半途而倒戈，或入門而流涕。在腎宮本不多精水，又加暢泄，則精已涸竭，無陰以通大小之腸，則大小腸乾燥，自然兩相取給，彼此牽連也。上游無泉源之濟，下流必致有竭澤之虞，下便則上愈燥而痛生，下痛則上愈燥而便急。治之法：必須大補腎中之水，然又不可僅補其水，而必須兼補其火，蓋水得火而易生也。

臨床處方

〔潤涸湯〕：熟地二兩白朮一兩巴戟天一兩，水煎服。

藥理說明

此方用熟地以滋腎中之真陰，巴戟天以補腎中之真陽，妙在雖補陽而仍是補陰之劑，則陽生而陰長，不致有強陽。然以兩味補腎內之水火，而不為之通達於其間，則腎氣未必送入於大小之腸也。又加入白朮以利其腰臍之氣，則前後兩陰，無不通達，何致有乾燥之苦，數至圊而不得便哉！

辨證論治三

人有日間口燥，舌上無津，至夜臥又得潤澤，人以為陽虛之燥也，誰知是陰畏陽火之燥而不交於陽乎！夫陰平陽和，無病之人也。惟陽旺則陰衰，陽衰則陰旺，皆能成疾。口燥之病，陰陽兩虛之症也，然其中實有分別。夜燥而日不燥，乃陰氣之虛；日燥而夜不燥，乃陽火之旺。夫腎中之水，陰水也。舌上廉泉之水，正腎水之所注也。腎水無時不注於廉泉之穴，則舌上不至乾枯，胡為陽火而遽至於爍竭哉？使陽火而致爍竭夫腎水，則人宜立亡矣，何能僅僅口燥而無他疾病哉？且腎水一乾，則日夜皆當焦涸矣，又何能日燥而夜不燥乎？此症蓋陽火甚旺，而陰水尚未至大衰，然只可自顧以保其陰，而不能分潤以濟其陽，於是堅守其陰於下焦，而不肯上交於陽位，自然上焦火熾而口燥也。治之法：不可瀉陽火之旺，惟補其真陰之水，則水足而濟於陽矣。

臨床處方

〔**六味地黃湯**〕**加麥冬五味治之：熟地**一兩**山茱萸**五錢**山藥**五錢**丹皮**三錢**澤瀉**三錢**茯苓**三錢**麥冬**一兩**五味子**一錢，**水煎服**。

藥理說明

連服數劑自癒。此方專補水，加麥冬、五味以補肺，肺、腎相資則水尤易生。下水滿而上水自盈，陰亦何吝而不交於陽也！陽得陰而化，亦得陰而平，陰既相濟，陽又不旺，安得口之復燥哉！

辨證論治四

人有作意交感，盡情浪戰，樂極情濃，陰精大泄不止，其陰翹然不倒，精盡繼之以血者，人以為火動之極也，誰知是水燥之極乎！夫腎中水火，原兩相根，而不可離於須臾者也。其不可離者，以陰陽之氣彼此相吸而不能脫，陽欲離陰而陰且下吸，陰欲離陽而陽且上吸也。惟醉飽行房，亂其常度，陰陽不能平，於是陽離陰而陽脫，陽不能來救也，陰離陽而陰脫，陰不來援也。陰不援陽，而陽之離陰甚速；陽不救陰，而陰之離陽亦速也。及至陰陽兩遺，則水火兩絕，魂魄且不能自主，往往有精脫而死者。今精遺而繼之血，人尚未死，是精盡而血見，乃陰脫而陽未脫也。使陽已盡脫，外勢何能翹然不倒乎！救之法：必須大補其腎中之水，俾生水以留陽也。然陰脫者，必須用陽藥以引陰，而強陽不倒；倘補其陽，則火以濟火，必更加燥涸，水且不生，又何能引陽哉！不知無陰則陽不能引，而無陽則陰亦不能引矣。法宜用九分之陰藥，一分之陽藥，大劑煎飲，水火無偏勝之虞，陰陽有相抱之合矣。

臨床處方

〔**引陰奪命丹**〕：**熟地**八兩**人參**三分**北五味**三錢**沙參**二兩**肉桂**一錢，**水煎服**。

一劑而血止，二劑而陽倒，連服四劑，始有性命矣。再將前藥減十分之七，每日一劑，服一月平服如故。

藥理說明

此方用熟地、沙參以大補其腎中之陰，以人參以急固其未脫之陽，以五味子以斂其耗散之氣，用肉桂於純陰之中，則引入於孤陽之內，令其已離者重合，已失者重歸也。倘不多用補陰之氣，而只重用人參、肉桂，雖亦能奪命於須臾，然而陽旺陰涸，只可救絕於一時，必不能救燥於五臟，亦旦夕之生而已，何能延齡於花甲之年哉！

辨證論治五

人有夜不能寐，口中無津，舌上乾燥，或開裂紋，或生瘡點，人以為火起於心也，誰知是燥在於心乎！夫心屬火，火中有水，似乎相剋，然而心火無水，則火為未濟之火矣。既濟之火，則火安於心室；未濟之火，則火鬱於心內。火鬱不宣，則各臟腑之氣不敢相通，而津液愈少矣。津液既少，愈不能養心而心益燥，心燥又何能上潤於口舌哉！開裂生點，必致之勢矣。治之法：大補其心中之津則心不燥，而口舌自潤。然而徒補其心，而心中之津未必大潤也。蓋心中之液，乃腎中之津也。腎水上交於心則成既濟之火，補腎水以生心，又烏可緩哉！

臨床處方

〔**心腎兩資湯**〕：**人參**一錢**茯神**三錢**柏子仁**一錢**炒棗仁**三錢**麥冬**五錢**北五味子**二錢**熟地**一兩**丹參**二錢**沙參**二錢**山茱萸**三錢**芡實**三錢**山藥**三錢**菟絲子**二錢，**水煎服**。

藥理說明

連服十劑，夜臥安而口中生津，諸症盡癒。此方心腎同治，補火而水足以相濟，補水而火足以相生，故不見焦焚之苦，而反獲優渥之歡也。

辨證論治六

人有咳嗽不寧，吐痰不已，皮膚不澤，少動則喘，人以為邪在於肺也，誰知是燥在於肺乎！《內經》云：「夏傷於熱，秋必病燥。」咳嗽吐痰、皮膚不澤而動喘，皆燥之病也。議者謂燥症必須補腎，腎水乾枯，而燥症乃成。然而此燥非因腎之乾枯而來也。因夏傷於熱，以耗損肺金之氣，不必去補腎水，但潤脾而肺之燥自解。雖然脾為肺之母，而腎乃肺之子也，補脾以益肺之氣，補腎而不損肺之氣，子母相治而相濟，肺氣不更潤澤乎！

臨床處方

〔**子母兩濡湯**〕：**麥冬**五錢**天冬**三錢**紫菀**一錢**甘草**三分**蘇葉**五分**天花粉**一錢**熟地**五錢**元參**三錢**丹皮**二錢**牛膝**一錢，**水煎服**。

藥理說明

一劑而氣平，二劑而嗽輕，連服十劑，痰少而喘咳俱癒。此方肺、脾、腎同治之方也，何以方名為〔子母兩濡〕者，似乎只言脾腎也？

然而治脾固腎，無非治肺也。脾腎濡，而肺氣安有獨燥者乎！故潤肺而脾腎兩燥，潤脾腎而肺不獨燥也。

辨證論治七

人有兩脅脹滿，皮膚如蟲之咬，乾嘔而不吐酸，人以為肝氣之逆也，誰知是肝氣之燥乎！夫肝，藏血者也。肝中有血，則肝潤而氣舒；肝中無血，則肝燥而氣鬱。肝氣既鬱，則伏而不宣，必下剋脾胃之土，而土之氣不能運，又何以化精微以生肺氣乎。故傷於中，則脹滿嘔吐之症生；傷於外，則皮毛拂抑之象見。似乎肝氣之逆，而實乃肝氣之燥也。肝燥必當潤肝，然而肝燥由於腎虧，滋肝而不補腎，則肝之燥止可少潤於目前，而不能久潤於常久。必大滋乎腎，腎濡而肝亦濡也。

臨床處方

〔水木兩生湯〕：熟地一兩 白芍一兩 茯苓三錢 柴胡一錢 陳皮一錢 甘草三分 神麴五分 白朮三錢 甘菊花二錢 枸杞二錢 牛膝三錢 元參三錢，水煎服。

藥理說明

二劑而肝血生，四劑而肝燥解。或謂肝燥而用白芍、熟地濡潤之藥，自宜建功，乃用白朮、茯苓、柴胡、神麴之類，不以燥益燥乎？不知過於濡潤，反不能受濡潤之益，以脾喜燥也。脾燥而用濡潤之藥，則脾土健旺，自能受潤澤而化精微，否則純於濡潤，未免太濕矣。脾土受損，又安能滋益夫肝經，以生血而解燥哉！用燥於濕之中，正善於治燥也。

辨證論治八

人有口渴善飲，時若煩躁，喜靜而不喜動，見水果則快，遇熱湯則憎，人以為胃火之盛也，誰知是胃氣之燥乎！夫胃本屬土，土似喜火而不喜水。然而土無水氣，則土成焦土，又何以生物哉！況胃中之土，陽土也，陽土非陰水不養。胃中無水，斷難化物，水衰而物難化，愈無水以養土，土之望水以解其乾涸者，不啻如時雨之降也。無水解熱而煩躁生，必致之理也。人靜則火降，人動則火起，內火既成，自索外水以相救。熱湯與水果相反，喜寒必惡熱，又何疑乎論理！燥之熱尚未至於熱也，然燥之極，必致於熱之極矣。治之法：解燥須清熱也。

臨床處方

〔**清解湯**〕：**元參**一兩 **生地**五錢 **甘菊花**三錢 **天花粉**三錢 **茯苓**三錢 **麥冬**三錢 **丹參**二錢 **沙參**三錢，**水煎服**。

藥理說明

連服四劑而煩躁除，再服四劑而口渴亦解，再服四劑痊癒。此方平陽明胃火者居其半，平少陰相火者居其半，何也？蓋陽明胃火，必得相火之助而勢乃烈。雖治燥不必瀉火，然土燥即火燥之原，先平其相火，則胃火失勢而燥又易解，此先發制人之妙法也，豈特潤燥之妙法乎！

辨證論治九

人有肌肉消瘦，四肢如削，皮膚飛屑，口渴飲水，人以為風消之症也，誰知是脾燥之病乎！蓋脾燥由於肺燥，而肺燥由於胃燥也。胃燥必致胃熱，而胃熱必移其熱於脾，脾熱而燥乃成矣！夫脾為濕土，本喜燥也。脾熱而燥，宜為脾之所喜，何以反成風消之症？豈脾不喜燥乎？而非也。脾最懼者肝木也。木能剋土，肝怒胃火逃竄，見胃火之入脾，即挾其風木之氣以相侮。脾畏肝木，不敢不受其風，風火相合，安得而不燥乎！脾燥而何能外榮？是以內外交困，而風消之症成。

臨床處方

〔散消湯〕治之：麥冬二兩**元參**二兩**柴胡**一錢**，水煎服。**

四劑而口渴止，八劑而肢膚潤，二十劑不再消也。此方潤肺而不潤脾，何以脾消之症能癒？以症由於肺，故潤肺亦脾而潤也。方中加柴胡於兩味之中，大有深意。柴胡最舒肝氣，肝舒則肝不剋脾，脾氣得養。況又瀉其脾胃之火，火息而風不揚，此脾燥之易解，而風消又何難癒哉！

藥理說明

辨證論治十

人有目痛之後，眼角刺觸，羞明喜暗，人以為風邪之在肝也，誰知是膽血之乾燥乎！夫膽屬木，膽中有汁，是木必得水而後養也。膽之系通於木，故膽病而目亦病矣！然而膽之系通於目，不若肝之竅開於目也。目無血而燥，宜是肝之病，而非膽之病。然肝膽為表裡，肝燥而膽亦燥矣！膽與肝皆主藏而不主瀉，膽汁藏而目明，膽汁瀉而目暗。蓋膽中之汁，即膽內之血也，血少則汁少，汁少即不能養膽，而不能養目矣。治之法：不可徒治其目也，極宜滋膽中之汁。尤不可徒治其膽也，更宜潤肝中之血，而膽之汁自潤，目之火自解矣。

臨床處方

〔四物湯〕加味治之：熟地一兩 川芎一錢 當歸三錢 白芍一兩 柴胡一錢 甘菊花三錢 白蒺藜一錢五分，水煎服。

連服四劑，而目痛之疾自除，再服四劑而羞明喜暗之病，不知其何以去也。

藥理說明

〔四物湯〕補血，補肝中之血也，補肝而膽在其中矣！且〔四物湯〕尤入心腎，心得之而濡，不來助膽之火，腎得之而澤，不來盜膽之氣。心、肝、腎全無乾燥之虞，而膽猶獨居於燥也，得乎？所以服之而奏功也。

辨證論治十一

人有雙目不痛，瞳神日加緊小，口乾舌苦，人以為心火之旺也，誰知是心包之乾燥乎！夫目之系通於五臟，不只心包一經之通也，何以瞳神緊小，獨責之心包哉？不知瞳神之光，全責於心腎，心包者，代君以出治者也。瞳神之光，心腎之光也。心腎之光，心腎之精也。心腎之精養於目，而瞳神明；心腎之精離於目，而瞳神暗。是瞳神之光，實藉心腎兩精之養也。然而心之精，必得於腎之精交於心包，而後心腎之精始得上交於目。蓋心君無為，而心包有為也。所以心包屬火，全恃腎水之滋益，腎不交於心包，即心包不交於心。火無水濟，則心包無非火氣，其乾燥之極，又何能內潤心而外潤目？窘迫情形，安得不上顯於瞳神乎！然則瞳神之緊小，皆心包之無水也；而心包之無水，皆腎水之乾枯也。補腎以滋心包，又烏可緩哉！

臨床處方

〔救瞳湯〕：熟地一兩 山茱萸五錢 甘菊花三錢 元參一兩 柴胡五分 白芍一兩 當歸五錢 山藥三錢 丹皮五錢，水煎服。

藥理說明

此方乃肝腎同治之法也。心包無水，不治心包而滋肝腎者。以肝乃心包之母也。肝取給於外家，以大益其子舍，勢甚便而理甚順，既無扞格之苦，自獲優渥之樂，緊急之形，不化為寬大之象哉！

辨證論治十二

人有秋後閉結，不能大便，人以為大腸之火也，誰知是燥傷肺金，因而大腸亦燥乎！夫肺金之傷，宜肺金獨受，何肺燥而大腸亦燥耶？蓋肺與大腸，相為表裡者也，肺燥而大腸安得獨潤哉！且大腸之能開能閉者，腎氣主之也。腎足而大腸有津，腎涸而大腸無澤，有津則大腸易於轉輸，無澤則大腸難於搬運。是大腸之不燥，全藉乎腎水之相資也！然而腎水不能自生，肺金乃腎之母也。肺衰則清肅之令衰，難於生水矣！腎水無源，救腎不足，又何能顧大腸哉？此大腸之所以燥也。治之法：不必潤大腸，補肺、腎而大腸自潤矣。

臨床處方

〔六味地黃湯〕加味治之：熟地一兩 山藥三錢 山茱萸四錢 茯苓三錢 丹皮三錢 澤瀉三錢 麥冬一兩 北五味一錢，水煎服。

藥理說明

連服四劑自通。切戒用大黃、芒硝以開結也。蓋此病本傷陰之症，又加劫陰之藥重傷其陰，必成為陽結之症，使腹中作痛，百計導之而不得出，不更可危哉！何若大補其肺、腎之陰，使陰足而陽自化之為得耶！

辨證論治十三

人有夏秋之間，小便不通，點滴不出，人以為膀胱之熱結也，誰知是肺燥而膀胱亦燥乎！夫膀胱之能通者，由於腎氣之足，亦由於肺氣之足也。膀胱與腎為表裡，而肺為水道之上游，兩經足而水有源流，兩經虛而水多阻滯。況乾燥之至，既虧清肅之行，復少化生之氣，膀胱之中純是乾枯之象，又從何處以導其細流哉？此小便之所以不通，實無水之可化也。治之法：不可徒潤膀胱，而急當潤肺；尤不可徒潤夫肺，而尤當大補夫腎。腎水足，不必去通膀胱，而膀胱滂沛，又何虞於燥結哉！

臨床處方

〔啟結生陰湯〕：**熟地**一兩 **山茱萸**五錢 **車前子**三錢 **薏仁**五錢 **麥冬**五錢 **益智仁**一錢 **肉桂**一分 **沙參**三錢 **山藥**四錢，**水煎服**。

藥理說明

此方補腎而仍補肺者，滋其生水之源也；補中而仍用通結者，水得補而無停滯之苦，則水通而益收補之利也。加益智仁以防其遺，加肉桂以引其路，滂沛之水，自然直趨膀胱，燥者不燥而閉者不閉矣。

辨證論治十四

人有消渴飲水，時而渴甚，時而渴輕，人以為心、腎兩火之沸騰也，誰知是三焦之氣燥乎！夫消症有上、中、下之分，其實皆三焦之火熾也。下焦火動，而上、中兩焦之火翕然相從，一時同起，故爾渴甚。迨下焦火息，而中、上兩焦之火浮游不定，故又時而渴輕。三焦同是一火，何以悉聽於下焦之令？蓋下焦之火，一發而不可遏也。故下焦之火，宜靜而不宜動。然而下焦之火，又易動而難靜也。蓋下焦之火，必得腎中之水以相制；而腎水最難靜也。腎旺而水靜，腎虛而水動矣。天下安有腎足之人哉！腎水虛而取資於水者又多也，水虧又奚能制火乎？火動必爍乾三焦之氣，則三焦更燥，勢必仰望於外水之相救，以迅止其大渴也。欲解三焦之渴，捨補腎水何法哉！

臨床處方

〔六味地黃湯〕加味治之：熟地二兩 山茱萸一兩 茯苓五錢 山藥五錢 丹皮一兩 澤瀉五錢 麥冬一兩 北五味二錢，水煎服。

藥理說明

十劑而渴輕，二十劑而渴解，三十劑痊癒。六味治腎，更加麥冬、五味以治肺者，非只清肺金之火也。蓋補肺以助腎水之源，肺旺而腎更有生氣矣。腎水旺足，以制下焦之火。下焦之火不動，而上、中兩焦之火，烏能興焰哉！

辨證論治十五

人有大病之後，小腸細小不能出溺，脹甚欲死，人以為小腸之火也，誰知是小腸之乾燥哉！夫小腸之開闔，非小腸主之也，半由於膀胱，半由於腎氣。故小腸之結，全在膀胱之閉也；而膀胱之閉，又成於腎氣之閉也。然而腎之氣無時不入於膀胱，即無時不入於小腸，何便成為閉結之症？蓋腎水竭而膀胱枯，故小腸亦燥而成結耳。治之法：必須大補腎中之水，而補水又必補肺金之氣，以膀胱之氣化，必得肺金清肅之令以行之也。肺氣旺而水流，而後助之利水之藥，則腎氣開而小腸亦開也。

臨床處方

〔治本消水湯〕：熟地二兩**山茱萸**一兩**麥冬**一兩**車前子**五錢**五味子**二錢**茯苓**五錢**牛膝**三錢**劉寄奴**三錢**，水煎服。**

藥理說明

一劑水通，再劑腸寬，小便如注矣。此方不治小腸，而專治肺、腎者也，肺、腎不燥，而小腸之燥自潤，有可通而通之，所以奏功如神耳。

痿症門

辨證論治一

人有胃火薰蒸，日沖肺金，遂至痿弱不能起立，欲嗽不能，欲咳不敢，及至咳嗽，又連聲不止，肺中大痛，人以為肺金之毒也，誰知是肺痿之病乎！夫肺何以成痿也？由於陽明肺氣自怯所成。涎沫濁唾，苦難推送而出之，此欲嗽之所以不能也。然而涎沫濁唾終非養肺之物，必須吐出為快，而無奈其盤踞於火宅而不可犯也。倘一咳而火必沸騰，胸膈之間必致動痛，此欲咳之所以不敢也。迨忍之又忍，至不可忍之時，而咳嗽生矣！涎沫濁唾雖出，而火無水養，上沖於咽喉而不肯遽下，此咳嗽之所以又連聲而不止也。咳嗽至一、兩聲，尚胸膈作痛，況至連聲不止，安得不損傷乾燥之肺乎！人見其痿弱而不能起立，或用治痿之藥，愈傷其肺氣，又安得而起痿哉！治之法：宜瀉其胃中之火，而大補其肺金之氣；然猶不可徒補其肺中之氣，更宜兼補其腎中之水。

臨床處方

〔**生津起痿湯**〕：**麥冬**一兩**甘草**二錢**元參**一兩**甘菊花**五錢**熟地**一兩**天門冬**三錢**天花粉**一錢**貝母**一錢**金銀花**五錢，**水煎服**。

連服四劑而咳嗽輕，再服四劑而咳嗽止，再服十劑而痿症治矣。此方用補水之藥以瀉火，全不用大寒之味，此實異於世之治痿也。蓋陽明之火本可用大寒之藥，然而陽明初起之火可用大寒，而陽明久旺之火，宜用微寒也。

藥理說明

因陽明之火，乃胃土中之火也，初起用大寒以瀉火，所以救胃中之水也；久旺用微寒以散火，所以生胃中之土也。胃火之盛者，胃土之衰也，扶其胃土，即所瀉其以胃火也；胃火散而胃土健，自能升騰胃氣，化水穀之精微，輸津液於肺中。而又加之二冬、甘草、天貝之類，原能益肺以消痰，則肺中更加潤澤。又得金銀花同入，以消除其敗濁之毒，則肺又何致再燥乎！尤妙加熟地以填補腎水，水旺而肺不必去顧腎子之涸，則肺氣更安，清肅下行於各府，水生火息，不必治痿而痿自癒也。

辨證論治二

胃火上沖於心，心中煩悶，怔忡驚悸，久則成痿，兩足無力不能動履，人以為心火之旺也，誰知是胃火之盛乎！夫胃屬土而心屬火，心能生胃，而胃不宜剋心。然而心火生胃則心火不炎，胃火薰心則心火大燥，此害生於親也。倘徒瀉心之火，則胃子見心母之寒，益肆其炎氣之虐，愈添其心中之燥，必下取於腎水。而腎因胃火之盛，熬乾腎水，不能上濟於心，火益旺而水益枯。骨中無髓，安得兩足之生力乎！治之法：宜大益其腎中之水，而少益之以清胃之火，則胃氣安而腎水生，自然上交於心也。

臨床處方

〔清胃生髓丹〕：元參一兩**麥冬**五錢**甘菊花**五錢**熟地**二兩**北五味**二錢**沙參**五錢，**水煎服**。

十劑即可行步，二十劑而怔忡驚悸之病除，又十劑而煩悶痿弱之症去，再服十劑痊癒。

藥理說明

痿症無不成於陽明之火，然用大寒之藥如石膏、知母之類，雖瀉胃火甚速，然而多用必致傷胃矣。胃傷而脾亦傷，脾傷而胃安得不傷乎？故不若用元參、甘菊之類，既清其胃火，而又不損其胃土，則胃氣自生，能生津液，下必注於腎，而且灌於心矣。上又有麥冬、五味以益心，熟地、沙參以滋腎，上下相資，水火既濟，痿病欲不癒而不可得矣。

辨證論治三

陽明之火，固結於脾而不可解，善用肥甘之物，食後即飢，少不飲食，便覺頭紅面熱，兩足乏力不能行走，人以為陽明胃火之旺以致成瘦，誰知是太陰脾火之盛以爍乾其陰乎！夫痿症皆責之陽明，何以太陰火旺亦能成痿？蓋太陰與陽明為表裡，陽明火旺，而太陰之火亦旺矣。兩火相合，而搏結於腑與臟之間，所用之飲食，僅足以供火之消磨，而不可以生水之優渥。火旺而水虧，則腎宮乾涸，又何能充足於骨髓之中耶？骨既無髓，則骨定無力，又何能起立以步履哉？治之法：益太陰之陰水，以勝其陽明之陽火，則脾胃之中，水火無亢炎之害，而後筋骨之內，髓血有盈滿之機也。

臨床處方

〔調脾湯〕：人參五分 元參一兩 麥冬五錢 甘菊花五錢 薏仁五錢 金釵石斛三錢 芡實一兩 山藥五錢，水煎服。

連服四劑，便覺腹不甚飢；再服四劑，而火覺少息矣；再服十劑痊癒。此方補脾胃之土，而即補脾胃之火乎？然而火之所以旺，正生於土之所以衰耳；土衰則不生水而生火矣。今於補土之中，加入元參、甘菊、石斛微寒之藥，則脾胃之火自衰，而脾胃之土自旺。脾胃之土既旺，而脾胃之精自生，於是灌入於五臟之內，轉輸於兩足之間。火下溫而不上發，頭面無紅熱之侵，又何致脛趾有伶仃之嘆哉？或曰火盛易消，以致善飢，似宜用消導之劑，以損脾胃之氣，乃不損其有餘，反增益其不足，恐未可為訓也。不知脾胃之土俱不可傷，傷土而火愈旺矣。補陰則陽伏，消食則傷陰。補陰可也，寧必用消導之藥哉！

藥理說明

辨證論治四

大怒之後，兩脅脹滿，胸間兩旁時常作痛，遂至飯食不思，口渴索飲，久則兩脅痠痛，後則遍身亦痛，或痛在兩臂之間，或痛在十指之際，痛來時可臥而不可行，足軟筋麻，不可行動，人以為痰火之作祟也，誰知是肝經之痿症乎！夫肝經何故而成痿？蓋陽明胃火助之也。當其大怒之時，損傷肝氣，則肝木必燥，木中之火，無以自存，必來剋脾胃之土。脾陰不受，而胃乃獨受之。胃初自強，不服肝木之剋，兩相戰剋，而胸脅所以作痛也。後則胃土不敵肝木之旺，乃畏之而不敢鬥，亦歸附於肝，聽其使令矣。久之而飲食少用，則不化精液以生腎水。腎無水以養肝，而肝氣無非火氣，胃亦出其火，以增肝火之焰，肝火之性動，遂往來於經絡之內而作痛。倘更加色欲，則精泄之後，益無水以制火，自然足軟筋麻，呻吟於臥榻之上而不可行動也。治之法：必須平肝而並瀉陽明之火。惟是陽明久為肝木之剋，則陽明之經必虛，若再加瀉火，胃氣惡能不傷乎？必須瀉陽明之火，而仍不損陽明之氣為得也。

臨床處方

〔伐木湯〕：炒梔子三錢**白芍**一兩**當歸**五錢**甘菊花**五錢**女貞子**五錢**地骨皮**三錢**丹皮**三錢**青黛**三錢**金釵石斛**三錢**，水煎服。**

藥理說明

連服四劑，而諸痛治，再服四劑，口思飲食矣，再服十劑痊癒。此方瀉肝火以平肝氣，然而陽明胃火，又未嘗不同治之，所以為妙。胃氣不傷而胃火自息，飲食進而津液生，腎水足而骨髓裕，何須止痛而痛自失，何須治痿而痿自起矣！

辨證論治五

素常貪色，加之行役勞瘁，傷骨動火，復又行房，鼓勇大戰，遂致兩足痿弱，立則腿顫，行則膝痛，臥床不起，然頗能健飯易消，人以為食消之症也，誰知是腎火之盛，引動胃火，以成腎痿乎！夫腎火何以引胃火也？蓋胃為腎之關，胃之開闔，腎司之也。腎火直沖於胃，而胃之關門，敢阻抑之乎！不但不敢阻抑，而且同群助勢，以聽腎火之司令矣。況腎火乃龍雷之火也，龍火所過之處，劈木焚林，其勢不可當，原不必引而出之也。且胃中之火，其性亦喜炎上，安得不相應而起乎！兩火齊上，爍消腎水，有立盡之勢，幸腎火盛而胃火尚未大旺，故但助腎以消食，不致發汗以亡陽。且飲食易消，猶有水穀之養其陰，雖不能充滿於骨中，亦可少延於腎內，故但成痿而不致於死亡也。治之法：急宜大補腎水以制陽光，使水升而火降耳。

臨床處方

〔**起痿降火湯**〕：**熟地**三兩**山茱萸**一兩**薏仁**五錢**金釵石斛**五錢**牛膝**五錢，**水煎服**。

藥理說明

四劑而腿顫足痛之病去，十劑可以走履，飲食不致易飢矣，二十劑痊癒。此方大補腎陰，全不去瀉胃中之火。譬如皇居糧足，則士馬飽騰，關門守卒，安敢與鼓噪之聲，自然見糧精之搬運，任其出入，何致有攘奪爭取之患乎！及至轉輸如意，國富民殷，朽紅充於天庾，邊塞之外，盡皆支給，既無枵腹之愁，必多超距之勇矣。

辨證論治六

煩躁口渴，面紅耳熱，時索飲食，飲後仍渴，食後仍飢，兩足乏力，不能起立，吐痰甚多，人以為陽明之實火也，誰知是陽明之虛火乎！夫陽明屬陽，火宜以為陽火也，陽火宜實，而何以虛名之？不知胃火初起為實，而久旺為虛。當胃火之初起也，口必大渴，身必大汗，甚則發狂，登高而呼，棄衣而走，其勢甚速，所謂燎原之火也，非實而何。至於旺極必衰，時起時滅，口雖渴而不甚，汗雖出而不多，而言語亦無罵詈之聲，雖煩悶而無燥擾之動，得水而渴除，得食而飢止，此乃零星之餘火也，非虛而何。實火不瀉，必致出神；虛火不清，則銷爍骨髓而有亡陰之患。陰既亡矣，安得不成痿乎？治之法：必須清胃火而加之生津、生液之味，自然陰長而陽消也。

臨床處方

〔散陰湯〕：生地一兩**元參**一兩**茯苓**三錢**竹葉**三十片**麥冬**一兩**人參**三分**麥芽**一錢**天花粉**二錢**神麴**二錢，**水煎服**。

二劑而陽明之餘火息矣，再用二劑而煩躁飢渴之病除矣，更用十劑而痿症痊癒。此方散胃火之餘氣，不去損土之生氣。胃氣一生而津液自潤，津液既潤，而自能灌注於腎經，分養於骨髓矣。倘用大寒之藥，直瀉其胃火，則胃土勢不能支，必致生意索然，元氣之復，反需時日矣。譬如大亂之後，巨魁大盜，已盡掠城中所有而去，所存者不過餘黨之未散耳，用一文臣招撫有餘。乃用大兵以掠

藥理說明

蕩之，賊雖斬死無遺，而雞犬不留，四境蕭然，惟空城之獨在，杳無人民，城將誰守？招徠生聚，有數十年而不可復者，何若攻補兼施之為得哉！

辨證論治七

人有好酒，久坐腰痛，漸次痛及右腳，又延及右手，不能行動，已而齒痛，人以為賊風之侵體也，誰知是痿症乎！或謂痿病不宜痛，今腰、腳、牙齒俱痛，恐非痿也。嗟乎！諸痿皆起於肺熱，人善飲，則肺必大熱矣！經曰：「治痿必取陽明。」陽明者胃也。胃主四肢，豈獨腳耶！夫痿雖熱病，而熱中有濕，不可不察也。痿病而兼濕重者，必筋緩而軟；痿病而兼熱多者，必筋急而痛，是痿症未嘗無痛症也。苟不祛濕以清火，而反助濕以動熱，則痿症不能痊，轉增添其痛矣！治之法：專治陽明以生胃氣，而佐之瀉火利濕之品，則諸痛自消。

臨床處方

〔釋痛散〕：人參三分**黃耆**二錢**白朮**五錢**茯苓**三錢**生地**五錢**麥冬**五錢**當歸**三錢**元參**一兩**甘草**三分，**水煎服。**

連服四劑而痛除。此方皆入陽明之藥也。入陽明以平胃散氣，即入陽明以平胃火，宜痿症之頓起矣。況茯苓、白朮善能去濕，而復是生胃之品，是治濕又是治陽明也。藥投病之所喜，安得而不速癒哉。

藥理說明

辨證論治八

人有肥胖好飲，素性畏熱，一旦得病，自汗如雨，四肢俱痿，且復惡寒，小便短赤，大便或溏或結，飲食亦減，人以為感中風邪也，誰知是痿病之已成乎！夫痿病有五，皆起於肺熱，好飲之人，未有不熱傷肺者也。肺之母為胃，欲救熱傷之肺，必須速救胃土。經曰：「治痿獨取陽明。」正言其救胃也，胃土不足，而肺金又受傷，則金失所養，而不能下生腎水，水乾則火盛，而肺金益傷矣。況胃土主肢，肺主皮毛。今病四肢不舉，非胃土之衰乎？自汗如雨，非肺金之匱乎？明是子母兩病，不急救胃，又何以生肺以生腎水哉！

臨床處方

〔**滋涸湯**〕：**元參**一兩**麥冬**一兩**茯苓**二錢**芡實**五錢**人參**三錢**甘菊花**三錢**女貞子**三錢**生地**二錢**天門冬**三錢**黃芩**一錢**天花粉**一錢，**水煎服**。

藥理說明

十劑而胃氣生，二十劑而肺熱解，三十劑而痿廢起，四十劑痊癒。此方獨取陽明以補胃土，而兼清肺金之熱也。不必又去補腎，而腎水自潤矣！李東垣立有〔清燥湯〕，亦可治痿，不若此方之更神矣。

消渴門

辨證論治一

消渴之病，有氣喘痰嗽，面紅虛浮，口舌腐爛，咽喉腫痛，得水則解，每日飲水，約得一斗，人以為上消之病也，誰知是肺消之症乎！夫肺屬金，金宜清肅，何以火熾如此？蓋心火刑之也。心火刑肺，亦其常也，竟成消渴者，又是何故？因肺為心火所刑，則肺金乾燥，而肺又因腎水之虛，欲下顧夫腎；而肺氣既燥，肺中津液，自顧不遑，安得餘津剩液以下潤夫腎乎！肺既無內水以潤腎，而又惟恐腎水之涸，乃索外水以濟之。肺得外水以救其本宮之火炎，而終不能益腎中之真水。腎得外水不受，而腎與膀胱為表裡，腎即將外水而傳於膀胱，故飲水而即溲也。治之法：似宜瀉心中之火，以救肺金之熱矣。然而肺因大熱發渴，日飲外水，則水停心下者有之。水日侵心，則心火留於肺而不歸，心中已成虛寒之窟。是用寒涼之藥，反為心之所惡，且寒涼之藥不能上存，勢必下趨於脾胃。夫肺火之盛而不可解者，正苦人脾胃之虛，土不能生金之故。苟再用寒涼，必致損傷脾胃之氣，則肺金又何以養哉！必須仍治肺金，而少加補土之味，則土旺而肺氣自生，清肅之令行，而口渴自止。

臨床處方

〔**清上止消丹**〕：**麥冬**二兩**天冬**一兩**人參**三分**生地**五錢**茯苓**五錢**金銀花**一兩，**水煎服**。

藥理説明

一劑而渴減，再劑而渴又減，十劑而渴又減，二十劑痊癒。此方重治肺，而輕治胃與脾。治肺而不損夫金，清火而不傷乎土，土生金，金生水，又何疑乎！惟方中加入金銀花者，實有妙義。火刑金而多飲涼水，則寒熱相擊，熱雖暫解於片刻，而毒必留積於平時。用清金之藥以解其熱，不能解其毒也。與其日後毒發而用散之品，何若乘其解熱之時，即兼解其毒，以先杜其患之為得哉！況金銀花不特解毒，而且善滋陰，一味而兩用也。

辨證論治二

消渴之病，大渴恣飲，一飲數十碗，始覺胃中少快，否則胸中嘈雜，如蟲上鑽，易於飢餓，得食則渴減，不食則渴又甚，人以為中消之病也，誰知是胃消之病！胃消之病，大約成於膏粱之人者居多，燔熬烹炙之物，肥甘醇厚之味，過於貪饕，釀成內熱，津液乾涸，不得不求濟於外水。水入胃中，不能游溢精氣，而上輸於肺，而肺又因胃火之熾，不能通調水道，於是合內外之水建瓴而下，飲一溲二，不但外水難化，而且平日素醞水精竭絕而盡輸於下，較暴注暴泄者為尤甚，此竭澤之火，不盡不止也。使腎水未虧，尚可制火，無如膏粱之人，腎水未有不素乏者也，保火之不爍乾足矣，安望腎水之救援乎？內外既不可制，勢必致求外水之相濟，而外水又不可以濟也，於是思食以濟之。食入胃中，只可解火於須臾，而終不能生水於旦夕，又不得不仍求水以濟渴矣。治之法：宜少瀉其胃中之火，而大補其腎中之水，腎水生而胃火息矣。腎有水而關門不開，胃火又何從而沸騰哉！

臨床處方

〔閉關止渴湯〕：石膏五錢 元參二兩 麥冬二兩 熟地二兩 青蒿五錢，水煎服。

藥理說明

二劑而渴減，四劑而食減，十劑而消渴盡除，二十劑而痊癒。此方少用石膏、青蒿以止胃火，多用元參、熟地以填腎水，重用門冬以益肺氣，未嘗將胃之關門而閉之也。然而胃火之開，由於腎水之開也；而腎水之開，又由於腎火之動也；而腎火之動，又由於腎水之乏也。今補其腎水，則水旺而腎火無飛動之機，火靜而腎水無沸騰之患。腎水既安守於腎關，而胃火能獨開於胃關哉？此不閉之閉，真神於閉也。

辨證論治三

消渴之症，小便甚多，飲一斗，溲一斗，口吐清痰，投之水中，立時散開，化為清水，面熱唇紅，口舌不峭，人以為下消之病也，誰知是腎水泛上作消乎！夫腎水泛上，水升於咽喉口舌之間，宜乎不渴，如何渴之甚，而至於如此也？蓋下寒之極，逼其火於上焦，故作渴耳！此火乃腎中之火，即龍雷之火也。龍雷之火一發而不可制，宜引而不宜逐，可於水中引之，而不可於水中逐之也。論此等消渴，張仲景夫子〔腎氣丸〕最妙，世傳〔腎氣丸〕乃張夫子定之，以治漢武帝之消渴者也。然而〔腎氣丸〕只可治消渴已痊之症，而不能治消渴初起之症也。當年漢武帝乍患下消之時，張夫子實別有良方，未傳於世，今獨傳於鐸，鐸何敢隱祕，不出於救萬世乎！

臨床處方

〔引龍湯〕：元參三兩**肉桂**三錢**山茱萸**四錢**北五味**一錢**麥冬**一兩**，水煎服。**

藥理說明

一劑消渴減半，再劑又減半，三劑即痊癒。龍火浮游，乾燥之極，非元參三兩，斷不能止其焰，非肉桂三錢，斷不能引其歸。山茱萸、北五味非用之以益精，實取之以止渴。又益之以麥冬者，以龍火久居於上游，未免損肺，得麥冬以生其氣，則肺金生水，火得水而易歸也。或疑多用元參所以止焰也，既恐少用不足以止焰，何又多用肉桂以增焰乎？用肉桂者，取其引火也。引火少用肉桂，有何不可？不知元參善消浮游之火，但其性太涼，非多用肉桂則不足以制其寒，制其寒則寒變為溫，而又非大熱，正龍雷之所喜也。蓋龍雷之火，惡大寒而又惡大熱。大寒則愈激其怒，而火上炎；大熱則愈添其橫，而火上熾。今用肉桂三錢，入於元參三兩之中，則寒居其九，熱居其一，調和於水火之中，而又有山茱萸、五味、麥冬之助，正不見其熱，而惟見其溫也。龍雷喜溫，所以隨之而直歸於腎臟。火歸於腎而命門不寒，蒸動腎水，下溫而上熱自除，實有妙義。此方較〔腎氣丸〕治下消之症，效更神速。鐸不惜傳方，而又闡揚其義，以見鐸之論症，非無本之學也。

辨證論治四

消渴之症，口乾舌燥，吐痰如蟹涎白沫，氣喘而不能臥，但不甚大渴，渴時必須飲水，然既飲之後，又復化為白沫，人亦以為下消之症也，誰知是腎火上沸之消症乎！夫腎中有火，乃水中之火也。火生於水之中，亦藏於水之內，火無水不養，亦無水不藏，明是水之制火也。然而水之不足，必致火之有餘。火既有餘，而火反勝水，火欺水之不能相制，於是越出腎宮而上騰於咽喉、口齒之間。火與水原不能離者也，火既上升，而水必隨之而上升矣。水既不欲上升，而釜底火燃，安得不沸騰哉！惟是水涸以致沸騰，而烈火之日炊，日成焦釜，不以外水消之得乎！然焦釜而沃之以水，仍沸騰而上，故吐如蟹之涎沫耳。治之法：不必瀉火，而純補其水，使陰精之寒自足，以制陽光之熱也。

臨床處方

〔寧沸湯〕：麥冬三兩　山茱萸三兩　茯苓一兩，水煎服。

一劑而渴少止，再劑而渴又止，飲半月痊癒。此方用山茱萸三兩，以大補腎水，盡人知之也。更加入麥冬三兩者，豈滋肺以生腎乎？不知久渴之後，日吐白沫，則熬乾肺液。使但補腎水，火雖得水而大降，而肺中乾燥無津，能保肺之不告急乎？肺癰肺痿之成，未必不始於此。故補其腎，而隨滋其肺，不特子母有相生之妙，而亦且防禍患於未形，此人之所未知也。

藥理說明

論理兩味治消渴，儘足取勝，復加入茯苓者，非燥以益燥乎？詎知飲水過多，膀胱之間必有積水，今又驟用麥冬、山茱萸至六兩之多，而不為分消之於下，則因補而留滯，亦未可知。得茯苓利水之藥以疏通之，則補陰而無膩膈之憂，水下趨而火不上沸，則水火既濟，消渴自除，此尤人之所未知也。

辨證論治五

人有素健飲啖，忽得消渴疾，日飲水數斗，食倍而溺數，服消渴藥益甚，人以為中消也，誰知是脾氣之虛熱乎！夫消渴之症，皆脾壞而腎敗。脾壞則土不勝水，腎敗則水難敵火，兩者相合而病成。倘脾又不壞，而腎又不敗，宜無消渴之症矣！不宜消渴而消渴者，必脾有熱乘之，得之飲啖酒果而致之者也。夫酒能生熱，熱甚則飢，非飽餐則不解其飢。然多食則愈動其火矣。火盛則水不能相濟，飲水既多，則不得不多溺也。此似消渴而非消渴之症。治之法：平脾中之虛熱，而佐之解火消果之味，則火毒散，而消渴之病自除。

臨床處方

〔蜜香散〕：木蜜三錢**麝香**三分**，酒為丸。更用黃連**一錢**茯苓**三錢**陳皮**五分**神麯**一錢**人參**三分**，煎湯送丸藥。**

藥理說明

日用三丸，丸盡而癒。此丸用麝香者，取麝能散酒也，且麝香最剋瓜果，瓜果聞麝香之氣，即不結子，非明驗耶？木蜜乃枳椇也，釀酒之房，苟留木蜜，酒化為水。故合用兩味，以專消酒果之毒也。酒果之毒既消，又佐人參、茯苓、黃連、神麯之類，以平脾中之虛熱，則腹中清涼，又何消渴之有哉！

卷七

痙痓門

辨證論治一

感濕熱之氣，忽又傷風，口噤不能言，項背幾幾，腳攣急，角弓反張，人以為太陽之傷寒也，誰知是太陽之痙病乎！夫痙病亦有三陽三陰之殊，亦能傳經，與傷寒之症無異；但傷寒單傷於風，而痙病則合濕熱而成之也。似乎治傷寒可單治風而無難，而痙病宜兼治濕熱而不易也。誰知邪之所湊，其氣必虛，一邪相犯已是正氣之虧，況三邪之同犯乎！補正以祛邪，治痙無難速癒。或謂一邪相犯，尚須祛邪為先，三邪並犯，則邪氣彌滿，非用祛邪之藥，安能濟哉？不知一邪之犯其力專，眾邪之犯其勢散。力專者宜攻，勢散者可補，於補之中而行其攻之之法，又何不濟之有？無如其症同於傷寒，而不敢驟用補也，所以殺人。苟知可補之法而分症以治之，實易易也。如此症見太陽之徵，不可逕治太陽之邪，而宜補太陽之正；太陽之正氣旺，而風、濕熱之邪，不必治而自散矣。

臨床處方

〔**五苓散**〕加減治之：**白朮**一兩**茯苓**一兩**澤瀉**三錢**豬苓**一錢**羌活**五分**桂枝**三分，**水煎服**。

藥理說明

一劑而角弓反張之疾定，二劑而口不噤腳不攣急也，三劑而諸症盡痊。〔五苓〕專利膀胱之水也。三邪之中，至難者去濕耳。先利其濕，則火隨水泄，而風邪無黨矣，故少用羌活、桂枝以祛風，則風自易解。雖然，〔五苓散〕亦非單利濕之藥也。其白朮、茯苓原能健脾生胃，今多加之為君，則補重而利輕，所以能建功之速；倘少少用之，則攻多於補，亦何益哉！此白朮、茯苓之妙於多用也，人不可不知耳。

辨證論治二

感濕熱之氣，又感風邪，頸項僵直，一目或左右視，手足搐搦，人以為少陽之傷寒也，誰知是少陽之痙症乎！夫少陽居於半表半裡之間，其熱將欲入肝也，而其意猶欲留於陽明，故三邪同感，而目所以左右視，以審量於兩者之間耳。手足搐搦者，風性動而濕性靜，兩相違背，風欲動而濕挽之，濕欲靜而風激之，而熱邪又從中沖擊，此搐搦之所以起也，搐搦不已。又風引而上行，於是頸項不利，而濕氣留中，遂至僵直而不搖矣！治之法：必須和少陽之正氣而少用散邪之品，易於解紛也。

臨床處方

〔**小柴胡**〕加減治之：**柴胡**一錢**白芍**五錢**當歸**三錢**茯苓**五錢**黃芩**二錢**甘草**一錢，**水煎服**。

藥理說明

一劑而病減，再劑而病痊癒。〔小柴胡湯〕和少陽之聖藥也。今又加入白芍、當歸以補其肝中之氣，使肝旺而邪不敢遁於肝；加茯苓五錢以健胃而利濕，則邪不敢回於胃。而茯苓且同柴、芩以祛風熱，引之而共入於膀胱，尤易下走，此又法之至神者也，安得不速癒哉！

辨證論治三

感濕熱之氣，復感風邪，手足牽引，肉瞤胸脹，低頭視下，肘膝相搆，人以為陽明之傷寒也，誰知是陽明之痙症乎！夫陽明胃土也，風入於胃，必變為熱，況又原感熱氣，則熱以濟熱，宜至發汗亡陽。而何以肉瞤胸脹而不發狂，手足牽引而不出汗，反低頭視下而無登高而呼之症？肘膝相搆，而無棄衣而走之痾，正以濕邪之滯之也。蓋陽明之火，最惡者燥耳。今有濕氣在胃，雖侮胃中之土，而亦益胃中之燥，即發汗而不至亡陽發狂之禍也。世人不知治法，妄用風藥，以散其表，遂至汗出而不可止。張仲景夫子曾用〔大承氣湯〕以下其邪，然而脾旺者，尚不致損傷脾氣，否則下之亡陰，恐有意外之虞也。然則風、濕熱既同入於胃中，將何以解之？治之法：不可不治胃，而又不可傷胃也。

臨床處方

〔全陰救胃湯〕：元參五錢**茯苓**五錢**桃仁**一錢**葛根**一錢**人參**一錢**麥冬**五錢，**水煎服。**

藥理說明

一劑而病半痊，二劑而病痊癒。方中之妙，妙在資胃中之陰，而不損其胃中之氣。元參以去熱，葛根以去風，茯苓以去濕，三邪皆去，而又得人參以生胃，麥冬以生肺，則桃仁不亦可以已乎！不知桃仁最動之味。三邪並入於胃中，未免有彼此觀望之意，況補藥多於攻藥，邪得補而留連，亦未可知。加入桃仁性急之物，補既不滯，而攻亦不緩，始能相濟以有成也。

辨證論治四

感濕熱之氣，復感風邪，發熱腹痛，肌肉顫動，四肢堅急，人以為太陰之傷寒也，誰知是太陰之痙症乎！太陰者脾經也，脾土濕土也，濕土何禁濕邪之再犯乎？濕入於脾，最難分消，濕邪去而濕邪之根尚在，一再感濕，仍如前濕之病矣！況又加熱以散其炎蒸，又加風以生其波浪，自然中州反亂而四境騷然，堅急之勢成，顫動之形兆。倘用安土之品，則土旺無泛濫之虞，水乾而無鬱勃之氣。風即欲作祟，而平成既奏，亦可以解慍矣！無如世之不知治法，動輒言下，詎識下多亡陰，無陰以灌注於五臟六腑，而胸腹手足又何所資以為養哉？勢必堅急顫動而更甚，甚有亡陰而死者，不可不慎也。

臨床處方

〔**安土散**〕：**白朮**一兩**茯苓**五錢**車前子**三錢**薏仁**五錢**紅豆**一錢**通草**一錢**柴胡**五分**石斛**三錢，**水煎服**。

藥理說明

此方以利水之藥為君，而仍是健脾之藥。蓋土旺自能制水，況又有以利之乎！此症原是濕邪之難治，單去攻濕，而風與熱邪自易吹散，所謂攻邪必攻其堅也。譬如大敵在前，滿山遍野俱是賊黨，試從何處攻取？倘只從偏旁掠陣，則賊且拔全營俱來，盡力死鬥，必致敗衄。不若竟攻其中堅，突圍直入，搗擒巨魁，則餘氣不戰而自遁。瘂病之重治濕邪，亦正此意，可借敵而作鑒也。

辨證論治五

感濕熱，又且感風，遂成痼瘈，身踡足彎，不能俯仰，人以為少陰之傷寒也，誰知是少陰之瘂病乎！夫少陰者，足少陰腎也。腎宜熱而不宜寒，宜濕而不宜燥，何以瘂病有濕有熱，而反成痼瘈踡彎，不能俯仰之症耶？不知腎最惡風，腎喜熱者，喜真火之生，非喜邪火之剋也，喜真水之養，非喜邪水之傷也。蓋邪火助燥，邪水增濕耳！既以兩邪入於腎中，腎已有尻以代踵，脊以代頭之病，況又益之以風，安能無痼瘈踡彎之苦，又何以俯仰哉！然則治之法：仍須治濕熱，而少佐之以祛風為得也。

臨床處方

〔助腎辟邪丹〕：茯苓五錢**薏仁**五錢**防己**一錢**豨薟草**一錢**元參**三錢，**水煎服**。

藥理說明

此方用防己以治腎中之風，用薏仁以去腎中之濕，用元參、豨薟草以治腎中之熱，是風、熱、濕三者均治，何病之不可去哉！夫腎宜補而不宜瀉，今去風去濕去熱，得非瀉腎之藥乎？然而薏仁、茯苓雖利濕而不損其陰，防己雖去風而不傷其氣，元參、豨薟雖去火而不滅其光，非瀉腎而仍是補腎乎。倘單瀉而不補，焉能奏功之神哉！

辨證論治六

感濕熱而又感風邪，厥逆下痢，舌卷囊縮，背曲肩垂，項似拔，腰似折，手足俱冷，其腹脹大，人以為厥陰之傷寒也，誰知是厥陰之瘂症乎！夫風、濕、熱三合而成痙，邪傳入厥陰，乃入肝木之經也，其勢更急。世人不知，誤發其汗，必致動濕，濕雖陰類，然是外受之陰邪，非肝中之真血也。所動之陽，奔於濕中，為濕所沒，必致亡陽。蓋脫出之陽，本急疾親上而飛騰，不啻如龍之出谷，其體輕矯，而不可止遏。今為濕所滯留，則如蛇行匍匐，盡力奔越，而究難飛去也。故此等痙病，皆誤汗而成之也。治之法：又不可拘於散邪，而仍須補正。補正奈何？亦救其亡陽，而急使其回陽耳。雖然，陽之所以亡者，終由於陰虛之不能攝陽，故補陽必須補其陰；而補厥陰之陰，仍從少陰腎經以補之也。

臨床處方

治之方用〔回陰散痙湯〕：巴戟天五錢**茯苓**一兩**山藥**五錢**防風**五分**炒梔子**一錢**白芍**五錢**當歸**三錢**白朮**一兩**甘草**一錢**，水煎服。**

藥理說明

此方補肝經之血，而佐之去濕、去風、去火之味，自是正治之法，而又補腎中之火，益之巴戟天何居？正補少陰之謂也。蓋厥陰之木，非少陰之水不生，何必補腎中之火？詎知汗發亡陽，陽氣盡從外泄，腎中已無真火，單用寒涼以祛熱，則脾胃不勝其寒矣！巴戟天溫腎而又不至大熱，腎溫而陽回，肝清而陰足，陰陽和合，內之正氣已固，而風、熱、濕之外邪，不必攻而自破，況原有攻之乎！此有益無損之治法，千古未明，今特表而出之。

辨證論治七

小兒頭搖手勁，眼目上視，身體發顫，或吐而不瀉，或泄而不吐，人以為驚風之抽掣也，誰知是風、熱、濕三者合之以成痙乎！小兒純陽，原不宜虛，然而多食瓜果，濕留於胃，濕久則變熱，熱極則生風，此風起於內，而不來於外也。世人一見小兒頭搖手勁等症，無論其虛實，投以〔抱龍丸〕不效，改用〔牛黃丸〕，又不效，乃用金石腦麝香竄之藥以開其竅而鎮其驚，無不立亡。嗟嗟！「驚風」兩字，自創立以來，殺小兒者不啻數百萬矣！無有一醫而闢其非者，南昌喻嘉言頗知其失，大聲告戒，而無如傳世既久，一時不可轉移，且嘉言有論無方，世亦不識治法。鐸聞師言甚悉，因暢論之，而且傳其方也。小兒之易於成痙者，因其骨脆皮薄，不耐風邪，故邪一入腠理，便入臟腑。況小兒喜餐飲食，飲食之中，又喜寒而不喜熱，以致損傷脾胃，而成吐瀉之症，上吐下瀉，則陰陽兩虧，而平日所受之濕，盡行越出。濕出而熱留，臟腑之中，無陰相養，遂變成風象以惑人。而人既為所惑，但治風而不治正，所以十人十死也。故此等之症，斷不可祛風，一作風治，去生便遠。蓋其身中實實無風，無風而妄用風藥，以倍耗其損傷之氣，安得不速其死哉！然則治之法若何？但補其脾胃而止其吐瀉，則十人十生也。

臨床處方

〔救兒回生湯〕：**人參**二錢**白朮**三錢**茯苓**一錢**砂仁**三分**炒黑乾薑**五分**山楂**五枚**蘿蔔子**五分**車前子**一錢**厚朴**三分**神麴**三分**半夏**五分，**水煎服**。

藥理說明

此方以十歲為準，五歲者減半。一劑即吐瀉止，二劑即抽掣定，三劑即痊癒。此方補中有利，非一味呆補者可比，調和於脾胃之內，則陰陽有既濟之歡，自然無變動之害矣！或曰補之是矣，少加去風散熱之藥，未為不可。夫熱當夏令之時，或少加黃連數分以解其暑氣，而冬令非惟不可用寒涼之藥，且當增入辛熱之品。蓋小兒吐瀉之後，熱必變寒，況加時令之嚴寒乎！是斷不可用寒涼也。至於風藥，無論四時，俱不可亂增，萬不得已少加柴胡二、三分，未為大害也。

辨證論治八

小兒吐瀉之後，口噤不出聲，手腳攣急，人以為驚風之抽搦也，誰知是脾胃寒虛之痓病乎！小兒純陽，先天腎氣，原自完固，而無如其後天之斲喪也。人生後天以脾胃為主，小兒喜餐生冷，未有不傷其後天者也。後天既傷，而先天亦損，先後天一齊損傷，自然變症紛紜。吐瀉之後，無津液以潤腸胃，腸胃既乏，又有何氣以運動四肢乎？此手足彎急抽搦之所以現也。脾胃虧損，肝木必來相侮，而脾胃又苦無津液，以供給肝木之取資，則肝木大燥，燥極生火，火極生風，又其常也。肺金見肝木之剋脾胃也，欲出其清肅之令，制肝以報土母之仇，無奈脾胃土母，為肝所傷，則土弱而金不能強，力難制肝，而反為肝之所凌。而肺金畏肝中之風火，惟恐逼乾肺氣，鉗口結舌，噤不敢出聲也。然則治之法，可不急治肝以救脾胃之虧乎？

臨床處方

〔活兒湯〕：白芍三錢茯苓五錢人參二錢白朮三錢枝子三錢麥芽三分枳殼三分半夏五分甘草一分神麴五分，水煎服。

藥理說明

一劑而攣急抽搦之症止，二劑而口噤之聲出，三劑痓癒。此方平肝之氣，以扶其脾胃之土，脾胃之氣生，而肺氣自旺，足以制肝。又何風火之不息？或謂肺弱不能制肝，自宜補肺。不知用補肺之藥，必用潤劑，不又助脾胃之濕乎？痓病正苦濕也。方中用茯苓之多，乃去其濕也，去濕而可用濕乎？不若平肝以安肺，而不可潤肺以害脾胃耳。

辨證論治九

小兒偶感風邪，發熱身顫，手背反張，人以為驚風之角弓反張也，誰知是痙病中之寒邪乎！蓋小兒氣血未旺，不耐傷寒、肚熱，故一時昏沉，非因風而動驚也。故治小兒之傷寒，斷不可與大人一例同治，動用風藥以祛風。蓋因虛入風，則風治其虛則風自外出。況只犯寒而不犯風，是原無風也，又何可祛風哉？倘輕施祛風之藥，則風門大開，內風無可散，勢必損傷正氣，正氣一傷，則營衛無所蔽，腠理不密，且將勾引外風，深入內臟，遂成不可救之症矣！治之法：補其正氣，而少加散邪之味，寒既易解，而臟腑不傷，手到便奏功也。

臨床處方

〔護子湯〕：人參一錢茯苓三錢白朮二錢柴胡五分桂枝二分，水煎服。

藥理説明

一劑而驚定，不必再劑，亦何方法之神乎？蓋小兒初傷風寒，必先從太陽而入。今用桂枝、柴胡兩解其太陽、少陽之邪，則邪不敢遁入於陽明。況又有人參以固其脾胃之氣，則邪尤不敢入於中宮，又加入白朮以利腰臍，茯苓以通膀胱，則邪從外入者即散，即無外邪。而柴胡以舒肝氣，桂枝以暖脾胃之土，正有利益，又何損哉！無如世人不知此等治法，妄捏驚風名色，輕施發散鎮驚之味，以至殺兒無算，醫工不悟，而病家未知，皆委於天數，而不責其誤，誰知萬兒啼號於夜台哉！深可痛者也。吾願世人盡消滅「驚風」兩字名目，庶幾小兒之福乎！否則江河日下，又何有底止耶？

辨證論治十

婦人新產之後，忽然手足牽搐，口眼喎斜，頭搖項強，甚則角弓反張，人以為產後驚風也，誰知是亡血過多而成痙乎！產後舊血已虧，新血未長，血揞空虛，風尤易入，原不必戶外之賊風也。即一舉一動，而風自內生，覺兩腋之間，陰寒逼入，一不慎而風入之矣！然風雖易入，而風出亦易，因虛而入風，補虛而即能出風也。然而補虛之法，從血以補之乎？抑從氣以補之也？血亡不能速生，而氣怯實宜急補，補其氣則血尤易生，血生而風又何存乎！故血揞驅風，尚非正治之法，矧純用鎮驚之藥，非下之石耶！

臨床處方

〔救產止痙湯〕：人參五錢當歸一兩川芎三錢炒黑荊芥一錢，水煎服。

藥理說明

一劑而病輕，二劑而又輕，三劑痓癒。此方即〔佛手散〕之變，大補其氣血之虛，加之人參則氣更旺矣。氣旺而邪不敢敵，況又有荊芥引血歸經之藥，血既歸經，而邪又何能獨留哉！且荊芥原能祛邪，但祛邪而不損正氣，故可兩用之以出奇耳。倘不補氣血，而惟事祛風，則血捨更空，風將直入，則立殺其婦矣，可不慎哉！

辨證論治十一

人有一時手足牽掣，口眼歪張，人以為中風之症也，誰知是痙病之驟發乎！夫中風病，身必顛覆，口必吐痰，痙病狀如中風，而身必不顛覆，口中喉內必無痰涎之出入，而有水雞之聲也。蓋中風無風，風從內起，痙病則風從外入者居多。風從外入，風自成威，不必借重內痰之助，所以但有牽掣歪張之風象，而絕無有洶湧祕塞之痰聲也。若風自內起者，火動生風，而痰以助之也。故中風無邪，無外邪也；痙病無邪，無內邪也。無外邪者不可治風，無內邪者不可不治風耳！然而單治外而不治內，則外風雖去，而內風必生，是以祛風必須補正也。

臨床處方

〔補中益氣湯〕：人參一錢 白朮三錢 黃耆三錢 當歸三錢 柴胡三錢 升麻四分 陳皮一錢 甘草一錢，水煎服。

藥理說明

一劑而牽掣定，再劑而歪張止，三劑不再發。夫〔補中益氣湯〕補氣之藥，非祛風之劑，乃用之以治痙痓之風，反易奏功者何故乎？蓋氣虛則風易入也，補其氣則正旺足以袪邪。方中用柴胡原能袪邪也，少用之於補藥之中，則能提氣以衛正，多用之於補藥之中，則能益氣以袪邪，故用至三錢，而風難再留矣，何必更借重他藥散風之多事哉！世人但知參、歸、耆、朮之多用以補正，絕不知柴胡多用之於參、歸、耆、朮之中，尤易袪邪，余所以特表而出之也。

汗症門

辨證論治一

人有大病之後，無故而遍身出汗，日以為常，人以為內熱而發熱也，誰知是陽氣之虛，外泄而腠理不能自閉也！大病之後，氣血大虧，氣不能入於血之中，血必致遍其氣於膚之外，使肺金清肅之令行，則氣雖欲越出於皮毛，而腠理未疎，何能外泄？惟大病之後，必先損其肺，肺先無自主之權，又安能禁其氣之不固哉！氣既不固，而汗乃氣之所化也，汗隨氣泄，氣泄而魄汗淋漓，遂至遍身，無非汗出矣。人至遍身出汗，而又無內邪之散，有不散盡真氣者乎？似乎較亡陽之症相同。然而亡陽之症，身喪於頃刻。而自汗之病，不至遽殞於須臾，其故何也？蓋亡陽之症，乃熱邪驅之也；自汗之症，乃陰虛促之也。陽病暴而陰病緩，陽暴難於救援，而陰緩易於調劑。治之法：自當以補氣為主，而補氣之中，兼以補陰，則陰能攝陽，汗不止而自止矣。

臨床處方

〔攝陽湯〕：人參一兩 黃耆一兩 白芍五錢 麥冬五錢 北五味一錢 山茱萸三錢 熟地一兩，水煎服。

藥理說明

二劑而汗少止，四劑而汗大止，十劑痊癒。此方用參、耆以大補其氣，氣足則肺金有養，而皮毛自固。又益之麥冬、五味，則肺金不特自足以衛外，而兼可以分潤於腎水。猶恐汗出太多，必損耗真陰，更加熟地、山萸以益精，使肺金不必又來下生腎水。則肺氣旺，而皮毛益固矣。尤妙增入白芍一味以收斂肝氣，則肝木自平，使肺金無仇家之相逼，則肺氣安然，自能行其清肅之氣。清肅之令行，而下輸於膀胱，則上下之氣舒，而心中生液，不來剋肺，則肺金有權，得以自主，又安肯聽汗之自出哉！此攝陽之妙法也。倘貧窮之人，無力買參，豈忍視其死而不救？前方之中，倍加黃耆二兩，增入防風五分，同前藥煎服，功未嘗不同，但必須多服數十劑也，又不可不知。

辨證論治二

人身夢遺之後，身體狼狽，加之行役太勞，或行房太甚，遂至盜汗淋漓，人以為腎氣之虛也，誰知是心氣之熱乎！夫心腎兩相交者也。心喜寒而不喜熱，腎喜熱而不喜寒，似乎心腎之相違，然而於相違之中，未嘗不兩相合也。腎因夢遺之後，自然精水之不足，加之行役以勞其筋，行房以損其骨，則內陰大虧，又何能上濟於心乎！心無腎水之濟，則心添其熱矣。心熱而腎水更耗，久則腎畏心之取資，堅閉其腎宮。而心欲下交於腎，腎畏炎氛而不絕，勢不得不仍返而入於心，無奈心無液養，而煩躁之念生。然心君雖無寧靜之氣，而未嘗無專主之權，徒然煩躁，而相火尚不敢顯奇君主，以自越出於軀殼之外，乘君王之假寐，乃竊其資重而潛移矣。故盜汗之出，與自汗之出，實有不同。自汗者，心不得而自主也；盜汗者，心尚能操其意耳，此等之汗，必出在胸間者尤甚。汗本熱也，而越出軀殼之外，則熱變為寒，正因相火之熱乃虛火而非實火，況乘心君之未知而遯出，非明目張膽者可比，熱出為寒，正顯其陰之象耳。況心原無液，何從而得汗乎？亦竊腎之餘津，私自潛移耳。治之法：瀉心中之熱，仍宜補腎中之水，腎水足而心火自清，心火寧而心汗自止矣。

臨床處方

〔防盜止汗湯〕：麥冬五錢 生棗仁一兩 熟地一兩 山茱萸三錢 黃連五分 人參一錢 丹參三錢 茯神三錢 肉桂五分，水煎服。

藥理說明

一劑而汗少止，二劑而汗痊癒。此方心腎雙補之藥也，心腎兩足，自有離而復合之勢。尤妙黃連以清心，肉桂以溫腎，兩味同用，能使心腎交於頃刻。心腎既交，則君心清明，而相臣畏主，何敢竊國帑而偷用哉！倘不顧心腎，而惟事於止汗也，汗不能止，必且輕變重，而重變危矣，烏可輕用止澀之味乎！

辨證論治三

人有夜間發熱，初時出汗星星，後則漸多，日久每夜竟出大汗，至五更而止，人以為陽虛盜汗也，誰知是陰虛出汗乎！夫陰虛者，腎虛也。腎藏真陰，陰宜祕藏，何故發汗？蓋腎中之火動之也，而水非火不養，腎火旺動，似能生水，何以反致泄水？水即波宜從下出，又何以走皮毛而旁出耶？不知腎火能生虛而陽火也，真火喜靜而不喜動，水靜則真火生，水之動則真火泄水矣！生水則火能祕藏，泄水則火乃奔越，故腎中之火動者，仍腎中之水自動之故。腎中之水動者，由於人之縱欲而耗泄其精也。精泄過多，則勞其精矣。精勞則水動，水動而火亦動，火動而水不足以濟之也。則火且挾水而騰出於本宮，不從下走，而乃隨其火性而遊行於經絡腠理之間，遇毛竅而泄也。初則偶爾遊行，久則夜夜出汗，陰氣愈虛，愈虛則愈汗，毛竅之細路，竟成為轉輸之大道矣！然汗既易出，宜無分於晝夜，何以夜汗而晝不汗耶？得毋陰虛而陽未虛乎？夫陰陽又兩相投者也，未有陰虛而陽不虛者。況汗亦陽之液，安在見其非虛？不知陰陽各有道路，行於陽之分，則陰不敢奪陽之權，行於陰之分，則陽不敢奪陰之柄。夜間出汗，實陰走於陰之途，至於五更則陰不敢入於陽之界，故汗遇陽氣而自轉，非陰虛而陽不虛也。治之法：宜大補其陰，而加之陽分之藥，以提陰於陽分，庶幾陰遇而止也。

臨床處方

〔**補陰止汗湯**〕：**熟地**一兩**山萸肉**五錢**人參**一錢**白朮**三錢**地骨皮**一兩**沙參**三錢**北五味**一錢**桑葉**十片，**水煎服**。

藥理說明

二劑而汗少止，四劑而汗乃止，十劑而汗不再出矣。此方熟地、山萸補精之藥也，地骨、沙參補陰而更能消骨髓中之虛熱，五味、桑葉止汗之神劑，人參、白朮健脾、開胃、補氣之聖藥。故多用補陰之品，則水足以制火，少用補陽之味，則扶陽以提陰。陰陽水火，既無偏勝之虞，自無走泄之患，又何必用固澀之牡蠣，斂汗之瞿麥哉！

辨證論治四

人有飲食之時，頭頂至面與頸脖之間，大汗淋漓，每飯皆如此，然身又無恙，人以為陽氣之旺也，誰知是胃氣之盛乎！夫胃氣即陽氣也，胃旺則陽旺，而分為兩者何？但不知陽旺者合三陽而言之，胃旺者單舉胃一經而言之也。胃本屬土，無水穀之人，則胃氣安靜，即處飢餓之時，其火暗起，亦不過在胸膈間，而不能上止於頭頂。惟得水穀之氣，填於陽明之經，則胃中之火，借水源之氣以助其勢，遂化汗而上升，越出於頭面之上下也。此等之汗，明是胃火，而胃火既盛，宜發汗亡陽矣，何以但出汗於上焦，而下身又乾燥如故乎？蓋胃火之盛者，由於心包之火旺，而心包生土以生火，非助火以害土，胃得火生以出汗，不同於邪火之自焚也，故止出汗於上焦，而不亡陽於下焦耳。治之法：瀉胃火之有餘，而不可損胃土之不足，使胃平而汗自止也。

臨床處方

〔收汗湯〕：元參三錢 生地三錢 荊芥一錢 五味子三分 桑葉十片 白芍五錢 蘇子一錢 白芥子一錢，水煎服。

服一月痊癒。此方妙在不去瀉胃火，反去滋陰，蓋陽之盛者陰之衰也，滋陰則陰旺，自足以攝陽，不必止汗而汗自止也。況方中有桑葉、荊芥為引經止汗之藥，白芥、蘇子為消痰定氣之品，原調劑之咸宜，抑陽而歸

藥理說明

陰，化汗而為清，又何疑乎！然必久服而始奏效者，以調胃之藥，宜和緩而不宜急遽也。

辨證論治五

人有心頭有汗，而一身手足無汗者，人以為心熱之故也，誰知是思慮過度，心虛而無血以養心乎！夫心主火也，思慮過多，則心火炎燒，逼乾其液。液乾宜無汗矣，而何以心頭反出汗耶？不知此汗非汗也，乃心中之液，內不能存，外走而汗出耳。或疑心液無多，安能盡化為汗？不知心為君主之宮，心熱則五臟七腑之液，群來相資，因其內熱之甚，不養心而為液，反越心而為汗也。汗既多出，無有盡期，五臟七腑之液，何能相繼？勢必心愈熱而汗不可止，及至汗不可止，而心中乾燥，煩躁不眠之症生矣。治之烏可緩乎？治之法：補血以養心，瀉火以生液，不必止汗而汗自止矣。

臨床處方

〔**滋心湯**〕：**人參**一錢**桑葉**十四片**黃連**五分**丹參**三錢**麥冬**五錢**甘草**五分**熟地**一兩**山茱萸**五錢**柏子仁**二錢**生地**五錢**白朮**三錢**沙參**二錢**元參**三錢**丹皮**三錢，**水煎服**。

二劑而心汗止、十劑不再發。此方名為〔滋心〕實係滋腎之味也。蓋

藥理說明

心之液，必得腎之精上溉，而液乃生，故欲補心中之液，必先補腎中之精也，補腎而少加清心之品，則心火安寧，而液不外越矣。液既不外出，而汗又安有外泄哉！

五癉門

辨證論治一

一般癉之症，胸中易飢，食則難飽，多用飲食，則又發煩頭眩，小便艱澀，身如黃金之色，人以為胃中之濕熱盛以成膽也，誰知是胃中虛熱之故乎！人生脾胃屬土，脾陰土也，而用則陽；胃陽土也，而用則陰。脾胃和同，則剛柔並濟，通調水道，易於分消，安有濕熱之存留乎！惟七情傷損於內，則陰陽不相和合，胃無陰以和陽則熱聚而消穀，脾無陽以和陰則寒陽而積水，兩相搏激，故昏眩煩悶生焉。於是所食之水穀，不變為精華之清氣，反蒸為腐敗之濁氣矣！濁氣則下降者也。濁氣下流於膀胱，而膀胱受胃之熱，氣化不行，小便閉塞，水即走陰器，而熱散走於皮膚，故一身而發黃也。治之法：升胃中之清氣，以分其膀胱，則清升而濁易降，水利而熱易消。

臨床處方

〔分濁散〕：茯苓一兩**車前子**三錢**豬苓**三錢**茵陳**一錢**梔子**三錢**，水煎服。**

藥理說明

一劑水少利，二劑濕乃退，十劑痊癒。方中以茯苓為君者，利水而不傷胃氣。胃氣不傷，而後佐之去熱消濕之品，則胃無火亢之憂，自然脾無水鬱之害。倘不早治，而水濕之氣，流入於腎，腎則被其傷，必致腹滿成蠱而不可治矣。

辨證論治二

酒膽之症，心中時時懊憹，熱不能食，嘗欲嘔吐，胸腹作滿，然清言了了，人以為酒濕而作膽也。然而酒濕而成膽，由於內傷飢飽勞役也。夫人之善飲者，由於膽氣之旺也。夫膽非容酒之物，何以膽氣旺而勝夫酒乎？不知膽不能容酒，而能滲酒。酒經膽氣之滲，則酒化為水，入於膀胱而下泄矣。惟其內傷於飢飽勞役，則五臟受損，臟損而腑亦損矣。五臟六腑，俱已受損，寧膽氣之獨旺乎？膽氣既衰，則飲酒力不能滲，而無如人人縱飲如故，則酒多而滲亦多，必更傷膽氣矣！膽損不能滲酒，酒必留於脾胃之間，而脾胃又不及從前之旺，則酒入又不能受，傳之膀胱，而膀胱又不及從前之健，則水入而不能消。下既不行，必返而上吐，上吐既逆，下泄又艱，而中州又不可久留，於是濕熱之氣，蘊隆久存於膈，懊憹而發於心，由是遍漬於周身，分布於四體，盡發為黃也。夫心至懊憹，其心神之昏亂可知，何以又能清言之了了也？不知酒氣薰蒸於一時，則見懊憹。懊憹者，欲痛不痛之狀，非心中之神至於妄亂不寧也。治之法：宜解其酒之毒，而兼壯其膽。膽氣旺而酒氣自消，酒氣消而水氣自泄，水氣泄，而黃又烏能不解哉！

臨床處方

〔**旺膽消酒湯**〕：**柞木枝**三錢 **山梔子**二錢 **桑白皮**三錢 **白茯苓**三錢 **白芍**一兩 **竹葉**一百片 **澤瀉**二錢，**水煎服**。

藥理說明

二劑而膀胱利，四劑而黃色輕，八劑痊癒。此方之奇，奇在柞木專能消酒毒於無形，酒毒既消，則拔本塞源，膽氣不可不旺也。助之膽藥，捨白芍、山梔，無他味也。其餘之藥，不過分消濕熱之氣，輔君以成功者也。世人不知治法，或吐之，或下之，皆操刀而殺之也，可不慎哉！

辨證論治三

女勞之膽，其症腎氣有損，致成黃疸。夜夢驚恐，精神困倦，飲食無味，舉動乏力，心腹則平，小水痿緩，房室不舉，膚內濕癢，水道澀痛，時有餘瀝，小腹滿，身盡黃，額上黑，人以為黃疸之症也，誰知是因女色而成之乎！夫入房室而久戰者，相火沖其力也，相火衰則不能久戰矣！火衰而勉強以圖久戰之歡，則泄精必多，精泄既多，則火隨水散，熱變為寒矣。人身水火不可少者也。水衰則不能制火，而火易動；火衰則不能利水，而水易留。顧水留宜可以制火矣，然而所留之水，乃外水而非內水也。內水之存，可以制火而生液；外水之存，不能消火而成膽。故女勞之膽，仍是濕熱，而結於精竅之間，非血瘀而閉於骨髓之內也。倘用〔抵當湯〕水蛭之類，以竣攻其瘀血，或用〔礬石散〕硝石之品，以蕩滌其微陰，則促之立亡矣。治之法：宜補其腎中之氣而又不可有助火之失，宜利其膀胱之水，而又不可有亡陰之惡，當以緩圖功，而不當責以近效也。

臨床處方

〔減黃丹〕治之：**白茯苓**五錢**山藥**五錢**人參**三錢**白朮**一錢**芡實**五錢**薏仁**五錢**菟絲子**三錢**車前子**一錢**生棗仁**一錢，**水煎服**。

藥理說明

十劑而黃疸減，又十劑而黃疸更減，又十劑而黃疸痊癒，再服二十劑，可無性命之憂也。女勞膽最難治，人生此病，未有不死者，亦因色而成膽，未能成膽而戒色也。苟存堅忍之心，絕欲慎疾，信服煎湯，無不生者。蓋〔減黃丹〕妙在固本以救傷，並不逐邪以瀉瘀，腎氣日健，而黃色日減矣！或疑女勞之膽，成於腎之無火，似當補火，何止於補陰而利其濕邪？而不知膽雖成於無火，今病久陰耗，又不可以補火，火旺則又恐爍陰，不特無益，而反害之矣。

辨證論治四

肺膽之症，鼻塞不通，頭面俱黃，口淡咽乾，小水不利，人以為黃疸之症也，誰知所以成膽者，實由於肺氣之虛也！肺金氣旺，則清肅之令，下行於膀胱，凡有濕熱之邪，盡從膀胱下泄，則小水大行，又何有濕之存留哉！水行濕化，則熱亦難留矣。惟其肺氣先虛，而後濕熱相侵，鬱蒸於胸膈之間，肺之勝邪，而肺乃燥，肺燥則失其清肅之令矣。而水濕之氣遂乘其燥而相入，燥與濕合而成熱，濕熱相留，欲分入膀胱而膀胱不受，欲走於皮毛之竅而腠理未疎，又不能越行於外，仍遂變現黃色於皮毛也。治之法：宜宣通肺氣，而健其脾胃之土。夫健土以生肺金宜也，何又宣通其肺氣乎？幸腠理之密，濕邪存於皮膚之內；倘再宣其肺氣，萬一皮毛之竅大開，而濕從汗泄，未必不變為水臌之症也。不知肺氣閉於上，而後水氣塞於下也。使肺氣上通，則水且下降，況又重補其脾胃以生肺乎！此治肺膽必宜宣揚夫肺氣也。

臨床處方

〔**揚肺利濕湯**〕：**桔梗**三錢**天花粉**二錢**白朮**五錢**茯苓**五錢**桑白皮**三錢**茵陳**三錢**豬苓**二錢**黃芩**五錢，**水煎服**。

一劑而鼻塞通，二劑而咽乾潤，三劑而口淡除，四劑而小水大利，十劑而頭面之黃盡散矣。此方開腠理而生津液，則肺金有潤燥之功。合

藥理說明

之茯苓、茵陳之輩，天花、白朮之流，則土氣大旺，金氣亦揚，清肅令行，而膀胱之壅熱立通，小便利而黃色烏能獨存哉！

辨證論治五

心膽之症，煩渴引飲，一飲水即停於心之下，時作水聲，胸前時多汗出，皮膚盡黃，惟兩目獨白，人亦以為黃疸也，誰知是心中虛熱以成之乎！夫心喜燥而不喜濕，然過於燥，則未免易其性以喜濕矣。然而心終宜燥而不宜濕也。以濕濟燥，可權宜而行於一時，不可經常而行於長久。蓋暫則可以濟燥，而久則必致害心。水乃陰物，陰居陽地，彼且眷戀而不肯遽趨以入於小腸；而心又因水之制燥，力不能分消移其水以入於膀胱，乃停心下作澎湃之聲。而膻中乃心之相臣也，見水邪之犯心，彼且出其火以相救，乃相戰於胸間。水得火炎而熱化為汗，半趨於胸前而出，其餘之水何能盡解，乃旁趨於他路，不得不越出於皮毛而變黃也。一身皆黃，而兩目不變者，又是何故？肝開竅於目，心者肝之子也，心病宜肝病矣。然肝見心子為邪所逼，必修其戈矛以相援，邪見肝木之旺，不敢犯肝之界，而兩目正肝之部位也，所以濕熱不至於目，而無黃色之侵耳。然則治之法若何？補其肝氣

以生心，瀉其水濕以逐熱，則黃疸不攻而自散也。

臨床處方

〔瀉肝利濕湯〕：白芍一兩 茯苓五錢 白朮五錢 茵陳三錢 炒梔子三錢 木通一錢 遠志一錢，水煎服。

藥理說明

一劑而症輕，二劑而症又輕，十劑痊癒。此方補肝即所以補心，瀉水即所以瀉熱，是以黃隨手而癒也。倘徒治黃而不辨其臟氣之生剋，妄用龍膽草等藥，必致變為寒黃之症，反難施治矣。

辨證論治六

肝膽之症，兩目盡黃，身體四肢亦現黃色，但不如眼黃之甚，氣逆，手足發冷，汗出不止，然止在腰以上，腰以下無汗也，人亦以為黃疸也，誰知是肝氣之鬱，濕熱團結而不散乎！夫肝屬木，非水不長，何以得濕而反鬱乎？不知肝之所喜者腎水也，非外來之邪水也。腎水生木而發生，邪水剋木而發膽，蓋肝藏血而不藏水，外來之水多，則肝閉而不受，於是移其水於脾胃。然而外來之水，原從脾胃來也，脾胃之所棄，而脾胃仍肯容之乎！勢必移其水於膀胱，而膀胱又不受，蓋膀胱因肝木之濕熱，不敢導引而入，以致自焚。於是濕熱復返而入肝，而肝無容身之地，乃鬱勃而發汗，汗不能盡出，而黃疸症生矣。使汗能盡出，未必遽成大黃也。無奈肝之濕熱，欲下走於腎宮，而腎氣惡肝木之犯母，乃杜絕而不許入境，腰以下正腎之部位也，所以無汗而發黃耳。治之法：開肝氣之鬱，而佐之分散濕熱之劑，則黃疸自癒矣。

臨床處方

〔利肝分水散〕：龍膽草二錢 茵陳三錢 茯苓一兩 豬苓三錢 柴胡一錢 車前子三錢 白蒺藜三錢 甘菊五錢，水煎服。

藥理說明

二劑而目黃淡矣、又服四劑而身之黃亦淡矣，再服四劑氣逆汗出之病止、又服十劑痊癒。此方開鬱於分濕之中，補肝於散熱之內，既善逐邪，又能顧正，兩得而無失也。

辨證論治七

脾膽之症，身黃如秋葵之色，汗沾衣服，皆成黃色，兼之涕唾亦黃，不欲聞人言，小便不利，人以為黃汗之病也，誰知是脾陰之黃乎！夫脾土喜溫，黃病乃濕熱也，熱宜非脾之所惡，何故而成黃也？不知脾雖不惡熱，而濕則脾之所惡。脾乃濕土，又加水濕，則濕以濟濕，脾中陽氣，盡行銷亡。無陽則陰不能化，土成純陰之土，陰土何能制水哉！水存於脾中，寒土不能分消，聽水之流行於經絡皮膚矣！凡臟腑之水，皆下輸於膀胱，何獨於脾陰之水不相入也？蓋膀胱之行水，氣化則能出。今脾成純陰，則無氣以達於膀胱，此水之所以不入也。然水寒宜清，而變黃色者何故？蓋寒極似土也。夫寒極宜見水象，水寒宜見黑色，不宜見黃，而今見黃者，以水居於土之中也。譬如寒水蓄於陰絕之池，其色必濁而變黃者是也。其不欲聞人言者又是何故？脾寒之極，其心之寒可知。心寒則膽怯聞人言而惕然驚矣，故不願聞也。治之法：宜大健其脾，而溫其命門之氣，佐以利水之劑，則陰可變陽，而黃病可癒矣。

臨床處方

〔**補火散邪湯**〕：**白朮**三兩**附子**三錢**人參**一錢**茵陳**三錢**白茯苓**一兩**半夏**三錢，**水煎服**。

藥理說明

連服四劑而小便利，再服四劑而汗唾不黃矣。此方用白朮、人參以補其脾，用茯苓、茵陳以利其水，用附子以溫其火。真火生而邪火自散，元陽回而陰氣自消，陰陽和協，水火相制，又何黃病之不去哉！

辨證論治八

腎膽之症，身體面目俱黃，小便不利，不思飲食，不得臥，人亦以為黃疸也，誰知是腎寒之故乎！夫腎本水宮，然最不能容水，凡水得腎之氣而皆化。故腎與膀胱為表裡，腎旺則膀胱亦旺也。然腎之所以旺者，非腎水之旺，乃腎火之旺也。腎火之旺而水流，腎火之衰而水積；水積之多則成水臌之病，水積之少則成黃疸之病。故黃疸易治，而水臌難治也。雖然，治之得法，則難變為易，治之不得法，則易變為難。如腎膽之病，不可治膽，一治膽而黃疸反不能痊，必須補其腎中之火，而佐之健脾去濕之藥，則黃疸可指日而癒也。

臨床處方

〔**濟水湯**〕：**白朮**二兩**肉桂**三錢**茯苓**一兩**山藥**一兩**薏仁**一兩**茵陳**一錢**芡實**五錢，**水煎服**。

藥理說明

二劑而小水大利，再用二劑，而飲食多矣，再用二劑而可以臥矣，再用二劑而身體面目之黃盡去。此方用白朮以健脾也。然而白朮能利腰臍之氣，是健脾正所以健腎，況茯苓、山藥、芡實之類，俱是補腎之味，而又是利濕之劑。得肉桂以生其命門之火，則腎中不寒，而元陽之氣，自能透化於膀胱，況所用薏仁之類，原是直走膀胱之品。所謂離照當空，而冰山雪海，盡行消化，又何有黃之不散哉！或謂發黃俱是濕熱，未聞濕寒而能變黃也，吾子之論，得毋過於好奇乎？嗟乎！黃病有陰黃之症，是脾寒亦能作黃，豈於腎寒而獨不發黃耶？況腎寒發黃，又別有至理。夫黃者，土色也。黃之極者即變為黑，黑之未極者，其色必先發黃。腎膽之發黃，即變黑之兆也。黃而至於黑，則純陰無陽，必致於死。今幸身尚發黃，是內已無陽，陰逼其陽而外出，尚有一線之陽，在於皮膚，欲離而未離也，故補其陽而離可續耳。倘皮膚已黑，此方雖佳，又何以救之哉！

辨證論治九

人有心驚膽顫，面目俱黃，小水不利，皮膚瘦削，人以為黃疸之症也，誰知是膽怯而濕乘之乎！夫膽屬少陽，乃陽木也。木最喜水，濕亦水也，水濕入膽，宜投其所喜，何故反成黃疸之病？蓋水多則木泛，水過於多，則滔天浴日，木之根不實矣。木不實，則木反苦於水矣。水少則木生，水多則木死。少陽之木，非大木可比，曷禁汪洋之侵蝕乎？此膽之所以怯也。膽怯則水邪之氣愈勝，膽不能防，而水邪直入於膽中矣。水入膽中，而膽之汁反越出於膽之外，而黃病成矣。然則治之法：瀉水濕之邪，則膽氣壯而木得其養矣，而又不盡然也。木為水侵久矣，瀉水但能去水之勢，而不能固木之根。木雖剋於土，而實生於土也。水多則土濕，何能生木乎？故水瀉而土又不可不培也。培其土而木氣始能養耳。

臨床處方

〔兩宜湯〕：**茯苓**五錢**白朮**一兩**薏仁**五錢**柴胡**五分**龍膽草**一錢**茵陳**一錢**郁李仁**五分，**水煎服**。

藥理說明

二劑輕，四劑又輕，十劑痊癒。此方利濕，無非利膽之氣，利膽無非健脾之氣也。脾土健而土能剋水，則狂瀾可障也，自然水歸膀胱，盡從小便而出矣。

辨證論治十

人有小便點滴不能出，小腹膨脹，兩足浮腫，一身發黃，人以為黃疸之症矣，誰知是膀胱濕熱，結而成癉乎！夫膀胱之經，氣化而能生水，無熱氣則膀胱閉而不行，無清氣則膀胱亦閉而不行也。所以膀胱寒則水凍而不能化；膀胱熱則水沸而不能化矣。黃疸之病，無不成於濕熱，是膀胱之黃疸，乃熱病而非寒病也。熱而閉結，不解熱則閉結何以開？寒而閉結，不祛寒則閉結何以泄？黃疸既成於濕熱，宜解熱不宜祛寒矣。然而祛寒者必用熱藥，以助命門之火，而解熱者必用涼藥以益肺金之氣。蓋肺氣寒則清肅之令下行於膀胱，而膀胱不能閉結也。

臨床處方

〔清肺通水湯〕：**白朮**一兩**蘿蔔子**一錢**茯苓**三錢**半夏**一錢**麥冬**三錢**桑白皮**三錢**茵陳**一錢**澤瀉**一錢**車前子**三錢**黃芩**二錢**蘇子**二錢，**水煎服**。

藥理說明 一劑而小便微利矣，二劑而小便大利矣，四劑而黃疸之症全消。此方雖與〔揚肺利濕湯〕大同小異，然實有不同也。〔揚肺利濕湯〕提肺之氣也，〔清肺通水湯〕清肺之氣也，兩方皆有解濕之藥，而利與通微有異。利則小開其水道，而通則大啟其河路也。

大瀉門

辨證論治一

人有飢渴思飲食，飲食下腹，便覺飽悶，必大瀉而後快，或早或晚，一晝夜數次以為常，面色黃瘦，肢肉減削，人以為胃氣之虛也，誰知是脾氣之困乎！夫脾與胃宜分講也。能消而不能食者，胃氣之虛，由於心包之冷也；能食而不能消者，脾氣之困，由於命門之寒也。今飢渴思飲食，食後而反飽，飲後而反悶，是胃能納而脾不能受也。但脾不能受，何至大瀉而後快，蓋脾乃濕土，既無濕緩之氣，又受水穀，則濕以助濕，惟恐久留以害土，情願速傳之為快。譬如黃河之水，入於中州，既無高山峻嶺以為防，又少深地大澤以為蓄，水過之處，土鬆水泛，易於沖決，其波濤洶湧，連泥帶水，一瀉千里，其不可止遏，亦其勢然也。日積月累，非斷岸之推崩，即長隄之遷徙。元氣蕭索何如乎？脾正中州之土也，其大瀉之狀，正復相同。而治之法：不宜治胃而宜治脾，不宜單治脾而並宜治腎中之火。

臨床處方

〔**奠土湯**〕：**白朮**一兩**茯苓**一兩**砂仁**五分**山藥**一兩**人參**五錢**蘿蔔子**二錢**附子**三分**半夏**一錢**破故紙**一錢，**水煎服**。

藥理説明

此方白朮，茯苓，人參皆健脾之聖藥，附子、破故紙乃助命門之神品，山藥補腎之奇味，砂仁、半夏乃醒脾之靈丹，而蘿蔔子又分清濁之妙劑也。一、二服便能止瀉，正不必多用耳。然多用亦無妨礙，自能回陽於既危，生陰於將絕也。

辨證論治二

人有長年作瀉，五更時必痛瀉二、三次，重則五、六次，至日間又不作瀉，人以為脾胃之虛寒也，誰知是腎與命門之虛寒乎！此等之病，其初亦從脾胃之虛寒作瀉而起，久瀉亡陰，而脾又傳入於腎。使腎中之火不衰，脾即傳腎，久之而腎仍傳於脾，而自癒。惟其命門火衰，不能蒸腐水穀，脾遂傳水濕之氣於腎，而不能返矣。五更之時，亥子之時也，其位在北，正腎水主令之時，水寒則火不能濟，而水乃大瀉，此瀉即《內經》所謂「大瘕瀉」也。用止水之劑，反不能止，必須用補水之味，使亡陰者速生，尤須於補陰之中兼須補其火，則陽旺始能攝陰也。

臨床處方

〔**填坎湯**〕：**山茱萸**一兩**茯苓**一兩**巴戟天**五錢**肉桂**三錢**車前子**三錢**北五味子**三錢**人參**三錢**芡實**一兩**白朮**二兩，**水煎服**。

藥理說明

一劑而瀉輕，再劑而瀉又輕，連服十劑斷不再瀉。此方脾腎兼補，又妙是分水止瀉之藥，則濕氣自解。況得肉桂以溫命門之氣，膀胱易於化水，又寧復走於大腸而作瀉哉！

辨證論治三

人有腹中大痛，手不可按，一時大瀉，飲食下喉即出，完穀不化，勢如奔馬，不可止抑，頃刻之間，瀉數十次，一日一夜，約至百次，死亡呼吸，人以為火瀉也，誰知是肝經風木挾邪而大瀉乎！其病得之夏日貪涼，向風坐臥，勝暑熱之氣，遏抑不定，藏於胃脾之內。一過秋天，涼風透入，以剋肝木，而肝木之風，鬱而不舒，乃下剋脾胃。而脾胃之熱遂與風戰，走石揚沙，掀濤拍波，將腹中所有之水穀，盡驅而直下，必欲無留一絲以為快，故腸中作痛，甚熱甚急。脾胃欲止，而風不肯止，脾胃欲閉，而熱不可閉。下焦之關門大開，而上焦之關門難闔，所以食甫下喉，不及傳化而即瀉也。治之法：必須急救其脾胃之氣，而後因勢利導之，然非多用藥餌，星速補救，則王道遲遲，鮮不立亡矣。

臨床處方

〔**逆挽湯**〕：**人參**一錢**茯苓**二兩**大黃**一兩**黃連**三錢**梔子**三錢**甘草**三錢，**水煎服**。

藥理說明

一劑而腹痛除，瀉亦均止。此方用人參以固其脾胃之氣，則氣不至於驟脫。然最奇在用大黃也。蓋此瀉乃火流於腸胃，非用大黃迅逐，則火不遽散而水不盡流。徒用大黃而不用黃連、梔子，則火邪甚熾，盤踞於斷澗曲溪，未必能驟涸也。之三味並用，則大小河渠，無不盡行啟泄。然分消無法，則壅塞阻滯，亦未可知。又益之茯苓以分清濁，且又是健脾開胃之藥，則土氣既堅，自無沖決之患。更慮過於迅逐，邪去既速，未免傷損腸陰，又佐甘草之和緩，以調劑於遲速之間，使人參易於生氣。所謂勦撫並用，無激而死鬥之虞，自然風息波平，水歸故道，而平成立奏也。

辨證論治四

人有口渴飲水，忽然大瀉，一日或十餘行，或數十行，晝夜之間，瀉至數百次，完穀不化，直下無留，人亦以為火瀉也，誰知是腎水之不足以制火乎！夫胃為腎之關，胃火必得腎水以相制，腎水一虧，而胃火必旺，胃火既旺，而內火無資，自索外水以濟之矣。然外水只可少止其上焦之炎，而不可以助上焦之水，故外水入而腎不受。腎與膀胱為表裡，腎不受而膀胱亦不受也。膀胱不受，而水無從而化，乃直趨於大腸而作瀉矣。惟是胃火既盛，渴飲涼水，宜變為汗，今不為汗而作瀉者何居？蓋腎水不能制胃火之炎，而胃火必欺腎水之弱，於是挾水以侮腎，不泄汗而瀉水耳。及其後也，不特水之驟崩，而且火之驟降，關門不閉，上下盡開，直進直出，不啻如崩湍峽泉，建瓴而飛下也。論其治法，自宜急救其標，然而徒止其瀉而不急救其陰，則亡陰立盡，又何以制火以存其胃氣乎？

臨床處方

〔生陰止瀉湯〕：山茱萸二兩**車前子**一兩**茯苓**一兩**白芍**二兩**肉桂**三分**白朮**一兩**甘草**五錢**山藥**一兩**薏薏仁**一兩**，水煎服。**

藥理說明

一劑而瀉減，再劑而瀉又減，三劑而瀉全止矣。此方純是補腎補胃之藥，非止瀉之劑也。然而止瀉之妙，已存於補陰之中，蓋陽火得陰而即止也。倘作胃虛有火治之，亦能止瀉，然而下多亡陰，雖止瀉於一時，而陰虛何能驟復？何若此方既能止瀉，而陰陽兩不相傷之為得哉！

辨證論治五

人有終年飲酒，不知禁忌，逞醉入房，過於泄精，久則脾氣大傷，變成水瀉，一感風寒遂大瀉不止，如溏如積，人以為酒濕損脾也，誰知是酒濕傷腎乎！夫脾乃濕土，最惡者濕也，而酒又最濕，幸酒性大熱，而脾亦喜熱，濕熱相合，則脾不甚傷。無如人借酒氣之熱，以助其命門之火，鼓動其慾，以博其久戰之歡，究之熱不可長動，其火不能堅守，興闌精泄，火息而濕留於腎宮矣。夫五臟六腑之水，皆賴腎火以化之也。而腎中有濕，則火化而濕隨，長年相伴而不肯離，歲月既深，火日衰而濕日盛，腎不能久留，仍傳出於脾。前酒之濕未去，而新酒之濕又來，於是濕盛而熱亦盛，脾不受熱之益，而專受濕之害，故經年經月，而作瀉也。治之法：必須大補脾腎，使傷者不傷，而後解其濕熱之毒，則瀉者不瀉矣。

臨床處方

〔解醒止瀉湯〕：**白朮**一兩 **山茱萸**一兩 **茯苓**一兩 **柞木枝**五錢 **黃連**三分 **白芍**五錢 **附子**一分，**水煎服**。

藥理說明

此方脾腎雙補之藥也。用柞木、黃連以解其酒毒，用茯苓、白朮以消其水濕，用芍藥以斂其耗脫之陰，又用附子一分以引群藥入腎，以掃蕩其濕熱，而非助其命門之虛陽也。但此方必須多服為佳，蓋酒濕之瀉，甚難建功，以濕熱入腎，最不易出。或十服之後，改湯劑為丸，朝夕晚服，三月可以痊癒也。

辨證論治六

人有無端一時作瀉，腹痛不可止，面青唇黑，幾不欲生，肛門之邊，宛如刀割，大瀉傾盆，人亦以為火瀉也，誰知是受毒而作瀉乎！夫毒必有所由來，非漫然而作瀉也。或食瓜果，或飲涼水，或斟隔夜之茶，或吸露天之酒，或遊神廟陰寒之地，或探古洞幽暗之方，或貪臥於濕處，或加殮夫樹間，或饕牛羊自死之物，或吞禽獸難化之珍，皆能受毒而發瀉。雖毒受於腹中，瀉出於腸外，非必死之症，然腹疼欲死，烏可無藥以救之也。救之法：於解毒之中而輔之瀉毒之品，因勢利導，而祛毒更神。

臨床處方

〔**化毒神丹**〕：**生甘草**五錢 **大黃**一兩 **丹皮**五錢 **當歸**一兩 **雷丸**三錢 **蒲公英**五錢，**水煎服**。

藥理說明

一劑而所中之毒無不出，盡出而癒，不必二劑也。此方生甘草、蒲公英以解毒，合之大黃、雷丸，則祛毒而無太剛之懼，掃毒而無遇滯之憂。又得當歸、丹皮以助之，但逐毒之穢，而不損臟之陰，驅除於至急之中，消弭於暴亡之際，實有至理，而非孟浪以用之也。

辨證論治七

人有面黃體瘦，善食易飢，不食則痛，日以為常，一旦大瀉，連蟲而下，如團如結，血裹膿包，人以為蟲瀉也，然蟲之所以作瀉者，人知之乎？夫蟲之生也，生於濕，而蟲之養也，養於水穀也。水穀多而蟲多，水穀少而蟲病，善食則易消也。易飢者，蟲飢則易餓也。不食則痛者，蟲無食以養，則噬人腸胃也。歲月既久，則蟲以生蟲，子孫蕃庶，聚族而居，竟將腸胃之間，變成巢穴，飲之食之，而不肯散，團結包裹，深根固蒂，何至遽出哉！雖然蟲生腸胃之內，所用之飲食，供蟲而不足，又何能生津化液，以養五臟七腑乎！自然臟腑之氣衰，而胃氣亦漸加弱矣！胃弱則脾亦弱，胃弱則食必減而不能入，脾弱則食難化而不能出，久則胃寒而脾亦寒。脾胃寒冷，則蟲苦無藏身之隙，偶得熱湯熱水，乘機下遁而大瀉，一蟲既行，而眾蟲無止遏之勢矣。成群逐隊，纏聯而下，團結於膿血之內，勢之所必致也。然則治之法，將若何？乘蟲之遷徙而大下之，則腸胃無留餘之蝕。然而下之過甚，必致損傷於脾胃，於攻之中而用補，則正氣得養而蟲亦盡除，兩益之道也。

臨床處方

〔**掃蟲湯**〕：**人參**一錢**白朮**一兩**大黃**三錢**白薇**三錢**百部**三錢**黃芩**二錢**甘草**一錢**烏梅**一個，**水煎服**。

藥理說明

一劑而大瀉，蟲盡出矣，不必二劑。服此藥後，用〔四君子湯〕調理而安。夫〔掃蟲湯〕雖曰掃蟲，實妙在補脾胃以生氣。腹中生蟲，至於如許之多，其傷損脾胃者非一日矣！似宜單補，而不宜用攻。然蟲既大出，不用攻蟲之藥，而惟用補劑，則脾胃之氣，而蟲亦回矣，反留為後日之害。故因其自出之時，而即用祛蟲之藥，不敢貪補而留連也。況攻之中仍有補劑，但瀉蟲而不耗氣，是攻補並用，且善後得宜，安得不收全功哉！

辨證論治八

人有臟腑不調，久瀉不癒，人以為洞瀉也，誰知是肝乘脾土，濕氣下行之故乎！夫肝屬木，最能剋土，然而土旺則木不能剋，木平則土不受剋。惟肝木既旺，而土又過衰，則木來剋土，而土之濕氣難安矣。人身之脾土易衰，而肝木復易旺，肝木之能旺者，非腎水之生而旺也，大約得之怒與謀慮者俱多。大怒則肝葉開張，過於謀慮不決，則失於剛斷，而躁妄之念生，皆能使肝氣之旺；旺則肝氣不能發泄，必致乘脾。脾乃濕土，畏肝之剋，氣不上升而下降，遂致成瀉矣！人之怒氣不常，而謀慮無已，肝亦烏能平哉？肝不平而瀉又烏有止期哉？治之法：平肝以瀉水，則瀉可止也。古人有用上涌之法而效者，有用下泄之法而亦效者，然皆非善法也。

臨床處方

【平瀉湯】：芍藥二兩 茯苓一兩 白朮二兩，水煎服。

藥理說明

一劑而肝氣平，二劑而洞瀉止，三劑不再瀉也。此方用芍藥以平肝，用白朮、茯苓健脾以去濕。肝氣既平，不去刑土，而脾得養，無畏於木氣之尅。況濕去則土燥，無波可興，又何以作瀉哉？奚必上涌以傷氣，下泄以損陰，用劫藥以制勝哉！

辨證論治九

人有侵染鬼魅，一旦大瀉，人以為飲食之傷也，誰知是陰氣之侵，傷於脾土乎！夫脾屬太陰，本是陰臟，然陰中有陽，則脾土運行，易於變化，無復有過濕之虞。是太陰濕土，全藉腎中至陽之氣以變化之也。若鬼則至陰之氣也，相接既久，則至陽之氣皆為至陰所盜。陰中無陽，又何以消化水穀乎？況鬼氣又邪氣也，邪氣之盛，由於正氣之衰，正不敵邪，則陰氣更盛。陰盛陽微，泄何能止乎？治之法：非補陽以去濕，非助正以消陰，則泄正無底止也。

臨床處方

〔**消陰止瀉丹**〕：**蒼朮**五錢 **白朮**一兩 **附子**三分 **乾薑**一錢 **山藥**一兩，**水煎服**。

藥理說明

連服十劑，不特瀉止，而精神亦健矣！此方用蒼朮以祛邪，用白朮以利濕，用薑、附以生陽足矣，何以入山藥補陰之多事耶？不知人為鬼魅所侵，不惟陽氣消亡，而陰精亦必暗耗。加入山藥之補陰者，補真陰之精，非補邪陰之水也。況真陽非真陰不生，補其真陰，正所以速生陽氣耳！陽得陰而薑、附無太勝之虞，反能助二朮以生至陽之氣。矧山藥原是健脾利水之神物，原非純陰無陽可比，故同用以出奇也。

痢疾門

辨證論治一

人有夏秋之間，腹痛作瀉，變為痢疾，宛如魚凍，久則紅白相間，人以為紅白之痢也，誰知是肝剋脾土乎！蓋夏秋之間，寒熱必然相雜，肝遇涼風，則木氣不舒，上不能宣，必致下剋。而脾胃之中，受三夏之暑熱，欺肝木之凋零，乃與肝木相爭，肝木激而成怒，剋土更甚。而脾胃之土傷，難容水穀，遂腹痛而作瀉矣！泄久而糟粕已盡，脾乃傳肝木之氣於腎，而腎見其子之氣，乃相助而作惡，而忘其自損母氣也。紅白之相間，蓋肝不藏血而紅見，腎不藏精而白見也。惟是肝內之血無多，腎中之精有限，何以能綢繆不斷，如水之傾，如泉之湧耶？不知六腑畏肝之橫，五臟助腎之困，交相成之也。治之法：急平其肝氣之怒，而少佐祛穢之藥，則肝氣不降而腎氣頓收，不必止痢，而脾胃之土自安。脾胃既安，又何再痢之有。

臨床處方

〔平肝止痢湯〕：白芍一兩 **當歸**五錢 **梔子**一錢 **枳殼**一錢 **車前子**二錢 **甘草**一錢，**水煎服**。

藥理說明

一劑而痢輕、再劑而痢又輕、三劑痊癒。此方妙在全不治痢，但去平肝而痢自止。蓋痢之來始於肝，痢之成也本於腎，平肝則肝氣平；肝之氣平，而腎之氣亦平。肝腎之氣平，而脾胃又烏有不平者乎？今人但去治脾胃也，所以痢不能遽止耳。

辨證論治二

人有夏秋之間，先瀉後痢，腹中疼痛，後重之症，不痢不可，欲痢不得，口渴飲水，小便艱澀，小腹作脹，人以為火邪之重也，誰知是濕熱之盛乎！蓋夏傷於熱，必飲水過多，熱雖解於一時，而濕每留於脾胃，迨至秋天寒風襲於皮毛，而熱必祕於臟腑，於是熱欲外泄而不能，勢不得不與濕相合。然而濕與熱非好相識也，相合而相爭，而疼痛生矣。相爭則必相背，相背則必相離。熱欲下出，而濕欲相留，彼此牽掣於大腸之間，而後重現矣。熱欲出而不得出，則熱必上焚，又不得不求救於水，以解其上中焦之枯涸。然而濕留於下焦，水得水而快意，而火則忌水也，乃盤踞邀集於路，使水之不能傳入於膀胱。水火戰鬥，仍從大腸而出，此小腹之所以作脹耳！治之法：分解其濕熱，俾濁者趨於大腸，清者入於小腸，不必用澀藥以止痢也。

臨床處方

〔分解濕熱湯〕：車前子一兩**厚朴**三錢**黃連**一錢**甘草**一錢**枳殼**一錢**檳榔**一錢**滑石末**三錢，**水煎服**。

藥理說明

一劑而後重除，二劑而疼脹止，三劑而口渴解，痢亦痊癒。此方用車前以利水，用黃連以清熱，用厚朴以分清濁，餘則止穢去滯，調和於邪正之間，以解其紛爭也。君相佐使，既用之攸宜，安有不取效之捷哉？

辨證論治三

人有濕熱作痢，大渴引飲，飲後又不甚快，心中懊憹，小便不利，紅白相間，似膿非膿，似血非血，人以為飲食太多之故，誰知火熱未解之故也！夫濕熱之極，始成痢疾，但其中有濕輕熱重，濕重熱輕之分耳。如此等之痢，明是濕熱兩重之症也。單消水則熱存而水難除，單清火則濕在而火難除，必須兩瀉之，而熱與濕俱不能獨存也。然而泄熱必致傷陽，而泄濕必致傷陰，倘不顧陰陽之虛實而一味瀉之也，其不損陰陽者幾希矣！治之法：於補陰之中，而佐以瀉熱瀉濕之劑，則陰既不虧，而陽亦無害。夫瀉之既能損傷陰陽，則補陰亦宜補陽矣，何以僅補其陰，而即能不傷其陽也？不知陰陽原兩相根也。瀉熱之藥，仍走於大腸之內，雖損其陽，仍損其陰也。今補其陰，則陰不傷矣，又何害於陽乎？此補陰之所以不至再補陽耳。

臨床處方

〔**滋陰止痢湯**〕：**白芍**一兩 **當歸**一兩 **大黃**三錢 **車前子**五錢 **檳榔**二錢 **蘿蔔子**三錢，**水煎服**。

藥理說明

一劑而膿血減，二劑而懊憹除，三劑而口渴解，而痢亦頓止矣。此方之奇，奇在大黃與蘿蔔子並用，逐瘀穢而實神，分清濁而甚速，又妙在用之於白芍、當歸之內，補以行攻，有攻之益，而無攻之失也。

辨證論治四

人有濕熱之極，腹痛作痢，上吐而不得入，下痢而不可止，以至勺水難飲，胸中悶亂，人以為禁口之痢也，誰知是胃中濕熱之毒乎！夫痢宜下行，下痢宜也，何以上吐而不能入乎？此蓋胃中之火，得濕而蘊結不寧，一變作痢，本欲下行，乃投飲食，則火反上熾而不降，以致胃口閉塞而成禁口也。然而胃火之所以盛者，由於心火之旺也。心火最惡濕，一得濕則火鬱而不通，乃停住於胃口。而胃中之火，見心火之助，而愈增其薰蒸之氣，兩火相合，則熱之勢固結而不散。濕見火留存於胃口，亦宜遲回瞻望，停住於腸胃之內，作壁上之觀，此胸中不啻如鉅鹿之戰，安得不悶亂乎！治之法：必須開鬱火之門，而門不能易開，必須引火以開其門之為捷耳。

臨床處方

〔引胃湯〕：人參一錢黃連三錢吳茱萸三分菖蒲三分，各為細末，滾水調於茯苓末中，大約茯苓須用五錢，一匙一匙，調如稀糊者嚥之。初時嚥下必吐，吐後仍嚥，藥一受則不吐矣。即將前藥服完，而上下俱開門矣。然後用〔靖亂湯〕：廣木香五分茯苓三錢白芍一兩車前子五錢黃連一錢，甘草一錢枳殼一錢木通一錢水煎服。二劑痢止，不必三服也。

藥理說明

前用〔引胃湯〕者，以心火喜燥，黃連雖寒，然其性正燥也，以燥投燥，原非所惡。況吳茱萸性熱而燥，以火入火，同性豈有扞格之虞。妙在入之人參、菖蒲之中。蓋胃中之火乃邪火，心中之火乃正火也，居於邪正之間，非得正人君子之藥，則邪不能散於頃刻，非得導引之使，則心火不能返於故宮。況胃氣之閉，正胃氣之虛也，人參補胃氣之聖藥，胃虛而不補，不啻如飢者之得食，安有糧米扣關，而不為延接者乎？關一開而良將勇士，奪門而入，邪自驚走矣！後用〔靖亂湯〕者，譬如以計奪門，而後無大兵相繼，則敵且欺寡不敵眾，未必不挾巷而戰，死鬥而不肯遁。今又以利水逐穢，平肝之藥濟之，是前隊既勇於斬關，而後隊又善於蕩寇，安得不成功哉！

辨證論治五

人有濕熱作痢，數日之後，腹不疼痛，如膿如血，陣陣自下，手足厥冷，元氣欲絕，人以為痢疾之火痛也，誰知是火變為寒而陰絕乎！「夫痢無止法」，古人之語也。然痢實不同，有初起即宜止者，有日久而不可止者，未可執痢無止法一語，而竟不用止也。然而不止痢而痢不過久病之難痊，輕止痢而痢每至變生於不測，是痢又不可輕言止也。雖然，辨症分明，不可止而可止；辨証不分明，可止而不可輕止也。此等之症，正不可不止者。蓋腹中作痛為邪，腹既不痛，何邪之有。腹不痛而膿血陣陣自下，乃氣脫而欲崩，非濕熱多而奔迫也。手足厥冷，乃氣脫而不能運，非心內熱而手足反寒冷也。此等之症，必須看其舌之燥滑何如耳。熱極則舌必燥，寒極則舌必滑也。熱變為寒，其舌必滑，須先止其痢以救脫，不可瀉其痢以攻邪耳。

臨床處方

〔**止脫救痢湯**〕：**人參**一錢**白朮**二兩**白芍**一兩**肉桂**三錢**茯苓**一兩**甘草**二錢**赤石脂末**三錢，**水煎服**。

藥理說明

一劑而手足溫，二劑而膿血止，三劑而痢痊癒。減各藥一半，去赤石脂，再服十劑，而元氣如故矣。此等之藥，世不常有，不可執此方以治痢。余論症不敢不備質於天師，以存此治法，救萬人中之一人也。

辨證論治六

人有受暑濕之毒，水穀傾囊而出，一晝夜七、八十行，膿血稠黏，大渴飲水，百杯不止，人以為腸胃為熱毒所攻也，誰知是膀胱熱結而氣不化乎！夫水濕之邪，無不從膀胱而出。然膀胱之所以能出者，上由於肺氣之清肅，下之膀胱，奉之而能化之也。今胃受暑熱之毒，盛薰於肺，肺不能受，乃移其熱於大腸，而大腸奔迫，必鬱結於膀胱矣。膀胱熱氣，則氣不化而小溲短赤，邪熱邪濕，盡趨於大腸而出，不啻如失水轉石之驟猛也。治之法：必須清膀胱之熱以迅利其小便，然而不可徒清膀胱也。蓋水高出源，肺不熱則小溲自行，肺與大腸為表裡，肺熱而大腸始熱也。故清大腸之熱，不若清膀胱之熱，既清膀胱之熱，又不若先清肺經之熱矣。

臨床處方

〔**清源止痢湯**〕：**黃芩**三錢**茯苓**五錢**紫參**三錢**訶黎勒**三錢**甘草**一錢**天花粉**三錢**地榆**三錢，**水煎服**。

藥理說明

一劑而減半、二劑而痢止矣。此方清肺金化源之方也。用黃芩、地榆以涼肺，而即所以涼大腸之熱也；紫參療腸胃之熱，又能消積聚而通大小之便；訶黎勒能固腸脫。合而用之茯苓、甘草諸藥之內，則通中有塞，而塞中又有調和之妙，所以奏功特神也。

辨證論治七

人有下痢純血，色如陳腐屋漏之狀，肛門大開，不能收閉，面色反覺紅潤，唇似硃塗，人以為痢疾之死症也，然而治之得法，尚可獲生。以其症雖現死像，而氣猶未絕，有可續之機也。凡下痢純紅，開手即宜用補陰之藥。因人執痢無補法之言，以至如此。不知痢症何嘗不可補也。用補陽之藥以治痢，則有宜有不宜；用補陰之藥以治痢，則實無不宜也。世人不識血痢，一見紅白，不問其虛與不虛，用攻邪逐穢之劑，以致白變紅，而紅變陳腐屋漏之色也。夫下痢純血，原是陽旺陰虛之症，不補陰以制陽，反助陽以攻陰，則陰氣愈虛，虛極則陰氣但有降而無升矣。肛門大開，不能收閉，正有降無升之明驗也。面色紅潤，唇如硃塗，正陽在上而陰沉下之顯徵也。陽宜降而反升，陰宜升而反降，則陰陽不交，不死何待乎！然能奄奄不死者，以其陰氣雖降而未絕也。治之法：急救其陰以引其陽氣之下降，並補其陽以提其陰氣之上升，未必非死裡求生之法也。

臨床處方

〔**補陰升提湯**〕：**人參**一錢 **熟地**一兩 **白芍**三兩 **茯苓**一兩 **升麻**二錢 **甘草**一錢 **山藥**一兩 **北五味**三錢 **山茱萸**一兩 **訶黎勒**三錢，**水煎服**。

藥理說明

一劑而痢減半者，再劑而痢即止矣。倘服之而仍如前之痢也，則陰已絕而陽不能交矣，不必再服。論此方乃救陰之奇方，提氣之聖藥，苟有陰氣之未絕，未有不可續之而升提者也。正不可因一用之無功，竟置此方於不用，如一見純血之症，即以此方減半投之，何至有死亡之嘆哉！

辨證論治八

人有貪酒好飲，久經歲月，濕熱所積，變成痢疾，雖無崩奔之狀，而有溏鶩之苦，終年累月而不癒，人以為酒積之在脾也，誰知是腎泄之病乎！夫酒乃濕熱之物也，無經不達，惟腎則不能入，不能入而何以成腎泄之病？蓋濕熱之酒氣薰之也。氣薰於腎之中，而腎即醉於酒之味，正不必其濕熱之盡入之也。腎旺之時，腎之氣尚能勝酒，而濕熱之病不能生。腎衰之時，酒且欺腎，而濕熱之氣侵腎不能敵，乃移其濕熱於脾；而脾又久受濕熱之困，不能再藏，乃釀成酒積而作痢矣。雖其積在脾，而病實在腎，但治脾而痢不能癒，必須治腎。然徒治腎而病亦不能癒，必須解酒之毒而分消其濕熱之氣，則不治痢而痢自止。

臨床處方

〔化酒止痢湯〕：**人參**一兩**白朮**一兩**山茱萸**五錢**黃連**一錢**茯苓**五錢**柞木枝**五錢**白芍**五錢**檳榔**五分**薏仁**五錢，**水煎服**。

藥理說明

連服四劑而痢疾自止，不可多服也，癒後仍須忌酒，否則即暫止而仍發也。論此方實解酒毒，然力只能解於目前，而不能解於日後者，非藥之過也。蓋酒氣薰蒸於腎，受毒最深。用此方以解酒毒，則脾胃有更甦之氣。倘不遵酒戒，仍然酣飲，則酒入於脾胃，其再伐之性，較前更甚。蓋已傷而不可再傷也。譬如賊踞城池，用大兵掃除之後，甫慶粗安，大兵方撤，而復引賊再犯，賊必怒從前之斬殺，搶掠益甚，盤踞益固，元氣大損，不易遽服。即叢集大兵以攻之，彼且死鬥而不可解。此酒積之病，酒徒每每坐困，不得享長年之樂也，人亦慎之哉！

辨證論治九

人有長年累月，裡急後重而作痢者，乍作乍止，無有休歇，人以為休息之痢也，誰知是元氣已復，而邪氣尚存之故哉！夫痢不可妄止也，必須因勢而利導之，用補以為通，而不可用補以為塞。補以通之，則通中能止；補以塞之，則塞後宜通。苟邪火、邪水未曾滌盡，一旦用補塞之藥而遽止之，則痢雖遏於旦夕，而邪在腹中，時動時靜，靜則安而動則發，亦其常也。況又益之厚味之貪饕，勞役之妄作，安得不成為休息之痢乎！治之法：必宜以利為主，利小便不若利大便也。蓋正氣已復，膀胱之氣，必須氣化以分水，何必再利其小便。邪之不盡者，火留於大腸也，利大腸則邪且盡下。然而利大腸之藥，必須從胃而入脾，由脾而入大腸耳。吾恐湯劑之入，未必直入於大腸，大腸不遽受益，而胃與脾先得其損矣。

臨床處方

〔盡穢湯〕：大黃一錢 滑石一錢 厚朴一錢 地榆二錢 檳榔一錢，各為細末，用蜜煮老為丸，一次服盡。

藥理說明

服後即用膳以壓之，不使留於胃中，必得微利為度，一利而痢病頓除也。此方專下大腸之濕熱也，邪原在大腸，所以一用而奏功。倘畏損傷脾、胃，用人參湯送之更妙，然亦止宜於虛弱之人，而不宜於健旺之客也。

辨證論治十

人有中氣不和，口中作噯，下不疾止，人以為濕熱作痢也，誰知是氣逆而下痢乎！夫痢皆由於濕熱，然濕熱之所以停積於腹中者，多氣阻之也。凡人大便氣閉則結，氣逆則瀉，有濕熱而更兼氣逆，徒用消濕瀉熱之品，而不用理氣之藥，則陰血不行而氣必更滯矣。治之法：還須利氣而佐之消濕瀉熱之劑為妙。雖然，氣之所以逆者，以下多亡陰，陰血虧損而氣乃不順，遂因之而作逆也。欲氣之逆者仍反為順，必須補陰以生血也。然而血不可以速生，而陰不可以驟長，用順氣之藥，加入於補陰補血之中，則痢可速止矣。

臨床處方

〔**蓽撥散**〕：**蓽撥**三錢 **芍藥**五錢 **當歸**五錢 **牛乳**半斤

同煎一半，空腹頓服。一劑而病止，再劑不再痢也。蓋蓽撥最能順氣，又且去積滯更神，入之於歸、芍之中，更能生長陰血。佐之牛乳者。

藥理說明

牛乳屬陰，乳乃血類，無形之陰血，不能遽長，用有形之陰血，以滑其腸中之迫急，則血既不傷而陰又不損，轉能佐氣以去其積滯，故奏功甚捷，以取效獨奇耳。

辨證論治十一

人有腸澼下血，另作一泒噴唧而出，且有力而射遠，四散如篩，腹中作痛，人以為陽明氣衝，熱毒所作也，誰知是氣血下陷之極乎！夫清氣上升，則濁物自降。惟清陽之氣既不能上升，則濁陰之物，必留滯於腸中而不化。況又助之濕熱之毒，則血不能藏，乃下注而噴射矣。或疑血不能上藏，洞瀉宜矣，何下出如篩乎？此乃濕熱之毒氣大盛，邪氣欺正氣之虛，逞其威而作其勢也。至於另作一泒，即血遠射者，又復有說。邪與正不兩立，正氣化食，而邪氣化血。正氣既虛，不敢與邪氣相戰，聽邪氣之化血，而不與邪氣同行以化食，而邪氣遂驅腸中之血以自行。腸中之食既不得出，乃居腹而作痛，未免食與血鬥。而邪氣怒食之相侵，奪門而出，欲避食之同行也，出之惟恐不速，是以另行一泒，遠射有力也。治之法：升其陽氣，而瀉其濕氣之毒，則正氣盛而邪氣自衰，邪衰而血亦不下也。

臨床處方

〔升和湯〕：陳皮五分**熟地**五錢**當歸**三錢**生地**二錢**丹皮**一錢**甘草**一錢**升麻**一錢**黃耆**三錢**白芍**五錢**車前子**三錢**黃芩**一錢**，水煎服。**

藥理說明

二劑而血止，再服二劑痊癒。此方名為〔升陽〕，其實補陰之藥為多。蓋下血既久，其陰必亡，但升陽而不補陰，則陽氣愈陷，以陽氣之升，升於陰氣之充也。惟用當、芍、二地以補陰，而後益之黃耆之補氣，則氣自升舉，不必升麻之充，而陽已有充然欲舉之勢。矧助之升麻，而又加車前之去濕，丹皮、黃芩之散火，則濕、熱兩清，何氣之再陷乎！此升陽全在和之之妙也。

辨證論治十二

人有痢久不止，日夜數十行，下如清涕，內有紫黑血絲，食漸減少，脈沉細弦促，人以為濕熱之毒未除也，誰知是瘀血之未散乎！夫痢成於濕熱，未聞痢成於瘀血也，今日瘀血之痢，無乃不經乎？不知血喜流行，而不喜淤滯，血不流行，血乃化瘀矣。況因內外之傷以成瘀，欲其不化為痢難矣。且血瘀亦甚不難，世人不知成瘀之故，所以不知成痢之症也。我試舉其一、二言之：如飽食之後復加疾走，或飲酒之餘更多叫號，或毆傷而忍痛，或跌磕而耐疼，或大怒而氣無可泄，或過鬱而愁無可解，或餐燔炙之太多，或受訶責之非分，皆能致瘀而成痢也。及至成痢，而以治痢之藥投之，絕無一驗者，以所成之痢，乃似痢而非痢也。治之法：但治其瘀而不治其痢，則得耳。

臨床處方

〔消瘀神丹〕：乳香一錢**沒藥**一錢**桃仁**十四粒**滑石**三錢**廣木香**一錢**檳榔**一錢**白芍**五錢**，神麴糊為丸，米飲下百丸。**

連服二日，即下穢物而癒。倘二日少痊而不痊癒者，此瘀盛也，用大黃一錢，煎湯送前丸二百丸，無不癒矣。此方妙在治瘀，而痢未嘗不兼治也。

藥理說明

凡治痢久不癒者，可用此方以下其瘀血，要在人消息之也。

癥瘕門（即痞塊也）

辨證論治一

人有肝氣甚鬱，結成氣塊，在於左脅之中，左腹之上，動則痛，靜則寧，歲月既久，日漸壯大，面色黃槁，吞酸吐痰，時無休歇，人以為痞塊之症也，誰知是木鬱而成為癥瘕乎！夫肝木之性，最喜飛揚，不喜閉滯。肝氣一鬱，必下剋於脾胃。而脾胃受肝木之剋，則氣不能暢行於臟腑，遇肝之部位，必致阻滯而不敢行，日積月累，無形而化為有形之像，非血積而成瘕，必食積而成癥也。治之法：舒其肝中之鬱，助其脾胃之氣，則有形仍化為無形矣。倘見有形誤認為食而妄用消食之藥，誤認為血而輕施敗血之丹，則脾胃之氣大傷，而肝之鬱仍不能解，勢必其形愈大，往往有致死而不悟者，以歸咎於生病之拙，不重可悲乎！

臨床處方

〔平肝消瘕湯〕治之：**白芍**一兩 **當歸**五錢 **白朮**一兩 **柴胡**二錢 **鱉甲**三錢 **神麴**一錢 **山楂**一錢 **枳殼**一錢 **半夏**一錢，**水煎服**。

四劑而塊小，又用四劑而塊又小，十劑而塊全消矣。此方全去平肝以解鬱，鬱氣一舒，不來剋脾胃之土，則土氣自安。又加白朮以健脾開胃，則脾胃氣旺，不畏肝氣之剋，則氣自通，肝又何阻滯之有！況用鱉甲、山楂，皆是攻堅去穢之神藥。譬如主人健旺，而僮僕之眾，又勇敢善鬥，賊亦何苦死戰不散

藥理說明

乎！且原無盜黨，不過主人自己畏怯，閉塞門路，一旦資財富饒，興工動作，以重開路逕，則洞達上下，何至有鬱悶不舒，再堆糞土哉！

辨證論治二

人有脾胃虛寒，又食寒物，結於小便之間，久不能化，遂成硬塊，已而能動，人以為癥結而生瘕也，誰知是命門火衰而不能化食乎！夫脾乃濕土，非命門之火不生，亦非命門之火不燥。倘命門火衰，則釜底無薪，又何以蒸腐水穀哉！譬如陽和之地，有太陽之照，則萬物發育；處於陰寒幽冷之地，則雪積冰堅，草木萎枯，安得有萌芽之達耶。是土必得火而後生，非明驗乎！又譬如淤泥濕田，非遇烈日炎氛，未易燥乾；是土又必得火而燥也。人身脾土，何獨不然？無火則脾濕，脾濕則脾氣不能運化，而所用之飲食，停住於中，而癥瘕生焉。濕能生物，又加癥瘕之結，宜有動變之物以成其間。然而乘其初動之時，而用逐穢攻堅之味，未嘗不可遽去。但因火衰以致土衰，土衰以致生物，仍用攻逐之法，則虧損脾陰，勢所不免。何若仍補其命門之火，以扶助其脾土，則旺土自能消化，不必攻逐而癥瘕自開，更覺漸移默奪之為勝哉！

臨床處方

〔溫土消瘕湯〕：白朮一兩 茯苓一兩 肉桂二錢 枳實二錢 人參一錢 巴戟天五錢 山楂一錢，水煎服。

藥理說明

二劑而塊少減，又二劑而塊又減，十劑而消化於烏有矣！此方用巴戟天、肉桂以溫補其命門之火，火旺則陰霾自滅。人參、白朮、茯苓健脾而又能利濕，濕去而土燥溫和，寒蟲水怪何所潛形，況有枳實、山楂之類，原能攻逐乎！此方殆治其源，而又有治其標者也。

辨證論治三

人有胃氣虛弱，食不能消，偶食堅硬之物，存於胃中，久則變為有形之物，腹中亂動，動時痛不可忍。得食則解，後則漸大，雖用飲食而亦痛矣。今以為痞塊而成鱉也，誰知是蟹而非鱉乎！蓋痛之時以手按之，宛如鱉之背，而四足之齊動，又宛如鱉甲之有足也，而予以為非鱉者何？以人腹之不宜生鱉也。況鱉動物也，物既成鱉，豈肯久安一處？其非鱉也明甚。既非鱉而何以形之宛如鱉也？蓋胃屬土，土中所生之物，大約四足者居多，土中所生之物，喜靜而不喜動，故安土重遷，形如鱉而不移也。但既不喜動，而何以亂動也？蓋性最喜靜，而覓食充飢，則動靜之物相同。試看其得食則減其亂動，非索食之驗乎？日用飲食，以供其口腹，則身形日大。身形既大，而所用之飲食，又何足以供之？自然嚙皮傷肉，安得而不痛哉！治之法：自當以殺蟲為主。然殺蟲猶攻邪也，攻邪必傷正氣，補正以殺蟲，又何疑乎！

臨床處方

〔攻補兩益湯〕：赤果十個 白薇三錢 雷丸三錢 神麴三錢 檳榔二錢 使君子十個 白朮一兩 人參二錢，水煎服。

藥理說明

一劑腹必大痛，斷不可飲之茶水，堅忍半日，如渴再飲，二煎藥水，少頃必將蟲穢之物，盡下而癒，不必二劑也。此方神奇之極，方中盡是殺蟲之味，用之於人參、白朮之中，且以兩味為君主之藥何也？蓋衝鋒破陣之師，必得神聖之君、智謀之相，籌畫於樽俎之間，始能奏凱堅城之外也。倘捨人參、白朮不用，而徒用殺蟲之味，亦未必無功，然斬殺過傷，自損亦甚，非十全之師也。

辨證論治四

人有氣虛下陷，食停住於脾胃之間而成塊者，久則其形漸大，悠悠忽忽，似痛不痛，似動不動，人亦以為痞塊之病也，誰知是陽氣不升之故乎！夫脾胃之氣，日動而宜升，不可一朝而下陷者也。倘飢飽勞役，以傷其形，房帷祕戲以傷其骨，又加之厚味醇醪，不節其口腹，則脾胃之氣，又何能升哉！脾胃之氣降，則陽閉於陰之中，陽既閉於陰中，則陰自離於陽內，陰陽兩不交接，而飲食不易消化矣！飲食即能消化，而氣結不伸，亦能成形，但其形外大而內歉，按之如空虛之狀，現假像以惑人也。治之法：不必治塊，而惟升提其陽氣，則脾胃無下陷之虞，而氣塊不消自化矣。

臨床處方

〔補中益氣湯〕：人參二錢**黃耆**一兩**當歸**三錢**陳皮**一錢**甘草**一錢**白朮**一兩**柴胡**一錢**升麻**四分**半夏**一錢，**水煎服。**

藥理說明

〔補中益氣湯〕乃提陽氣之聖藥也。此病原是氣虛，故用黃耆補氣為君；白朮一兩者，以塊結於腹，取其腰臍以通上下之氣。參、歸者助、朮以健脾胃之土，土氣既旺，用升、柴提之，則氣猶易升。癥瘕之塊，未必無痰涎之相壅，又加半夏入於陳皮、甘草之中，則消痰而又不耗氣。同群共濟，以發揚陽氣之升，即有邪結，無不散矣。況原係氣塊而非食塊，有不立時消化者哉！多亦不過數劑，便可奏功也。

辨證論治五

人有正值飲食之時，忽遇可驚之事，遂至停滯不化，久而成為癥瘕者，醫作痞塊治之而不效，用補藥治之而亦不效，蓋驚氣之未收也。夫少陽膽氣，主發生者也，一遇驚則氣鬱結而不伸。膽與肝為表裡，膽病而肝亦病，同病相憐，必加怒於脾胃之土。脾胃畏木氣之旺，雖消化糟粕，惟恐木奪其權，逡巡畏縮，而不敢轉輸，於是木土之氣，兩停於腸胃之間，遂成癥瘕而不可解也。治之法：必須開其氣之鬱為先，而佐之平肝之劑，則脾胃不畏肝膽之剋，身能分消夫水穀，亦何至癥瘕之不散哉！

臨床處方

〔逍遙散〕治之：**白朮**二錢**白芍**五錢**當歸**三錢**柴胡**二錢**陳皮**一錢**半夏**一錢**鱉甲**三錢**甘草**五分**茯苓**三錢，**水煎服**。

藥理說明

一劑輕，二劑又輕，十劑痊癒。〔逍遙〕乃解鬱之神藥也，專入肝膽兩經，兩經之鬱開，則脾胃之癥瘕，不攻而自破矣。何必專尚攻補之藥，紛紛之多事哉！

辨證論治六

人有偶食難化之物，又聞驚駭之事，則氣結不散，而食亦難消，因而痰裹而成瘕，人以為痞也，誰知是驚風之閉結乎！夫驚則氣下，疑有食必隨氣而下矣，胡為因驚而反多留滯耶？不知氣乃無形，而食乃有形也。無形之氣，隨驚而下降；有形之物，隨驚而上升。且驚則氣下者，氣下於肝中，而非氣下於脾中也。氣既下於肝中，則肝之氣不散；肝氣不散，必下剋於脾土。無物相間，尚留物而不化，況原有難化之物，於未驚之前而先受之，又安得即化乎！此癥瘕之所以長存於腹中耳。治之法：必去其驚駭之氣，而大培其脾胃之土，則癥瘕不必攻而自散也。

臨床處方

〔培土化瘕湯〕：白朮一兩**柴胡**一錢**茯苓**三錢**山藥**四錢**神麴**二錢**山楂**一錢**枳殼**五分**兩頭尖**三錢**厚朴**一錢**鱉甲**一錢五分**白薇**一錢**何首烏**生用二錢**白芍**五錢**白芥子**二錢，**水煎服**。

藥理說明

十劑而癥瘕消其大半，再服十劑則全消也。此方用白朮以培土，何以又用白芍以平肝也？蓋脾弱由於肝膽之相制也。用白芍以平肝膽，正所以培脾胃之土也。肝既不剋夫脾胃之土，則土氣升騰，無物不化，況益之消瘕破癥之味，何塊之不除哉。又何必用安驚釋駭之品乎！且方中柴胡一味，已抒肝膽之氣，膽氣揚而肝氣快，縱有驚駭不知消歸何處，寧患癥瘕之固結哉！

辨證論治七

人有飽食即睡於風露之間，醒來覺腹中飽悶不舒，後遂成痞，人以為食未消而成痞也，誰知是風露之邪，裹痰於胃中乎！夫風邪，陽邪也。兩邪合而不陰不陽之氣，最難化物，故往往停積於中而不散也。治之法：通其陰陽，使陽邪入於陰之中，而陰邪出於陽之外，則陰陽正氣，兩不相損，而後入陰出陽，痰氣開而邪易遁也。雖然陽邪易散，蓋陽邪不過居於胃之中，而陰邪每每越出於胃之外，凡藥皆歸於胃，邪在胃何難散，邪不在胃何能即散耶？雖然邪有陰陽之分，而袪邪何論陰陽哉！補其陰陽之正氣，則邪不袪而自袪矣。

臨床處方

〔兩袪散〕：**白朮**一兩**人參**二錢**何首烏**生用三錢**鱉甲末**三錢**地粟粉**三錢**神麴**三錢**茯苓**三錢**當歸**三錢**半夏**一錢**貝母**一錢，**水煎服**。

三劑輕，四劑又輕，十劑而痞塊自消矣。此方脾腎兩治之法也。脾腎俱屬陰，奈何置陽而不問乎？不知陽邪入於陰分，已全乎為陰矣。全乎為陰，是忘其為陽也，故治陰不必治陽矣。然方中雖是治陰，未嘗非治陽之藥，所以能入乎陰之中，而又能出乎陰之外，而陰邪陽邪，兩有以消之也。

藥理說明

辨證論治八

人有食蔬菜之類，胸膈有礙，遂疑有蟲，因而作痞，人以為蟲子之作祟也，誰知是心疑而物不化乎！夫脾胃主化物者也，毋論蔬菜入胃俱化，即蟲子之類，到胃入脾，又安有不化者乎？蟲即消化，何能成痞？蓋疑心害之也。夫脾胃之所以能化物者，全藉乎先後天之火氣也。後天火氣在心包，先天火氣在命門。心包之火生胃，命門之火生脾。脾胃有兩經之火氣，而後能化糟粕而生精微，土得火而生也。食蔬菜而動疑，則心動矣。心本無為，心動則有為矣，心包代心而出治者也。心包主動而不主靜，宜有為而不宜無為者也。今心動而心包反不敢動矣，心既有為，而心包反不敢有為矣。宜動而不動，宜有為而不為，則心包不代心君出治，則火氣不入於胃中，胃不能化物，而脾遂不為胃而運行，而飲食之物，又安得而化哉？自然停住於腹，而成痞矣！若不解其疑，而只健脾消痞，則癥瘕寧易蕩除哉。

臨床處方

〔釋疑湯〕：**人參**一錢**巴戟天**五錢**茯苓**三錢**白朮**五錢**白薇**二錢**甘草**一錢**使君子**三枚**砂仁**三錢**肉桂**一錢**廣木香**三分**菖蒲**五分，**水煎服**。

藥理說明

二劑輕，四劑又輕，十劑全消矣。此方全去溫補心包之氣。心包之氣旺，則心包之火自必升騰而不肯靜矣。心包火動，寧肯自安於無為，不代心君以宣化哉！心包火氣宣於胃中，而命門之火翕然相從，不啻如夫婦之同心，內外合力，齊心攻擊，雖有癥瘕，不立時消化，吾不信也。

八仙藥酒方

製川烏二錢**製草烏**二錢**淡竹葉**二錢**當歸身**一錢**良薑**二錢**南薄荷**二錢**甘草**二錢**陳皮**一錢**甘酒**一斤水五斤**紅糖**一斤四兩醋一斤四兩。

卷八上

大便閉結門

辨證論治一

人有大便閉結者，其症口乾舌燥，咽喉腫痛，頭目昏重，面紅煩躁，人以為火氣閉結也，誰知是腎水之涸乎！夫腎水為肺金之子，而大腸屬金，與肺為表裡也。肺能生子，豈大腸之金，獨不能生水耶？不知金各不同。金得清氣，則能生水，金得濁氣，不特不能生水，而反欲得水以相養。故大腸得氣之濁，無水則不能潤也。雖然，大腸之能開能闔，雖腎水潤之，而亦腎火主之也。然而腎火必得腎水以相濟，無腎水而大腸洞開矣，無腎水以濟腎火，則大腸又固結而不得出。故腎虛而大腸不通，不可徒瀉大腸也，瀉大腸而愈損真陰，固結又何日開乎！此等之症，老人最多，正以老人陽旺而陰衰，火有餘而水不足耳。治之法：但補其腎中之水，則水足以濟火，而大腸自潤矣。

臨床處方

〔濡腸飲〕：熟地二兩**當歸**一兩**肉蓯蓉**一兩**，水洗淡，浸一日換水五次，水煎空腹服。**

藥理說明

一連數劑，無不通者。此方用熟地以補其腎，用當歸生血以潤腸，用蓯蓉性動以通便，妙是補陰而非亡陽之物，於老人尤宜，而少年腎虛之輩，亦何獨不利哉！

辨證論治二一

人有大便閉結者，其症腹少作痛，胸中噯氣，畏寒畏冷，喜飲熱湯，人以為火衰閉結也，誰知是腎火之微乎！夫大腸屬金，金宜畏火之刑，何以無火金反閉耶，豈火不刑金乎？不知金中有火則金不死，蓋頑金非火不煅也，所以大腸必得火始能開闔。大腸者，傳道之宮也。有火則轉輸無礙，無火則幽陰之氣，閉塞其輸輓之途。如大溪巨壑，雪霜堆積，結成冰凍，堅厚而不可開，倘得太陽照臨，則立時消化。非大腸有火則通，無火則閉之明驗乎！然而大腸不可有火也。大腸不可有火，而又不可無火者，不可無腎中之火也。火在大腸，則大腸有大熱之虞；火在腎中，則大腸無太寒之懼。倘腎中無火，則大腸何以傳化水穀哉！治之法：必須補腎中之火，而不必通大腸之結也。

臨床處方

〔**溫腸開閉湯**〕：**巴戟天**一兩 **白朮**一兩 **熟地**一兩 **山茱萸**五錢 **附子**二錢，**水煎服**。

藥理說明

此方用巴戟、熟地、山茱萸以補腎，妙在至陰之中，仍有至陽之氣，又妙在用白朮以利腰臍，用附子直通其腎，而迅達於膀胱，則火氣薰蒸，陽回黍谷，雪消冰泮，何至固結之塞哉！

辨證論治三

人有大便閉結，煩躁不寧，口渴舌裂，兩目赤突，汗出不止，人以為火盛閉結也，誰知是胃火之沸騰乎！夫陽明胃火一發，多不可救，必有燥乾腎水之禍。大便之不通，正胃火燥乾腎水之驗也。似宜急用救火之藥，以息其火。火性直上，救火而火愈騰，以細微之水潑之，則火勢愈沖而上，勢必致火烈難犯不可止。必得滂沱大雨，傾盆倒甕，淋漓洗濯，則燭天燎原之火，庶幾盡息，化灰燼而為湍泉也。

臨床處方

〔竹葉石膏湯〕：石膏一兩 知母三錢 麥冬三錢 甘草一錢 茯苓二錢 人參五錢 竹葉一百片 黏米一撮，水煎服。一劑而火瀉，二劑而便通矣。改用〔清肅湯〕：元參一兩 麥冬五錢 白芥子二錢 竹葉三十片 甘菊花二錢 生地三錢 陳皮五分 丹皮二錢，水煎服。十劑而大便永無閉結之虞矣。

藥理說明

前用〔白虎湯〕者，以火勢太盛，不得已暫救腎中之水也。但石膏辛散，而性又猛烈，頻用多用，反致損耗真陰。真陰一耗，則前火雖消，而後火又將復起，況火之有餘，水之不足也。與其瀉火以損陰，何若補水以制陽之為得，所以改用〔清肅湯〕，補水以息陽火之餘焰哉！

辨證論治四

人有大便閉結，胞中飽悶，兩脅疼痛，嘔酸作吐，不思飲食，人以為火之作祟也，亦知為肝火之故乎！夫肝屬木，肝易生火，火旺似易生脾胃之土，土又生金，何至大腸之無津，而成閉結之症？不知肝中之火乃木之火，是雷火也。雷火最能爍水。試看濃陰大雨，一聞雷震，而雷收雨散，正爍水之明徵也。故肝火不動則已，動則引心包之火而沸騰，引陽明之火而震動。火多而水有不涸者乎？水涸而大腸又安能而不閉結哉？故欲開大腸之閉，必先瀉肝木之火，肝木之火瀉，則肝氣自平，不來剋土，胃脾之津液，自能轉輸於大腸。大腸有水，則搬運有路，自無阻滯之苦矣。

臨床處方

〔散火湯〕：白芍一兩 當歸一兩 炒梔子三錢 柴胡三分 大黃一錢 地榆二錢，水煎服。

藥理說明

一劑而大便通，二劑而肝火盡散，不再閉結也。此方專入肝以瀉火，而又能舒肝之鬱。蓋肝木不鬱，則肝火必不旺也，解其鬱正所以散其火。況肝火一散，而各經之火，無不盡散矣。各經之火既已盡散，豈獨留大腸一經之火，固結而不散乎。且方中原有地榆，專解大腸之火也，毋怪其不通者之無不通也。

辨證論治五

人有大便燥結，口乾唇裂，食不能消，腹痛難忍，按之益痛，小便短澀，人以為大便之火閉也，誰知是脾火之作祟哉！夫脾乃濕土，得火則燥，宜為脾之所喜，何以反成閉結之症？不知土太柔則崩，而太剛則燥，土崩則成廢土，而土燥則成焦土也。然而土之焦也，必非無因，而火之焚也，寧無其故？非陽明之焰上燒，必命門之火下逼，兩火合攻，而脾津液涸矣。脾之津液既涸，則水穀之入，僅足以供脾之用，又何能分潤於大腸乎?大腸無津液之潤，則腸必縮小而不能容物，安得不閉結哉!治之法：必須急救脾土之焦。而救脾土之焦者，又必須瀉陽明命門之火。脾土得養，自易生陰，陰生而津液自潤，又何必通大腸之多事哉?

臨床處方

〔救土通腸湯〕：**元參**二兩 **當歸**一兩 **生地**一兩 **知母**一錢 **厚朴**一錢 **升麻**五分 **大麻子**三粒，**水煎服**。

二劑而大便必通，減去大麻子與知母，再用四劑，脾火盡散，而大便不再結矣。

藥理說明

此方元參、生地補脾土之陰，而又是瀉命門脾胃之火，當歸取以潤腸，知母、厚朴取其下行以解熱，升麻以提脾土之氣，則陽升而陰自降，入於大腸矣。大麻子最喜入大腸，而又能引火下行，而不使陰氣上升，正所謂助升麻提陽氣也。陽既升而陰又降，則津液無乾澀之虞，又何患大腸之不通哉!

辨證論治六

人有大便閉結，舌下無津，胸前出汗，手足冰冷，煩悶發躁，大便紅赤，人皆以為大便之火閉也，然亦知是心火之焚燒乎!夫心與小腸為表裡，未聞心與大腸有妨礙也。然而大腸雖不與心為表裡，而實與肺為表裡。心火之盛，未有不刑肺者也。刑肺即刑大腸矣。蓋大腸屬金，而火最刑金，心火太盛，則肺不能受，自分其火與大腸。而大腸又最畏心火，火盛爍金，可立而待也。雖肺能生水，肺與大腸有表裡之關切，豈無津液之降，以救大腸之枯渴。無如肺受心火之刑，自救不遑，親子如腎，尚不能分潤，又安有餘波及兄弟來救援大腸乎？此大腸之所以不通也。然則治之法，可不急救其心宮之火乎？惟是徒瀉其火，而無汪洋甘澤之降，僅望肺金露氣之夜潤，恐不足以濟大旱之渴也。必須以大雨淋之，則旱魃之氣頓除，而河渠盡通，何憂陸地之蕩舟矣。

臨床處方

〔掃氛湯〕：黃連三錢**元參**三兩**沙參**一兩**當歸**一兩**麥冬**一兩**丹皮**一兩**瓜蔞**二錢，**水煎服**。

藥理說明

一劑而心火降，大便即通，不必二劑也。此方用黃連以直解其心中之熱。然徒用黃連而不益之以元參，則黃連雖寒而性燥，火雖解而大腸之燥如故也，得元參之潤以励勷，則浮游之火，不特盡除，而且潤以去燥，不啻如夏熱之時，忽得大雨，既去火炎，而又沾優渥也。又加沙參以生陰，當歸以生血，麥冬以涼肺，丹皮以涼腎，無非斷四路之氛，使其不來助心中之焰，又加入瓜蔞，使火存於心中者，盡隨濡潤之藥下降而消滅之也。火滅而水生，則大腸之炎氣盡掃，欲不通得乎？所以一劑而奏功也。

辨證論治七

人有大腸閉塞不通，咳嗽不寧，口吐白沫，咽喉乾燥，兩腳冰冷，人以為三焦之火旺也，誰知是肺經之火旺乎！夫肺屬金，而大腸亦屬金，是肺與大腸，正兄弟之國也，兄國既強，則弟國亦不能弱。肺金火旺，非強之謂乎！柔金不可以火煆，而強金遇火，正可煉之以成器，何肺火之旺，而肺不能受，竟傳入於大腸乎？不知肺乃嬌臟也，可微火以薰蒸，而不可猛火以煆煉。故一遇火至，而即移其熱於大腸也。雖然，肺為清肅之宮，原無自焚之理，何以火起於肺乎？蓋肺主皮毛，肺氣少虛，而風寒襲之，則肺中正氣與邪氣相戰，寒變熱而風變氛。肺因生火，而自燥其肺中之津，肺與大腸既為唇齒之國，肺之津涸，而大腸之液亦竭矣。治之法：似應速解其肺經之火，然而肺可輕治，而不可重施。以輕清下降之味少抑其火，庶胃中之火不來助災，心中之火不來添旺，則肺火自散，陰液自生，大腸不必通而自通也。

臨床處方

〔抑火湯〕：山豆根二錢 黃芩三錢 麥冬一兩 天門冬五錢 當歸一兩 升麻五分，水煎服。

藥理說明

二劑而肺火清，又服二劑而大腸之閉開矣，再服二劑痊癒。此方抑肺經之火，而又不傷肺經之氣。肺金得養，津液流通，又何至於大腸之閉結哉！

辨證論治八

人有大腸閉結不通，飲食無礙，並無火症之見，亦無後重之機，有至一月而不便者，人以為腎中之無津也，誰知是氣虛而不能推送乎！夫大腸無津固不能潤，而無氣亦不能行。無氣者，言氣弱也。此氣者乃脾胃之陽氣也。陰主降而陽主升，陽通於陰則陰能降，陰通於陽則陽能升。陽氣一衰，則陽不能通於陰矣。而陰乃與陽相隔，則水穀入於腸，各消各化而不相統會，故留中而不下也。且陽主速而陰主遲，陽氣既衰，則陰行難速，遞入於陰分，而陽不能相通，聽陰氣之自行，安得而不濡滯耶。治之法：不可滋陰以降之，極當助陽以升之也。

臨床處方

〔**升陽降濁湯**〕：**人參**五錢**黃耆**五錢**白朮**五錢**當歸**五錢**柴胡**三分**荊芥**五分**麥冬**五錢**肉桂**一錢**附子**一分，**水煎服**。

藥理說明

一劑而大便通矣。此方純是補陽分之藥，只麥冬、當歸少益其陰，則陽氣勝陰，始有偏旺之勢；又得附子、肉桂直入於至陰之中，引柴胡、荊芥以升提其陽氣也。陽氣一升，而陰氣立降，又安能阻塞之哉！

辨證論治九

人有大便閉結不通，手按之痛甚欲死，心中煩躁，坐臥不安，似乎有火，然小便又復清長，人以為有便屎留於腸中也，誰知是畜血而不散乎！夫畜血之症，傷寒多有之，今其人並不感風寒之邪，何以亦有畜血之病？不知人之氣血，無一刻不流通於經絡之中也。一有拂抑，則氣即鬱塞而不通，而血即停住而不散，於是遂遏於皮膚而為癰，留於腸胃而成痛，摶結成塊，阻住傳化之機，隔斷糟粕之路，大腸因不通矣！治之法：宜通其大腸，而佐之逐穢之味。然而草木之藥，可通無形之結，而不能通有形之結也。血乃有形之物，必得有形相制之物，始能入其中而散其結。

臨床處方

〔**抵當湯**〕治之：**水蛭**三錢，剪碎如米粒大，炒黑**虻蟲**二錢，**各為末**、**桃仁**十四粒**研碎**、**大黃**五錢，**水煎調服**。

藥理說明

一劑而大便通，頓失痛楚矣！蓋大黃泄下，其勢最猛，得水蛭、虻蟲、桃仁破血之味相佐，其破堅逐穢之效更神。此等閉結，不速為通利，必有發狂之變，此通血不可緩也。但何以辨其為畜血之病乎？全在看其小便之利與不利耳。蓋畜血之病，小便必利。以血不能入於膀胱之中，故膀胱之氣能行能化，無害其下出之水道耳！故見小便利而大便結者，用〔抵當湯〕萬無差謬耳。

小便不通門

辨證論治一

人有小便不通，點滴不能出，然又急悶欲死，心煩意躁，口渴索飲，飲後愈急，人以為小腸之熱極也，誰知是心火之亢極乎！夫心與小腸一表一裡，心熱則小腸亦熱，小腸熱極而癃閉，熱在心而癃閉也。雖然，心火炎上，小腸在下，何能受熱？即移熱於小腸，熱亦不宜甚也，而何以便閉如此？不知小腸之能開闔者，全貴於心腎之氣以通也。今心火亢熱，則清氣不交於小腸，而惟烈火之相迫。小腸有陽無陰，何能傳化乎？小腸既不能傳化，而膀胱又何肯代小腸以傳化耶？況心腎之氣，既不入於小腸，亦何能入於膀胱，以傳化夫水哉？此膀胱所以謹閉而不可泄也。治之法：瀉心中之火而兼利其膀胱，則心腎之氣通，而小便亦通矣。

臨床處方

〔**涼心利水湯**〕：**麥冬**一兩**茯苓**五錢**蓮子心**一錢**車前子**三錢，**水煎服**。

藥理說明

少頃而水出如注矣，四劑痊癒。此方補心之藥，而即涼心之藥也。在心既無太亢之虞，在小腸又豈有大乾之患。況又有滑利澹滲之味以通其水，則心氣自交於腎，而腎氣自交於膀胱，氣化易於出水，豈尚有不通之苦哉！

辨證論治二

人有小便不通，眼睛突出，面紅耳熱，口渴引飲，煩躁不安，人以為上焦之火盛也，誰知是膀胱之火旺乎！夫膀胱與腎為表裡者也，膀胱必得腎氣之相通，而後能化水。是膀胱之火，即腎中命門之火也，膀胱無火不能化水，何以火盛而反閉結耶？不知膀胱得正火則水易分消，膀胱得邪火而水難通利，是膀胱之火，不盡生於命門之中矣。蓋膀胱乃太陽之經也，太陽最易入邪，一入邪而寒變為熱。熱結於膀胱，又邪將散之時也，邪既將散，而火隨溺而泄矣，何以反成閉結之症？因邪將出境，惟恐截殺去路，故作威示強，屯住於膀胱耳。治之法：不必泄腎火，而但利膀胱，則邪去如掃。

臨床處方

〔**導水散**〕：**王不留行**五錢**澤瀉**三錢**白朮**三錢，**水煎服**。

藥理說明

一劑而通達如故矣，不必二劑也。此方逐水至神，因王不留行性速善走，故用之以袪除耳。閉原在膀胱，利膀胱而閉自開，又安用張皇而輕投迅利之劑耳。

辨證論治三

人有小便閉結，點滴不通，小腹作脹，然而不痛，上焦無煩躁之形，胸中無悶亂之狀，口不渴，舌不乾，人以為膀胱之水閉也，誰知是命門之火寒乎！夫膀胱者，決瀆之官，氣化而能出。氣化者，腎中之氣也。腎中之氣，即命門之火也。命門火旺，而膀胱之水通；命門火衰，而膀胱之水閉矣。或曰小水之勤者，由於命門之火衰也，火衰正宜小便之大利，何反至於閉塞耶？不知命門之火，必得腎水以自養。腎水衰而火乃旺，火旺水無力以制之也。無水之火，火雖旺而實衰；無火之水，水欲通而反塞。命門火衰而小水勤，衰之極者勤之極，勤之極者閉之極也。人見其閉，錯疑是膀胱之火，反用寒劑，愈損其命門之火，而膀胱之氣益微，又何能化水乎。改投利水之藥，轉利轉虛，真無異向乞人而求食也。然則治之法：必須助命門之火。然而徒助命門之火，又恐有陽旺陰消之慮，必須於水中補火，則火生於水之中，而水即通於火之內，不啻如泉之奔放也。

臨床處方

〔八味地黃湯〕：熟地一兩**山茱萸**五錢**丹皮**三錢**山藥**五錢**澤瀉**三錢**茯苓**五錢**肉桂**二錢**附子**一錢，**水煎服**。

藥理說明

一劑即如注。〔八味湯〕乃水中補火之聖藥也。水中補火，而火無大炎之懼；火中通水，而水無竭澤之虞。即久閉而至胞轉，以此方投之，無不奏功於眉睫，況區區閉結哉！

辨證論治四

人有小便不通，目睛突出，腹脹如鼓，膝以上堅硬，皮膚欲裂，飲食且不下，獨口不渴，服甘淡滲泄之藥，皆無功效，人以為陽盛之極也，誰知是陰虧之至乎！夫陰陽不可離也，離陰則陽不生，離陽則陰亦不生。甘淡滲泄之藥，皆陽藥也。病是無陰，而用陽藥，宜乎陽得陰而可生矣。然而無陰者，無陰中之至陰也。無陰中之至陰，必得陽中至陽而後化。小便之不通，膀胱之病也。膀胱為津液之府，必氣化乃能出。是氣也，即陽中至陽之氣也，原藏於至陰之中。至陽無至陰之氣，則孤陽無陰，又何以化水哉？治之法：補其至陰，而陽自化也。

臨床處方

〔**純陰化陽湯**〕：**熟地**一兩**元參**三兩**肉桂**二分**車前子**三分，**水煎服**。

藥理說明

一劑而小便如湧泉，再劑而閉如失。此方又勝於〔滋腎丸〕。以〔滋腎丸〕用黃柏、知母苦寒之味以化水，不若此方用微寒之藥以化水也。論者謂病勢危急，不宜用補以通腎，且熟地濕滯，不增其閉嗇之苦哉？詎知腎有補而無瀉，用知母、黃柏以化水，似有益於腎，非瀉藥可比。但無陰者無腎水也，無腎水而用黃柏、知母以瀉腎，不虛其虛乎！何若用熟地純陰之品，又得元參濡潤之助，既能生陰，又能降火，攻補兼施，至陽得之，不啻如魚之得水，化其亢炎而變為清涼，安得不崩決而出哉！或謂既用熟地、元參以生陰，則至陽可化矣；何必又用肉桂、車前之多事？然而藥是純陰，必得至陽之品以引入於至陽，而又有導水之味，同群共濟，所以既能入於陽中，而又能出於陽外也。矧肉桂只用其氣以入陽，而不用其味以助陽，實有妙用耳。

辨證論治五

人有小便不出，中滿作脹，口中甚渴，投以利水之藥不應，人以為膀胱之火旺也，誰知是肺氣之乾燥乎！夫膀胱者州都之官，津液藏焉，氣化則能出矣。上焦之氣不化，由於肺氣之不熱也。肺熱則金燥而不能生水，投以利水之藥，益耗其肺氣，又安得夫水乎？故愈行水而愈不得水也。治之法：當益其肺氣，助其秋令，而水自生焉。

臨床處方

〔生肺散〕治之：人參一兩 麥冬二兩 北五味一錢 黃芩一錢，水煎服。

二劑而水自通矣。

藥理說明

〔生肺散〕補肺氣以生金，即補肺氣以生水是矣，何以又加入黃芩以清肺，不慮其伐金以傷肺乎？不知天令至秋而白露降，是天得寒以生水也。人身肺金之熱，不用清寒之品，又何以益肺以生水乎？此黃芩之必宜加入於〔生肺散〕中，以助肺金清肅之令。

辨證論治六

人有飲食失節，傷其胃氣，遂至小便不通，人以為肺氣之虛也，誰知是胃氣下陷於下焦，不能升舉之故乎！夫膀胱必得氣化而始出，氣升者即氣化之驗也。氣之升降，全視乎氣之盛衰。氣盛則清氣升而濁氣降，氣衰則清氣不升，而濁氣不降矣。若胃者，多氣之府也，群氣皆統之，胃氣之盛衰，尤為眾氣之盛衰也。所以胃氣一虛，而眾氣皆不能舉，故脾胃虛而九竅皆為之不通，豈獨前陰之閉水哉！治之法：必須提其至陽之氣，而提氣必從胃始也。

臨床處方

〔**補中益氣湯**〕：**人參**一錢**黃耆**三錢**白朮**三錢**當歸**二錢**甘草**一錢**陳皮**三分**柴胡**一錢**升麻**五分，**水煎服**。

藥理說明

一劑而小便通矣，再劑痊癒。此方用參、耆甘溫之味補其胃氣，以升麻、柴胡從化原之下而升提之，則清升濁降而肺氣不虛，自能行其清肅之令，何至有閉結之患哉！

內傷門

辨證論治一

人有飲食肥甘烹炙之物，遂至積於胸胃之中，久而不化，少遇風邪，便覺氣塞不通，人以為傷風之外感也，誰知是內傷於食，因而外感乎！凡人胃氣若強，則土能生金，肺氣必旺，外邪不能從皮毛而深入也。惟其胃氣之虛，則肺金亦虛，而邪始能乘虛而來襲也。然則胃可不強乎？而胃不能自強也，必假飲食之助而胃乃強。惟是胃氣開則食易消，胃氣閉則食難化；食易消則胃強，食難化則胃弱。世人多食本欲助胃也，那知多食之反足以損胃乎！胃損則胃弱，胃弱則肺何能強，以外衛夫皮毛乎？無怪其邪之相感矣。是邪因內傷而入，非邪無引而直入也。治之法：烏可獨治外感哉？

臨床處方

〔**護內湯**〕：**白朮**三錢**茯苓**三錢**麥芽**一錢**山楂**五粒**甘草**一錢**柴胡**一錢**半夏**一錢**枳殼**三分**神麴**八分**肉桂**二分，**水煎服**。

藥理說明

一劑而氣塞通，二劑痊癒。此方乃消食神劑，而又能驅逐外邪，且又不傷胃氣，真治內傷感邪初起之良法也，所以二劑而奏功耳。

辨證論治二

人有飢飽勞役，傷損津液，以致口渴舌乾，又感風邪，頭痛發熱，人以為外感也，誰知是內傷於陰乎！夫人身非血不養，血足而津液自潤，是津液乃血之所化也。傷血而津液自少，傷津液而血亦自少也，血少而皮膚無養，則毛竅空虛，風易入也。然風雖入於皮膚，而風不能驟進於經絡，以陰虛而陽未衰也。陽與邪戰而發熱，故頭痛耳。治之法：不必補陽，補其陰血之虛，而少佐以祛風之味，則陰陽和合，既無偏勝之苦，而邪又安能久留哉！

臨床處方

〔**養陰辟邪丹**〕：**當歸**五錢**白芍**五錢**柴胡**一錢**甘草**一錢**蔓荊子**五分**川芎**三錢**天花粉**一錢**茯苓**三錢，**水煎服**。

藥理說明

一劑而邪解矣，二劑痊癒。此方補血以養陰，則津液自生。原因津液之虧而邪入，津液足而邪有不出者乎！況川芎、蔓荊子能祛頭上之邪，柴胡、炙甘草更善解紛之妙，而天花粉與茯苓又善消痰利濕，引邪盡從膀胱而出，治陰虛內傷感邪，莫良於此方也。倘用攻於補陽之中，則陽旺陰消，邪轉熾矣，烏能速癒哉！

辨證論治三

人有飢飽勞役，又感冰雪之氣，或犯霜露之感，遂至腹痛畏寒，身熱不解，人以為外感之症也，誰知是陽氣之內傷乎！凡人陽氣壯盛者，雖受冰雪而不懼，即犯霜露無傷，惟飢飽以損其脾胃，勞役以困其體膚，則臟腑經絡，無非虛冷之處，此邪之所以易入也。雖有外邪，俱作正虛治之，況腹痛畏寒，尤是虛冷之驗，外熱內寒，又何疑乎？

臨床處方

〔**加味六君子湯**〕**治之**：**人參**一錢**白朮**五錢**茯苓**三錢**陳皮**五分**甘草**一錢**半夏**五分**肉桂**一錢**柴胡**一錢，**水煎服**。

藥理說明

一劑而痛止，熱亦解矣。此方用〔六君子湯〕以助陽氣，以柴胡而祛其外邪，以肉桂而去內寒也。倘疑身熱為外邪之盛，而純用祛風利濕之劑，則損傷陽氣，不啻如下石矣。勢必變症蜂起，而成不可治之症，不亦重可悲乎！

辨證論治四

人有懷抱素鬱，悶悶昏昏，忽然感冒風寒，身熱咳嗽，吐痰不已，人以為外感也，誰知是肝氣不舒，因召外感乎！夫肝氣最喜者，悠揚而條達也。一遇憂鬱之事，則肝氣澀滯而不可解，正喜外風之吹動，則內鬱可舒；而無如內鬱之甚，則木中生火，風火相合，而勢乃熾也。故感冒風寒，所以作熱，以肆其風火之威也。風火作威，而肝不畏金之剋，反去淩侮夫肺，而肺氣不甘，兩相戰鬥。肺懼火刑，呼救於腎子，而咳嗽生矣。肺為火刑，胃土來援，津液上升，又為肝中風火所耗，而津液變為痰涎矣。治之法：自宜急散肝中之風，然而風雖散而火猶存，則火以引風，非救本之道也；尤宜舒肝之鬱，則火息而風尤易散也。

臨床處方

〔逍遙散加味〕治之：柴胡一錢 白芍三錢 當歸三錢 甘草一錢 白朮一錢 陳皮五分 茯苓三錢 炒梔子一錢，水煎服。

藥理說明

一劑而身熱解，二劑而咳嗽止，三劑痊癒。此方解鬱之聖藥，亦祛風之神劑也，妙在直入肝中，以舒泄其湮鬱之氣，鬱解而風自難留。加入半夏以消痰，梔子以退火，更能相助為理，所以奏功益捷也。

辨證論治五

人有忍飢受餓，腹中空虛，時遇天氣不正，時而寒時而熱，遂至胸膈悶塞，宛如結胸，人以為外邪之侵也，誰知是內傷其胃氣乎！夫胃為水穀之海，雖多氣多血之腑，然亦因能受水穀，而氣血始旺也。故水穀多受而胃強，水穀少受而胃弱。今既飢餓而強忍之，則胃無水穀，胃火沸騰，乃遏抑之而不舒，則胃氣消亡。天時不正之寒熱，自易相感，乘虛而入於胃也。胃氣盛則邪自難入，即邪入而邪亦難留。今因胃氣太虛，邪欺正弱，有反賓作主之意，故盤踞於胃中不散，因現悶塞之狀耳。然而治之法：必須助胃氣之弱，而使之強，則邪不戰而自退也。

臨床處方

〔**加味四君子湯**〕：**人參**三錢**白朮**五錢**茯苓**三錢**甘草**一錢**柴胡**一錢**枳殼**五分，**水煎服**。

藥理說明

一劑輕，三劑痊癒。論理既感寒熱，自宜用熱藥以祛寒，用寒藥以散熱。然而用寒用熱之藥，必皆先入於胃，胃既空虛，而寒熱相戰，必以胃為戰場矣，胃弱何能堪乎？故寒熱兩有所不用，而惟以健脾為主，而佐之和解之藥，於補中散之也。

辨證論治六

人有素耽酒麴，日在醉鄉，忽感寒疾，不可以風，人以為外傷於風也，誰知是內傷於酒乎！夫酒性大熱，酒醉之人，常不畏風，何以風能入乎？不知酒有十晝之歡，而無通夜之力。酒醉之時，熱性可以敵寒，酒醒之時，邪風易侵於正。蓋酒能散氣，氣散則陽虛，陽虛則腠理榮衛無不空虛，而邪所以易入也。故好酒之人，皆氣虛之人也。氣虛因而邪入，助其氣而邪自出矣。

臨床處方

〔補中益氣湯〕：人參二錢黃耆三錢當歸三錢白朮五錢甘草三分陳皮五分升麻三分柴胡一錢，水煎服。

一劑而氣旺，不畏風矣；二劑痊癒。此方升提陽氣於至陰之中，正所以補其陽氣也，陽氣非升提則不能旺。東垣先生制此方以治內傷而兼外感實神，以之制傷酒而感冒風寒者，尤為相宜也。使不用此方以升提陽氣，而專用祛風逐邪之味，則散盡真氣而風邪轉不能出，致輕變重而重變死也，可不慎歟！

藥理說明

辨證論治七

人有貪戀房幃，縱情色欲，遂致感冒外邪，傷風咳嗽，睡臥不安，人以為外感於風也，誰知是內傷於腎乎！夫腎為肺之子，腎泄精過多，必取給於肺金之母，腎虛而肺亦虛，必然之理。肺既虛矣，則肺氣不能充於毛竅，而邪即乘虛而入矣。倘以為外邪之盛，而日用散風之劑，則肺氣益虛，而腎水又來取資，是內外盜肺之氣，肺金安得不困乎！肺氣不旺，則前邪不肯出，而後邪又復易入，則輾轉感冒，肺氣大傷，不特不能生腎中之水，而且反耗腎中之氣，遂至變癆、變怯者，比比也。然則何以治之乎？補其肺金，而更補其腎水，使腎不盜母之氣，則肺自得子之援，子母兩旺，而外邪自衰，不戰而遁矣。

臨床處方

〔金水兩滋湯〕：麥冬一兩天門冬三錢桔梗一錢甘草一錢熟地一兩茯苓三錢山藥五錢肉桂三分白朮三錢紫苑一錢白芥子二錢，水煎服。

藥理說明

二劑而睡臥安，四劑而咳嗽除，十劑痊癒。腎虛感邪，最難癒之症也，以散邪之藥，不能直入於腎經耳。誰知腎虛感邪，邪不遽入於腎，而仍在肺乎！散肺金之邪，而仍補其腎中之水，腎得其益，而肺又無損，正善於散邪也。

辨證論治八

人有防危慮患，日凜恐懼之懷，遂至感冒風邪，畏寒作顫，人以為外感於風也，誰知是內傷於心膽乎！夫恐起於膽，懼起於心，過於恐則膽氣先寒，過於懼則心氣先寒，膽寒則精移，心喪則精耗，精耗精移，而心膽不癒虛乎？心膽既虛，而邪乃易中矣。凡邪之入，必致於少陽之經，正顯其膽怯之狀也。倘再用祛風之藥，則耗損膽氣，膽耗而心氣更耗矣。心膽兩經之氣耗，而邪又何所畏而肯輕出於表裡之外乎？治之法：自宜急救其膽氣之壯，膽不寒而心亦不喪，則協力同心，而後驅除外邪，自易易耳。

臨床處方

〔加減小柴胡湯〕：柴胡一錢**白芍**一兩**茯神**五錢**麥冬**三錢**甘草**一錢**陳皮**五分，**水煎服**。

藥理說明

一劑而膽氣壯，二劑而心氣安，三劑而風邪盡散。此方用柴胡以和解膽中之邪，實佐白芍、麥冬、茯神以補膽氣之弱，而即補心氣之虛也。兩經得補而氣旺，恐懼俱不畏，又何懼於外邪哉？

辨證論治九

人有處得意之境，過於歡娛，盡情喜笑，遂至感寒畏風，口乾舌苦，人以為外感而然也，誰知是內傷於心包乎！夫心包乃膻中也，膻中者臣使之官，喜樂出焉。是歡娛者，正心包之職掌，宜喜而喜，宜樂而樂，何至相傷乎？惟喜過於喜，樂過於樂，大笑不止，則津乾液燥，在所不免。心包，護君以出治者也。心包乾燥，必盜君之氣以自肥，日竊府庫之金錢，則國帑虛無，而宵小之輩亦乘機攘奪，而邪易入之矣。治之法：自宜急補心君之氣，心君氣旺，而心包亦必同旺。蓋富國而家自不貧，自然主臣協力以禦外，又何至有四郊之多壘哉！

臨床處方

〔**衛君湯**〕：**人參**二錢**白朮**五錢**茯苓**三錢**甘草**二錢**菖蒲**一錢**蘇葉**一錢**半夏**一錢**桔梗**一錢**丹參**一錢，**水煎服**。

藥理說明

一劑而津液生，二劑而風邪散，三劑而竟痊癒也。此方心與膻中均補之藥也。君相原不可分治，同心一往，內寧何愁外憂乎。況原是因樂而得憂，因喜而得愁者乎！故一治心與膻中，而邪自易散也。

辨證論治十

人有終日思慮，復加憂愁，以致面黃體瘦，感冒風邪，人亦以為外感之病也，誰知是內傷於脾腎乎！夫人後天脾胃而先天腎也，兩經最不宜病，然而最易病也。天下無不思之人，亦少無愁之客也。處理境之窮，不得不思慮以通之，但過於思慮，則胃土之氣不升，而脾土之氣不降，食乃停積於中州而不化，又何能生津生液，以，思慮之傷人也，而憂愁更甚。蓋思則傷脾，而憂則傷腎，腎傷則腎之水不能灌肝，而肝無水養，仍剋脾胃之土，故憂思兩者相合，則脾腎兩傷，而外邪尤易深入，欺先後兩天之皆虛也。人至先後兩天之皆虛，其元氣之弱，為何如乎？然則治之法，烏可散邪而不扶正哉？

臨床處方

〔**脾胃雙益丹**〕：**人參**一兩**白朮**一兩**巴戟天**一兩**茯苓**五錢**柴胡**一錢**甘草**一錢**肉桂**五分**山茱萸**三錢，**水煎服**。

藥理說明

二劑而風邪全散，十劑痊癒。此方補土之中，而有補水之味，補水之內，而有散邪之劑，有補之益，而無補之傷，實乃治憂思內損之神方，非只治憂思外感之妙劑也。

辨證論治十一

人有動多氣惱，大聲罵詈，覺飯食坐臥居處晉接無非可怒之場，遂至感觸風邪，身熱胸滿，兩脅作脹，人以為風邪之外感也，誰知是肝經之內傷乎！夫肝性急，氣惱則肝葉開張，而氣愈急矣。急則氣不能順，而逆作；逆則氣不能舒而脹生，氣既不舒而血亦不暢，氣既不順而血亦不能藏。木鬱欲泄，木乃生火矣。火鬱欲宣，火乃生風矣。內風與外風齊動，則內火與外火同焚，此風邪之所易入，而外風外火，不可徒祛之於外也。

臨床處方

〔**風火兩濟湯**〕：**白芍**一兩**炒梔子**三錢**柴胡**二錢**天花粉**二錢**甘草**一錢**車前子**二錢**丹皮**五錢，**水煎服**。

藥理說明

一劑輕，二劑痊癒。此方治肝經之內火、內風也，然而外火、外風，未嘗不可兼治，故兩治之而奏功也。倘不用白芍為君，而單用柴胡、梔子之類，雖風火亦能兩平，而肝中氣血之虛未能驟補，風火散後，肝木仍燥，怒氣終不能解。何如多加白芍，既能補肝，而又能瀉風、瀉火之得哉！

辨證論治十二

人有晝夜誦讀，用功不輟，眠思夢想，俱在功名，勞瘁而不自知，飢餓而不自覺，遂至感入風邪，咳嗽身熱，人以為外感之症也，誰知是內傷於肺乎！夫肺主氣，而誦讀則傷氣矣。氣傷則肺虛，肺虛則腠理亦虛，邪即隨其虛而入於肺，肺虛不能敵邪，呼腎子以相救，而腎子又因肺母之虛，腎水亦正無多，力難上灌於肺，而肺氣往來於肺、腎之間，故咳嗽而不自安也。治之法：急補其肺氣可也。雖然，肺為邪之所侮，補肺則邪更旺矣，邪旺而肺愈難安，必須兼補胃土之氣，以生肺氣，則邪不能奪。然補胃而不佐之以散邪之品，則肺畏邪侵，未必敢受胃氣之益。惟於胃中散邪，則邪畏土氣之旺，聽肺氣之自生，肺氣生而邪乃遁矣。

臨床處方

〔助功湯〕：**人參**三錢**茯苓**三錢**麥冬**五錢**甘草**一錢**桔梗**一錢**半夏**一錢**黃芩**五分，**水煎服**。

藥理說明

一劑輕，二劑又輕，三劑痊癒。此乃肺胃同治之劑也。助胃中之氣，即助肺中之氣也，瀉肺中之火，即瀉胃中之火也；祛肺中之邪，即祛胃中之邪也。邪入肺中，未有不入陽明者也。肺中之邪散，又寧有遁入陽明者乎。

辨證論治十三

人有終日高談，連宵聚語，口乾舌渴，精神倦怠，因而感冒風寒，頭痛鼻塞，氣急作喘，人以為風邪之外感也，誰知是氣血之內傷乎！夫多言傷氣，未聞多言傷血者也。不知血生於氣，氣傷而血未有不傷者。況多言則津液盡耗，津液亦血之餘也。氣屬肺而血屬肝，氣血兩傷，即肺肝之兩傷也。世人多言者甚多，而不知多言之損氣損血，竟至於肺肝之兩傷，往往邪入之而最易，為可慨也！惟是邪既乘肺肝之虛，深入於兩經之中，使氣逆於下，而上不通，又將何以治之乎？仍治其肺肝之虛，而少佐之以散邪之藥則得矣。

臨床處方

〔兩治湯〕：**白芍**五錢**當歸**五錢**麥冬**五錢**人參**一錢**甘草**一錢**桔梗**二錢**蘇葉**八分**天花粉**一錢，**水煎服**。

藥理說明

此方入肝、入肺，補氣、補血，消痰、消火，各各分治，二劑便可奏功，正不必多也！

辨證論治十四

人有貪眠樂臥，終日徜徉於枕蓆之上，遂至風邪襲之，身痛背疼，發熱惡風，人以為風邪之外感也，誰知是脾氣之內傷乎！夫脾主四肢，四肢倦怠，多欲睡眠，以脾氣之不能運動也。略為睡臥，亦足以養脾氣之困。然而過於睡臥，則脾氣不醒，轉足以傷氣。因氣虛而思睡臥，復因睡臥而傷氣也，則已虛益虛，安得不招外風之入乎！治之法：不可竟治風也，治風必致損傷脾氣。脾氣因虛而招風，又袪風而重傷其脾氣，邪且欺脾氣之虛而不肯出。不知用補脾之法，往往變症蜂起，為可嘆也！

臨床處方

〔補中益氣湯〕加味治之：人參一錢 黃耆五錢 白朮五錢 當歸一錢 陳皮五分 甘草一錢 升麻二分 柴胡一錢 半夏一錢 神麴二錢，水煎服。

藥理說明

一劑輕，二劑又輕，三劑痊癒。〔補中益氣湯〕正益脾之聖藥。況睡臥既久，脾氣下陷，正宜用之以升提其下陷之氣。又加半夏、神麴者，以久臥久睡，則脾氣不醒，兩味最善醒脾，故用之也。

辨證論治十五

人有終日呼盧，長夜鬥負，筋疲背痛，足重腹飢，以致感冒風邪，遍身皆痛，身發寒熱，人以為風邪之外感也，誰知是氣血之內傷乎！凡人日用尋常之時，原易損傷氣血，況呼盧則液乾，鬥負則神瘁，其損傷氣血為尤甚，顏枯體瘦，非明徵乎！無奈世人不肯安閒，借此為消閒之具，日日同場，時時共角，以致耗散氣血，敗壞臟腑，邪已入身，尤為不悟，豪興未除，貪心靡已，不亦可憐乎！為之醫者，復昧其內傷之因，惟治其外感之病，正氣益虧，邪氣愈旺，非變為癆瘵之痾，必變為怯弱之疾矣。故治之法：必須大補其氣血，而少加之以和解之品，則正氣足以袪邪，而邪自遁也。

臨床處方

〔十全大補湯〕加減治之：人參一錢**黃耆**五錢**川芎**一錢**當歸**三錢**茯苓**三錢**甘草**一錢**白朮**三錢**陳皮**五分**白芍**三錢**熟地**三錢**柴胡**一錢，水煎服。

藥理說明

一劑而汗解，二劑而熱退，連服數劑痊癒。此方乃血氣兼補之方也，氣血不足，捨此原無第二之劑。原方有肉桂以補命門之火，但呼盧鬥負之人，未免火有餘而水不足，故去肉桂而易之以柴胡，於補中和之，則邪尤易散也。

辨證論治十六

人有爭強好鬥，恃勇狠毆，或赤身而不顧，或流血而不知，以致風入皮膚，畏寒發熱，頭疼脅痛，人以為風邪之外感也，誰知是筋骨之內傷乎！夫筋屬肝，血屬腎。肝血足而筋舒，腎精滿而骨健，是筋骨必得髓血之充也。世人能耗髓血者，無過泄精，精泄則髓與血暗耗。然而泄精以耗髓血，人盡知之，鬥毆以耗髓血，人未必盡知之也。蓋鬥毆之時，必多動怒，怒多肝葉開張，血多不藏，血不藏而血耗矣。肝血既耗，必取給於腎水，腎水供肝，而木火內焚，又易乾燥，腎且滋肝血之不足，又何能分潤於骨中之髓乎？血與髓兩無有餘，而筋安得舒，骨又安得健乎？人至筋骨兩無血氣，而風邪之侵，何能拒絕？然則風邪之侵，乘筋骨之虛入之也。治之法：烏可不急救其虛哉？

臨床處方

〔四物湯〕加味治之：**熟地**一兩**當歸**五錢**川芎**一錢**白芍**五錢**柴胡**一錢**牛膝**三錢**金釵石斛**二錢**丹皮**二錢**白芥子**二錢，水煎服。

藥理說明

〔四物湯〕補血之藥，亦補髓之藥也。原因髓血虛而入邪，補髓血而邪自易出。故少加柴胡和解，而風隨手而即散。彼專治風邪而不補髓血者，尚昧於治內傷之治也。

辨證論治十七

人有終日捕魚，身入水中，時而發熱畏寒惡冷，人以為風、濕之外感也，誰知是肺氣之閉塞乎！夫肺本主氣，氣旺則周流於一身，從皮毛而外泄，雖有外邪之感，不能損傷。倘肺氣少虛，則氣有停住之虞矣。身入水中，遏抑其皮毛，則虛氣難舒轉而濕自中之。夫濕本外受，今從皮毛旁入，致使一身之氣閉塞而不通，此畏寒惡冷之所以起也。然身不發熱，則畏寒惡冷之症，亦不驟見。惟其肺氣之虛，則皮毛不能外衛，水冷金寒，肺氣與濕邪相戰，則身熱生矣。此熱乃肺氣之虛，不能敵邪，非風邪入之而身熱也。治之法：補其肺氣為主，而兼帶利水之味，則正旺而邪自能敵。

臨床處方

〔利肺湯〕**紫蘇**一錢 **人參**二錢 **白朮**三錢 **茯苓**五錢 **甘草**一錢 **桔梗**一錢 **半夏**一錢 **神麴**五分 **附子**一分，**水煎服**。

藥理說明

一劑而熱解，二劑而寒冷俱不畏矣，三劑痊癒。此方補肺氣之不足，不見利水，而水自從膀胱而去矣。惟其內傷以致邪入，故不必治外感耳。

辨證論治十八

人有憂思不已，加之飲食失節，脾胃有傷，面色黎黑不澤，環唇尤甚，心中如飢，然見食則惡，氣短而促，人以為內傷之病也，誰知是陰陽之相逆乎！夫心肺居於上焦，行榮衛而光澤於外；腎肝居於下焦，養筋骨而強壯於內；脾胃居於中，而運化精微以灌注於四臟。是四臟之所仰望者，全在脾胃之氣也。倘脾胃一傷，則四臟無所取資，脾胃病而四臟俱病矣。若憂思不已，則脾胃之氣結，飲食不節，則脾胃之氣損，勢必致宜顯者反隱而不彰，宜隱者反形而不晦，使陰氣上溢於陽中，而黑已遂著於面也。口者，脾氣出入之路也。唇為口之門戶，肺氣通於口而華於唇，今水反侮土，故黑色著於唇，非陰陽相反而成逆乎！不惟陽明胃脈之衰，而面焦已也，是脾胃陰陽之氣，兩有所虧，烏可不急救其中州之土乎！

臨床處方

〔和順湯〕升麻五分防風三分白芷三分黃耆三錢人參二錢甘草三分白芍三錢白朮五錢茯神三錢炮薑五分，水煎服。

連服十劑黑氣盡除，再服十劑，諸病痊癒。

藥理說明

此方乃〔補中益氣〕之變方，升陽氣以散陰氣之治法也。凡陽氣下陷於陰氣之中，則用〔補中益氣〕之方以升提其陽氣，倘陰氣上浮於陽中，則用此方以升散其陰氣，皆能奏功於甚速也。

辨證論治十九

人有怔忡善忘，口淡舌燥，多汗，四肢疲軟，發熱，小便白而濁，脈虛大而數，人以為內傷之病也，誰知是由思慮過度而成之者乎！夫君火以名，相火以位，相火代君火行事者也。君火者，心火也；相火者，膻中之火也。膻中，手厥陰之經，性屬陰而生熱，古人以厥陽名之，以其火氣之不可遏也。越人云：「憂愁思慮則傷心。」心氣一傷，而心血自耗，心血既耗，而心氣遂不能自主，每欲寄其權於相火，而相火欺君火之弱，即奪心之權，而恣肆矣。治之法：宜以水濟火。然見火勢之熾張，而用寒涼以濟之，則心氣益虛，主弱臣強，愈激動其焦焚之害矣。急補其心氣之虛，大滋其腎水之涸，則心火寧靜，而相火不安而自安也。

臨床處方

〔**坎離兩補湯**〕：**人參**一錢**熟地**一兩**菟絲子**三錢**生地**五錢**麥冬**五錢**丹皮**二錢**炒棗仁**三錢**北五味子**一錢**茯苓**三錢**桑葉**十四片**山藥**五錢**白朮**三錢，**水煎服**。

藥理說明

連服數十劑而癒。此方心腎雙補，腎水上濟於心，水足而火無亢炎之禍，自然火息而有滋潤之樂也。譬如君王清淨而外有轉輸，則主聖國強，權臣何敢竊柄？勢必盡化為能臣，奉職惟謹，佐主出治，共奏成平之慶也。

辨證論治二十

人有勞倦中暑，服〔香薷飲〕，反加虛火炎上，面赤身熱，六脈疾數而無力，人以為暑火之未消也，誰知是內傷於中氣乎！凡人中氣充足，則暑邪不能相犯；中氣虛而邪犯之。是暑氣之侵，皆氣虛招之也。然則內虛發熱，不治虛而治邪，安得而卻邪哉？況夏月伏陰在內，重寒相合，反激動虛火升上，此陰盛隔陽之症也。治之法：宜補陽以退陰。然而陰盛陽微之際，驟用陽藥以入於眾陰之中，未必不扞格而不相入，必熱因寒用，始能不違陰寒之性，以奏其助陽之功也。

臨床處方

〔順陰湯〕：人參一錢**白朮**五錢**茯苓**三錢**附子**二錢**乾薑**一錢**青蒿**二錢**白扁豆**三錢**，水煎，探冰冷服之，必出微汗而癒。**

藥理說明

此方用薑、附入於參、朮之中，未免大熱，與陰氣不相合，乃益之青蒿之寒散，投其所喜。且又熱藥冷服，使上熱得寒，不至相激，及至中焦，寒性除而熱性發，不特不相格，而反至相宜耳。

辨證論治二十一

人有形體素虛，忽感風邪，遍身淫淫，循行如蟲，或從左腳腿起，漸次而上至頭，復下行於右腳，自覺身癢有聲，人以為奇病也，誰知是內傷而氣不足乎！夫氣行則血行，氣止則血止，氣血自行，周流不息，何至於生病乎！惟氣血止而不行，而皮毛之間，即有淫癢之病生矣。蓋氣血本不可止也，不可止而自止者，非氣血之舒，乃氣血之衰也。氣血大衰而皮毛焦，氣血少衰而皮毛脫。氣血既衰而又少有微邪，則皮毛如蟲行矣。因氣血之虛，身欲自汗，而邪又留而不去，兩相爭鬥，拂抑其經絡，而皮膚之間因而作癢，不啻如蟲之行，非真有蟲也。傷寒症中，汗多亡陽，亦有身如蟲行之病。夫傷寒本是外感，然至於亡陽，外感而變為內傷矣。今非傷寒而亦現蟲行之象，非內傷而何？治之法：大補其氣血，氣血行而身癢自癒也。

臨床處方

〔補中益氣湯〕人參一兩**黃耆**一兩**當歸**五錢**白朮**五錢**陳皮**五分**甘草**一錢**升麻**五分**柴胡**一錢**元參**三錢**桑葉**二十片，**水煎服**。

十劑痊癒。

藥理說明

〔補中益氣湯〕原是大補氣血之神劑，多用參、耆，尤為補氣者；氣旺血更旺，更能流行也。方用元參、桑葉者，身癢多屬於火，以元參能退浮游之火也。桑葉善能止汗，汗多者發癢，止其汗而癢自止也。

辨證論治二十二

人有色白神祛，秋間發熱，熱熾頭痛，吐瀉食少，兩目喜閉而不喜開，喉啞不言，昏昧不省人事，粥飲有礙，手常摀住陰囊，人以為傷風重症也，誰知是勞倦傷脾之故乎！夫氣本陽和，身勞則陽和之氣變為邪熱，不必有外風襲之，而身始熱也。諸陽皆會於頭，陽氣一虛，則清陽之氣不能上升，而邪熱遂乘之而薰蒸於頭而作痛，不必有外風犯之而頭始痛也。清氣不升，則濁氣自行。濁氣既降，則上下拂亂，安得不吐瀉哉！人身之脈，皆屬於目，而眼眶則脾之所主也。脾氣既傷，何以養目？目無所養，欲不閉而不可得也。脾之絡連於舌本，而散布於舌下，脾傷則舌之絡失養，此言語之所以難也。咽喉雖通於肺，然脾虛則五臟皆虛，肺虛而咽喉難司出入，而心之神明亦因之昏瞀而不知人矣。陰囊屬肝，脾虛則肝欲來侵，頻搵其囊者，惟恐肝木之旺，土虧之極，反現風木之象也。治之法：大健其脾土，則風木之象自消矣。

臨床處方

〔補中益氣湯〕：**人參**三錢**白朮**五錢**黃耆**五錢**當歸**三錢**茯苓**三錢**陳皮**三分**甘草**五分**柴胡**一錢**升麻**三分**製附子**三分，**水煎服**。

藥理說明

二劑輕，十劑痊癒。病本內傷，用〔補中益氣湯〕，切中病情。方中加入附子者何故？蓋參、耆、歸、朮，非得附子則其功不大，而建功亦不甚通神，況用只三分，亦無太熱之虞，而轉有反正之速也。

辨證論治二十三

人有日坐於圍爐烈火之邊，以致汗出不止，久則元氣大虛，口渴引飲，一旦發熱，人亦以為外感於風也，誰知是肺金受火之傷乎！夫肺本屬金，最畏火氣之炎蒸。外火雖不比於內火，然肺氣暗損，曷禁兩火之煎逼乎？自然虛者益虛，而肺金不得其養矣。況肺乃生腎水之母乎！肺自難養，又何以生腎水哉？腎水不生，而腎氣乾燥，日來索母之乳，母病不能應，則子亦病矣。子母兩病，勢必致皮膚不充，而風亦易入，不必從膀胱風府之穴而後進也。然則治之法又何必治風，但補其肺氣而大滋其腎水，則肺金得養，內難藏邪，風從皮膚而入者，仍從皮膚而出矣。

臨床處方

〔**安肺散**〕**麥冬**五錢**桔梗**二錢**生地**三錢**白芍**三錢**茯苓**三錢**紫蘇**二錢**款冬花**一錢**天門冬**二錢**紫苑**一錢**黃芩**三錢**熟地**三錢**山茱萸**二錢**元參**五錢**貝母**五分，**水煎服**。

藥理說明

一劑而身熱解參二劑痊癒。此方肺、腎同治之法也參何故以安肺出名？蓋母子一氣，安子勝於安母，子母同心，而又有同力，自然禦邪有餘，故安腎正所以安肺也。倘全不顧肺氣，而一味祛邪，是因傷而益傷矣，不變為勞怯者幾希哉！

疝氣門（附奔豚）

辨證論治一

人有感侵寒、濕，睪丸作痛，遇冷即發，痛不可忍，人以為濕氣之入於睪丸者，誰知是濕氣之入於腎經乎！夫濕浸於腎，宜病在腰，何以腰不痛而痛在睪丸乎？不知睪丸屬腎，腎氣不至睪丸，則外勢不能振興。腎氣之所以不至睪丸者。以腎得濕則寒，寒在腎即寒入睪丸也。腎熱則氣通於睪丸之外，腎寒則氣結於腰腎之中。如是則腎氣不通，宜睪丸之不應矣，何以腎寒而睪丸作痛耶？不知疝氣之成，雖成於腎氣之寒，亦成於睪丸之濕也。當日精泄之後，人坐於寒、濕之區，內外交感，而睪丸獨受之矣。治之法：溫其腎中之寒，消其睪丸之濕，病去如掃也。

臨床處方

【救丸湯】：肉桂二錢　白朮二兩　茯苓一兩　薏仁一兩　橘核一錢，水煎服。

藥理說明

一劑輕，二劑更輕，三劑病除，十劑痊癒，再不發也。此病乃少陰腎經之病。腎中寒極，而腎之氣不通；腎中濕重，而腎之氣更滯。去其寒、濕，而腎氣自行於睪丸之內，況肉桂、橘核尤善於睪丸，自然手到成功也。

辨證論治二

有感侵濕熱，亦睪丸作痛，遇熱而發，然痛不至甚，人以熱氣之入於睪丸也，誰知是熱氣之入於腎經乎！夫腎最惡熱，腎中虛火自旺，尚有強陽不倒之虛，況邪火相侵，安有恬然無恙者乎？故熱以濟熱，而睪丸作痛，烏能免哉！惟是火性甚急，火痛宜不可久，乃終年累月而不癒，即或偶痛無恙，遇熱即發者何也？蓋因熱而又得濕耳！熱性急而濕性遲，濕熱交攻，熱欲散而濕留，濕欲潤而熱燥，睪丸之內，竟成陰陽之乖異，求其通也得乎！治之法：消濕熱之氣，而疝病自除矣。

臨床處方

〔利丸湯〕：茯苓一兩 薏仁一兩 沙參二兩，水煎服。

藥理說明

一劑輕，二劑又輕，十劑斷根，不再發也。此方以茯苓、薏仁分消其濕氣，以沙參而化其腎中之熱，且沙參又善於治疝，故兩用而功成耳。

辨證論治三

人有睪丸作痛，氣上沖於肝，兩脅脹滿，按之益痛，人以為陰寒之在腹也，誰知其是厥陰之氣受寒也。蓋睪丸不獨通腎，而且通肝。陰器者宗筋之聚也。筋屬肝，而睪丸非筋之類，何以亦通於肝耶？不知睪丸可升可降，其膜實通於陰器之間，故肝病而筋亦病，筋病而睪丸亦病矣！或謂睪丸既通於肝，肝病亦睪丸相關切，今睪丸痛而上沖於肝，又以睪丸之剋肝，恐睪丸非肝之類也。不知睪丸之痛而上沖於肝者，正顯同氣也。氣同者其病亦同，非睪丸之沖於肝，實肝之氣沖於睪丸耳。

臨床處方

〔引丸湯〕：白芍二兩 小茴香三錢 橘核一錢 柴胡一錢 沙參五錢，水煎服。

藥理說明

一劑而痛少止，二劑而痛大止，三劑而兩脅之脹滿盡消，四劑痊癒。此方平肝之氣。肝平氣不沖於睪丸，而睪丸又得小茴香、橘核、沙參之類，散其睪丸之邪，則兩丸安奠，何至上下兩連之痛哉！

辨證論治四

人有膀胱閉癃，小水不利，睪丸牽通連於小腸，相掣而疼者，人以為小腸之氣也，誰知是膀胱之熱結乎！夫膀胱，主化水者也。膀胱寒則水不化，膀胱熱則水亦不化。水不化則熱結於膀胱，而水必分其經絡，水入睪丸，而丸乃日大，往往有囊大於斗，而不能消者，是必分消其水矣。然而但消其水而不解其熱，則膀胱之火，直趨於睪丸，其疼更甚。

臨床處方

〔散丸湯〕治之：茯苓一兩 杜若根枝一兩 沙參一兩，水煎服。

藥理說明

一劑而痛除；二劑而丸漸小；連服二劑，水泄如故，而囊小亦如故矣。此方之奇，奇在杜若，非家園之杜若也，乃田野間所生藍菊花是也，此物性寒而又善發汗，且能直入於睪丸之內以散邪，故用以助茯苓、沙參，既利其濕，又泄其熱，所以建功特甚。惟是此藥發汗，服此方後，即用〔當歸補血湯〕數劑，以補氣血，此亦無大虛之患也。

辨證論治五

人有睪丸之謂者，藥為不疼不痛者，名曰「木腎」，乃寒極而氣不通也。此症初起必感寒、濕，因而行房，又感寒、濕，則濕入於睪丸之中，而寒縮於睪丸之外道。至於不疼不痛也，此種疝氣非用桂、附，則不能直入睪丸以通其氣。然而無散邪之藥，雖用桂、附，只可興陽，而睪丸之邪終必難散。且散邪之藥甚多，而能散睪丸之藥甚少，此世人所以治木腎之病，不能多效耳，然而得其法正易也。

臨床處方

〔化木湯〕：白朮二兩**附子**一錢**肉桂**一錢**杜若根**一兩**柴胡**一錢**，水煎服。即擁被而臥，少頃身必發汗，必致兩腎之外，汗出如雨而後止。**

藥理說明

一劑而即癒也。此方白朮利腰臍之氣，杜若根發睪丸之邪，得附子、肉桂通達內外，柴胡又解其肝中之濕，故一劑而奏功如神耳。

辨證論治六

人有生狐疝者，日間則縮入而痛，夜間則伸出而安，且能強陽善戰，此乃真正狐疝。若日縮夜伸，而不能久戰者，此假狐疝也。假狐疝之症，乃寒、濕之症，用前〔救丸湯〕治之即癒。至於真狐之疝，或於神道之旁而行房，或於星月之下而交感，乃祟憑之也。疝既不同，治亦宜異。大約狐疝淫氣未散，結於睪丸之內，狐最淫而善戰，每於夜間以媚人，蓋狐屬陰也。狐疝日間縮入，不可以戰，戰則疼氣欲死，此祟禁之。凡祟亦屬陰，入夜則陰主令矣。人身之陽氣入於陰之中，陰與祟之陰相合，則同氣相得，而祟不禁焉，反得遂其善戰之歡；及至精泄而陽氣奔出，純陰無陽，而復作痛矣。治之法：似宜祛逐其祟，然而祟之入也，必乘其虛，不補虛而逐祟，又安能癒乎。

臨床處方

〔逐狐湯〕：人參一錢白朮五錢肉桂三分橘核一錢白薇一錢荊芥三錢半夏二錢甘草一錢，水煎服。

連服四劑痊癒。此方純助其陽氣，陽旺則陰氣自消，而狐疝不逐而自癒。或謂夜伸善戰，正陽火之旺也，助其陽氣，未必非增其妖氣也，

藥理說明

何以助陽而祟滅乎？不知祟之附身，遏抑其陽氣而不得出，至夜而善戰者，正陽鬱之甚，借交合而聚於陰器之門，乃陽旺之假象，非陽之真旺也。吾助其陽氣，則陽氣勃勃，陰祟何敢遏抑之乎？況方中又益之舒鬱逐邪之味，消痰解祟之品，此陰不敵陽，祟棄之而去矣。非助陽，烏得奏功之神如此哉！

奔豚門

辨證論治一

人有內感寒邪，如一裹之氣，從心而下，直奔於陰囊之間，名曰「奔豚」。言其如豕之奔突，其勢甚驟，不可止遏，痛不可忍，人以為外寒之症也，誰知是心包、命門兩經之火衰乎！夫心包之火，與命門之火，一在心而一在腎，兩火未嘗不相通也。人有此兩火，相通於上下，則寒邪不能侵；兩經火衰，寒邪得而中之矣。然寒氣入內，宜先犯心，何以反下趨於腎囊耶？蓋腎氣虛寒，而脾經又濕，寒與濕同氣相親，故逢濕則急趨而下，勢甚便也。此等之症，疾如風雨之來，每有迅不及防之機，乃一時之暴病，而非長年之久病也，似乎疝而非疝耶！治之法：不可作疝治，補其心腎之虛，溫其命門心包之火，去其脾經之濕，不必治奔豚，而奔豚自癒也。

臨床處方

〔安豚丹〕治之：人參五錢**白朮**五錢**肉桂**一錢**川藥**一兩**巴戟天**五錢**蛇床子**三錢**附子**五分**茯苓**三錢**遠志**一錢**甘草**一錢**，水煎服。**

二劑即安，再二劑痊癒。此方補心補腎，則心腎氣足，而後用桂、附熱藥，始足以駕馭其猛烈之氣，轉易祛邪。然而邪勢既急，而藥又過

藥理說明

於猛烈，則急以治急，未免有太剛之懼，加以甘草之緩，緩急相濟，而邪寒經制，斷無死鬥之失也。

辨證論治二

人有小水甚勤，睪丸縮入，遇寒天而更痛，人以為命門之寒也，誰知是膀胱之寒結乎！夫膀胱之化水，命門之火化之也。似乎命門寒而膀胱始寒，膀胱之寒結，獨非命門之寒結乎？而孰知不然，蓋膀胱亦能自寒也。夫膀胱之所以自寒者，多成於人坐寒、濕之地，寒氣襲入膀胱而不能散，雖有命門之火而不能化。此其故又何也？蓋命門之火，只能化內濕，而不能化外濕耳。外濕既留於膀胱，勢必與命門之真火相戰，邪盛正衰，安得而不痛乎！治之法：必須用溫熱之味，直入於膀胱之中，以祛其寒熱，則睪丸展舒，痛不安而自止。

臨床處方

〔辟寒丹〕：肉桂三錢**茯苓**五錢**白朮**五錢**甘草**一錢**橘核**三錢**荔枝核**三個**搗碎，水煎服。**

藥理說明

兩服即少減，四服痊癒。此方妙在用肉桂為君，既能溫命門之火，復能祛膀胱之寒，白朮、茯苓又是利水之劑，橘核、荔枝核更善定睪丸之痛，非肉桂相引，亦不能直入而散其寒結也。

陰痿門

辨證論治一

人有交感之時，忽然陰痿不舉，百計引之，終不能鼓勇而戰，人以為命門之火衰也，誰知是心氣之不足乎！凡人入房而久戰不衰，乃相火充其力也，陰痿不舉，自是命門火衰，而何以謂是心氣之不足？不知心君火動，而相火隨之，相火不過代君以行事也。君火旺而相火又復不衰，故能久戰而不泄。否則君火先衰，不能自主，相火即慫恿於其旁，而弱主無剛強之意，臣亦何能自振乎？即或臣挾天子以令諸侯，火動而中心搖搖，有如不能自主之勢，亦聽其權於相臣，只可暫興於一時，而不能久戰以圖歡也。故治陰痿之病，必須上補心而下補腎，心腎兩旺，而後補其命門之相火，則君明臣良，國祚可以久長，心靜腎動，命蒂亦可永遠矣。

臨床處方

〔起陽湯〕：**人參**一錢 **白朮**一兩 **巴戟天**一兩 **黃耆**五錢 **北五味**一錢 **熟地**一兩 **肉桂**一錢 **遠志**一錢 **柏子仁**一錢 **山茱萸**三錢，**水煎服**。

藥理說明

連服四劑而陽舉矣，再服四劑而陽旺矣，再服四劑，必能久戰而不敗。苟能長服至三月，如另換一人，不啻重堅一番骨，再造一人身也。此方妙在大補心腎之氣，不十分溫命門之火，而火氣自旺。世人不識補心以生火，則心氣既衰，而火旺則焚心矣；不識補腎以生火，則腎水既虧，而火旺則損腎也。心焚而腎損，雖火旺何益乎？反足以燒乾陰血，勢必陽旺陰消，而不可救。吾道原有助陽之方，因恐賢知之士，恃之為愉愉之具，故前聖祕之而不言。而無如世風日下，縉紳士大夫，懇求方士，創造金石之方，反致殺人甚多，此吾夫子所深憫。故偶論及陰痿之症而並傳此方，余不敢隱，因備誌之。與其修合金石之方，以取喪亡者，不若煎服此方，生津助陽之為得哉！

辨證論治二

人有精薄精冷，雖亦能交接，然而半途而廢，或臨門即泄，人以為命門之火衰也，誰知是脾胃之陽氣不旺乎！夫脾胃屬土，土生於火也，脾胃之陽氣不旺，似乎仍是命門之火衰。不知命門之火，乃先天之火也；脾胃之土，乃後天之土也。後天之土，本乎先天之火，然而先天之火不旺，則後天之土不能生，補先天之火，正可以生後天之土也。脾胃之土，雖本後天，而其中未嘗無先天之氣，命門之火寒，則脾胃先天之氣，命門何能生哉？命門既不能生脾胃先天之氣，而脾胃後天之氣，益加衰微，欲其氣旺而能固精，厚而不薄，烏可得乎？治之法：必須補先天命門之火，更補後天脾胃之土，則土氣既旺，而火又不衰，庶幾氣溫而精厚乎！

臨床處方

〔火土既濟丹〕：**人參**一錢**白朮**一兩**山茱萸**一兩**菟絲子**一兩**山藥**五錢**巴戟天**一兩**肉桂**一錢，**水煎服**。

藥理說明

連服十劑而精溫矣，服至三月永不再弱。此方健脾胃之土，而仍是補命門之火。在火無亢炎之禍，而在土無寒、濕之災，濕氣去而精純，寒氣去而精暖。寒、濕既除，陰氣消亡，而陽氣健旺，何至成怯弱之羞哉！

辨證論治三

人有年少之時，因事體未遂，抑鬱愁悶，遂至陽痿不振，舉而不剛，人謂命門之火衰也，誰知是心火之閉塞乎！夫腎為作強之宮，技巧出焉，藏精與志者也，志意不遂則陽氣不舒。陽氣即腎中之真火也。腎中真火，必受命於心，心火動而腎火應之，心火抑鬱而不開，則腎火雖旺而不能應，有似於弱而實非弱也。治之法：不可助命門之火，如助命門之火，則火旺於下而抑鬱之氣不能宣，必有陽旺陰消之禍，變生癰疽而不可救矣。宜宣通其心中之抑鬱，使志意舒泄，陽氣開而陰痿立起也。

臨床處方

〔宣志湯〕：**茯苓**五錢 **菖蒲**一錢 **甘草**一錢 **白朮**三錢 **生棗仁**五錢 **遠志**一錢 **柴胡**一錢 **當歸**三錢 **人參**一錢 **山藥**五錢 **巴戟天**三錢，**水煎服**。

藥理說明

二劑而心志舒矣，再服二劑而陽事舉矣，不必多劑也。蓋此病原因火閉而悶其氣，非因火寒而絕其燼也。故一升火而上騰，不必補大火而始盛，世多誤治為可慨也！

辨證論治四

人有天分最薄，無風而寒，未秋而冷，遇嚴冬冰雪，雖披重裘，而其身不溫，一遇交感，數合之後，即望門而流，人以為偏陰之人也，誰知是命門之火太微乎！夫命門之火，先天之火也。世以為先天火衰，乃天限之也，非人力可以挽回，誰知人力正可以勝天心哉！蓋命門之火，雖是先天火氣，而後天功用，實可重培。星星之火，引之每至焚天，凡火猶然，豈真火反難引之乎！惟是命門藏於腎之中，乃無形之火也。有形之火，宜以火攻火；無形之火，宜以水引火。以火引火，而火反不旺；以水引火，而火自難衰。此補命門之火與補他火實有各別也。

臨床處方

〔扶命生火丹〕：人參六兩巴戟天一斤山茱萸一斤熟地二斤附子二個肉桂六兩黃耆二斤鹿茸二個龍骨醋淬一兩生棗仁三兩白朮一斤北五味四兩肉蓯蓉八兩杜仲六兩，各為細末，蜜為丸。每日早晚各服五錢。

藥理說明

服三月堅而且久矣。此方填精者，補水以補火也，何又加入氣分之藥？不知氣旺而精始生，使但補火而不補氣，則無根之火，只能博旦夕之歡，而不能邀長久之樂。惟氣旺則精自旺，精旺則火自有根，自能生生於不已。況氣乃無形之象，以無形之氣，補無形之火，則更為相宜，所以精又易生，而火又易長耳。

辨證論治五

人有中年之時，陽物不舉，雖婦女捫弄而如故，即或振興，已而復敗，春興闌珊絕無思想，縱加調笑，宛如枯禪，人以為操持之有定力也，誰知是心包之火氣大衰乎！夫心包之火，相火也。心包火旺，力能代君以行事，故君火動，而相火亦能充其力，以濟君火之歡。心包火衰，心火雖動，而相火力難上奉夫君王，有使之動而不動者。如相臣臥病，氣息奄奄，使其奮身勤王，其可得乎？且心包之火與命門之火，正相通也。命門寒而心包熱者有之，未有心包寒而命門獨熱者也。所以心包之火微，有扶之而不起者，職是故耳。治之法：溫其心包，而不必溫其命門者也。

臨床處方

〔救相湯〕：人參一錢**巴戟天**一兩**肉桂**三錢**炒棗仁**五錢**遠志**二錢**茯神**一錢**良薑**一錢**附子**一錢**柏子仁**二錢**黃耆**五錢**當歸**三錢**菟絲子**二錢，**水煎服。**

連服十劑，興趣日生；服二十劑而陽旺不倒矣。此方名為〔救相湯〕，專治心包虛寒之症，不只振舉其陽也。方中雖治心包，實皆統治心者何故？蓋心包為心君之相，相臣之單寒，終成於君倖之薄也。補其心君，則君王富強，雖多賚賜之厚，不特謂之養身，更且受之以惠士，則相輔而理，安有孱弱之虞哉！自然奉命出戰，有衝鋒破敵之勇矣。

藥理說明

痰症門

辨證論治一

人有腸胃之間，瀝瀝有聲，飲水而更甚，吐痰如湧，人以為痰湧之病也，誰知是胃氣之虛乎！夫胃為水穀之海，飲食無不入於胃中，遊溢精氣，上輸脾肺而下輸膀胱，水精四布，五經並行，此胃氣之旺而然也。倘胃氣一虛，只能消穀而不能消水，由是水入胃中，不存於胃而下流於腸，故瀝瀝有聲也。其症初猶不覺，久之而水之精華變為混濁，遂成痰飲，團聚於呼吸難到之處而上湧矣。然則痰之來也，由於胃氣之虛；痰之成也，由於水氣所感。治痰必先消水，而消水必先健胃，又何疑乎。惟是胃氣之衰，非胃能自衰也，但補胃土而胃氣不能自旺。蓋胃氣之衰，猶心包之氣弱也，胃氣非心包之火不能生，補胃土必須補心包之火耳。

臨床處方

〔**散痰湯**〕：**白朮**三錢**茯苓**五錢**肉桂**五分**陳皮**五分**半夏**一錢**薏仁**五錢**山藥**五錢**人參**一錢，**水煎服**。

藥理說明

此方即「二陳湯」之變也。「二陳湯」助胃以化痰，未若此方助心包以健胃。又妙在肉桂不特助心包之火，且能引茯苓、白朮直入於膀胱，以分消其水濕之氣，而薏仁、山藥又能燥脾以泄下流之水，水瀉而痰涎無黨，不化痰而化精矣，豈尚有痰飲之不癒哉！

辨證論治二

人有水流脅下，咳唾引痛，吐痰甚多，不敢用力，人以為懸飲之病也，誰知是胃氣之怯乎！夫飲水宜入於腸，乃不入於腸而入於脅，其胃氣之逆，為何如乎？不知胃氣不怯，則胃之氣不逆也。胃氣旺而水怯，胃氣怯而水旺。水旺之極，胃怯之極也；胃逆之極，水逆之極也。欲使水逆者而重歸於順，必使胃怯者而重返於旺而後可。然則胃怯者易旺，而水逆者難順耳。雖然，水勢下行，其性然也。導其水勢之下行，提其胃氣之上升，自然怯者不怯，而逆者不逆也。

臨床處方

〔弱痰湯〕：**人參**一錢**茯苓**五錢**荊芥**一錢**薏薏仁**一兩**陳皮**五錢**天花粉**三錢**枳殼**三分**白芥子**二錢，**水煎服**。

藥理說明

此方上能消膜膈之痰，下能逐腸胃之水，助氣則氣旺而水降，不敢懸瀑泉於天半矣。倘徒用消痰之藥，而不補其胃氣之虛，則氣降水升，泛濫之禍，必有滅頂之凶矣。

辨證論治三

人有痰涎溢於四肢，汗不出而身重，吐痰靡已，人以為溢飲之病也，誰知是胃氣之壅乎！夫天一生水，充周流灌，無處不到，一有淤蓄，則穢濁叢積，水道日隘，不走大路通渠，反橫流於支河，旁隘於平地矣。凡水必入胃，胃通而水又何積乎？惟胃土有壅滯，水不走膀胱而下流，乃由胃而出於四肢，四肢無泄水之路，必化汗而出。然水能化汗，由於胃氣之行也。今胃既壅阻，是胃氣不行，又何能化汗乎？汗不能化，水又何從而出？身重者，正水濕之徵也。四肢水濕而不能出，自然水湧而吐痰矣！治之法：必順其性，因勢而利導之，由高山而平川，由平川而江海，庶幾泛濫之害可除。人腹之胃，即人身中之中山也。開胃土之壅，而膀胱小腸之水道自通。然而胃土之壅，不易開也。土壅由於肝之氣剋，宣肝氣之鬱，補胃中之虛，而胃壅可開矣。

臨床處方

〔啟閉湯〕：白朮三錢 茯苓五錢 白芍三錢 柴胡五分 豬苓一錢 厚朴一錢 澤瀉一錢 半夏一錢，水煎服。

藥理說明

連服四劑而痰消，再服四劑而身輕矣。此方即〔四苓散〕之變也。加入柴、芍以舒肝，加入厚朴以行氣，半夏以消痰，自然氣行而水亦行，氣化而痰亦化。又何至胃土之壅，使痰涎之流溢於四肢也哉！

辨證論治四

人有咳逆倚息短氣，其行於腫，吐痰不已，胸隔飽悶，人以為支飲之症也，誰知是胃氣之逆乎！夫胃為穀之海，宜順不宜逆，順則水化而為精，逆則水變而為痰矣！然而逆有深淺之不同，逆淺而痰入於胸，逆深而痰入於膈。然而胃氣之逆，致痰不下行而上行，竟入於胸膈之間，則其逆亦甚矣。然而逆何以至此也？胃為腎之關，腎虛而氣沖於胃，則胃失其啟闔之權，關門不閉，反隨腎氣而上沖。腎將胃中之痰，挾之而入於肺，肺得水氣之精，故現水腫之狀，而咳逆倚息之病生。其症似乎氣之有餘，而實氣之不足，故短氣而不可以接續也。治之法：轉胃氣之逆，而痰可降，補腎氣之虛，而胃可順矣。

臨床處方

〔轉胃湯〕：山藥一兩 薏仁一兩 人參一錢 白朮五錢 牛膝三錢 附子一分 陳皮三分 水子二分 麥冬一兩 白芥子三錢，水煎服。

一劑而胃氣平，二劑而胃氣轉，三劑而咳逆短氣之症除，四劑痊癒。

藥理說明

此方〔轉胃〕為名，而實所以轉腎氣之逆也。腎逆而後胃逆，然則轉腎正所以轉胃也。此等之症，非此大劑，則胃之氣必不能歸於腎之內。倘日日治痰，則耗損胃氣，而腎氣溢逆，何日是降痰之時哉？勢不至於死不已也。

辨證論治五

人有終日吐痰，少用茶水，則心下堅築，短氣惡水，人以為水在心也，誰知是火鬱於心乎！夫心本火，最惡者水也，以水寒能剋心耳。然而心氣不虛，水之入胃，亦足以養心，而水亦不敢直入以犯之。惟心氣之虛，則火先畏水，而水即乘其畏以相攻。而火又惟恐水之入心也，欲出其火以相煆，而水乃益堅。火欲出而不得出，火抑鬱於內而氣不得宣，故築動而短氣，非氣之真短也。火既與水相戰，則水正火之仇也，傷惡水，又何疑乎！治之法：不可徒利其水也。利水必致消痰，消痰必致損胃，胃氣損而心氣愈虛，而水與痰終難去矣！必補心以生胃，散鬱以利水，則火氣旺而水氣不能侵，自不至停於心下，而化為濕痰也。

臨床處方

〔**勝水湯**〕：**茯苓**一兩**車前**三錢**人參**一錢**遠志**一錢**甘草**三分**菖蒲**一錢**柴胡**一錢**白朮**一兩**陳皮**五分**半夏**一錢，**水煎服**。

藥理說明

一劑輕，二劑又輕，四劑痊癒。此方〔六君子〕之變也，補心散鬱，偕而行之。心之氣健，而火之氣自通。火之氣通，而胃之氣自旺，土旺自能制水，何畏乎水之攻心哉！

辨證論治六

人有口吐涎沫，渴欲飲水，然飲水又不能多，仍化為痰而吐出，人以為水之在肺也，誰知是肺氣之熱乎！夫肺主氣，行榮衛，布津液，周流於一身，而不可停住者也。惟水邪入之，塞其氣道，氣凝而不通，液聚而不達，遂變為痰沫。而清肅之令失，金乃生火以自焚其肺。故引外水，亦非內火可消；故不化精津，而仍變為痰涎而上吐也。治之法：清肺金之熱，不取給於外水，則水不入肺，而涎沫可解。然而肺金失清肅之令，不止水邪之故。蓋水邪之入肺，必非無因，實心火剋肺也。肺因火邪之相侵，原思水以相濟，而水乃乘其渴而入也。故欲解肺金之熱，又必須清心火之藥。

臨床處方

〔**解炎湯**〕：**黃連**五分**天花粉**二錢**黃芩**一錢**麥冬**一錢**茯苓**五錢**桔梗**一錢**甘草**三分**陳皮**三分**神麴**五分，**水煎服**。

藥理說明

一劑而渴解，二劑而痰消，不必三劑也。此方清心肺之熱，則上焦之火，不能滯留。而痰氣過升，亦非所宜，又加入茯苓以下行其膀胱，則火隨水走，其勢自順。既能消痰，又能降火，何至肺氣之壅塞乎？且此方雖消痰降火，又不耗損肺金之氣，此痰之所以易消，而火之所以易降耳。

辨證論治七

人有少氣身重，日吐清水清痰，人以為水之在肺也，誰知是脾氣之寒乎！夫脾為濕土，最惡者水也，最喜者火也。火衰則水旺，水旺則火衰，必然之理。然則脾土烏可無火乎？無火則土為寒土，土寒則水不能化於土之中，而土且凍於水之內，即有微火在焉，止可化水而不能化津，但能變痰而不能變液。且火既衰微，只可化上焦之水，而不能解下焦之凍，此清痰清水，所以上吐而不下行也。下水不行，則濕必流於四體，人身安得不重乎。治之法：必須利水消痰，以燥脾土之氣。然而脾中無火，徒利徒消，究亦何益？蓋脾土之衰，由於腎火之弱也。不補腎中之火，則釜下無薪，土如冰炭，又安得大地陽回，變濕污之地為膏壤之區乎！是以補脾而必須補腎，火旺而土自燥，土燥而濕自除耳。

臨床處方

〔**燥土湯**〕：**白朮**一兩**茯苓**一兩**肉桂**二錢**人參**一錢**破故紙**一錢**山藥**五錢**芡實**五錢**砂仁**三粒**益智仁**一錢**半夏**二錢，**水煎服**。

藥理說明

此方健脾者居其七，燥腎者居其三，似乎仍重在補脾，而輕在補腎。不知脾喜燥，而腎惡燥，使燥腎之藥太多，則腎先受損，又何以益脾乎？燥腎少而燥脾多，則腎無過燥之虞，而脾轉受甚燥之樂，此用藥之妙手權衡也。

辨證論治八

人有痰氣流行，脅下支滿，發嚏而痛，輕聲吐痰不敢重咯，人以為水氣之在肝也，誰知是鬱氣之在肝乎！夫肝藏血而不藏水，肝非藏水之區，宜水之不到也。然而肝氣不鬱則已，鬱則血不藏矣！血不藏而予水以隙，則水即乘隙以入肝。而肝終不藏水矣，乃謹閉其肝之藏，水乃留伏於肝之外而不散也。肝氣本鬱以招水，又因水而愈鬱，肝氣之逆，為何如乎！脅下正肝之部位也。肝氣鬱矣，即無水邪相犯，尚且有脹急之症，況水停脅下，安得而不支滿乎！發嚏而痛者，以火鬱未宣，得嚏則火欲出而不得出，故弔動而作痛也。治之法：必須達肝氣之鬱，而少佐之消痰分水之藥，則隨手而奏功矣。

臨床處方

〔開痰飲〕：**柴胡**一錢**半夏**一錢**甘草**一錢**炒梔子**一錢**陳皮**一錢**薄荷**一錢**枳殼**三分**蒼朮**二錢**茯苓**五錢，**水煎服**。

藥理說明

二劑而肝氣之鬱舒，四劑而脅滿之痛去，不必五劑也。此方專解肝鬱，鬱舒而火散。肝氣平舒，自不下剋脾胃之土，肝火不旺，自不上引痰涎之閉，豈尚有水停於脅下，以增人痛滿者哉！

辨證論治九

人有水泛為痰，涎如清水，入水即化，人以為腎中之痰也，誰知是腎寒而精變為痰乎！夫心、肺、脾、肝之痰，可於補中用攻，而獨於治腎之痰，必須用純補之藥，而不可少間攻痰之味。蓋腎中之痰，乃純陰之水也。陰水非陽火不能攝。陽火者，水中之火也。陰水泛而火微，陽火旺而水伏。大補其水中之火，不必降痰，而痰自降矣。

臨床處方

〔八味地黃湯〕：熟地一兩 山藥五錢 山茱萸五錢 澤瀉三錢 丹皮三錢 茯苓一兩 肉桂二錢 附子一錢，水煎服。

一劑而水泛為痰者立時即消。天下治痰之捷效，未有勝於此方者也。然亦止可投之以治腎寒而痰泛者。倘執此方以概治痰症，則又斷斷不可。

藥理說明

蓋痰非腎泛，則痰為外邪，何可以治內症者，移而以治外症乎？惟真正是腎水上泛者，用此方實效如應響。然亦必須多用茯苓與熟地之相同分量，則腎水歸源，而上、中、下三焦之濕氣盡行消化，始無伏留之弊。萬勿執定仲景先生原方，謂茯苓不可多用，故又表而出之。

辨證論治十

人有吐痰純是白沫，咳嗽不已，日輕夜重，人以為肺火之痰也，誰知是腎熱而火沸為痰乎！此等之痰，乃陰虛火動，大約成於癆瘵者多，即古之所謂吐白血也。其痰一如蟹涎，吐之不已，必色變如綠涕之色，即癆瘵之已成，而不可救療者也。亦有未成癆瘵，與陰虛之火初動，而即成此痰，與癆瘵已成者，難易自然天壤，何可置之而不救？世不知治法，往往亂投藥餌，一味治痰，絕不識治腎中之陰，勢不變成癆瘵而不止。夫火沸為痰者，成於腎火之太旺也，火旺而水乃沸騰。不知火旺之極，由於水衰之極也。腎可補而不可瀉，補腎水之衰，即所以瀉腎火之旺，故用補陰之藥以制陽，而不可用瀉陽之品以救陰也。倘見其腎火之旺，輕用黃柏、知母，毋論火不可驟息，痰不可遽消，且擊動其火，以變為癆瘵者，比比然也。治之法：但補水以逐痰，而痰消於烏有矣。

臨床處方

〔定沸湯〕：熟地二兩 山萸一兩 麥冬一兩 北五味二錢 茯苓一兩 山藥一兩 元參一兩 白芥子三錢，水煎服。

藥理說明

連服二劑，而火沸之痰，不知其何以去也。此方宜連服十劑，不可見二劑之功效，而便撤飲不服。蓋火沸之痰，總本於陰虛，而陰虛之火，非多服補陰之藥，則陰不能大長，而火亦不能急散也。病者以此方為續命之湯，而醫者以此方為奪命之劑，幸世人勿輕吾言而鄙視也。

辨證論治十一

人有偶感風邪，鼻塞咳嗽，吐痰黃濁，人以為痰塞胸膈也，法宜吐，誰知是風邪閉塞於肺經乎！夫邪在肺，古人亦有用而取效者，以肺氣閉塞，則吐得發越其氣，而氣可開，謂吐中有發散之義也。然必大滿大實之症，始可用吐，如〔瓜蒂散〕湧出其痰也。若鼻塞咳嗽，吐痰黃濁，非大滿大實可比，何必用吐法哉？且吐法不可輕用，不宜吐而吐之，必有損傷胃氣之虞。胃氣傷而肺氣亦傷，肺、胃兩傷，舊痰雖去，而新痰復生，何日是消痰之日乎！一吐不已再吐，再吐不已三吐，亦變為不可治之症而後已。是吐切不可輕用也。勿論虛人不可吐，即實人亦不可輕吐，以吐後必須守戒，五臟反復，而氣未易復，一犯戒而變症蜂起也。況肺邪閉塞之痰，亦易於表散，蓋肺氣閉塞於風邪，非閉塞於痰也。散其邪，而肺氣自通，肺氣通，而痰氣亦化。王道原自平平，尚吐者霸道也，霸道可間用，而不可常用，慎勿謂吐法神於表散，而盡用吐也。

臨床處方

〔散痰湯〕：**桔梗**三錢**紫蘇**二錢**黃芩**一錢**麥冬**五錢**半夏**二錢**甘草**一錢**陳皮**一錢**茯苓**三錢，**水煎服**。

藥理說明

一劑而鼻塞通，二劑而咳嗽止，三劑而痰濁化，四劑痊癒。此方名為「散痰」，其實散肺之邪也。痰因邪結，邪散而痰將安結？痰涎化而肺氣無傷，不勝於吐法之損胃乎？是表散之功足尚也。

辨證論治十二

人有寒氣入胃，結成寒痰，日日嘔吐，人以為寒痰之在胃也，誰知是胃氣之虛而寒結為痰乎！凡人胃氣旺則水穀入而化精，原無痰之在胃也。惟胃氣虛，僅能化穀，而不能消水，則水且積而為痰矣！然而胃之所以虛者，火氣之衰也。火旺則土旺，火衰則土衰，土衰不能制水，故不變精而變痰也。然則胃土自寒，而且水變為痰，況又外寒之侵胃乎！內外之寒合，自然痰涎日多，下不能化，必致上湧而吐矣。祛寒其可緩乎？惟是祛胃土之寒，必須補心火之旺，火旺土堅，何痰不化哉！

臨床處方

〔六君子湯〕加味治之：**人參**一錢**白朮**二錢**茯苓**三錢**陳皮**一錢**甘草**三分**半夏**一錢**肉桂**二錢，**水煎服**。

藥理說明

〔六君子〕原是補腎脾之聖藥，胃病而治脾者，脾胃為表裡，補脾而胃更健也。肉桂上補心火，而下補腎火也。心火旺而胃溫，腎火旺而脾熱，脾胃兩熱，而寒痰有不立消者哉！

辨證論治十三

人有熱氣入胃，火鬱成痰，痰色黃穢，敗濁不堪，人以為熱痰之作祟也，誰知是胃火之未消乎！夫胃本乎土，胃火之盛者，由於胃土之衰也。胃土衰而外熱犯之，似於胃之相宜，何以無益而反化為痰乎？蓋胃土既虛，則水穀之入，不能生津以潤土，則土氣太乾，必索外水以相救。水多火勝，兩不相化，胃土抑鬱而不伸，胃土亦搏結而不發，痰何能消？必變為黃穢敗濁之色矣。然則治之法：不必治痰也，補胃氣之虛，而少加散火之劑，抒鬱之味，則胃土復強，消痰更易矣。

臨床處方

〔**疏土湯**〕：**白朮**三錢**茯苓**五錢**甘葛**五分**人參**一錢**甘草**三分**陳皮**五分**天花粉**三錢**竹葉**二十片**甘菊花**二錢**柴胡**五分，**水煎服**。

藥理說明

一劑胃鬱解，二劑胃火散，三劑胃痰消，四劑痊癒。此方補胃重而瀉火輕，以鬱火之痰，原未常大旺也，故補胃而火可散，散火而鬱自解。況方中原有乾葛、柴胡以解其鬱乎！鬱開痰豁，必致之勢也。

辨證論治十四

人有感雨露之濕，或墻垣土房之濕，以為濕結為痰，或為痰飲，支節痠痛，背心生疼，臍下有悸，人以為濕痰之成病也，誰知是脾氣之濕以助濕乎！夫脾最惡濕，必得腎火以燥之，則污泥之土始成膏壤之田，而後水入脾中散精而無留伏之害。惟腎火衰微，不能生脾土，而脾土愈濕矣。土濕自易成痰，又加天地之水氣兩相感召，則濕以添濕，痰更添痰，遂成滔天之勢矣！治之法：補腎火以生土，而補火之藥，仍於補腎之中以用之，則火無亢炎之禍，而土有健順之宜矣。

臨床處方

〔五苓散〕治之：白朮一兩 豬苓三錢 澤瀉二錢 茯苓一兩 肉桂二錢 半夏三錢，水煎服。

藥理說明

一劑而臍下之悸除，二劑而肢節背心之疼痛止，三劑而痰飲盡消，四劑痊癒。〔五苓散〕乃利水之神藥也。肉桂既溫命門之火，更能引濕痰化水，盡趨於膀胱而出。尚恐陳痰已化，而新痰又生，故加半夏以消之，助苓、朮之醒脾，尤能奏健土之功也。土生火中，火旺土內，一方而水土兩安，一用而脾腎總補，非〔五苓散〕之故乎！只以利水目之，尚未知〔五苓散〕者也。

辨證論治十五

人有陰虛枯槁，肺氣困乏，嗌塞喉乾，咯痰發嗽，人以為肺氣之虛也，誰知是肺氣之燥乎！夫肺之燥也，必非一日，而燥之成也，亦非其時。夏傷於熱，秋必病燥，是燥必成於熱也。肺屬金，而金最惡火。夏火炎炎，必傷肝氣，以肺金不敵火氣之剋也。然而金既畏火，火剋金之時即宜發燥，何待於火退金旺之時，而反現夫燥之象乎？不知金畏火刑，金出其肺中之炎，僅足以敵火氣之炎，迨炎令既過，金無所畏，而不足之氣形焉，轉難濟肺氣之乏，勢必求外水以止渴。然而外水之可入肺，而終不足以入肺。且肺氣既燥，肺難自顧，何能下生夫腎水？而腎中取給，又不能免，則燥自益燥，而咳嗽吐痰之症生矣。治之法：似宜補脾胃之氣，則生肺金矣。然而健脾助胃之藥，性多燥烈，以燥投燥，則肺中之精液未能遽生，而反足以添其火炎矣。必須潤肺之中而大補其腎水，腎水足而肺金得養，子富而母自不貧也。夫肺金之氣，夜藏於腎，向因腎涸，力難迎肺金以歸藏於腎之內。肺乃取給於腎，而腎之水，又不足供肺之用，肺乃半途而返，不忍入於腎之宮。而腎見肺金之燥，出其涸竭之水以濟之，而涸竭之水，水中有火也，肺不敢受，於是不變精而變痰。此痰，肺未嘗欲其上升也，而無如上焦火旺，肺液乾枯，又不得不取資於痰，以暫救其嗌咯，故咯而升痰。迨痰既上升，而上焦之火，彼此相鬥，而嗽又生矣。

臨床處方

〔潤燥飲〕：麥冬一兩**熟地**一兩**蘇子**一錢**白芥子**二錢**甘草**一錢**桔梗**三錢**天門冬**三錢**山茱萸**五錢**五味**五分**人參**一錢，**水煎服**。

二劑而肺潤，四劑而肺更潤，十劑痊癒。此方用二冬以潤肺，用熟地、茱萸以補腎，肺、腎相通；又加人參、五味以益氣，氣旺而津液尤易生也。又恐過於補腎而不上走益肺，而又加升提之味，使益肺多於益腎。尚且加人參以助燥，更入蘇子、甘草使之調和於上焦之門，同白芥子以消膜膈之痰，而又不動火以增燥，亦何至有痰嗽之患哉！

藥理說明

辨證論治十六

小兒痰氣壅阻，竅隧不通，手足逆冷，有如風症，人以為慢脾之風也，誰知是脾虛而痰盛乎！夫小兒以健脾為主，脾土不旺，則所食之水穀也，總變為痰。痰氣既盛，則經絡之間，無非痰結，竅隧不通，而氣即不能展舒矣。脾主四肢，手足者，脾之所屬也，脾氣既不能展舒，又何能運動夫手足乎？此逆冷之所以成，而非外風之中也。風性甚動，而且急，若真有風入，則疾風暴雨，勢不可當，安有迂緩舒徐者乎。無奈前人巧立名色，謂是慢驚之風，創造牛黃、犀角、蛇、蝎等藥以療之，遂至殺小兒如草菅，不深可痛惜哉！使早用健脾之劑，而少佐之以祛痰之藥，則無兒不可活也。

臨床處方

〔**健土開痰飲**〕：**人參**五分**茯苓**二錢**陳皮**二分**薏仁**二錢**乾薑**二分**砂仁**一粒**白朮**二錢**天花粉**五分，**水煎服**。

藥理說明

一劑而風定，二劑而痰消，三劑痊癒。此方健土以消痰，與〔六君子湯〕不相上下。然〔六君子〕用半夏以消痰，未免有耗氣之失，於瓜蒂之中吐痰，而即用消痰之藥，使餘痰盡化，舊痰盡去也。倘熟此方，以概治小兒之痰，庶幾全活者眾，不至小兒夜泣於九泉也。

辨證論治十七

人有老痰結成黏塊，凝滯喉嚨之間，欲嚥不下，欲吐不能，人以為肺氣之不清也，誰知是肝氣之甚鬱乎！此等之症，必成黃穢之色，蓋留於膜膈之色也。老人虛人，最多此痰，非舒發肝木之氣，斷然難消。然徒舒肝木之氣，而不大補肝中之血，則脅間之燥不能除，而膜膈之痰亦不易化。然而肝中之血，腎水之所滋也，補肝必須補腎；但補腎不兼消其痰，則所輸之水，適足以資盜糧耳。

臨床處方

〔燥潤破痰湯〕：白芍一兩 香附一錢 青黛五分 天花粉二錢 白芥子二錢 元參五錢 茯苓三錢 山藥三錢

藥理說明

一劑而痰易吐矣，二劑而痰易嚥，連服四劑，而痰塊開矣，再服四劑而老痰盡消。此方肝腎兩治，既無肝腎兩虞，又鮮增濕之患。肝氣宣而肝血養，則肝火不搏聚於胸中，自然老痰不凝結於脅內也。惟是老痰最難速化，此方必須多用以消之，但不可責之近功耳。

辨證論治十八

人有痰在膈上，大滿大實，氣塞而不能伸，藥祛而不得下，人以為邪在上也，誰知是邪在下乎！夫上病宜療下，何以古人用上治吐法而能癒乎？此亦一時權宜之法則然耳。不若此方專利脾中之濕，而又能通氣溫中，更勝於六君藥，誰知儘可不吐哉。凡見實滿之症，下之自癒，但下不同耳。下之者乃祛入胃中，非祛入腸中也。痰涎上壅於膈原，是胃氣之盛；而胃氣之所以盛者，又本於胃火之盛也。瀉胃火之有餘，自然現胃氣之不足。胃氣無滿實之象，而膈中滿實，又安能重滿重實耶？勢必痰氣頓消，盡落於胃中矣！又何必令其上吐損傷胃氣，使五臟之盡反覆哉。

臨床處方

〔**降痰舒膈湯**〕：**石膏**三錢**天花粉**三錢**厚朴**一錢**枳殼**一錢**半夏**一錢**茯苓**五錢**益智仁**五分，**水煎服**。

藥理說明

一劑而滿實平，二劑而滿實盡除，痰亦盡下。此方瀉胃火而降痰，實有奇功，雖其性迅烈而不平，然勝於吐法實多也。世人欲用吐法者，先用此方，不效而後再用吐藥，有益於生命無窮，幸勿哂醫學平庸，而用藥之膽怯耳。

辨證論治十九

人有遍身俱長大小之塊，纍纍不一，人以為痰塊也，誰知是氣之不行，而痰因結之而不散乎！夫怪病多生於痰，身中長塊，亦怪病之一也。然而痰之生也，必有其因，而痰之結也，亦有其故。夫痰之生本於濕，而塊之結成於火，故無濕不能生痰，而無痰不能成塊。然則欲消其痰也，烏可以不急治塊乎？然而痰之生也，雖成於濕，塊之結也，實結於火。苟氣旺而濕又何留？濕苟不留，而火又何起耶？是消塊不必去火，而惟在於消痰；亦不必全消夫痰，而又在急補其氣。蓋氣旺則痰消，痰消則塊亦消也。

臨床處方

〔**二陳湯**〕**加味治之**：**人參**一錢**茯苓**三錢**白朮**五錢**陳皮**二錢**半夏**三錢**白芥子**三錢薑炒**黃連**五分，**水煎服**。

藥理說明

十劑消半，二十劑全消。此方本消痰之聖藥，亦即消塊之神劑，塊成於痰，消痰即所以消塊也。

辨證論治二十

人有性喜食酸，因多食青梅，得痰飲之病，日間胸膈中如刀之刺，至晚而胸膈痛止，而膝骼大痛，人以為胃中之寒也，誰知痰飲隨氣升降而作痛乎！夫痰在上也宜吐，痰在中也宜消，痰在下也宜降。痰飲在腹膈之間，是痰之在上焦也，不必用降痰、消痰之法，必當用吐藥吐之。惟是吐痰必先傷氣，毋論大吐之後使臟腑反覆，而胃氣之亡，不又多乎！況乎多食酸味，則肝木必旺，木旺必不畏金，金既不旺，則木寡於畏，必然肆其横逆之勢，以傷中州之土矣。土傷則胃氣更損，雖久積之痰頓失，而新長之痰，安保其不再聚乎？治之法：於吐中仍行其補胃平肝之法，使痰去而土又不虧之為得也。

臨床處方

〔倒痰湯〕參蘆一兩 瓜蒂七枚 白芍一兩 白芥子一兩 竹瀝二合，水煎服。

藥理說明

一劑必大吐，盡去其痰，其痛如失。然後再用〔二陳湯〕調理，不再痛。前方名為〔倒痰湯〕，用參蘆以扶胃土，用白芍以平肝木，用白芥子、竹瀝共成常用之道也。世人遵張子和之教，一見滿實之症，便用吐，新痰不生，得治痰之益，而又絕其傷氣之憂也。

辨證論治二十一

人有偶食難化之物，忽然動驚，因而飲食減少，形體憔悴，面色黃瘦，顛寒作熱，數載不癒，人以為癆瘵之症也，誰知是痰裹其食而不化乎！夫傷食之病，未有手按之而不痛者也。況痰裹其食，其痛尤甚，宜人之易知，何以經歲經年而人未知也？且食之歲月之久，宜當消化，何能久留人腹乎？不知食因驚而留於腹者，食存於兩脅之旁，外有肋骨護之，手按痛處，不能及也。食因痰裹，痰既不消，而食亦不化，故有留中數載，仍為舊物者，實人所未知也。兩脅之地，乃肝木之位也。痰食積於中，自生如瘧之症，發寒發熱，狀如癆瘵，其驚氣未除也。驚氣未解，而痰食又如故，病又何能癒哉！治之法：開其驚，降其痰食，數載之病，一朝可去也。

臨床處方

〔釋驚湯〕治之：**白芍**一兩 **當歸**五錢 **青木香**三錢 **大黃**三錢 **枳實**一錢 **白芥子**三錢 **茯苓**三錢 **枳殼**一錢 **甘草**五分 **麥芽**一錢 **山楂**十粒，**水煎服**。

藥理說明

一劑而痰食盡下矣，不必再劑也。此方消痰降食，專走於兩脅之間，開其驚之氣，故奏功如神耳。

卷九

【婦人科】

帶門

辨證論治一

婦人有終年累月，下流白物，如涕如唾，不能禁止，自然而下者，甚則臭穢，所謂白帶也。夫帶病俱是濕病，而以帶名者，因婦人有帶脈，不能約束，故以帶名之。帶脈通於任、督之脈，任、督病而帶脈亦病。帶脈者，只婦人有之，所以束胞胎之係也，婦人無帶脈，則胞胎不堅，難以繫胎，故帶脈弱而胎易墮，損傷帶脈，則胎必不牢。然而帶脈損傷，非獨跌閃挫氣已也。行房而過於縱送，飲酒而出於顛狂，雖無疼痛之苦，而其中暗耗，則白物自下。故帶病尼師、寡婦、出嫁之女多，而處子在閨，未破瓜之女少也。況加之脾氣之虛，肝氣之鬱，濕氣之侵，火氣之逼，安得不成為帶下之症者！白帶者，濕盛而火衰。肝鬱脾虛，則脾土受傷，濕土之氣下陷，是以脾精不守，不能化為榮血，而變成白滑之物，由陰門而直下，欲自禁止，而不可得也。治之法：宜大補其脾胃之氣，而少佐之舒鬱之味，使風木不閉塞於地中，則地氣自升騰於地上，脾氣健而濕氣自消。

臨床處方

〔完帶湯〕：**白朮**一兩**蒼朮**一錢**甘草**一錢**車前子**三錢**山藥**一兩**陳皮**五分**人參**二錢**白芍**五錢**柴胡**六分**荊芥**五分**半夏**一錢，**水煎服**。

二劑輕，四劑止，六劑痊癒。此方脾、肝兩經同治之法，寓補於升之中，寄消於散之內。開提肝木之氣，則肝氣不燥，何致下剋於脾土。

藥理說明

補益脾土之元，脾經不濕，何難分消夫水氣。至於補胃而兼補脾者，脾胃表裡也，脾非胃氣之強，則脾之弱不能旺，然則補胃正所以補脾耳。

辨證論治二

婦人有帶下而色紅者，似血非血，所謂赤帶也。赤帶亦濕病，濕亦見黃白之色，乃不現黃白而現赤者，火熱之故也。火之色赤，故帶下亦現赤色耳。惟是帶脈繫於腰臍之間，近於至陰之地，不宜有火，豈有路通命門，而腎中之火出而燒之耶？不知帶脈不通腎而通肝。婦人憂思以傷脾，又加鬱怒以傷肝，於是肝火內熾，下剋脾土。而脾土不能運化，濕熱之氣蘊結於帶脈之間，而肝火焚燒，肝血不藏，亦滲乎帶脈之內。而帶脈又因脾氣之傷，約束無力，而濕熱之氣，隨氣下陷，同血而俱下，觀其氣象，似血非血，其實血與熱俱，不能兩分之也。世人以赤帶本之心火者，誤之耳。治之法：清其肝中之火，而扶其脾氣，則赤淋庶幾可癒乎！

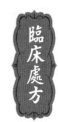

臨床處方

〔**清肝止淋湯**〕：**芍藥**一兩**當歸**一兩**阿膠**三錢**生地**五錢**丹皮**三錢**黃柏**一錢**牛膝**二錢**黑豆**一兩**香附**一錢**紅棗**十枚，**水煎服**。

一劑少止，二劑又少止，四劑全止，十劑不再發。此方但去補肝之血，全不去利脾之濕者，以赤帶之病，火重而濕輕也。夫火之所以旺者，由於血之衰也，補血足以制火矣。且火與血合，而成赤帶，竟不能辨其是濕，而非濕，則濕盡化而為血矣。所以治血可也，又何必利濕哉！此方之妙，在純不治濕，而少加之清火之味，故奏功獨奇。倘一利其濕，反引火而下行，轉難遽效耳。或問先生前言助其脾土，今但補肝木之血，絕不補脾胃之氣，何也？不知用白芍以平肝，則肝氣得舒，自不去剋脾土，是補肝正所以扶脾，又何必加人參、白朮之多事哉！

藥理說明

辨證論治三

婦人有帶下而色墨者，甚則下如墨汁，其氣最腥，人以為水寒之極也，誰知是火熱之極乎！夫火色宜紅，何成黑色？不知火極似水，乃假象也。其病必然腹痛，小便之時必然如刀之觸，陰門之口必然發腫，面色必然發紅，久則黃瘦，飲食必然兼人，口必大渴，飲之涼水，少覺寬快。此命門之火，與膀胱三焦之火合，而胃氣又旺，四火同煎，安得不熬乾坤成炭也耶。此等之症，不致發狂者，以腎水與肺金之氣，涓涓不絕，足以潤心而濟腎耳。所以飲水在胃，但成帶下之症，火結於下，而不炎於上也。治之法：惟以瀉火為主，火退而濕熱自舒也。

臨床處方

〔利火湯〕：大黃三錢 白朮五錢 茯苓三錢 車前子三錢 王不留行三錢 劉寄奴三錢 黃連三錢 炒梔子三錢 石膏五錢 知母一錢，水煎服。

一劑而小便大利，二劑而黑帶變為白帶矣，三劑而白帶亦少，減去一半，再服三劑痊癒。此方未免過於迅利，初不知火盛之時，用不得依違之法，救焚而少為迂緩，則火勢延燒，不盡不止也。今用黃連、石膏、知母、梔子，一派寒涼瀉火之味，入於大黃之中，則迅掃除；而又得王不留行與寄奴之味，利濕甚急，俱無停住之機；佐白朮、車前、茯苓速成既濟之功也。

藥理說明

辨證論治四

婦人有帶下而色黃者，宛如黃茶濃汁，其氣帶腥，人以為脾經之濕熱也，誰知是任脈之濕熱乎！夫任脈本不能容水，如何濕氣入於中而化為黃帶乎？不知帶脈橫生通於任脈。任脈直上，走於唇齒，唇齒之間原有不斷之泉，下灌於任脈，使任脈無熱，則口中津液，盡化為精，以入於腎中矣。惟有熱以存於下焦之間，則津不化精而化濕。夫水色白而火色紅，今濕與熱合，欲變紅而不能，欲返白而不得，煎熬成汁，因變為黃色矣。黃乃土之色也。真水真火合而成丹，邪水邪火合而帶黃。世人以黃帶為脾之濕熱而單去治脾，此黃帶之所以難痊也。

臨床處方

〔**退黃湯**〕：**山藥**一兩**芡實**一兩**黃柏**二錢**車前子**一錢**白果**十枚，**水煎服**。

藥理說明

連用四劑，無不痊癒。此方不特治黃帶之方也，凡有白帶者，俱可治之，而治黃帶，尤奏奇功。蓋山藥、芡，專補任脈之虛，而又能利水，加之白果引入任脈之中更為便捷，所以奏功甚速也。至所用黃柏，即解任脈之濕熱矣。

辨證論治五

婦人有帶下而色青者，甚則色綠，如綠豆汁，稠黏不斷，其氣亦腥，人以為小腸之濕熱也，誰知是肝經之濕熱乎！夫肝屬木，而木之色屬青，帶下如綠豆之汁，明是肝木之病。但肝最喜水，濕亦水也，似濕非肝之所惡，何以竟成青帶之症？不知水雖為肝之所喜，而熱實為肝之所惡，而所惡者合之所喜，必有違其性者矣。肝之性既違，則肝之氣必逆，氣欲上升而濕欲下降，兩相牽掣，必調住於中焦之間，於是走於帶脈，從陰門而出。其色青綠者，正以其秉肝木之氣也。逆輕者熱必輕而色青，逆重者熱必重而色綠。似乎治青者易，而治綠者難，然而無難也。解其肝中之火，而利其膀胱之水，則帶病自癒矣。

臨床處方

〔**逍遙散**〕**加減治之**：**茯苓**五錢**白朮**五錢**甘草**五分**陳皮**一錢**柴胡**一錢**白芍**五錢**茵陳**三錢**炒梔子**三錢，**水煎服**。

藥理說明

二劑而色淡，四劑而青綠之帶絕，不必多劑也。夫〔逍遙散〕解鬱之方也，何以取之治青帶如是之神耶？蓋肝經濕熱留之者，因肝氣之逆也。〔逍遙散〕最解肝之逆氣，逆氣平則肝濕難留，況益之茵陳之利濕，梔子之清熱，肝氣清涼，而青綠之帶，又何自來乎？此方之所以奇而可用也。倘僅治青帶，惟以利濕清熱為重，置肝氣於不問，亦安有止帶之日哉！

血枯門

辨證論治一

婦人有年未至七七之期，而經水先斷者，人以為血枯經閉也，誰知是心、肝、脾之氣鬱乎！凡人血枯而安能久延於世？世醫見經水之不行，謂其血枯耳，其實非血之枯，乃血之閉也。且經水非血也，乃天一之水，出之腎經之中，至陰之精，而有至陽之氣，故其色紅赤，似血而非血也。世人以經水為血，此千古之誤，倘果是血，何不名之曰「血水」？而古昔至聖，創呼經水者，以水出於腎經，故以「經」名之，無如世人沿襲，不深思其故，而皆視之為血也。然則經水之早斷，似乎腎水衰涸，吾以為心、肝、脾之氣鬱者，又何以故？蓋腎水之生，不由於三經，而腎水之化，實關於三經也。腎非肝氣所能通，則腎氣不能開；腎非心氣之相交，則腎氣不能上；腎非脾氣之相養，則腎氣不能成。倘三經有一經之鬱，則氣不入於腎之中，縱腎之氣即閉塞而不宣。況三經齊鬱，而腎水真足，尚有格格難出之狀；而腎氣原虛，又何以搆精盈滿，化經水而外泄。此經之所以閉，有似乎血之枯耳。治之法：必須散三經之鬱，而大補其腎，補腎之中，仍補其三經之氣，則精溢而經自通也。

臨床處方

〔溢經湯〕：熟地一兩**白朮**一兩**山藥**五錢**生棗仁**二錢**白芍**三錢**當歸**五錢**丹皮**二錢**沙參**三錢**柴胡**一錢**杜仲**一錢**人參**二錢**，水煎服。**

連服八劑而經通矣，服一月人健，不再經閉，兼易受孕。此方心、肝、脾、腎四經同治之藥，妙在補以通之，散以開之也。倘徒補則鬱不開而生火；倘徒散則氣益衰而耗精，設或用攻堅之味，最熱之品，不特無益，而反害之也。

藥理說明

辨證論治二

人有在室未嫁，月經不來，腹大如娠，面色乍赤乍白，脈乍大乍小，人以為血枯經閉也，誰知是靈鬼憑身乎！大凡人心正則邪不能侵，人心邪則邪自來犯。或精神恍惚，而夢裡求親；或眼目昏花，而日中相狎；或假託戚屬，而暗處貪歡；或明言仙人，而靜地取樂。其先未嘗不驚詫為奇遇，而不肯告人；其後則羞赧為淫褻，而不敢告人矣。年深月久，人之精血，僅足以供腹中之邪，邪日旺而正日衰，勢必至經閉血枯而後已。欲導其經，邪據其腹而經難通；欲生其血，邪飲其精而血難長。醫以為胎而非胎，醫以為瘕而非瘕，往往因循等待，成為癆瘵之症，至死不悟，不重可悲乎！治之法：似宜補正以祛邪，然而邪之不去，補正亦無益也，必先去其邪，而補正之為得耳。

臨床處方

〔蕩邪丹〕：雷丸三錢**桃仁**三十粒**大黃**三錢**當歸**五錢**丹皮**五錢**生甘草**二錢**，一劑而必下穢物半桶。再用〔調正湯〕治之：白朮**五錢**蒼朮**五錢**茯苓**二錢**陳皮**一錢**甘草**一錢**薏仁**五錢**貝母**一錢**，水煎服。**

藥理說明

連服四劑，脾胃之氣轉，而經血漸行矣！前方蕩邪，後方補正，實有次第也。或疑先身懷鬼胎，必傷其血，所以血枯而後經閉也。今既墜其胎，乃不補血，而反補其胃氣者何故？蓋鬼氣中人，其正氣之虛可知；且血不能驟生，補氣自易生血。二朮善補陽氣，陽旺而陰氣難犯，尤善後之妙法也。倘服補血之藥，則陰以招陰，吾恐鬼胎雖下，而陰氣未必不再種矣！故不若補其陽氣，使鬼祟之難侵，而生血愈速耳。

血崩門

辨證論治一

婦人有一時血崩，雙目黑暗，昏暈於地者，人以為火盛而動血也，然而此火非實火也，乃虛火耳。世人一見血崩，往往用止澀之藥，雖亦能取效於一時，而虛火未補，易於沖擊，隨止隨發，終年終月，而不能癒者有之矣。是止崩之藥斷不用，必須於補之中，而行其止之法。

臨床處方

〔**固本止崩湯**〕：**熟地**一兩**白朮**二兩**黃耆**三錢**人參**三錢**當歸**五錢**炒黑乾薑**二錢，**水煎服**。

藥理說明

一劑而崩止，十劑而永不發。倘畏藥味之重，減去其半，則力量甚薄，而不能去矣。方中妙用，不全去止血，而惟去補血，且不止補血，而更去補氣；非惟補氣，而並且補火。何也？夫血崩而至於黑暗昏暈，則血已盡去，僅存一線之氣，若不急補氣而先補血，則有形之血不能速生，而無形之氣必且盡散，所以不補血而先補氣也。然而補氣而不補血，則血又不能易生，補血而不補火，則血且凝滯，而不能隨氣之速生也。況乾薑引血歸經，補中又收斂之，所以同補氣血之藥而並用耳。

辨證論治二

有老婦血崩者，其症亦與前同，人以為老婦之虛耳，誰知是不慎房幃之故乎！婦人至三十以外者，天癸匱乏，原宜閉關，不宜出戰，苟欲適興，草草了事，尚不至腎火之大動。倘興酣浪鬥，一如少年時，鮮不血室大開，崩決而墜矣。

臨床處方

〔**當歸補血湯**〕**加味療之**：**黃耆**一兩**當歸**一兩**三七根末**三錢**桑葉**十四片，**水煎服**。

藥理說明

二劑而血止，四劑不再發。然必須斷欲也，設再犯忌，未有不重病者也。夫〔補血湯〕乃氣血雙補之神劑，三七根乃止血之聖藥，加入桑葉者，以滋腎中之陰，而又有收斂之用。但老婦陰精既虧，用此方以止其一時之漏，實有奇功，而不可責其永遠之績者，以補精之味尚少也。服此方四劑之後，方中增入：白朮五錢 熟地一兩 山藥四錢 麥冬三錢 北五味一錢，服三月則崩漏可以盡除矣。

辨證論治三

有少婦已受娠三月，即便血崩，而胎亦隨墮，人以為挫閃受傷而血崩也，誰知是行房不慎哉！少年婦人行房，亦事之常也，何便血崩？亦因其氣之衰耳。凡婦人氣衰者，不耐久戰，戰久則必泄精。精泄太多，則氣亦不能收攝夫血矣。況加久戰，則虛火內動，精門不闔，而血室亦不能閉，於是胎不能固，內外齊動，而血亦何能固哉！治之法：自當以補氣為主，而佐之止血之味，則崩止矣。

臨床處方

〔固氣湯〕：人參三錢 **白朮**五錢 **當歸**三錢 **熟地**五錢 **茯苓**二錢 **甘草**一錢 **杜仲**三錢 **山茱萸**二錢 **遠志**一錢 **五味子**十粒，**水煎服**。

藥理說明

一劑而血止，連服十劑痊癒。此方固氣而兼補其血，已去之血可以復生，而將脫之血可以盡攝。凡因虛而血崩者，此方最易通治，非僅治小產之血崩也。此方尤妙在不去止血，而止血之味，已全於中所以可通治耳。

辨證論治四

有婦人一交感則流血不止者，雖不至血崩之甚，然而終年不癒，未免氣血兩傷，久則有血枯經閉之虞矣。此等之症，或於月經來時，貪歡交感，精沖血管也。夫經沖血管，不過一時之傷，出精宜癒，何以久而流血也？不知血管不可精傷者也。凡婦人受孕，則血管已淨之時也。倘經初來，其血正旺，彼欲出而精射之，則所泄之血，盡退而縮入，既不能受孕而成胎，勢必至集精而化血，遇交感之時，淫氣觸動其舊日之精，則兩氣相感，精欲出而血即隨出矣。治之法：須通其胞胎之氣，引精外出，而益以填精補氣之藥，則血管之傷，可以再補矣。

臨床處方

〔**引精止血湯**〕：**人參**三錢 **白朮**一兩 **茯神**三錢 **車前子**三錢 **黃柏**五分 **炒黑乾薑**一錢 **熟地**一兩 **山茱萸**五錢 **炒黑荊芥**三錢，**水煎服**。

連服四劑痊癒，十劑不再發。此方用人參、白朮以補氣，用熟地、山茱萸以補精，精氣既補，則血管自然流動。加入茯神、車前以利其尿竅，尿竅通而血竅亦利；又加入黃柏，直入於血管之中，以引夙精出於血管之口；再加荊芥以引敗血出於血管之外；又益之炒黑乾薑，以止其血管之口。一方之中，實有調和曲折之妙，故能除舊疾而去陳病也。然服此藥，必須忌行房三月，則破者不至

藥理說明

傷，而補者不至再損，否則只可取目前之效耳，寧不慎之哉！

辨證論治五

婦人有懷抱甚鬱，口乾作渴，嘔吐呑酸，而血下崩者，人以火治之，時而效，時而不效，此其故何也？蓋肝氣之結也。夫肝主藏血，氣結宜血結矣，何以反致崩漏？不知肝性甚急，氣結則其性更急矣，急則血不能藏也。治之法：宜開鬱為主。然而徒開其鬱，而不用平肝之藥，則肝氣大開，肝火更熾，血亦何能止遏也。

臨床處方

〔**平肝治血湯**〕：**白芍**二兩 **白朮**一兩 **當歸**一兩 **柴胡**一錢 **三七根末**三錢 **甘草**二錢 **丹皮**三錢 **荊芥**三錢 **生地**三錢，**水煎服**。

藥理說明

一劑嘔吐止，二劑乾渴除，四劑血崩自癒。此方妙在白芍之平肝，得柴胡而鬱氣盡解。白朮利腰臍，則血無積住之慮；荊芥通經絡，則血有歸還之樂。丹皮又清其骨髓之熱，生地清其臟腑之火，當歸、三七又於補血之中，以行其止血之法，自然鬱散而血止也。

辨證論治六

婦人有升高墜下，或閃跌受傷，以致惡血下沖，有如血崩者，若作血崩治之，而用止嗇之藥，適所以害之也。其症必然手按之而疼痛，久則面目黃瘦，形容枯槁。治之法：須行血以去瘀，活血以止瘀，則其血自止。苟不解其疼痛，而即用補澀之品，則瘀血內攻，痛不能止，反致新血不生，舊血作祟也。

臨床處方

〔**逐瘀止崩湯**〕：**大黃**三錢 **生地**一兩 **當歸尾**五錢 **敗龜板**三錢 **芍藥**二錢 **丹皮**一錢 **枳殼**五分 **桃仁**十粒，**水煎服**。

藥理說明

一劑而病輕，再劑而痛止，三劑而血全止矣，不必服四劑也。此方於活血之中，而佐以下滯之藥，故逐瘀如掃，而止血亦如神也。或疑跌閃升墜，雖由外而傷內，不比內傷之重，然既已血崩，則內傷必不輕，何以但去其瘀血，而不去顧氣也？不知跌閃升墜，非由內傷而致外傷者可比，此本實不撥，去標之病可耳，何必顧其本而輔其內哉！

辨證論治七

人有每行人道，經水即來，一如血崩，人以為胞胎有傷，觸之以動其血也，誰知是子宮血海，因熱不固之故乎！夫子宮即在胞胎之下，而血海又在胞胎之上也。血海者，衝脈也。衝脈寒而血虧，衝脈熱而血沸。血崩之病，正衝脈之熱也。然而衝脈既熱，宜血之日崩矣，何以必交接而始血來耶？蓋脾與肝無恙也，脾健則能攝血，肝平則能藏血。人未入房，則君、相兩火，寂然不動，雖衝脈獨熱，而血不外泄也。及至交接，子宮大開，而君相之火，翕然齊動，以鼓其精房而血海泛溢，有不可止遏之勢。肝欲藏血而不能，脾欲攝血而不得，故經水隨交而至，若有聲應之捷焉。治之法：必須絕欲者三月，而後用滋陰降火之藥，以涼其血海，則終身之病可半載而癒也。

臨床處方

〔清海丸〕：熟地一斤桑葉一斤白朮一斤元參一斤山茱萸八兩北五味三兩麥冬十兩沙參十兩地骨皮十兩丹皮十兩白芍一斤龍骨醋碎二兩山藥十兩石斛八兩，各為細末，和蜜為丸。

藥理說明

每日早晚白滾水各送下五錢，服半年痊癒。此方補陰而無浮動之虞，縮血而無寒冷之害，日計不足，而月計有餘，潛移默奪，而子宮清涼，血海自固也。倘不治其本源，而只以髮灰、白礬、黃連、五倍子以外治其幽陰之虛，吾恐愈塞而愈流也。

調經門

辨證論治一

婦人有先期而經來者，其經水甚多，人以為血熱之極也，誰知是腎中水火之旺乎！夫火旺則血熱，水旺則血多，此有餘之病，而非不足之症也。似乎勿藥有喜，但過於有餘，則子宮大熱，似難受孕，恐有爍乾男精之虞。太過者損之，亦既濟之道也。然而火不可任其有餘，而水斷不可使之不足。治之法：但少清其火，而不泄其水也。

臨床處方

丹皮三錢 **地骨皮**五錢 **白芍**三錢 **青蒿**二錢 **黃柏**五分 **熟地**三錢 **茯苓**二錢，**水煎服**。

藥理說明

此方名為〔清經散〕，服二劑而自平也。方中雖是清火之品，然仍是滋水之味。火瀉而水不與之俱瀉，則兩不損而兩有益也。

辨證論治二

婦人有先期而經來，其經水只有一、二點，人以為血熱之極也，誰知是腎中火旺，而陰水虛乎！同是先期經來，何以分為虛實之異？夫婦人之經最難調，不分別細微，用藥鮮能奏效。先期者，火氣之沖，多寡者水氣之驗。故先期經來多，火熱而水有餘；先期經來少，火熱而水不足。倘一見先期，而俱以為有餘之熱，但瀉火而不補水，或水火之兩瀉，如何不增病哉？治之法：不必瀉火，專補其水，水足而火氣自消。

臨床處方

〔兩地湯〕：元參一兩**生地**一兩**白芍**五錢**麥冬**五錢**阿膠**三錢**地骨皮**三錢，**水煎服**。

水煎服，連服四劑，而經調矣。以地骨、生地同用耳，兩味俱能涼骨中之熱也。骨中之熱，由於腎宮之熱也。涼其骨髓，則腎氣自寒，而又不損傷胃氣，此治之巧也。況所用諸藥，又純是補水之味，水盛而火安得不平乎。

藥理說明

此條與上條並觀，斷無誤治先期之病矣。

辨證論治三

婦人有經來後期而甚多者，人以為血虛之病也，誰知非血虛之故乎！夫後期之多少，實有不同，不可執一而論。後期而來少，血寒而不足；後期而來多，血寒而有餘。夫經水雖本於腎，而其流則五臟六腑之血皆歸之。故經一來而諸血盡來附益，以經開而門啟，不遑迅闔，諸血乘其隙而皆出也。但血既出矣，則成不足之症。治法宜於補中溫之，非曰後期者俱不足也。

臨床處方

〔**溫經攝血湯**〕：**白芍**一兩**川芎**五錢**肉桂**五分**熟地**一兩**白朮**五錢**續斷**一錢**五味子**三分**柴胡**五分，**水煎服**。

藥理說明

二十劑而經調矣。此方但補腎、脾、肝之精血，加肉桂以祛其寒，加柴胡以解其鬱，是散中有補，而散非耗氣，補中有瀉，而瀉非損陰，所以受補之益，而收溫之功也。是方凡經來後期者，俱可用，誠調經之妙藥，而治血之仙丹也。倘人之元氣虛，加入人參一、二錢，亦未為不可耳。

辨證論治四

婦人有經來斷續，或前或後，無一定之期者，人以為血氣之虛也，誰知是肝氣之鬱結乎！夫經水出諸腎經，而肝為腎之子，肝鬱則腎亦鬱矣。腎鬱而氣自不宣，前後之或斷或續，正腎氣之或通或閉耳。雖然，肝氣鬱而腎不應，未必至於如此。然子母關切，母病而子必有顧復之情，肝泄而腎自有繾綣之誼，肝氣之或藏或閉，即腎之或去或留，有相因之至者，又何疑乎！然則治之法：舒肝之鬱，即所以開腎之鬱也；開肝腎之鬱，即所以定經水之流也。

臨床處方

〔**定經湯**〕：**白芍**一兩**當歸**一兩**熟地**五錢**山藥**五錢**菟絲子**一兩**柴胡**五分**荊芥炒黑**一錢**茯苓**三錢，**水煎服**。

藥理說明

二劑而經水淨，四劑而經期定矣。此方舒腎肝之氣，非通經之藥也。補肝腎之津，非利水之品也。腎肝氣舒而經通，肝腎津旺而水利，不治之治，正妙於治也。

辨證論治五

婦人有數月一行經者，每以為常，且無或先或後之異，又無或多或少之殊，人以為異，而不知其非異也。此乃無病之人，氣血兩不虧損耳。夫氣血既不虧損，何以數月而一行經耶？婦人之中，有天生仙骨者，經水必四季一行，蓋以季為數，而不以月為盈虛也。婦人之經水不泄，則黃河便可逆流，真氣內藏，則坎之陽不損，倘加以鍊形之法，一年之內便可飛昇。無如世人不知鍊形之法，見經水之不來，誤認作病，妄用藥餌，往往無病而成病。余聞異人之教，特為闡揚，使世人見此等之行經，在不必治之列，萬勿疑為氣血之不足，而輕施醫療也。雖然天生仙骨之婦，世正不少，而嗜欲深者，天分損也，又不可不立一救療之方。

臨床處方

〔救仙丹〕：白朮三錢**茯苓**五錢**甘草**一錢**山藥**三錢**陳皮**五分**白芍**三錢**杜仲**一錢**菟絲子**二錢，**水煎服**。

藥理說明

三、四劑而仍如其舊，不可再服也。此方平補之中有妙理，健脾益腎，解鬱消痰，不損其天然之氣血，便是調經之大益，何必用重劑以助火，用熱藥以通經哉！

辨證論治六

婦人至五十之外，或六、七十歲者，忽然行經，或如紫塊之血，或如紅血之淋，人以為老婦行經，是還少之期，誰知是血崩之漸乎！婦人至七七之外，天癸已窮，又不服補陰濟陽之藥，如何能使精滿化經，一如少婦耶？不宜行經而行經者，乃肝不藏血，脾不統血也。非泄經而動命門之火，必氣鬱而發龍雷之炎，兩火發動，而血乃奔失，有似於行經，而實非行經也。遇此等之症，非大補脾肝則血不能驟止。然而補肝脾者，不可全補血以止血，尤當兼補氣以止血也。

臨床處方

〔安老丹〕：人參一錢 黃耆一兩 熟地一兩 山茱萸五錢 當歸五錢 阿膠一錢 香附五分 荊芥一錢 甘草一錢 木耳灰一錢 白朮五錢，水煎服。

一劑少減，二劑又減，四劑痊癒，十劑更癒。此方補益脾肝之氣，氣足自能生血，而氣足且能攝血也。尤妙大補腎水，腎水足而肝氣益舒，肝氣舒而脾氣得養。肝藏血，而脾統血，又安有漏泄哉！血既無漏泄之失，亦何慮於血崩乎。

藥理說明

辨證論治七

婦人有經水忽來忽斷，時痛時止，往來寒熱，人以為血結之故，而不知非也，此乃肝氣不足耳！夫肝本木，最惡者風寒也。婦人行經，則腠理大開，適逢風吹，則肝氣閉塞，而經水之門，亦隨之而俱閉，於是腠理經絡，各皆不宣，而作寒熱。氣行於陽而熱生，氣行於陰而濕生也，然此猶感寒之輕者。倘外寒更甚，則內熱尤生，往往有熱入血室，而變為似狂之症，一如遇鬼之狀。今但往來寒熱，是寒未甚而熱未深耳。治之法：補肝中之血，通其鬱而散其風，則病隨手而效也。

臨床處方

〔**加味四物湯**〕：**熟地**一兩**川芎**三錢**白芍**五錢**當歸**五錢**白朮**五錢**甘草**一錢**玄胡索**一錢**丹皮**三錢**柴胡**一錢，**水煎服**。

藥理說明

此方用四物以滋脾腎，用柴胡、白芍、丹皮以宣揚風鬱，用甘草、白朮、玄胡利腰臍以和腹痛，入於表裡之間，通於經絡之內，用之得宜，自然奏功如響也。

辨證論治八

婦人有經前疼痛，數日後行經者，其經水多是紫黑之塊，人以為熱極而然也，誰知是鬱極而火不能化乎！夫肝中有火鬱則不揚，經欲行而肝氣不應，則拂抑其氣而痛生。然而經滿則不能內藏，而肝中火氣焚燒，內逼經出，而火亦隨之怒泄。其色紫黑者，水火兩戰之象也；成塊者，火煎成形之狀也。經失其為經，正鬱火內奪其權耳。治之法：似宜大瀉肝中之火矣！然瀉肝之火，而不解肝之熱，則熱之標可去，而熱之本未除也，究何益哉！

臨床處方

〔**宣鬱調經湯**〕：**白芍**五錢**當歸**五錢**柴胡**一錢**香附**一錢**鬱金**一錢**丹皮**五錢**白芥子**二錢**甘草**一錢**黃芩**一錢**炒梔子**三錢，**水煎服**。

藥理說明

連服四劑，下月斷不先腹痛而後行經也。此方補肝之血，而又解肝之鬱，利肝之氣，而又退肝之火，所以奏功如神耳。

辨證論治九

婦人有行經後小腹作痛，人以為氣血之虛也，誰知是腎氣之涸乎！夫經水乃天一之水也，滿則溢而空則虛，亦其常也，何以虛能作痛哉？蓋腎水一虛，則水不能生肝，而肝必下剋脾土，土木相爭而氣逆，故爾作痛也。治之法：必須舒肝之氣為主，而益之補腎之味，則水足而肝氣益安矣。

臨床處方

〔後調湯〕：**阿膠**三錢**荊芥**三錢**巴戟天**一錢**山藥**五錢**白芍**三錢**當歸**三錢**甘草**一錢**山茱萸**三錢，**水煎服**。

藥理說明

此方平調肝腎，既能轉逆氣於須臾，尤善止鬱痛於頃刻，經後以此方調理極佳，不只治經後腹疼也。

辨證論治十

婦人有行經之前一、二日，忽然腹痛而吐血，人以為火盛之極也，誰知是肝氣之逆，不順行而上吐乎！夫肝之氣最急，宜順而不宜逆者也。順則氣安，逆則氣動，血則隨氣而俱行，氣安則血安，氣動則血動，毋怪其然。若經逆則在腎而不在肝，何以隨血而妄行，竟至從口而上出耶？不知少陰之火，急如奔馬，得肝中龍雷之氣，直沖而上，其勢最捷，反經而為血又至便也，正不必肝不藏血，始成吐血之症。但此等吐血，不同各經之吐血也。各經之吐血，乃因傷而成者也；逆經而吐血者，乃內溢而激之使出者也。其症絕有異同，而逆氣則一也。治之法：似乎治逆以平肝，而不必益精以補腎。然逆經而吐血，雖不損夫血，而反覆顛倒，未免傷腎之氣，而血又上泄過多，則腎水亦虧矣。必須於補腎之中，以行其順氣之法也。

臨床處方

〔**順經湯**〕：**當歸**五錢**白芍**三錢**熟地**五錢**茯苓**三錢**牛膝**三錢**丹皮**五錢**沙參**三錢**荊芥炒黑**三錢，**水煎服**。

藥理說明

一劑而吐血止，二劑而經順，連服三劑，不再逆經也。此方於補腎、補肝之中，而用引血歸經之藥，肝氣不逆，而腎氣自順也。腎氣既順，而經又何能逆哉！

辨證論治十一

婦人有經水將來，三五日前，臍下疞痛，狀如刀刺，寒熱交加，下如黑豆汁，既而經來，因之無娠，人以為血熱之極，誰知是下焦寒、濕相爭之故乎！夫寒、濕之氣，乃邪氣也。婦人有任衝之脈，居於下焦，衝脈為血海，任脈主胞胎為血室，皆喜正氣之相通，最惡邪氣之相犯。經水由兩經而外出，而寒、濕之氣，彌滿於兩經之外，勢必兩相爭而作疞痛矣！邪盛正衰，寒氣生濁，一如黑豆之汁者，見北方寒水之象也。治之法：利其濕而溫其寒，衝任無邪，何至凝結而作痛哉？

臨床處方

〔溫臍化濕湯〕：白朮一兩 茯苓三錢 巴戟天五錢 山藥五錢 扁豆三錢 白果十枚 蓮子三十粒連心，水煎服，然必須經未來前十日服。日四劑，而邪去經調，並可種子也。

藥理說明

此方用白朮以利腰臍，更用巴戟，白果以通任脈；再用山藥、扁豆、蓮子以衛衝脈，故寒、濕盡去，而經水自調矣。倘疑熱邪為腹痛之作祟，而妄用寒涼，則衝任虛冷，血海變為水海，血室成為水室，毋論艱於生育，而痾痛又何有止日哉！

辨證論治十二

婦人有經水過多，行後復行，面色痿黃，人倦無力，人以為血熱之故也，誰知是血虛而不歸經乎！夫血旺則經多，血少則經縮，何以血虛而經反多耶？不知血歸於經，雖血旺而經不多；血不歸經，雖血衰而經亦不少。世人以經水過多，為是血之旺也，此治之所以錯耳。倘經多果是血旺，一行經宜止矣，何以行後而再行耶？惟經多是虛，故再行而不勝其困乏，而血損精散，骨中髓空，不能色華於面也。治之法：大補其血之不足，而引以歸經，又寧有經後再行之病矣！

臨床處方

〔四物湯〕加味治之：熟地一兩 川芎二錢 白芍三錢 當歸五錢 荊芥三錢 山茱萸三錢 白朮五錢 續斷一錢 甘草一錢，水煎服。

藥理說明

四劑而血歸經矣、十劑而後加人參三錢、再服十劑，下月行經，適可而止，不再行也。〔四物湯〕乃補血之聖藥，加白朮、荊芥行中有利；加山茱萸、續斷，止中有補；加甘草而調合得宜，所以血足而歸經，經歸而血淨也。

辨證論治十三

婦人有行經前，先瀉三日而後行經，人以為血旺之故也，誰知是脾氣之虛乎！夫脾統血，脾虛則不能活血矣。且脾本濕土，脾虛則土不實，土不實則濕更甚焉。經水既動，則脾氣先不能固，脾血欲流注於血海，而濕氣先乘之矣。所以先瀉水而後行經也。調經之法，不在先止其水，而當先止其血？亦不在先止其血，而在先補其氣。蓋氣旺而血自能固，亦氣旺而濕自能瀉。

臨床處方

〔健固湯〕：人參一錢**茯苓**三錢**白朮**一兩**巴戟天**五錢**薏仁**三錢**，水煎服。**

連服十劑，而經行不瀉矣。此方補脾氣以固脾血，則血攝於氣之中，脾血日盛，自能運化，其濕亦化為烏有，又何能作瀉哉！

藥理說明

辨證論治十四

婦人有經前一日，大便出血者，人以為血崩之症也，誰知是經入於大腸乎！夫大腸與行經之路各別，何以能入於其中乎？不知胞胎之系，上通心而下通腎，心腎不交，則胞胎之血，兩無所歸，而心腎兩經之氣，不來上攝，聽其自便，血乃不走小便，而走大便矣。治之法：只止其大便之血，則愈止而愈多，反擊動三焦之氣，拂亂而不可止。蓋經之妄行，原因心腎之不交，今不使心腎之相濟，而徒治其胞胎，則胞胎之氣無所歸，而血又安有歸經之日哉！故必須大補心腎，使心腎之氣接，而胞胎之氣不散，則大腸之血自不妄行也。

臨床處方

〔**歸經兩安湯**〕：**人參**一錢**當歸**一兩**白芍**五錢**熟地**五錢**山茱萸**二錢**巴戟天**一錢**白朮**五錢**麥冬**五錢**荊芥炒黑**三錢**升麻**四分，**水煎服**。

一劑而血止，二劑而從前陰出矣，三劑而經止，兼可受娠。此乃大補心、肝、腎三經之藥，全不去顧胞胎，而胞胎有所歸者，以心腎之氣合也。

藥理說明

心腎虛而氣乃兩分，心腎足而氣乃兩合，心腎不離，而胞胎之氣聽令於兩經之靜攝，又安有亂動之形哉！然則補心腎可也，何又兼補夫肝木耶？不知肝乃腎之子，而心之母也，補其肝血，則肝氣往來於心腎之間，自然上引心而入於腎，下引腎而入於心，不啻如介紹之歡也。

受妊門

辨證論治一

婦人有瘦怯身軀，久不孕育，一交男子，臥病終朝，人以為氣虛之故也，誰知是血虛之故乎！夫血藏於肝之中，精涵於腎之內，交感乃泄腎中之精，與血虛何與？不知肝氣不開，則精不既泄，及精既泄，而肝氣益虛。以腎為肝之母，母既泄精，不能分潤以養肝木之子，而肝燥無求，則火且暗動以泄精，腎愈虛矣。況瘦人多火，又加泄精，則水益少而火益熾，水難制火，而腰腎空虛，所以倦怠而臥也。此等之婦，偏易動火，然而此火出於肝木之中，又是虛火，而非真火也。不交合則已，交則又偏易走泄，陰虛火妄，不能受胎，即偶爾受胎，逼乾男子之精，有隨種而隨消矣。治之法：必須大補腎中之水，平其肝木，水旺血亦旺，水旺而火亦滅也。

臨床處方

〔養陰種玉湯〕：**熟地**五錢**丹皮**二錢**白芍**五錢**當歸**五錢**茯苓**二錢**山茱萸**五錢**甘菊花**一錢**山藥**三錢**杜仲**二錢**牛膝**一錢，**水煎服**。

藥理說明

一月便可受孕，服三月身健，斷斷可以種子也。此方不特補血，而純於填精，精滿則子宮易於攝精，血足則子宮易於容物，皆有子之道也。惟是世人貪欲者多，節欲者少，服此藥必保守三月，必然受孕，否則只可自健，勿咎藥物之未靈也。

辨證論治二

婦人有飲食少思，胸膈飽悶，終日倦怠，惟思睡眠，一行房事，呻吟不已，人以為脾胃之氣虛也，誰知是腎氣之不足乎！夫氣宜升騰，不宜降陷。升騰於上焦，則脾胃易於分消；降陷於下焦，則脾胃難於運化。人無水穀之養，則精神自然倦怠，脾胃之氣，烏可降而不升乎！惟是脾胃之氣，雖充於脾胃之中，而實生於兩腎之內，無腎中之水氣，則胃之氣不能騰；無腎中之火氣，則脾之氣不能化。有腎中水火之兩氣，而脾胃之氣始能升而不能降也。然則補胃之氣，可不急補腎中水火之氣乎？治之法：必以補腎為主，但補腎而不用補脾胃之藥，則腎中水火之氣，不能提於至陽之上也。

臨床處方

〔兼提湯〕：**人參**一錢 **白朮**一兩 **熟地**一兩 **山茱萸**三錢 **黃耆**五錢 **枸杞**二錢 **柴胡**五分 **巴戟天**一兩，**水煎服**。

藥理說明

三月而腎氣大旺，再服一月，未有不受孕者。此方補氣之藥，多於補精，似乎以補脾氣為主。孰知脾胃健而生精自易，是補脾胃正所以補腎也。脾胃之旺，又加補精之味，則陰氣既足，陽氣易升，不必升提，而氣自騰越於上焦，況又原有升提之藥乎！陽氣不下降，無非大地之陽春，隨遇皆有生機，安得而不受育哉！

辨證論治三

婦人有下身冰冷，非火不暖，交感之時，陰中絕不見有溫熱之氣，人以為天分之薄也，誰知是胞胎之寒乎！夫寒水之地，不生草木；重陰之淵，不長魚龍。胞胎寒冷，又何能受孕哉？雖男子鼓勇而戰，其精至熱，直射於子宮，而陰寒之氣相逼，亦茹之於暫，而不能不吐之於外也。惟是胞胎何以寒冷至此，豈皆天稟之薄乎？不知胞胎居於心腎之間，上系於心，而下系於腎，胞胎之寒冷，乃心火之微，腎火之衰也，故治胞胎者，仍補心腎之火。

臨床處方

〔溫胞散〕：人參一錢 白朮一兩 巴戟天一兩 破故紙二錢 杜仲三錢 菟絲子三錢 芡實三錢 山藥三錢 肉桂二錢 附子三分，水煎服。

藥理說明

連服一月，而胞胎熱矣。此方補心而即補腎，溫腎而即溫心，心腎之氣旺，則心腎之火自生；心腎之火生，則胞胎之寒散，原因胞胎之寒。以致茹而即吐，今胞胎既熱，豈尚有施而不受者乎。倘改方為丸，朝夕吞服，則尤能攝精，斷不至與伯道無兒之嘆也。

辨證論治四

婦人有素性恬淡，飲食用少，多則難受，作嘔作瀉，胸飽悶脹，人以為天分之薄也，誰知是脾胃之虛寒乎！夫脾胃虛寒，亦是心腎之虛寒也。胃土非心火不生，而脾土非腎火不化。心腎之兩火衰，則脾胃即失其生化之權，不能化水穀之精微，自無津液以灌注於胞胎。欲胞胎有溫暖之氣，以養胎氣，必不得之數也。縱能受胎，而帶脈之間斷然無力，亦必墮落。此脾胃之虛寒，所以無玉麟之毓也。然則治之法，可不急溫補其脾胃乎！然而脾之母在於腎之命門，胃之母在於心之胞胎。溫補脾胃，必須溫補兩經之火。蓋母旺而子不能弱，母熱而子不能寒也。

臨床處方

〔溫土毓麟湯〕：巴戟天一兩 覆盆子一兩 白朮五錢 人參一錢 神麴一錢 山藥五錢，水煎服。

連服一月，可以種子矣。此方脾胃同補，即脾胃同溫也。蓋所用之藥，既能溫命門之火，而又能溫心包之火也，故藥物不多，而四經可以並治，一用而無不用也。命門心包之火旺，則脾胃無寒冷之虞，自然飲食多而善化，其氣血日盛，而帶脈有力，可以勝任而愉快，安有不玉麟之毓哉。

藥理說明

辨證論治五

婦人有小腹之間，自覺有緊迫之狀，急而不舒，斷難生子，此人之所以不識也，人以為邪氣之在腹也，誰知是帶脈之太急乎！夫帶脈繫於腰臍之間，宜弛而不宜急。帶脈之急者，由於腰臍之不利也；而腰臍之不利者，又由於脾腎之不足，脾腎虛而腰臍之氣閉。腰臍氣閉，而帶脈拘急，胞胎牽動，精即直射於胞胎，胞胎雖能茹納，而力難載負，必有小產之虞。且人又不能節欲，安保其不墮乎？此帶脈之急，所以不能生子也。治之法：必先寬其帶脈之急。而帶脈不能遽寬也，必先利其腰臍之氣；而腰臍又不能遽利也，又必須大補脾胃，而帶脈可寬也。

臨床處方

〔寬帶湯〕：白朮一兩 巴戟天五錢 補骨脂一錢 肉蓯蓉三錢 人參三錢 麥冬三錢 五味子三分 杜仲三錢 蓮肉二十個不可去心 熟地五錢 當歸三錢 白芍三錢，水煎服。

藥理說明

連服四劑，腹無緊迫之狀，服一月未有不受胎者。此方脾腎雙補，又無非利其腰臍之氣，自然帶脈寬舒，可以載物而勝任也。或疑方中用五味、白芍之類，酸以收之，不增帶脈之急，而反得帶脈之寬，殊不可解。不知帶脈之急，因於氣血之虛，血虛則縮而不伸，氣虛則攣而不達。芍藥酸以平肝，則肝不尅脾，五味酸以生腎，腎能益帶，似乎相礙而實相成也！

辨證論治六

婦人有懷抱素惡，不能生子，人以為天數之窮也，誰知是肝氣之鬱結乎！夫婦人有子之脈，心脈必流利而且滑，肝脈必舒徐而且和，腎脈必旺大而鼓指，始稱喜脈。未有三部脈鬱，而能生子者也。蓋三部脈鬱，肝氣未有不鬱結者也。肝脈鬱而心腎之脈亦鬱，肝脈結而心腎之脈亦結也。即心腎兩部之脈不鬱不結，而肝部之脈獨鬱獨結，即非喜脈矣。蓋鬱則不喜，即喜則不鬱也。其鬱而不能成胎者，以其肝氣不舒，必下尅於脾土，脾土之氣塞，而腰臍之氣不利，又何能通任脈而達帶脈乎。帶脈之氣閉，而胞胎之口不開，精到門而不受，奈之何哉！治之法：必須開其胞胎之口。開胞胎之口者，捨開鬱無第兩法也。

臨床處方

〔開鬱種子湯〕：香附三錢 白芍一兩 當歸五錢 丹皮三錢 陳皮五分 白朮五錢 茯苓三錢 天花粉一錢，水煎服。

連服十劑，則鬱結之氣開，無非喜氣之盈腹，自然兩相好合，結胎於頃刻矣。此方解肝氣之鬱，宣脾氣之困，腰臍氣利，不必通任脈而任脈自通，不必達帶脈而帶脈自達，不必啟胞胎而胞胎自啟也。

藥理說明

辨證論治七

婦人身體肥胖，痰涎甚多，不能受孕，人以為氣虛之故也，誰知是濕盛之故乎！夫濕從下受，乃言外邪之濕也。而肥婦之濕，實非外邪，乃脾土內病也。然脾土既病，不能分化水穀以養四肢，宜身軀瘦弱矣，何以能肥胖乎？不知肥胖之婦，氣衰而肉勝，肉勝則肥，氣衰則胖，外似健旺，內實氣損也。內虛則氣衰，氣衰則不能行水，而濕停於腸胃，不化精而化痰矣！夫脾乃濕土也，又因痰多，尤加其濕，脾不能受，自然浸潤於胞胎，而歲久日積，胞胎竟變為汪洋之水窟矣。且肥胖之婦，內肉必滿，遮滿子宮，難以受精，此必然之勢也，何況又多水濕。即男子甚健，鼓勇而鬥，深入而戰，射精甚遠，直達子宮而水勢滔滔泛濫可畏，亦隨入而隨流矣，又何能受孕乎。然則治之法：必須以瀉水化痰為主。然而徒瀉其水，徒化其痰，不急補脾土，則陽氣不旺，濕痰未必去，而人先病矣，烏望其茹精而不吐乎。

臨床處方

〔補中益氣湯〕加味治之：人參三錢當歸三錢黃耆三錢白朮一兩陳皮五分甘草一錢柴胡一錢升麻四分半夏三錢茯苓五錢，水煎服。

連服八劑而痰氣盡消，再服十劑而水濕亦利，子宮涸出，易於受精。

藥理說明

此方提脾氣而升於上，則水濕反利於下行，助胃氣而消於下，則痰涎轉易於上化，不必用消剋之藥以損其肌，不必用濬決之味以開其鬱。陽氣旺而自足以攝精，邪濕散而自可以受種也。

辨證論治八

婦人口乾舌燥，骨蒸夜熱，遍體火焦，咳嗽吐沫，斷難生子，人以為陰虛火動也，誰知是骨髓之內熱乎！夫寒陰之地，固不生物，而火燥旱乾之田，又何能望禾黍之油油耶。然而骨髓於胞胎，何相關切，而能使人無嗣？此前人所未言也，鐸一旦創言之，不驚世駭俗乎？然而實有其理，正不足驚駭也。胞胎為五臟內之一臟，因其不陰不陽，所以不列入於五臟之中。不陰不陽者，以其上系於心胞，而下系於命門。系心胞者通於心，系命門者通於腎也。陰中有陽，而陽中有陰，所以善於變化，生男生女，俱從此出。然必陰陽兩平，不偏不枯，始能變化生人，否則正不能生人也。胞胎既通於腎，骨髓者腎之所化也。骨髓熱而腎熱，腎熱而胞胎亦熱矣。況胞胎無骨髓之養，則嬰兒何以生骨？骨髓熱而骨中空虛，惟存火氣，又何能成胎而作骨哉？治之法：必須清骨中之熱。然而骨熱由於水虛，補腎中之陰，而骨熱自除，胞胎無乾燥之虞，則珠露有涵濡之喜矣。

臨床處方

〔**清骨湯**〕：**地骨皮**一兩**丹皮**五錢**沙參**五錢**麥冬**五錢**元參**五錢**北五味子**五分**金釵石斛**二錢**白朮**三錢，**水煎服**。

藥理說明

連服一月而骨中之熱自解，再服兩月，自可受孕矣。此方補腎中之精，涼骨中之髓，不清胞胎，而胞胎無太熱之患矣。陰虛內熱之人，原易受胎，今因骨髓過熱，所以受精而變燥，以致艱難於育子，本非胎氣之不能受精也。所以少調其腎，以殺其火之有餘，況又益其水之不足，更易種子耳。

辨證論治九

婦人有腰痠背楚，胸腹脹悶，日日思寢，朝朝欲臥，百計求子，不能如願，人以為腰腎之虛也，誰知是任、督之困乎！夫任脈行於前，督脈行於後，然皆從帶脈上下而行也。故任脈虛而帶脈隨於前，督脈虛而帶脈墜於後，雖受男子之精，必多小產。況任、督之間有疝瘕之症，則外多障礙，而胞胎縮入疝瘕之內，往往精不能施，雖懷玉燕，亦何益乎。治之法：去其疝瘕之病，而補其任、督之脈，則提挈有力，往往勝任而無虞，外無所障，內有所容，安得不受孕乎！

臨床處方

〔**升帶湯**〕：**白朮**一兩**人參**三錢**沙參**五錢**肉桂**一錢**荸薺粉**三錢**鱉甲**炒三錢**神麴**二錢**茯苓**三錢**半夏**一錢，**水煎服**。

藥理說明

連服一月而任、督之氣旺，再服一月而疝瘕亦盡除也。此方利腰臍之氣，正升補任、督之氣也。任、督之氣升，而疝瘕有難存之氣。況方中有肉桂之散寒，有荸薺之祛積，有鱉甲之攻堅，有茯苓之利濕，有形自化於無形，無非升騰之氣，又何至受精而再墮乎？此必無之事也。

辨證論治十

婦人有小水艱澀，腹中作脹，兩腿虛浮，不能坐孕，人以為心與小腸之熱也，誰知是膀胱之氣不能化乎！夫膀胱與胞胎相近，膀胱病而胞胎亦病也。水濕之氣，必走膀胱，然而膀胱不能自己分消，必得腎氣相通，而膀胱之氣始能化水，水乃得從陰之泄也。倘膀胱無腎氣之通，則膀胱之氣化不行，水濕之氣，必且滲入於胞胎，汪洋之田，何能生物哉！治之法：必須分消胞胎之濕。然腎氣不旺，而胞胎之水氣何從而化？故必須治腎中之火，使火氣達於膀胱也。

臨床處方

〔化水種玉丹〕：人參三錢**白朮**二兩**巴戟天**一兩**肉桂**一錢**菟絲子**五錢**茯苓**五錢**車前子**三錢**芡實**五錢，**水煎服。**

二劑而膀胱之氣化矣，四劑而艱澀之症去，又服十劑而虛脹之形盡消。連服兩月，腎氣大旺，易於受胎。此方利膀胱之水，全在補腎中之氣，然而補腎之藥，多是濡潤之品，不以濕而益助其濕乎？方中所用之藥，妙於補腎之火，而非益腎之水，尤妙於補火而無燥烈之虞，利水而非蕩滌之甚。所以膀胱氣化，而胞胎不至於過濕，安有布種而艱於發育乎。

藥理說明

妊娠惡阻門

辨證論治一

婦人懷妊之後，噁心嘔吐，思酸解渴，見食則憎，困倦欲臥，人以為妊娠之惡阻也，誰知是肝血之大燥乎！夫婦人受孕，本於腎氣之旺也，腎旺足以攝精。然而腎一受精，則腎水生胎，不能分潤於他臟。而肝為腎之子，日食腎母之氣，一旦無津液之養，則肝氣迫索，而腎水不應，則肝氣益急，火動而氣乃逆也，於是噁心嘔吐之症生。雖嘔吐不致太甚，而傷氣則一也，氣傷則肝血愈耗。世人以四物治產前諸症者，正以其能生肝血也。然而補肝以生血，未為不佳，但恐生血而不能生氣，則脾胃衰微，不勝頻嘔，吾恐氣虛而血不易生也。故治之法：平肝補血之中，宜用健脾開胃之藥以生陽氣，則氣能生血，尤益胎氣耳。然氣逆而用補氣之藥，氣旺而不益助其逆乎？不知懷妊惡阻，其逆不甚，且逆亦因虛而逆，非因邪而逆也。因邪而逆者，助其氣而逆增；因虛而逆者，補其氣而逆轉。況補氣於補血之中，則陰足以制陽，又何患於逆乎！

臨床處方

【順肝益氣湯】：白芍三錢 當歸二錢 白朮三錢 人參一錢 茯苓二錢 熟地五錢 蘇子一錢 麥冬三錢 砂仁一粒 神麴一錢 陳皮三分，水煎服。

藥理說明

一劑而惡阻輕，再劑而平，三劑痊癒。此方肝、腎、脾、胃、肺五經同調之法，而其意專主於肝腎。肝平則氣不逆，腎旺則血易生。凡胎不動而少惡阻者，俱以此方投之，無不安靜如故，有益於孕婦不淺，實勝於〔四物之湯〕也。蓋〔四物湯〕專治肝，而此方不止治肝，所以奏功尤神耳。

辨證論治二

妊婦每至五月，肢體倦怠，飲食無味，先兩足腫，漸至遍身後，及頭面俱腫，人以為犯濕而然也，誰知是脾肺之氣虛乎！夫妊娠雖有按月養胎之分，其實不可拘於月數，總以健脾補肺為主，蓋脾統肺而肺統氣也。胎非血不蔭，而兒非氣不生，脾健則血旺而蔭胎，肺清則氣壯而生子。苟肺衰則氣餒，氣餒即不能運化於皮膚矣。脾虛則血少，血少則不能運血於肢體矣。氣血兩衰，脾肺失令，飲食難消，精微不化，勢必氣血下陷而不能升舉，而濕邪即乘其所虛之處，聚濕而浮腫矣。治之法：當補其脾肺之虛，而不必以去濕為事。

臨床處方

〔補中益氣湯〕加減治之：**人參**五錢**白朮**五錢**當歸**三錢**黃耆**三錢**陳皮**三分**甘草**一分**柴胡**一錢**升麻**三分**茯苓**一兩，**水煎服**。

藥理說明

一劑少脹，二劑即寬，三劑漸消，四劑即癒，十劑不再犯也。〔補中益氣湯〕原是升提脾肺之藥也，似乎益血而不益氣。不知血非氣不生，升氣即生血也。況濕氣相犯，未使補血，補氣而助之利濕之味，則氣升而水尤易散耳。然則少用利水之味可也，何以重用茯苓至一兩，不幾以利水為君乎？嗟乎！濕症而不用利水之味為君，又將用何藥為君也。重用茯苓於補氣之中，雖是利水而仍是健脾清肺。凡利水之藥多耗氣血，而茯苓、白朮補多於利，所以重用之以分濕邪，即此以補氣血耳。

安胎門

辨證論治一

婦人小腹作痛，胎動不安，如下墜之狀，人以為帶脈之無力也，誰知是脾腎兩虧乎！夫胞胎雖係於帶脈，而帶脈實關於脾腎。兩經虧損，則帶脈力微，胞胎何能勝任乎？然而人致脾腎之虧者，非因於飲食之過多，即本於色欲之過甚，不補脾補腎，而帶脈迫急，胞胎所以下墜也。然胞胎亦何關於帶脈哉？胞胎之來通於心腎，不通於脾也，補腎可也，何必補脾？然而脾胃為後天，腎為先天，脾非先天之氣不能化，腎非後天之氣不能生，補腎而不補脾，則腎之精亦不能遽生也。補後天之脾，正所以補先天之腎；補先後天之脾腎，正所以固胞胎之氣。蓋胞胎原借先後天之氣，安可不兼補先後天之脾腎哉！

臨床處方

〔安奠兩天湯〕：**人參**一兩 **熟地**一兩 **白朮**一兩 **山藥**五錢 **山茱萸**五錢 **炙甘草**一錢 **杜仲**三錢 **枸杞**二錢 **扁豆**二錢，水煎服。

藥理說明 一劑而痛定，二劑而胎安，不必三劑也。夫胎動乃脾腎兩虧之症，必須大用參、朮、熟地補陰補陽之味，始能挽回於頃刻。世人往往畏用參、朮，或少用以冀建功，所以寡效。此方正妙在多用也。

辨證論治二

婦人懷胎至三、四月，自覺口乾舌燥，咽喉微痛，無津以潤，以致胎動不安，甚則血流如經水，人以為火動之故也，誰知是水虛之故乎！夫腎非男之精不結，亦非女之精不成，逐月養胎，古人每分經絡，其實不能離腎水以養之也。故胎水足而胎安，腎水缺而胎動。然腎水何能動胎哉？必腎火動而胎始不寧耳！然而火之有餘，仍是水之不足，火旺而胎動，補腎水則足以安之矣。惟是腎水不能遽生，必須上補肺金，則金能生水，而水有化源之樂。水既有本，則源泉滾滾，無根之火，又何難制乎！方中少加清熱之品，則胎氣易安。

臨床處方 〔**潤燥安胎湯**〕：**熟地**一兩**山茱萸**五錢**益母草**二錢**黃芩**一錢**麥冬**五錢**當歸**三錢**阿膠**二錢**五味子**二分，**水煎服**。

藥理說明 二劑而燥減，又二劑而胎安，連服十劑，胎不再動也。此方專添腎中之精，雖兼於治肺，然補肺而無非補腎，故腎經不燥，而火不爍胎，安得而不寧靜乎！

辨證論治三

婦人有上吐下瀉，以致胎動下墜，疼痛難受，急不可緩，人以為脾胃之寒極也，誰知是脾胃之虛極乎！夫脾胃之氣虛，則胞胎無力，必有崩墮之虞。況又加之上吐下瀉，則脾胃愈虛，欲胞胎之無恙得乎。然而胞胎雖疼痛，而猶不下者，是又何故？蓋脾胃雖損，而腎氣尚固也。胞胎系於腎而連於心，腎未損則腎氣交於心，而心氣通於胞胎，則胞胎所以欲墜而未墜也。且脾氣能固，則腎之氣必來生脾，心氣能通，則心之氣必來援脾，胃雖虛而未絕，則胞胎雖動而未落耳。治之法：可不急救其脾胃乎！然而脾胃將絕，只救脾胃而土氣將絕，更補助其心腎之火，則火能生土，尤易接續也。

臨床處方

〔援土固胎湯〕：人參一錢**白朮**二兩**肉桂**二錢**山藥**一兩**附子**五分**炙甘草**一錢**杜仲**三錢**續斷**三錢**枸杞**三錢**山茱萸**一兩**菟絲子**三錢**砂仁**三粒**，水煎服。**

藥理說明

一劑而瀉止，二劑而吐止，腹中疼痛急迫，無不盡止也。此方救脾胃之土十之八，救心腎之火十之二也，救火輕於救土者，豈土欲絕而火未絕乎？不知土崩非重劑不能援，火息雖小劑而可助。熱藥多用必有太燥之虞，不比溫補之品，可以多用。況懷妊胎動，原係土衰，而非係火衰也，又何必用大劑之藥，過於助火以傷胎氣哉！

辨證論治四

婦人有懷抱愁鬱，以致胎動不安，兩脅悶痛，如子上懸，人以為子懸之病也，誰知是肝氣之不通乎！夫養胎半係腎水，然非肝血相助，則腎水亦必有獨力難支之勢，故肝血最不可缺也。使肝經不鬱則肝氣不閉，而肝血亦必不藏，自然灌注於胞胎，以補腎水之不足。今肝因憂鬱，則肝且閉塞而不通，子無血蔭，安得不上升以覓食乎？此子懸之所必至，乃氣使之升，而非子之欲自懸也。治之法：不必治子懸以瀉子，開肝氣之鬱結，補肝血之燥乾，則子懸自定。

臨床處方

〔解懸湯〕：白芍一兩**當歸**一兩**炒梔子**三錢**枳殼**五分**砂仁**三粒**白朮**五錢**人參**一錢**茯苓**三錢**薄荷**一錢，**水煎服**。

藥理說明

一劑而悶痛除，二劑而子懸定，三劑而全安，去梔子多服數劑尤妙。此方乃平肝解鬱之聖藥，鬱開而肝不去剋土，肝平而木不去生火。況方中又有健脾生胃之藥，自然水穀生精，四布於各臟，而肝腎有潤澤之機，則胞胎自無乾澀之患，又何至嬰兒之上懸哉！

辨證論治五

婦人有跌閃失足，以致傷損胎元，因而疼痛，人以為外傷之故也，誰知仍是內傷之故乎！凡人胎氣甚固，雖跌扑閃挫，仍然無恙。惟其氣血素虧，故略有舉動，便能動胎，若作跌閃外治，未能奏功，且有因治而反墮者。必須大補氣血，而少加行動之味，則瘀血自散，而胎又得安。然而補血、補氣之中，又宜分別，補血宜多，而補氣宜少。

臨床處方

〔**救損湯**〕**治之：歸身**五錢**白芍**三錢**白朮**五錢**人參**一錢**生地**一兩**甘草**一錢**蘇木**三錢**乳香末**一錢**沒藥末**一錢，**水煎服**。

藥理說明

一劑而疼痛止，二劑而胎不墜墮矣，不必三劑也。此方妙在既能去瘀而又不傷胎。蓋補血補氣，而復無停滯之虞，更少通滑之害，治無胎之跌閃，亦建奇功；治有胎之跌閃，尤見殊績。所謂有益無損，殆此方之謂歟！

辨證論治六

婦人有胎雖不動，腹亦不疼，然時常有血流出，人以為血虛而胎漏也，誰知是氣虛而不能攝血乎！夫血能蔭胎，而胎中之血，必得氣以包之，氣虛下陷，而血乃隨氣而亦陷矣。然而氣虛下陷，而血未常虛，宜不與氣同陷。不知氣虛則血必旺，血旺則血必熱也。血寒則靜，血熱則動，動則必有躍躍欲出之兆，況加氣虛，安得而不漏泄乎。幸其氣之虛也。倘氣旺而血熱，則血必大崩，不只些些之漏矣。治之法：補其氣之不足，瀉其火之有餘，則血不必止而自止矣。

臨床處方

〔**助氣補瀉湯**〕：**人參**一錢**甘草**一錢**白芍**五錢**黃芩**三錢**生地**三錢**益母草**二錢**續斷**二錢，**水煎服**。

藥理說明

一劑而血止，再劑而不再漏也。此方用人參以補陽氣，用黃芩以瀉陰火。火瀉則血中不熱，而無欲動之機，氣補則血外能包，而無可漏之竅，自然氣攝血而血歸經，又安有瀉漏之患哉！

辨證論治七

婦人有懷胎至七、八月，忽然兒啼腹中，腰亦隱隱作痛，人以為胎熱之故也，誰知是氣虛之故乎！夫兒在胎中，母呼亦呼，母吸亦吸，未曾有一刻之間斷也。然而嬰兒至七、八月，母之氣必虛，兒亦不能隨母之氣以呼吸，則兒之氣必有急，不及隨母之勢。子母原相依戀者也，子失母氣，則拂子之意，而作啼矣。腹中聲啼，似乎可異，而其實不必異也。治之法：大補其氣，使母之氣，亦如子之氣，則子之氣既安，而子之啼亦息。

臨床處方

〔止啼湯〕：人參一錢 黃耆一兩 當歸五錢 麥冬一兩 橘紅五分 甘草一錢 天花粉一錢，水煎服。

藥理說明

一服止啼，兩服斷啼。此方用參、耆、歸、冬以補肺氣，以肺主氣也，而胞胎之氣，又安能弱哉！胞胎之氣不弱，而胞中之子尚不能隨母之氣，吾不信也。所以一、二劑而奏功耳。

辨證論治八

婦人有口渴出汗，大飲涼水，煩躁發狂，腹痛腰疼，以致胎動欲墜，人以為火動之極也，然亦知是何經之火乎？此乃胃火熾炎，熬乾胞胎之水，故動而不安耳。夫胃為水穀之海，多氣多血，以養各臟腑者也。蓋萬物皆生於土，土氣厚而物生，土氣薄而物死。土氣之厚者，土中有火也。然則胃之能化水穀者，非胃中有火乎！火在胃中，宜乎生土，何以火盛，而反致太乾以害土乎？不知無火難以生土，而多火又能爍水也。土中有火，則土不死，土中有水，則土不燥。使胃火過旺，以致先爍腎水，腎水乾而土中無水，又何以分潤於胞胎哉？土爍之極，而火勢炎蒸，犯心神越，嬰兒逼極，安得而不下墮乎！治之法：必須急瀉其火。而瀉火必以水濟之，水旺而火自衰，火衰而胎自定也。

臨床處方

〔**止焚定胎散**〕：**元參**二兩 **甘菊花**三錢 **青蒿**五錢 **茯苓**三錢 **生地**一兩 **知母**二錢 **白朮**五錢 **人參**一錢 **天花粉**二錢，**水煎服**。

藥理說明

一劑而狂少平，二劑而狂大定，三劑而火盡解，胎亦定也，不必四劑。此方藥料頗大，恐有不勝之虞，然懷妊而火盛，若非此大劑之藥，而火不熄，狂不肯止，而胎不肯寧也。然而藥料雖多，均是補水之味，亦正有益無損，不必顧忌耳。

辨證論治九

婦人懷子在身，痰多吐涎，偶遇鬼神，忽然腹痛，胎向上頂，人以為子懸之病也，誰知是中惡而胎不寧乎！凡不正之氣，最能傷胎。故有孕婦人，不宜入廟燒香，與遊陰寒之處，如古洞幽巖，皆不可登眺。蓋陰邪陽祟，多在神宇潛蹤，而幽陰岩洞，實其往來遊戲之所，觸之最易相犯，不可不戒也。況孕婦又素多痰涎，眼目易眩，怪症每起於痰，所以招邪，亦有可招而招之也。治之法：似宜治痰為主，然而治痰必至耗氣，氣虛而痰雖消化，胎必動搖。必須補氣以生血，補血以活痰，少加消痰之味，則氣血不虧，而痰又易化。

臨床處方

〔**消惡安胎湯**〕：**白朮**五錢**甘草**一錢**白芍**一兩**陳皮**五分**蘇葉**一錢**沉香末**一錢**乳香末**一錢**天花粉**三錢**當歸**一兩**人參**一錢**茯苓**五錢，**水煎服**。

藥理說明

一劑而腹痛定，鬼神亦遠矣。此方大補氣血，惟圖顧本，正足而邪自消，痰清而胎自定也。

辨證論治十

婦人有懷妊之後，未至成形，或已成形，其胎必墮，而性又甚急，時多怒氣，人以為氣血之衰，不能固胎也，誰知是肝火之盛，常動而不靜乎！夫肝本藏血，肝氣不藏，則血自難固。蓋肝雖屬木，而木中實有相火也。相火宜靜而不宜動，靜則安而動則熾也。然而木中之火，又最易動而難靜。人生在世，無日非動氣之時，即無日非動火之候，況加大怒，則火更動矣。火動而不可止遏，則火勢飛揚，不能生氣化胎，反致食氣傷精矣。精傷而胎又何養乎？自然難蔭而易墮。治之法：必須平其肝中之火，而大利其腰臍之氣，使氣生夫血，而血清其火也。

臨床處方

〔**利氣瀉火湯**〕：**白朮**一兩**當歸**三錢**甘草**一錢**黃芩**二錢**人參**二錢**白芍**五錢**熟地**五錢**芡實**一錢，**水煎服**。

藥理說明 服二月，胎不墮矣。此方名為〔利氣〕，其實乃補氣也。補氣而不加之瀉火之藥，則氣旺而火不能下，轉害夫氣矣。加黃芩於補氣之中，益之以熟地、歸、芍之滋肝，則血不燥而氣益和，氣和而血和。氣血和，不必利氣而無不利矣，況白朮最利腰臍者哉！

小產門

辨證論治一

婦人因行房顛狂，遂至小產，血崩不止，人以為火動之極也，誰知是氣脫之故乎！凡懷孕婦人，惟藉腎水蔭胎，水原不足。水不足，而火易沸騰，加之久戰不已，則火必大動。若至顛狂，則春興甚酣，精必大泄，精泄則腎水亦乾，水乾則腎火益熾。水火兩病，而胎何能固？自下墮矣！胎既墮而火猶未熄，故血墮火崩，有不可止之勢。治之法：自當以止血為主。然而火動由於水虧，血崩本於氣脫，不急固其氣，則氣散不能速回，而血將何生耶？不大補其精，則精涸不能遽長，而火且益熾矣。

臨床處方 〔固氣填精湯〕治之：**人參**一錢 **白朮**五錢 **熟地**一兩 **當歸**五錢 **黃耆**一兩 **炒黑荊芥**二錢 **三七根末**三錢，**水煎服**。

藥理說明

一劑而血止，二劑而身安，四劑痊癒。此方妙在全不清火，惟補氣補精，救其匱乏，而奏功如神者，以諸藥甘溫能除火熱也。蓋此熱乃虛熱，而非實熱耳。實熱可以寒折，而虛熱必須溫補，故補氣自能攝血，而補精自能止血也。

辨證論治二一

婦人有跌朴閃損，遂至小產，血流紫塊，昏暈欲絕，人以為瘀血之作祟也，誰知是血室之傷損乎！夫婦人血室與胞胎相連，胞胎損而血室亦損，所謂脣齒之相依也。然而傷胞胎而流血者，其傷淺；傷血室而流血者，其傷深也。傷淺者痛在腹，傷深者暈在心。同一跌閃之傷也，未小產與已小產，治各不同。未小產而胎不安者，宜顧其胎，而不可輕去其血；已小產而血大崩者，宜散其血，而不可重傷其氣。蓋胎已墮矣，血既盡脫，則血室空虛，惟氣存耳。倘又傷其氣，安保無氣脫之虞乎！故必須補氣以生血，新血生而瘀血可止也。

臨床處方

〔**理氣止瘀湯**〕：**人參**一兩**黃耆**一兩**當歸**五錢**紅花**一錢**丹皮**三錢**炒黑乾薑**五錢**茯苓**三錢，**水煎服**。

藥理說明

一劑而瘀血止，二劑而昏暈除，三劑全安。此方用人參、黃耆以補氣，氣旺而血可攝也。用當歸、丹皮以補血，血去而瘀難留也。用紅花、黑薑以活血，血活而暈可除也。用茯苓以利水，水流而血易歸經耳。

辨證論治三

婦人懷妊，口渴煩躁，舌上生瘡，兩唇腫裂，大便乾結，至數日不通，以致腹痛小產，人以為大腸之火也，誰知是血熱之爍胎乎！夫血所以養胎者也。然而血溫則胎受其利，血熱則胎受其損。兒在腹中，不啻如探湯之苦，如何存活？自然外越下奔，以避炎氣之逼，欲不墮胎得乎！然而產婦血蔭乎胎，則血亦虛耗，血虛宜生寒，何故反變為熱？不知血即陰水所化，血日蔭胎，則取給甚急而且大，陰水不能速生以變血，則陰虛火動，陰中無非火氣，則血中亦無非火氣矣。兩火相合，焚逼兒胎，此胎之所以下墮也。治之法：清其胞胎之火，補其腎中之精，始可矣。或疑兒已下墮，何必再顧其胎？血不蔭胎，何必大補其水？不知火動之極，以致墮胎，則胎中純是一團火氣，此火乃虛火而非實火也。實火可瀉，而虛火不可瀉，宜於補中清之，則虛火易散，真水可生。倘一味用寒涼之藥以降其火，全不顧胎之虛實，勢必寒氣逼入胃中，生氣蕭索，又何以化精微以生陰水乎？不變為癆瘵者幾希矣！

臨床處方

〔四物湯〕加減治之：熟地五錢 白芍三錢 川芎一錢 當歸一兩 山茱萸二錢 山藥三錢 梔子一錢 丹皮一錢，水煎服。

藥理說明

連服四劑，餘血淨而腹痛全消。

辨證論治四

娠婦有畏寒腹痛，因而落胎者，人以為下部太寒也，誰知是氣虛而又加寒犯，遂至不能攝胎而下墮乎！夫人生於火，亦養於火，然氣非火不充，氣旺而後火旺，氣衰則火不能旺矣！人之坐胎者，受父母先天之火也。先天之火，即先天之氣成之。故胎成於氣，亦攝於氣，氣旺則胎牢，氣衰則胎弱，胎日加盛，而氣日加衰，安得而不墮哉！況遇寒氣之外侵，則內之火氣更微，此所以腹痛而胎落也。當其腹痛時，即用人參、乾薑之藥，則痛止而胎安。無如人之不敢用也，因致墮胎，僅存幾微之氣，不急救其氣，則又何法以救之乎！

臨床處方

〔黃耆補血湯〕：黃耆二兩　當歸一兩　肉桂三分，水煎服。

藥理說明

一劑而血止，再劑而氣旺，三劑而腹痛除矣，庶不至有垂絕之虞也。倘認定是寒，大用辛熱之品，全不去補其氣血，則過於燥熱，必至亡陽，又為至危耳。

辨證論治五

妊婦有大怒之後，忽然腹痛，因而墮胎，及墮胎之後，仍然腹痛者，人以為肝經餘火未退也，誰知是血不歸經而痛乎？夫肝藏血，大怒則血不能藏，宜失血而不宜墮胎，胡為血失而胎亦墮乎！不知肝性最急，血門不閉，其血直搗於胞胎。夫胞胎之系，通於心腎之間。肝血來衝，必斷截心腎之路，胎因心腎路斷，而胎之氣一時遂絕，此胎之所以墮也。胞既墮矣，而腹痛如故者，因心腎來援，欲續無計，彼此痛傷，肝氣欲歸於心而心不受，欲歸於腎而腎不受，故血尚未淨，而餘痛無已也。治之法：引其肝之血仍歸肝中，而腹痛自止。然而徒引其肝血，而不平其肝木之氣，則氣逆而不易轉，即血逆而不易歸也。

臨床處方

〔引氣歸血湯〕：白芍五錢**當歸**五錢**炒黑荊芥**三錢**白朮**三錢**丹皮**三錢**炒黑乾薑**五分**香附**五分**鬱金**一錢**甘草**一錢**麥冬**五錢**，水煎服。**

藥理說明

此方名為「引氣」，其實仍皆引血也。引血即是引氣，則氣歸於肝之中，即血歸於肝之內矣。氣血兩歸，而腹猶作痛，此予之所不信也。

鬼胎門

辨證論治一

婦人有懷妊終年不產，面皮黃瘦，腹如斗大，肌膚消削，常至一、二年未生者，此鬼胎也。其人必與鬼交，或入神廟而興雲雨之思，或遊山林而起交感之念，皆能召祟成胎。幸其人不致淫蕩，見祟而驚惶，遇合而愧惭，則鬼祟不能久戀，一交媾而去，然而淫氣妖氛已結於腹，遂成鬼胎。其先人尚未覺，迨後而漸漸腹大。蓋人身之氣血不行，內外相包，一如懷胎之兆，有似血膨之形，其實非胎非膨也。治之法：必須用逐穢之藥為主。然而人至懷胎數年，即非鬼胎，其氣血必衰，況非真妊，則邪氣甚旺，而正不敵邪，其氣弱之狀，必有可掬，烏可以迅利之藥竟用袪蕩乎？自必從補中逐之為得。

臨床處方

〔蕩鬼湯〕：雷丸三錢**大黃**一兩**紅花**三錢**枳殼**一錢**厚朴**一錢**桃仁**二十粒**當歸**一兩**人參**一錢**牛膝**三錢**丹皮**三錢**，水煎服。**

藥理說明

一劑腹必大鳴，瀉出惡物半桶，再服二劑，又瀉惡物而癒，斷不可用三劑也。此方用雷丸以袪穢，又用大黃之掃除，佐之紅花、厚朴等藥，皆善行善攻之品，何邪能留於腹中？自然盡情逐下。妙在用參、歸以補氣血，則邪去而正又不傷。否則雷丸、大黃單用以迅下之，必有血崩氣脫之害矣。倘或自知鬼胎，如室女寡婦之人，一旦成形，雖邪氣甚盛，而真氣未漓，可用岐天師新傳〔紅黃霹靂散〕：紅花半斤大黃五錢雷丸三錢，水煎服。亦能下胎，然未免過傷血氣，不若〔蕩鬼湯〕有益無損之更佳也。亦在人斟酌而善用之耳。

難產門

辨證論治一

婦人腹痛數日，不能生產，人以為氣虛力弱不能送子出產門也，誰知是血虛膠滯，胎中無血，兒不易轉身乎！夫胎之成由於腎之精，而胎之養半資於五臟六腑之血，故血旺者子易生，血衰者子難產。所以臨產之前，必須補血，雖血難驟生，補氣正所以生血也。然而徒補其氣，而不兼補其血，則陽過於旺，而陰反不足，偏勝之害，恐有升而不降之虞。故又宜氣血之兼補，氣血並旺，氣能推送，而血又足以濟之，則汪洋易於轉頭，又何至有膠滯之憂哉。

臨床處方

〔送子丹〕治之：黃耆一兩**當歸**一兩**川芎**三錢**熟地**五錢**麥冬**一兩**，水煎服。**

藥理說明

二劑而子生矣，且無橫生倒養之病。此方補氣補血之藥也，兩者相較，補血重於補氣。補氣只有黃耆，而其餘藥無非補血之品，無論氣血兩平，陰陽交泰，易於生產。而血旺於氣，則胞胎之內，無非血也。譬如舟遇水淺之區，雖盡用人功，終難推動，忽得春水之泛濫，則舟能自行，又遇順風之送，有不揚風而迅走者乎！血猶水也，氣猶風也，無水而風雖順何益哉！故補氣必須補血耳。

辨證論治二

婦人有兒已到門，竟不能產，此危急存亡之時也，人以為胞胎先破，水不能推送之故，誰知是交骨不開乎！蓋產門之上，原有骨兩塊，兩相鬥合，未產之前，其骨自合，將產之際，其骨自開。婦人兒門之肉，原自斜生，皮亦橫長，實可寬可緊，可大可小，苟非交骨聯絡，則兒門大開，可用手入之以探取胞胎也。故交骨為兒門之關，亦為婦人鎖鑰之鍵，此骨不閉，則腸且直下。然使交骨能開、能闔者，氣血主之也。無血而兒門自閉，無氣而兒門不開，欲兒門之開闔，必須交骨順滑而後能。非大補氣血，而交骨又何易開闔乎！然而閉之甚易，而開之甚難。生產而交骨不開者，因產前之貪色也，過於泄精，則氣血大虧，無氣血以行之，兒門則交骨黏滯而不易開。故開交骨必須於補氣、補血之中，而用開骨之藥，兩相合治，而兒門自開，不必催生，而子自迅下矣。

臨床處方

〔降子散〕：**當歸**一兩**人參**一錢**川芎**五錢**紅花**一錢**牛膝**三錢**柞木枝**一兩，水煎服。

藥理說明

一劑而兒門一聲響亮，骨如解散，子乃直降矣。此方用人參以補氣，用歸、芎以補血，用紅花以活血，用牛膝以下降，用柞木以開關。君臣佐使，同心協力，所以取效甚神，妙在用開於補之內也。雖單服柞木亦能開骨，但無補氣補血之藥，則開不易合。兒門不關，不無風入之憂，不若用此方之能開能閉之為妙也。至於兒未到門，萬不能用柞木以開其門。然用〔降子散〕，亦正無礙，以其補氣補血耳。若單用柞木，必須俟兒頭到門，而後用之也。

辨證論治三

婦人生產，有腳先下者，有手先出者，人以為橫生倒產，至危之病，誰知是血氣甚衰之病乎！凡兒在胎中，兒身正坐，惟男向內坐，女向外坐也，及至生時，則頭必旋轉而後生，此天地造化之奇，實非人力所能勉強。雖然先天與後天，未嘗不並行而不悖，天機之動，必得人力以濟之。人力者非產母用力之謂也，謂產母之氣血耳。氣血足而胎必順，氣血虧而胎多逆。蓋氣血既虧，則母身自弱，而子在胎中，又安能強？勢必子身怯弱，雖欲轉頭，而往往無力，故破胞而出，此手足之所以先見也。當是時，急以針刺兒之手足，則兒必驚縮而入，急用「轉天湯」救之。

臨床處方

〔轉天湯〕：人參一兩**當歸**二兩**川芎**一兩**升麻**四分**牛膝**三錢**附子**一分，**水煎服**。

藥理說明

一劑而兒轉身矣，急用二劑，自然順生。此方用人參、川芎以補氣血之虧，人盡知其義，乃用升麻又用牛膝、附子，恐人未識其妙。蓋兒已身斜，非用提挈則頭不易轉。然既轉其頭，非用下行，則身不速降，兩者並用，非加附子，則不能無經不達，使氣血之迅達而推生也。

辨證論治四

婦人有生產三、四日，子已到門，交骨不開，子死而母未亡者，服開交骨之藥不驗，必有死亡之危。今幸之不死者，正因其子之死，則胞胎已墮，子母離開，子死而母氣未收，未至同子氣之俱絕也。治之法：但救其母而不必顧其子也。然而子在兒門，塞住其口，亦有死之道，仍宜用推送之法。補血以生水，補氣以生血，則氣血兩旺，而死子可出也。倘徒用袪除降墮之劑以下其子，則子未必下，而母先脫矣，非救援之善也。

臨床處方

〔**救母丹**〕：**當歸**三兩**人參**一兩**川芎**一兩**荊芥**三錢**益母草**一兩**赤石脂末**一錢，**水煎服**。

藥理說明

一劑而子下矣。此方用歸、芎以補血；用人參以補氣。氣血兩旺，上能升而下能降，氣能推而血能送，安得有阻滯之憂乎！況益母又善下死胎；赤石脂復易化瘀血，自然一湧而齊出耳。

辨證論治五

婦人生產六、七日，胞水已破，而子不見下，人以為難產之故也，誰知是其子已死於腹中乎！夫兒死於兒門之邊，易於辨生死；兒死於腹中，其生死實難辨也。兒在門邊未死者，兒頭必能縮能伸；已死者必安然不動也，即以手推之，其不動如故。若係未死，少拔其髮，兒必退入矣，故易辨也。若死在腹中，何從而知之？雖然，可辨也。凡子死於腹中者，產母之面，必無黑氣。難產之時，產母有黑氣現面者，子母兩死。面無黑氣，是母無死氣也，非子死而何？以此辨生死，斷斷不爽。既知兒死於腹中，不可用藥以降之，亦危道也，豈用霸道以瀉之乎！生產至七日，其氣困乏，烏勝霸道之治哉！況霸道必逐其子也，子下而母且立危。必須仍補其母，補母而子可自出矣。

臨床處方

〔**療兒飲**〕：**人參**一兩**當歸**二兩**川芎**一兩**牛膝**五錢**鬼臼**三錢**乳香末**二錢，**水煎服**。

藥理說明

一劑而死兒下矣。凡兒生必轉其頭，原因氣血之虛，以致兒頭之難轉，世人往往用催生之藥，以耗兒之氣血則兒之氣不能上達，反致閉悶而死。此等之死，實醫殺之也。所以難產之病，斷不可輕用催生之藥。一味補氣、補血，全活嬰孩之命，正無窮也。此方救兒死之母，仍用大補氣血，所以救其本也，誰知救本正所以催生哉！

辨證論治六

婦人有產數日而胎不下，服催生藥皆不效，人以為交骨之難開也，誰知是氣結而不行乎！夫交骨不開，固是難產，然而兒頭到門，不能下者，乃交骨之不開也，自宜用開骨之劑。若兒未到門而不產者，非交骨不開之故也。若開其交骨，則兒門大開，而兒頭不轉，必且變出非常，萬萬不可輕開兒門也。大約生產之時，切忌坐草太早，兒未轉頭，原難驟生。乃早於坐草，產婦見兒不下，未免心腹懼恐，恐則心神怯，神怯則氣下而不升，氣既不升則上焦閉塞，而氣乃逆矣。上氣既逆，而上焦脹滿，氣益難行，氣阻於上下之間，不利氣而催生，則氣愈逆而胎愈閉矣。治之法：但利其氣，不必催生，而胎自下矣。

臨床處方

〔舒氣飲〕：人參一錢 紫蘇三錢 川芎五錢 當歸一兩 陳皮一錢 白芍五錢 牛膝三錢 柴胡八分，水煎服。

蔥白七寸同煎。一劑而逆轉，兒即下矣。此方利氣而實補氣也。氣逆由於氣虛，氣虛易於恐懼，補其氣而恐懼自定，恐懼定而氣逆，不知其何以順也。況方中柴胡、紫蘇、白芍、牛膝之類，無非平肝疏肺之品，佐人參、芎、歸，實有補利之益也，何必開交骨之多事哉！

藥理說明

血暈門

辨證論治一

婦人甫產兒後，忽然眼目昏花，噁心欲吐，心中無奈，或神魂外越，恍若天上雲行，人以為惡血沖心之患也，誰知是氣虛欲脫而血暈乎！蓋新產之後，血已盡傾，血捨空虛，只存微氣。倘其人陽氣素虛，則氣不能生血，心中之血，前已蔭胎，胎破而心之血隨胎而俱墮，則心無血養，所望者陽氣固之也。今氣又虛脫，而心君無護，所剩殘血，欲奔回救主，而血非正血，不可歸經，內庭變亂，反成血暈之症矣。治之法：必須大補氣血，而不宜單治血暈也。或疑心為血暈，更補其血，不更助其暈乎？不知新血不生，則舊血不散，補血以生新血，正活血以逐舊血也。然而血乃有形之物，難以速生，氣乃無形之物，易於迅長，補氣以生血，不又易於補血以生血乎。

臨床處方

〔解暈湯〕：荊芥三錢人參一兩當歸一兩炮薑一錢黃耆一兩，水煎服。

藥理說明

一劑而暈止，二劑而心定，三劑而血旺，四劑而生血，再不暈也。此方實解血暈之奇方。凡產後能服此方，斷無患血暈之症。或人參不能用，減去大半，或少一、二錢，餘如分量，多服數劑，亦無不奏功也。

辨證論治二

婦人子方下地，即昏暈不語，此氣血雙脫也，本在不救，然能救之得法，亦能生者。我受天師祕傳，何敢隱而不告，以救萬世產亡之婦乎！當是時急用縫衣針，刺其眉心之穴，得血出即語矣。然後以〔獨參湯〕，急煎灌之，無不生者。

臨床處方

倘貧家之婦，無力買參，用〔當歸補血湯〕黃耆二兩當歸一兩，煎湯一碗灌之亦生。

藥理說明

萬不可於兩方之中，輕加附子。蓋附子無經不達，反引氣血之藥走而不守，不能專注於胞胎，不若人參、黃耆直救其氣血之絕，聚而不散也。蓋氣血昏暈，全是血捨之空虛，無養心以致血暈。舌為心之苗，心既無主，而舌又安能出聲耶？眉心者，上通於腦而下通於舌，而系則連於心，刺眉心則腦與舌俱通，而心中清氣上升，則瘀血自然下降。然後以參、耆、當歸補之，則氣血接續，又何能死亡乎！雖單用參、耆、當歸亦能生者，然終刺眉心則萬亦無一失。瘀血衝心，所以昏暈不語，解其瘀血之衝，真所謂扼要爭奇也。世人但知炙眉心之法，誰知刺勝於炙乎！蓋炙緩而刺急，緩則難以救絕，急則易於回生耳。

辨證論治三

婦人有產後三日發熱，惡血不行，敗血攻心，狂言呼叫，甚欲奔走，拿捉不定，人以為邪熱之在胃也，誰知是血虛而心無所養乎！產後之血，盡隨胞胎而外越，則血室空虛，五臟皆無血養。當是之時，止心中之血，尚存些微以護心也，而各臟腑皆欲取給於心。而心包為心君之相，攔絕各臟腑之氣，不許入心，故心安而神定，是護心者全藉心包也。然而心包亦虛，倘不能障心，而各臟之氣遂直入心中，以分取夫心之血，而心包情極，既不能顧君，又不能禦眾，於是大聲疾呼，本欲號召勤王，而亦反近於狂悖，有無可如何之象，故病似熱非實熱也。治之法：大補其心中之血，使各臟腑分取之以自養，而不必再求於心君，則心安而心包亦安。

臨床處方

〔**安心湯**〕：**乾荷葉**一片 **生地黃**五錢 **丹皮**五錢 **當歸**二兩 **川芎**一兩 **生蒲黃**二錢，**水煎調服**。

一劑即定，而惡亦下矣。此方用歸、芎以補血，何以又用生地、丹皮之涼血，似非產後所宜。不知惡血攻心，未免因虛熱而相犯。吾於補中涼之，則涼不為害。況益之乾荷葉，則七竅相通，能引邪外出於心而不內害於心，轉佐蒲黃以分解惡露也。但此方只可暫用一劑以定狂，而不可多用數劑以取勝，又不可不慎也。

胞衣不下門

辨證論治一

婦人兒既生下，而胞衣尚留於腹，三日不下，心煩意躁，時欲暈去，人以為胞胎之蒂未斷也，誰知是血少乾枯，黏連於腹乎！世見胞衣不下，心懷疑懼，恐其上沖於心，有死亡之兆。然而胞衣何能沖於心也，但胞衣未下，而瘀血未免難行，而有血暈之虞耳。治之法：仍大補氣血，使生血以送胞衣，則血生迅速，尤易推墮也。

臨床處方

〔送胞湯〕：當歸三兩**川芎**五錢**乳香末**一錢**益母草**三錢**沒藥末**一錢**麝香**一分**研荊末**二錢**，水煎調服立下。**

藥理說明

此方以當歸，川芎補其氣血，以荊芥引氣血以歸經，用益母草、乳香等藥，逐瘀而下胎。新血既長，舊血難存，氣旺上升，而瘀血自然下降，無留濁之苦也。胞衣靈物也，非依於子，即依於母。子生不隨子俱下，以子之不可依也，故留於腹有回顧其母胎之心。而母胎雖以生子，其蒂間之氣，原未絕也，所以留連，欲脫而未脫耳，往往在腹六、七日不下，而胞衣竟不腐爛，正以其有生氣也。可見胎衣在腹，不能殺人，補之而自降也。或謂胞衣既有生氣，補氣、補血則胞衣益宜堅牢，何以補之而反降？不知子未下，補則益於子，子已下補則益於母。益子而胞胎之氣連，益母而胞胎之氣脫，實有不同也。其不同者，又何以故？氣連者胞胎之氣通，氣脫者胞胎之氣閉。通則兩合，而閉則兩開矣。是以補氣、補血而胎衣反降也。

辨證論治二

婦人子生下地五、六日，而胎衣留於腹中，百計治之，竟不肯下，然又絕無昏暈之狀，人以為瘀血之黏連也，誰知是氣虛而不能推送乎！夫瘀血在腹，斷無不作祟之理，有則必然發暈。今安無恙，是血已淨矣。血淨宜清氣升，而濁氣降。今胞胎不下，是清氣下陷而難升，遂至濁氣上浮而難降。然濁氣上升，又必有煩躁之病，今既安然者，是清濁之氣兩不相能升也。然則補其氣，不無濁氣之上升乎？不知清升而濁降者，一定之理，未有清升而濁亦升也。苟能於補氣之中，仍分清濁之氣，則升清正可以降濁矣。

臨床處方

〔補中益氣湯〕：**人參**二錢**黃耆**一兩**當歸**五錢**升麻**三分**柴胡**三分**陳皮**二分**甘草**一分**白朮**五錢**蘿蔔子**五分，**水煎服**。

藥理說明

一劑而胞衣自下矣。夫〔補中益氣湯〕補氣之藥也，即提氣之藥也，並非推下之劑，何以能下胎衣如此之速也？不知濁氣之下陷者，由於清氣之不升也。提其氣則清升而濁氣自降，濁氣降而腹中所存之物，無不盡降，正不必又去推送之也。況方中又加蘿蔔子數分，能去分理清濁，不致兩相扞格，此奏效之所以神耶！

產後諸病門

辨證論治一

婦人產後，小腹疼痛，甚則結成一塊，手按之益痛，此名兒枕痛也。夫兒枕者，古人謂兒枕頭之物也。兒枕之不痛，豈兒生不枕而反痛乎？是非兒枕可知。既非兒枕，何故作痛？乃瘀血成團未散之故也。此等之症，多是健旺之婦，血之有餘，而非血不足，似乎可用破血之藥。然而血活則瘀血自除，血結則瘀血作祟。不補血而敗血，雖瘀血可除，畢竟耗損元氣，不若於補氣血中以行其逐穢之法，則瘀血既去，而氣血又復不傷。

臨床處方

〔散結安枕湯〕：**當歸**一兩 **川芎**五錢 **山楂**十粒 **牡丹皮**二錢 **荊芥**二錢 **益母草**三錢 **桃仁**七個 **乳香**一錢，**水煎服**。

藥理說明

一劑而痛即止矣，不必再劑也。此方逐瘀於補血之中，消塊於生血之內，妙在不專攻夫痛，而痛自止矣。彼世人一見兒枕之病，動以延胡索蒲黃五靈脂之類以消塊，又何足論哉！

辨證論治二

產後小腹痛，按之即止，人以為兒枕之痛也，誰知是氣虛之故乎！產後亡血過多，則血捨空虛，原能腹痛，但痛實不同。如燥糠觸體光景，此乃虛痛，而非實痛也。凡虛痛宜補，而產後之虛痛尤宜補也。惟是血虛之病，必須用補血之劑，而補血之味，大約潤滑居多，恐與大腸不無相礙。然而產後則腸中乾燥，潤滑正相宜也，故補血不特腹中甚安，而腹中亦甚便耳。

臨床處方

〔腹寧湯〕：當歸一兩　續斷二錢　阿膠二錢　人參一錢　麥門冬二錢　炙甘草一錢　山藥三錢　熟地一兩　肉桂二分，水煎服。

藥理說明

一劑而痛輕，二劑而痛止，多服更佳。此方補血、補氣之藥。然補氣無太甚之虞，補血無太滯之害。氣血既生，不必止痛而痛止矣。

辨證論治三

產後氣喘，最是危症，苟不急治，立刻死亡，人以為氣血之兩虛也，誰知是氣血之兩脫乎！夫氣血既脫，人將立死，何又能作喘？此血已脫而氣猶未脫也，血脫欲留，而氣又不能留血之脫，故氣反上脫。如人與賊鬥，力不能勝賊之強，而又安肯自甘於不鬥，乃號召同志，以求鄰人之助，故聲呼而喘作。其症雖危，而可救處正在作喘。肺主氣也，喘則肺氣若盛，而不知實肺氣之衰。當是時，血難驟生，只存些微氣，望肺之相救甚急，而肺因氣之衰，實無力難以提挈，則氣安保不遽脫乎！是救氣必須提氣，而提氣必須補氣也。

臨床處方

〔救脫活命丹〕：人參一錢 肉桂一錢 當歸一兩 麥冬一兩 山茱萸五錢 熟地一兩 枸杞五錢 阿膠三錢 炒黑荊芥三錢，水煎服。

藥理說明

一劑而喘輕，二劑而喘又輕，三劑而喘平，四劑痊癒。此方用人參以接續元陽，然徒補其氣，而不補血，則血燥而陽旺，雖回陽於一時，而不能制陽於永久，亦旋得旋失之道也。即補其血也，而不急補其腎肝之精，則本實不固，陽將安續乎！所以又用熟地、茱萸、枸杞以補其肝腎之精，而後益其肺氣，則肺氣健旺，升提有力也。又慮新產之後，用補陰之藥，膩滯不行，加入肉桂以補其命門之火，非惟火氣有據，易於助人參以升氣，而且能運化地黃之類以化精血也。然而過於助陽，萬一血隨陽動，因而瘀血上行，亦非萬全之計，更加入荊芥以引血歸經，則肺氣更安，喘又速定也。

辨證論治四

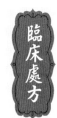

產後惡血噁心，身顫發熱作渴，人以為產後傷寒也，誰知是氣血兩傷，正不敵邪之故乎！凡人正氣不虛，則邪斷難入。產婦失血既多，則氣必大虛，氣虛而皮毛無衛，邪原易入，原不必戶外之風襲體，即一舉一動，而風即乘虛而入矣。雖然產婦風入易，而風出亦易，凡有外邪，俱不必祛風。況產婦惡寒者，寒由內生，而非由外進也；發熱者，熱因內虛，而非因外實也。治其內寒，而外寒自散；治其內熱，而外熱自解矣。

臨床處方

〔十全大補湯〕治之：人參一錢**黃耆**一兩**白朮**五錢**茯苓**三錢**甘草**一錢**熟地**五錢**白芍**二錢**川芎**一錢**當歸**二錢**肉桂**一錢**，水煎服。**

二劑而寒熱解，而身涼矣。此方但補其氣血之虛，絕不去散風邪之實。正以正氣既足，而邪氣自除矣。況又原無邪氣乎，所以治之奏功也。

藥理說明

辨證論治五

產後噁心欲嘔，時而作吐，人以為胃氣之寒也，誰知是腎氣之冷乎！夫胃為腎之關，胃氣寒則胃不能行於腎之中，而腎氣寒則腎亦不能行於胃之內，是胃與腎原不能分而兩治也。惟是產後失血，血虧必至於腎水之涸。腎水涸，宜腎火之炎上矣，不宜胃有寒冷之虞也，何故腎寒而胃亦寒乎？夫新產之餘，水乃遽然涸去，其虛火尚不能生，火既不生，而寒之象自現。治之法：大補其腎中之火矣。然而腎火無水以相濟，則火過於熱，未有不成為陰虛火動之虞。必須於水中補火，腎中溫胃，而後腎無太熱之病，胃有相濟之歡也。

臨床處方

〔**溫胃止喘湯**〕：**人參**三分**橘紅**五分**白豆蔻**一粒**巴戟天**一兩**白朮**一兩**茯苓**二錢**炮薑**一錢**熟地**五錢**山茱萸**五錢，**水煎服**。

藥理說明

一劑而吐止，二劑不再吐也，四劑痊癒。此方治胃之藥，多於治腎。然而治腎仍是治胃，所以胃氣升騰，寒氣盡散，不必用太熱之味，以溫胃而祛寒也。

辨證論治六

產後腸下者，亦危症也，人以為兒門不關之故，誰知是氣下陷乎！然而新產之婦，恐有瘀血在腹，一旦提氣，併瘀血而亦上升，則沖心之症，又恐變出非常，是氣又不可竟提也。氣既不可提。而腸又下陷，將何法以治乎？豈只可用蓖麻以吸之歟？萬一蓖麻不可猝得，將奈之何？不知氣之下陷，因氣虛也。補其氣則氣旺，而腸自升舉，不必用升提之藥。惟是補氣之藥少，則氣衰力薄而難以上升，必須多用，則陽旺力大，何能終降耶。

臨床處方

〔**升腸飲**〕：**人參**一錢**黃耆**一兩**白朮**五錢**當歸**一兩**川芎**三錢**升麻**一分，**水煎服**。

藥理說明

一劑而腸升矣。此方純乎補氣，絕不去升腸，即如升麻之一分，但引氣而不引血。夫升麻少用則氣升，多用則血升也。

辨證論治七

產後半月，血崩昏暈，目見鬼神，人以為惡血之沖心也，誰知是不慎於房幃乎！夫產後半月，其氣血雖不比初產之一、二日，然而氣血初生，未能全復，即血路已淨，而胞胎之傷損如故，斷不可輕易交合，以重傷其門戶。今血崩而至昏暈，且目見鬼神，是心腎兩傷，不只胞胎門戶已也。明是既犯色戒而又加酣戰，以致大泄其精，精泄而神亦脫矣。此等之症，多不可救，然而於不可救之中而思一急救之法，捨大補其氣，無兩法也。

臨床處方

〔**救敗求生丹**〕：**人參**一錢**熟地**一兩**當歸**二兩**川芎**五錢**白朮**二兩**附子**一錢**山茱萸**五錢**山藥**五錢**棗仁**五錢，**水煎服**。

藥理說明

一劑而神定者，再劑必暈止而血亦止，否則不可救矣。倘一服見效，連服三劑，減半再服十劑，可慶更生。此方補氣以回元陽於無何有之鄉，陽回而氣回矣。氣回可以攝血以歸神，可以生精以續命，不必治暈而暈除，不必止崩而崩斷也。

辨證論治八

婦有生產之時，因收生之婆，手入產門，損傷尿胞，因之淋瀝不止，欲少忍須臾而不能，人以為胞破不能再補也，而誰知不然！夫破傷在皮膚者，尚有完補，豈破傷在腹，尚不能治療乎！或謂破在外，可用藥外治以生皮，而破在內，雖有外膏，無可補救耳。然而破在內，外治無可施其力，安在內治不可奏其功？試思瘡瘍之毒，大有缺陷，尚可服藥以長肉，況收生不謹，小有損傷，並無惡毒，何難補其缺陷耶！

臨床處方

〔完胞飲〕：**人參**一錢**白朮**一兩**當歸**一兩**川芎**五錢**桃仁**十粒**黃耆**五錢**茯苓**三錢**紅粉**一錢**白芨末**一錢**益母草**三錢，**以豬羊胞先煎湯，後熬藥飢服，十日痊癒。**

藥理說明

夫胞損宜用補胞之藥，何以不用補胞，而反用補氣、補血之藥也？蓋生產而至收生之婆以手探胞，其難產必矣。難產者，因氣血之虛也。產後大傷其血，是虛其虛矣。因虛而損，復因損而虛，不補其氣血，而胞破何以重完乎？今大補其氣血，不啻如乞人而與之飲食也，則精神驟長，雖血捨空虛，少有損傷，何難完補，故旬日內即便成功耳。

辨證論治九

婦有產子之後，四肢浮腫，寒熱往來，氣喘咳嗽，膈不利，口吐酸水，兩脅疼痛，人以為敗血流入經絡，滲入四肢，以致氣逆也，誰知是腎肝兩虛，陰不能入於陽乎！夫婦當產後，氣血大虧，自然心腎不足而腎火沸騰。水不足則不能養肝，而肝木火燥；木中無津，火發於木，而腎火有黨。子母兩焚，將火焰而直沖於上，金受火刑，力難制肝，而咳嗽喘滿之病生。肝火既旺，必剋脾土，土衰不能制水，而浮腫之病出。然而肝火之旺，乃假旺而非真旺也。假則氣若盛而實衰，故時熱時，寒往來無定，隨氣之盛衰而為寒熱，熱非真熱，而寒非真寒也，是以氣逆於膈膜而不舒。兩脅者尤肝之部位也，酸乃肝木之味，吐酸脅痛，皆肝虛而腎不能榮之故也。治之法：補其血以養肝，更宜補其精以生血，精足而血亦足，血足而氣自順矣。

臨床處方

人參一錢**熟地**一兩**山茱萸**三錢**白芍**二錢**當歸**三錢**破故紙**一錢**茯苓**三錢**芡實**二錢**山藥**三錢**柴胡**一錢**白朮**三錢，**水煎服**。

藥理說明

方名〔轉氣湯〕。方中多是補精、補血之品，而何以名之為〔轉氣〕耶？不知氣逆出於氣虛，氣虛者，腎肝之氣虛也。今補其腎肝之氣血，即所以補其腎肝之氣也。氣虛則逆，氣旺有不順者乎？是補氣即轉氣也，氣轉而各症皆癒，而陰入於陽，而陽無扞格之虞矣。

辨證論治十

婦人產後，水道中出肉線一條，長三、四尺，動之則痛欲絕，人以為胞胎下墜也，誰知是帶脈之虛脫乎！夫帶脈束於任、督之脈，任前而督後。兩脈有力，則帶脈堅牢；兩脈無力，則帶脈崩墮。產後亡血過多，無血以養任、督，而帶脈崩墮，力難升舉，故隨溺而隨下也。帶脈下垂，往往作痛於腰臍，況下墮而出於產門，其失關鍵也更甚，安得不疼痛欲絕哉！治之法：大補其任、督之氣，則帶脈不升而自升矣。

臨床處方

〔兩收丹〕：**白朮**二錢**人參**一錢**川芎**二錢**巴戟天**三錢**山藥**二錢**芡實**二錢**白果**三枚**扁豆**三錢**杜仲**三錢**熟地**二錢**山茱萸**一兩，**水煎服**。

藥理說明

一劑收半，再劑全收。此方補任、督，而仍補腰臍者何故？蓋任、督之脈，連於腰臍，補任、督而不補腰臍，則任、督無力，帶脈何以升舉哉。惟併補之，而任、督得腰臍之助，則兩脈氣旺，何難收帶於頃刻乎！所以二劑而即奏功也。

辨證論治十一

婦人產後，陰戶內一物垂下，其形如帕，或有角，或二歧，人以為產頹也，誰知是肝痿之病乎！夫產後何以成肝痿也？蓋因產前勞役傷氣，又觸動惱怒。產後肝不藏血，血亡過多，故肝之脂膜，隨血崩墮，其實似子宮，而非子宮也。若子宮下墮，狀如茄子，止到產門，而不越出產門之外。惟肝之脂膜，往往出產門外者，至六、七寸許，且有黏席乾落者，一片如掌大。使子宮墮落，人且立死矣，安得重生乎！治之法：大補其氣血而少用升提之法，則肝氣旺而易升，肝血旺而易養，脂膜不收而自收矣。

臨床處方

〔收脂湯〕：黃耆三錢**人參**三錢**白朮**三錢**升麻**一錢**當歸**三錢**白芍**三錢，**水煎服**。

藥理說明

一劑即收。或疑產婦禁用白芍，何以頻用之而奏功耶？嗟乎！白芍原不可頻用也，然而病在肝者，不可不用，況用之於大補氣血之中，在芍藥亦忘其酸收矣，又何能作祟乎！且脂膜下墮，正藉酸收之味，助升麻以提氣血，所以無過而反能奏功耳。

下乳門

辨證論治一

婦人產後數日，絕無點滴之乳，人以為乳管之閉也，誰知是氣血之涸乎！夫無血不能生乳，而無氣亦不能生乳，乳者氣血所化也。然而兩者之中，血之化乳，又不若氣之化乳惟最速。新產之後，血已大虧，生血之不遑，又何能化乳？全借氣以行血而成乳也。今數日而乳不下，血誠少而氣猶微。氣旺則乳旺；氣衰則乳衰，氣絕則乳亦絕，必然之勢也。世人不知補氣之妙，一味通乳，無氣則血從何生？無血則乳從何化？不幾向乞人以求食，問貧兒以求金耶。治之法：補其氣以生血，不可利其竅而通孔也。

臨床處方

〔通乳丹〕：**人參**一錢**當歸**二兩**麥冬**五錢**黃耆**一兩**豬蹄**二個**木通**三分**桔梗**三分，**水煎服**。

藥理說明

二劑而乳如泉湧矣。此方單補氣血以生乳，正以乳生於氣血也。產後氣血衰而無乳，非乳房之閉而斷乳者可比。然則不必通乳也。不必通乳而名為〔通乳丹〕者，亦因其無乳而名之。今不通乳而乳生，名為〔生乳丹〕可也。

辨證論治二

有壯婦生產後數日，或聞丈夫之嫌，或聽公姑之啐，遂而兩乳脹滿作痛，乳汁不通，人以為陽明之火也，誰知是肝氣之鬱結乎！夫陽明多氣多血之腑，乳汁之化，原屬陽明經也。然而陽明屬土，必得肝木之氣相通，則稼穡作甘，始成乳汁，未有全責之陽明也。壯婦產後雖亡血過多，而氣實未衰，乳汁之化，全在氣而不盡在血也，宜其有乳。今產數日，而兩乳脹滿作痛，是欲化乳而不可得，非無氣不能化乳也。明是因羞成鬱，肝氣不揚，而陽明之土氣，亦因之而同鬱。木土相合而相鬱，又安得而化乳哉。治之法：大舒其肝木之氣，則陽明之氣自通，不必通乳而乳自通也。

臨床處方

〔**通肝生乳湯**〕：**白芍**五錢 **當歸**五錢 **麥冬**五錢 **通草**一錢 **柴胡**一錢 **白朮**五錢 **甘草**三分 **熟地**一兩 **遠志**一錢，**水煎服**。

藥理說明

一劑即通。此方藥味太重，治產婦似乎不宜。不知健婦抱鬱，不妨權宜用之，若非少壯之婦，雖因鬱少乳，不可全用，減半治之，亦不至全失，又在臨時裁酌之也。

卷十

【外科】

背癰門

辨證論治一

人有背心間先發紅瘰，後漸漸紅腫，此發背之兆也，最為可畏。古人云：「外大如豆，內大如拳；外大如拳，內大如盤。」言其外小而內實大也。然而癰疽等毒，必須辨其陰陽。有先陰而變陽者，有先陽而變陰者，有前後俱陽者，有前後俱陰者。陽症雖重而實輕，陰症雖輕而實重。先陰而變陽者生，先陽而變陰者死。病既殊而何以辨之也？陽症之形必高突而腫起，陰症之形必低平而陷下。陽症之色必純紅，陰症之色必帶黑。陽症之初起必疼，陰症之初起必癢。陽症之潰爛必多其膿，陰症之潰爛必多其血。陽症之收口身必輕爽，陰症之收口身必沉重。至於變陰變陽，亦以此消息，斷斷不差也。倘見紅腫而高突，乃陽症之癰也。乘其內毒初發，內猶未化，急以散毒之藥治之，可隨手而解也。發背而至於橫決者，皆因循失治，以至於破敗而不可救，陽變陰者多矣。救癰如救火，宜一時撲滅，否則沿燒屋廬，不盡不止。切勿見為陽症無妨，而輕緩治之也。

臨床處方

〔急消湯〕：忍冬藤二兩 茜草三錢 紫花地丁一兩 甘菊花三錢 貝母二錢 黃柏一錢 天花粉三錢 桔梗三錢 生甘草三錢，水煎服。

一劑輕，二劑又輕，三劑全消，不必四劑也。此方消陽毒之初起最神，既無迅烈之虞，大有和解之妙。世人不知治法，謂陽毒易於袪除，孟浪用狼虎之藥，雖毒幸消散，而真氣耗散於無形，往往變成別病，乃醫者成之也。何若此方王霸並施，有益無損之為妙哉！

藥理說明

辨證論治二

人有背心發瘰癢甚，已而背如山重，隱隱發紅暈，如盤之大，此陰癰初起之形象也，最為可畏，尤非前症陽癰可比。乃一生罪孽，鬼祟憑身，必然譫語胡言，將夙昔欺心之事，盡情宣揚。如見此等症候，本不可救，然而人心善惡，成於一念之遷悔，苟肯悔過求生，而刀圭無術，亦見醫道之無奇矣。蓋陽症有可死之條，而陰症豈無可生之理，亦在救之得法耳。大約陰癰之症，雖成如鬼祟之纏身，然必正氣大虛，邪得而入之也。設正氣不虛，邪將安入？故救陰癰之症，必須大用補氣血之藥，而佐之散鬱、散毒之品，則正旺而邪自散矣。

臨床處方

〔變陽湯〕：人參二錢黃耆二兩金銀花半斤附子一錢荊芥炒黑三錢柴胡二錢白芍二兩天花粉五錢生甘草五錢，水十餘碗，煎汁兩碗，先服一碗，後再服一碗。

藥理說明

服後陰必變陽而作痛，再用一劑而痛亦消，再服一劑而痊癒，竟消滅於無形也。然而世人不至皮破血出，斷不肯信，誰能先用此等之藥，以治發背之陰癰乎！毋論病人不肯服，即醫生亦不肯用。倘醫生知用此治療，而病人之家亦不肯信，往往決裂潰爛，瘡口至如碗之大而不可收拾，始追悔參、耆之遲用晚矣。余所以既論此症，而又多戒辭，勸人早服此方，萬不可觀望狐疑，以喪人性命。蓋陽毒可用攻毒之劑，而陰毒必須用補正之味。方用人參、黃耆以補氣者，氣旺則幽陰之毒不敢入心肺之間。而金銀花性補，善解陰毒，得參、耆而其功益大，然非得附子，則不能直入陰毒之中，而又出於陰毒之外。毒深者害深，又益之生甘草以解其餘毒。然而毒結於背者，以氣血之壅也。壅極者，鬱極也。故加柴胡、荊芥、白芍、天花之類，消其痰而通其滯，開其鬱而引其經，自然氣宣而血活，痰散而毒消也。

辨證論治三

人有背癰潰爛，洞見肺腑，瘡口黑陷，身不能臥，口渴思飲，人以為陽症之敗壞也，誰知是陰虛而不能變陽乎！夫背癰雖有陰陽之分，及至潰膿之後，宜補內而不宜消，則陰陽之症一也。潰爛而至於肺腑之皆見，此從前失補之故，使毒過於沿燒，將好肉盡化為瘀肉耳！肉瘀自必成腐，肉腐自必洞見底裡。見此等症候，亦九死一生之兆也。倘胃氣健而能食者，猶可救療；倘見食則惡者，斷無生理。雖然，能用參、耆、歸、地，亦往往有生者，正不可棄之而不救也。

臨床處方

〔轉敗湯〕以救之：人參一錢**黃耆**一兩**熟地**二兩**肉桂**三錢**白朮**四兩**當歸**一兩**金銀花**四兩**麥冬**二兩**山茱萸**一兩**遠志**三錢**北五味子**一錢**茯苓**三錢**，水煎服。**

藥理說明

一劑而胃氣大開者，斷可轉敗為功也。倘飲之而少能健飯，亦必可救。惟恐飲之而全無應驗者，是胃氣將絕也，不必再治之矣。或飲之而飽悶，少頃而少安者，亦有生機。此方補其氣血，而更補其肺、腎之陰。蓋陰生則陽長，陰陽生長，則有根易於接續。而後以金銀花解其餘毒，則毒散而血生，血生而肉長，肉長而皮合，必至之勢也。倘日以解毒為事，絕不去補氣血之陰陽，則陰毒不能變陽，有死而已矣，不重可悲悼乎！

辨證論治四

人有背癰將癒，而瘡口不收，百藥敷之，絕無一驗，人以為餘毒之未淨也，孰知是陰虛而不能濟陽乎！夫癰疽初起，則毒盛變膿；毒衰、膿淨，則毒化矣。瘡口不收，乃陰氣之虛，而非毒氣之旺。世人不知治法，尚以敗毒之藥攻之，是已虛而益虛也，欲其肌肉之長，何可得乎？然而世亦有用補法而仍然未效者，但用陽分之品以補其陽，而不用陰分之味以補其陰也。蓋獨陰不長，而獨陽亦不生。癰疽至膿血已盡，則陰必大虛，只補其陽，則陽旺陰虛，不能交於陽矣。雖陽有濟陰之心，而陰無濟陽之力，所以愈補陽而陰愈虛，陰愈虛而瘡口愈難合也。治此之法：必須大補其陰，使陰精盛滿，自能灌注於瘡口之中，不必用生肌外敷之藥，而瘡口之肉內生矣。

臨床處方

〔生膚散〕：**麥冬**一兩 **熟地**二兩 **山茱萸**一兩 **人參**一錢 **肉桂**一錢 **當歸**一兩 **忍冬藤**一兩 **白朮**五錢，**水煎服**。

藥理說明

二劑而內肉自長，又二劑而外口自平，又二劑痊癒。此方補陰之藥，多於補陽，使陰勝於陽也。然而補陽之藥，仍是補陰之助，以其能入於陰之中，以交於陽之內也。忍冬藤非恃其解餘剩之毒，取其能領諸藥至於瘡口之間也。

辨證論治五

人有背疽長肉，瘡口已平，忽然開裂流水，人以為瘡口之肉未堅也，誰知是色欲、惱怒之不謹乎！大凡瘡癰之症，最忌者色欲，其次忌惱怒也。犯惱怒者，新肉有開裂之虞；犯色欲者，新肉有流水之害。然此猶些小之瘡癰也。其在背癰，犯惱怒者，不過疾病，而犯色欲者，多致死亡。其瘡口開裂之處，必然色變紫黑，而流水之處，必然肉變敗壞矣。當此之時，必須急補氣血，萬不可仍治其毒。蓋前毒未淨，斷難收口，既經收口，復至腐壞，實新肉不堅，而自求決裂也。況發背新癒之後，其精神氣血，盡是空虛，所以一交合泄精，遂致變出非常，捨補氣血，又安求再活乎？然而即補氣血，以些小之劑，欲收危亂之功，大廈傾頹，豈一木所能支哉！故又必須大劑救之而後可。

臨床處方

〔定變回生湯〕：人參一錢 黃耆三兩 當歸二兩 北五味二錢 麥冬二兩 肉桂三錢 白朮二兩 山茱萸五錢 忍冬藤二兩 茯苓一兩，水煎服。

一劑而肉不腐矣，二劑而肉自生矣，三劑而皮仍合矣，四劑而平復。切戒再犯，再犯無不死者，即再服此方，無益也，可不慎乎！此方實

藥理說明

救瘡瘍壞症之仙丹，不只療發背癒後犯色之敗腐也。人疑泄精以至決裂，宜用熟地以大補之，何故反置而不用？以熟地補陰最緩，而症犯實急，所以捨熟地，而多用氣血之藥，救其垂危，非熟地之不可用而輕置之也。此方服數劑之後，正宜減半而多加熟地，以為善後之計耳。

辨證論治六

人有夏月生背癰，瘡口不起，脈大而無力，發熱作渴，自汗盜汗，用參、耆大補之劑，益加手足逆冷，大便不實，喘促嘔吐，人以為火毒太盛也，誰知是元氣太虛，補不足以濟之乎！夫癰分陰陽，瘡口不起，乃陰症而非陽症也。脈大似乎陽症，大而無力，非陰而何？發熱作渴，此水不足以濟火，故隨飲隨汗也。既是陰症似陽，用參、耆陽藥，以助其陽，正足以祛陰以返陽矣，何以愈補而反作逆冷嘔吐之狀？此陰寒

之氣甚盛，而微陽之品，力不能勝耳。非助之以附子辛熱之品，又何能斬關入陣，以祛蕩其陰邪哉！

臨床處方

〔助陽消毒湯〕：人參一兩 黃耆一斤 當歸四兩 白朮四兩 陳皮一兩 附子五錢，水煎膏，作兩服，諸症頓退。

連服數劑，瘡起而潰，乃減半；又用數劑而癒。此非治癰之法也。然以治癰之法而輕治此等之症，鮮不立亡，可見治癰不可執之。大約陽癰可以消毒化癰之藥治之，而陰癰之病萬不可用消毒化癰之藥。捨癰從症，實治癰之變法，醫者不可不知也。

藥理說明

辨證論治七

人有背生癰疽，潰膿之後，或發熱，或惡寒，或作痛，或膿多，或流清水，自汗、盜汗，膿成而不潰，口爛而不收，人以為毒氣之未淨也，誰知五臟虧損，血氣大虛之故也。凡人氣血壯盛，陰陽和平，何能生毒？惟其臟腑內損，而後毒氣得以內藏，久之外泄，及至癰疽發出，其毒自不留內。然而臟腑原虛，又加流膿流血，則已虛益虛。觀其外而瘡口未斂，似乎有餘，審其內而氣血未生，實為不足。法當全補，而不必偏補夫一臟，致有偏勝之虞也。〔十全大補湯〕最妙，以其合氣血而兩補之耳。然而用之，往往不效者，非方之不佳，乃用方之不得其法耳。夫背癰何等之症？豈尋常細小之劑，所能補之乎！必須多加其分量，大劑煎飲，始剋有濟。余因酌定一方，以請正於同人也。

臨床處方

人參一錢**黃耆**二兩**白芍**五錢**肉桂**二錢**川芎**三錢**熟地**二兩**當歸**一兩**白朮**五錢**茯苓**五錢**生甘草**三錢，**水煎服**。

藥理說明

自然用一劑，有一劑之效也。世疑此方絕不敗毒，如何毒化而生肉也？不知癰疽未潰之前，以化毒為先，癰疽已潰之後，以補正為極，縱有餘毒未淨，不必敗毒也。蓋敗毒之藥，非寒涼之品，即消耗之味也。消耗則損人真氣，寒涼則傷人胃氣。真氣損則邪氣反盛，胃氣傷則穀氣全無，又何能生肌長肉哉？惟〔十全大補湯〕，專取助真氣，以益胃氣，故能收全效耳。且此方不特治背癰之已潰也，凡瘡瘍已潰者，皆宜用之，惜世人未知也。

肺癰門

辨證論治一

人有胸膈之間作痛，咳嗽之時，更加痛極，手按痛處，尤增氣急，人以為肺經生癰也，誰知是肺熱以成癰乎！夫肺為嬌臟，藥食之所不到者也，故治肺甚難。肝熱害肺，既已成癰，將何法以療之乎？療之法，似宜瀉火以救肺，然肺藥不可入，而肺之母為脾，脾經未嘗不受藥也。肺之仇為肝，肺之敵為心，兩經又未嘗不受藥也。補其脾經之土，則土能生金也；平其肝經之木，則金不能剋木也；清其心經之火，則火不來刑金也。三經皆有益於肺而無損於金，則肺氣得養，而後以消毒之品直解肺中之邪，何癰之不散乎！

臨床處方

〔全肺湯〕：元參三兩**生甘草**五錢**金銀花**五兩**天花粉**三錢**茯苓**三錢**白芍**三錢**麥冬**二兩**，水煎服。**

一劑而痛減，再劑而內消矣。大凡肺癰之症，必須內消，而不可令其出毒。內消之法，總不能外脾、肝、心三經治法，而別求消癰之道也。

藥理說明

或曰：肺之子，腎也，獨不可治腎以消乎？然而肺癰之成，雖成於火爍肺金之液，實因肺氣之自虛也。補腎雖亦能使肺氣之不來生腎，惟是肺、腎相通，補腎之水，恐肺氣下降，而火毒轉不肯遽散。不若只治三經，使肺氣得養，自化其毒，不遺於腎之為妙也。

辨證論治二

人有胸膈作痛，咳嗽吐痰，更加疼甚，手按痛處，疼不可忍，咽喉之間，先聞腥臭之氣，隨吐膿血，此肺癰不獨已成，而且已破矣！夫肺癰未破者，易乎消，而已破者，難於治，以膿血未能遽淨耳。雖然，得其法，正不難也。蓋肺之所以生癰者，因肺之火不散也。然肺火之來，因肺氣之虛也。肺虛而後火留於肺，火盛而後結為癰。不補虛以散火，而未成形者何以消，已成形者何以散，既潰破者，又何以癒哉！是虛不可不補。而補虛者，補何臟乎？必須補肺氣之虛。而肺不能直補其氣，補胃氣之虛，則肺氣自旺也。今癰已破矣，多吐膿血，則肺氣尤虛。雖毒氣猶存，不可純瀉其毒，於補氣之中而行其攻散之法，則毒易化而正氣無傷。

臨床處方

〔完肺散〕：人參一錢 元參二兩 蒲公英五錢 金銀花二兩 天花粉三錢 生甘草三錢 桔梗三錢 黃芩一錢，水煎服。

一劑而膿必多，二劑而膿又少，三劑而疼輕，四劑疼痛又輕，五劑而疼痛止，膿血亦止也，六劑竟奏全功。此方補胃中之氣，而即瀉胃中之火。胃氣旺而肺氣自不能衰，胃火衰，肺火自不能旺，所以既能敗毒，而又能生肉耳。雖諸藥亦能入肺，不單走於胃，然而入胃者十之八，而入肺者十之二，仍是治胃益肺也。或問肺癰已破，病已入裡，似不宜升提肺氣。南昌喻嘉言謂：「宜引之從胃入腸。」而先生仍用桔梗以開提肺氣，恐不可為訓？嗟乎！余所用之藥，無非治胃之藥，入於胃，有不下引入腸者乎！然而肺氣困頓，清肅之令不行，用桔梗以清肺，上氣通，而下行更速。然則上之開提，正下之迅逐也。

藥理說明

辨證論治三

人有久嗽之後，肺管損傷，皮膚黃瘦，咽嗌雌啞，自汗盜汗，眠臥不得，口吐稠痰，腥臭難聞，而毛悴色焦，嗽之時必忍氣須臾，輕輕吐痰，始覺嗝不痛，否則必大痛不已，氣息奄奄，全無振興之氣，人以為肺中生癰也，誰知是肺生瘡乎！此等之症，本是難救，然治之得法，調理又善，亦有得生者。夫肺癰與肺痿不同。肺癰生於火毒，治之宜速；肺痿成於勞傷，治之宜緩。火毒宜補中用瀉，勞傷宜補中帶清。瀉與清不同，而補則同也，惟是瀉中用補，可用大劑，清中用補，當用小劑，勿忘勿助，若有若無，始能奏功也。

臨床處方

〔**養肺去痿湯**〕：**金銀花**三錢**生甘草**五分**生地**二錢**麥冬**三錢**紫菀**五分**百部**五分**百合**二錢**款冬花**三分**天門冬**一錢**貝母**三錢**白薇**三分，**水煎服**。

服十劑而膈上痛少輕者，便有生機矣。再服十劑而更輕，再服十劑而漸癒，前後共服六十劑，而始痊癒也。是方不寒不熱，養肺氣於垂絕之時，保肺葉於將萎之頃，實有奇功也。倘捷效於一旦，必致輕喪於須臾，寧忍耐以全生，切勿欲速而送死也。

藥理說明

辨證論治四

世有膏粱子弟，多食厚味，燔熬烹炙，煎炒之物，時時吞嚼，或美醞香醪，乘興酣飲，遂致咽乾舌燥，吐痰唾血，喘急膈痛，不得安臥，人以為肺經火熾也，誰知是肺癰已成乎！夫肺為五臟之蓋，喜清氣之薰蒸，最惡燥氣之炎逼。今所飲所食，無非辛熱之物，則五臟之中全是一團火氣，火性炎上，而肺金在上，安得不獨受其害乎！肺既受刑不能下生腎水，腎水無源，則腎益加燥，勢必取資於肺金，而肺金又病，能不已虛而益虛，已燥而更燥。況各經紛然來逼，火烈金刑，肺乾生癰，必至之勢也。治之法：化毒之中，益之養肺之法，降火之內，濟之補腎之方，庶幾已成者可痊，未成者可散也。

臨床處方

〔扶桑清肺丹〕：扶桑藥五錢 紫苑二錢 犀角屑五分 生甘草二錢 款冬花一錢 百合三錢 杏仁七粒 阿膠三錢 貝母三錢 金銀花一兩 熟地一兩 人參三錢，水煎，調犀角末服。

藥理說明

數劑可奏功也。此方肺、腎同治，全不降火。蓋五臟之火，因飲食而旺，乃虛火而非實火也。故補其水而金氣堅，補其水而虛火息。況補中帶散，則補非呆補，而火毒又容易解也。

肝癰門

辨證論治一

人有素多惱怒，容易動氣，一旦兩脅脹滿，發寒發熱，已而脅痛之極，手按痛不可忍，人以為肝火之盛也，誰知是肝葉生癰乎！世人但知五臟中，惟肺生癰，不知肝亦能生癰也，且《靈》、《素》諸書，亦未言及，得毋創論以驚世乎！余實聞異人言，謂脅痛手不可按者，肝葉生癰也。《靈》、《素》兩經不談者，肝經生癰，世不常有，古人未有此症，所以略而不言。但古今之氣運不同，而癰毒之生長不一，肝實能生癰，烏可缺而不論乎。況肝之生癰，未嘗無理也。肝一惱怒，則肝葉開張，肝氣即逆。大怒之後，肝葉空脹，未易平復，使時加惱怒，是肝葉竟不得安；且怒後必然動火，怒愈多，而火愈盛。火盛必爍肝血，肝血爍乾，則肝氣火燥，無血養肝，更易發怒。怒氣頻傷，欲不鬱結而成癰，烏可得乎！然而癰生於內，何從而見？然內不可見，而外則可辨也。凡生癰者，脅在左而不在右，左脅之皮，必現紅紫之色，而舌必現青色也。以此辨症，斷斷無差。治之法：必以平肝為主而佐之瀉火去毒之藥，萬不可因循時日，令其潰膿，而不可救也。

臨床處方

〔**化肝消毒湯**〕：**白芍**三兩**當歸**三兩**炒梔子**五錢**生甘草**三錢**金銀花**五兩，**水煎汁一碗飲之。**

一劑而痛輕，二劑而痛又輕，三劑而痛如失，減半再飲，數劑痊癒。

藥理說明

此方用當歸、芍藥直入肝中，以滋肝血，則肝血驟生，易解肝血之燥。又得甘草以緩其急，梔子以清其火，金銀花解毒，安得不取效之捷哉！惟是火毒既盛，肝血大虧，用此方而不如此大劑煎飲，亦自徒然。倘執以為肝火之旺，而非是肝癰之成，單用歸、芍以治脅痛，斷不能取效也。

辨證論治二

人有左脅之間，疼痛非常，手按之更甚，人以為脅痛，而不知非脅痛也，此乃肝經之癰耳。夫肝經生癰，得之惱怒為多，余前條已暢論之矣。然而肝癰，不只惱怒能生，而憂鬱亦未嘗不生癰也。惟是因惱怒而得之者，其痛驟；因憂鬱而得之者，其痛緩。當其初痛之時，用〔逍遙散〕大劑煎飲，其痛立止，又何至因痛而成癰也。因失於速治，而肝中鬱氣，苦不能宣，而血因之而結矣。血結不通，遂化膿而成癰，其勢似乎少緩，然肝性最急，癰成而毒發甚驟也。世有脅痛數日而死者，正因生癰毒敗而死，非脅痛而即能死，人可不急為治之乎！

臨床處方

〔**宣鬱化毒湯**〕：**柴胡**二錢**白芍**一兩**香附**二錢**薄荷**二錢**當歸**一兩**陳皮**一錢**枳殼**一錢**天花粉**三錢**生甘草**三錢**金銀花**一兩，**水煎服**。

一劑而痛輕，二劑而痛減，三劑而痛又減，四劑痊癒，重則不出六劑也。癒後用〔四物湯〕大劑調治，不再發也。且夫肝癰，世不常生，

藥理說明

既有前條，不必又論及此。然而肝癰不可見，而脅痛世人之所常病也。吾特發明憂鬱之能成癰又若此，則人知急治，又何至於成癰哉！

大腸癰門

辨證論治一

人有腹中痛甚，手不可按，而右足屈而不伸，人以為腹中火盛而存食也，誰知是大腸生癰乎！大凡腹痛而足不能伸者，俱是腸內生癰。而大腸生癰，足尤不能伸也。惟是大腸生癰，實有其故，無不成於火，火盛而不散，則鬱結而成癰矣。然而火之有餘，實本於水之不足。水衰則火旺，火旺而無制，乃養成其毒而不可解。然則

治之法，何必治火哉！壯水以治火，則毒氣自消。

臨床處方

〔清腸飲〕：**金銀花**三兩**當歸**二兩**地榆**一兩**麥冬**一兩**元參**一兩**生甘草**三錢**薏仁**五錢**黃芩**二錢，**水煎服**。

藥理說明

一劑而痛少止，二劑而足可伸，再二劑而毒盡消矣。此方純是潤腸之物，而又是活血解毒之品，雖是瀉火，而實亦滋陰也，所以相濟而相成，取效如神耳。倘不益陰以潤腸，而惟攻毒以降火，則大腸先損，又何勝火藥之凌爍哉？毋怪愈治而愈不能效也！

辨證論治二

人有大腸生癰，右足不伸，腹中痛甚，便出膿血，肛門如刀之割，此腸癰已經潰爛也，能食者生，不能食者死。然不能食之中，亦有非因火毒之熾而然者，又不可因其不能食而棄之也。大凡生各癰瘡，俱以有胃氣為佳，無胃氣者，無論陰毒、陽毒，多不可救。故治癰疽之病，斷以扶胃氣為第一治法，而少加之敗膿祛毒之味，則正氣無傷，而火毒尤散。今大腸癰破而至飲食之不思，則胃氣盡降，大危之症也。不急補胃而惟治癰，必死之道也。

臨床處方

〔開胃救亡湯〕：**人參**一兩**金銀花**二兩**山藥**一兩**生甘草**三錢**薏仁**一兩**元參**一兩**白朮**一兩**山羊血**研末一錢，**水煎服**。

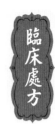

藥理說明

一劑而胃開，二劑而膿少，三劑而痛止，四劑痊癒。此方全去救胃，而敗毒祛膿已在其中。妙在金銀花雖治毒，而仍是滋陰之藥，為瘡家奪命之將軍，乃至仁至勇之帥，又得參、朮以補助其力，則散毒尤神。山羊血止血消濁，且善通氣，引諸藥直入癰中以解散之，乃嚮導之智者也。合而治之，則調和有人，撫綏有人，攻剿有人，安得不奏功如神乎！自然胃氣大開，化精微而轉輸於大腸也。倘胃氣未傷，服之尤奏功如響。萬毋疑畏不用此方，以喪人性命耳。

辨證論治三

人有大腸生癰，小腹痛甚，淋瀝不已，精神衰少，飲食無味，面色痿黃，四肢無力，自汗盜汗，夜不能臥，人以為火盛生癰也，誰知是水衰不能潤腸乎！夫大腸之能傳導者，全藉腎水之灌注。今因醉飽房勞，過傷精力，大泄其精，遂至火動而水涸，又加生冷並進，以致氣血乖違，濕動痰生，腸胃痞塞，運化不通，氣血凝滯而成癰也。然則生癰之先，本是腎水之不足，至癰潰之後，復流其水，是因虛而復虛也。若作火毒治之，鮮不變為死症。必須大補其腎水，而並補其脾胃之氣，則脾胃化精，生水更易。枯涸之腸，一旦得滂沱之潤，自然淹足而重甦，正不必治癰而癰已化，氣血足而肌肉生也。

臨床處方

〔六味地黃丸〕加味治之：熟地二兩 山藥八錢 牡丹皮六錢 山茱萸八錢 茯苓三錢 澤瀉一錢 人參一錢 黃耆五錢 麥冬一兩，水煎服。

藥理說明

連服數劑，腹痛止而精神健，前症頓癒。此方〔六味〕以補腎水，加人參、麥冬、黃耆，以補脾胃之土，土旺而肺氣自旺。肺與大腸為表裡，且以為腎之母，自然子母相需，表裡相顧，故奏功如神也。

小腸癰門

辨證論治一

人有腹痛口渴，左足屈而不伸，伸則痛甚，手按其痛處，更不可忍，人以為腸中生癰也。然而腸中生癰不同，有大小腸之分，屈右足者，大腸生癰也，屈左足者，小腸生癰也。今屈而不伸者，既在左足，是癰生於小腸，而非生於大腸矣。惟是大腸之癰易治，小腸之癰難醫。以大腸可瀉，而小腸難瀉也，雖然，得其法有何不可瀉哉！蓋大腸可瀉其火從糟粕而出，而小腸可瀉其火溲溺而泄也。

臨床處方

〔泄毒至神湯〕：金銀花三兩 茯苓一兩 薏仁一兩 生甘草三錢 車前子三錢 劉寄奴三錢 澤瀉三錢 肉桂一分，水煎服。

一劑而水如注，二劑而痛頓減，三劑而症如失，不須四劑也。此方俱是利水之藥，只一味金銀花為消毒之味，何以能建功之神如此？蓋小

藥理說明

腸之毒，必須內消，而內消之藥，捨金銀花，實無他藥可代。以他藥消毒，皆能損傷

真氣，而小腸斷不可損傷，故必須以金銀花為君。但金銀花不能直入小腸之中，今同茯苓、薏仁、澤瀉、車前子之類引入小腸，又加肉桂一分，得其氣味，引入膀胱從溲溺而化。又恐火毒太盛，諸藥不能迅速，更加劉寄奴之速祛，甘草之緩調，剛柔遲速，兼而行之，既無留滯之虞，而復無峻烈之害，自然火毒從膀胱、小腸而出也。

辨證論治二

人有腹痛呼號，其痛却在左腹，按之痛不可忍，不許人手按，醫以為食積在大腸也，誰知是小腸之生癰乎！夫腸癰必屈其足，而今不屈足，似非腸癰之病。然腸癰生於腸內者，必屈其足，在大腸，屈右足而不伸，在小腸，屈左足而不伸也。若癰生於腸外者，皆不屈足。痛在左，則小腸生癰；痛在右，則大腸生癰也。況食積燥屎之痛，時而痛，時而不痛，不若生癰之痛，有定而不移，常痛而無止息也。故痛在左，明是小腸之外生癰也。大小腸生癰於腸內，尚可破潰，而大小腸生癰於腸外，斷不可使之破潰者，以腸外無可出之路，皆必死之症也。而小腸更甚，必須及早治之。

臨床處方

〔內化丹〕：**金銀花**四兩 **當歸**二兩 **車前子**五錢 **生甘草**三錢 **茯苓**一兩 **薏仁**一兩，**水煎服**。

一劑而痛大減，二劑而痛又減，三劑而痛全止，四劑痊癒。此方即前方之變方也。但前方於利水之中以行其敗毒之法，茲方於利水之中行補血以敗毒之法也。蓋癰破利水，則毒隨水出，易於祛除。癰未破，不補血以利水，

藥理說明

則水泄而血虛，難於消化，同中之異，不可不知也。此方亦須及早治之則有益，否則癰雖癒，而瘀血於腸外，必有終身作痛之病也。

辨證論治三

人有腹痛驟甚，小便流血，而足不能伸，人以為小腸生癰也，誰知是小腸之火大盛乎！夫小腸生癰，必屈左足。今左足不伸，明是生癰之症，而予獨謂是火盛者何故？不知生癰，必有其微，未有一旦驟生而即流血者也。癰日久而膿生，膿欲淨而血出，豈有不潰不膿，而先出血者。然左足之屈，則又何也？蓋小腸與大腸不同，小腸細而大腸寬，寬者可以容邪，而細者難以容邪，此必然之理也。小腸受火煎熬，則腸中逼迫，腸不能舒，而左足應之，暫屈而不伸，但不若生癰者，長屈而不能伸也。萬不可因足之不伸，即信是癰，而妄用解毒之藥。然則從何處辨之？因其初痛之時，辨其小便之有血無血耳。初痛而足屈，若小便無血，乃是生癰；初痛而足屈，小便有血，乃是火痛，斷不差也。治之法：泄其火邪，不必化毒，而痛只足伸矣。

臨床處方

〔小柴胡湯加味〕治之：柴胡一錢 黃芩三錢 甘草一錢 茯苓五錢 人參一錢 半夏一錢，水煎服。

藥理說明

一劑而足伸，二劑而血止，腸亦不痛矣。〔小柴胡湯〕非治小腸之藥也，何以用之而效驗之捷如此？因小腸之火盛者，起於肝膽之鬱也。木鬱則火生，不敢犯心，而犯小腸耳。夫火性炎上，今不上炎，而反致下熾，拂其火之性矣，此小腸所以受之而作疼也。至於流血於小便中者，又是何故？蓋小腸之血，為火所逼，血惟恐為火之爍乾，故越出小腸之外，直走膀胱，反使水道不行而流血也。〔小柴胡湯〕既抒其肝膽之氣，則火氣上炎，其性既順而不逆，又得茯苓以清消其水氣，水流而血自歸經，此方之所以奇耳。

無名腫毒門

辨證論治一

人有頭面無端忽生小瘡，癢甚，第二日即頭重如山，第三日面目青紫，世人多不識此症，此乃至危至惡之病，苟不速救，數日之內，必一身發青黑而死。若青不至心胸者，尚可救療。因其人素服房中熱藥，熱極而便為毒也。凡人入房而久戰不泄者，雖氣主之，而實火主之也。氣旺而非火濟之，則不足以鼓動其興趣，而博久戰之歡。補氣之藥，斷不能捨參、耆而求異味。然而世人貪歡者多，吝惜者，亦正不少。用熱藥以助火，非多加人參，不足以駕馭其猛烈之威。無如人參價高，力難多備，方士不得已，遷就世人之心，乃少減人參，則功力自薄；反多加熱藥，以壯其火，於是金石火煅之藥，紛然雜用，謂不如此，不足以助其命門之火也。夫命門之火，腎火也，非真陰之水不養，不同於脾胃之火，可以外水解之也。且腎火既旺，則外勢剛強，自然多御女戎，一取快樂。偶爾縱欲，亦復何傷？無奈淫心無盡，愈戰愈酣，火熾則水乾，火沸則水涸，即不頻泄其精，水且不足以制火，而熱毒有結於腸胃者矣。況戰久則興必深，未有不盡情而大泄者。精泄過多，則火且更旺，未免陽易舉而再戰。或歸咎於前藥之太少，更多服以助其勢，孰知藥益多而火益烈，戰益頻而水益爍乎！久之水涸火炎，陽雖易舉而不能久戰，未免有忍精繾綣之時，勉強而鬥，精不化而變為毒，結於陰之部位而成癰，結於陽之部位而成毒。頭上者，正陽之部位也，較生於陰之部位者更為可畏。非多用化毒之藥，又安能起死為生哉？

臨床處方

〔**回生至聖丹**〕：**生甘草**五錢**金銀花**八兩**元參**三兩**蒲公英**三兩**天花粉**三錢**川芎**一兩，**水煎服**。

一劑而頭輕，青紫之色淡矣；再服二劑，青紫之色盡消，而瘡亦盡癒，不必三劑也。此方化毒而不耗其氣，敗毒而不損其精，所以建功甚奇也。

藥理說明

此毒原是水虧之極，而瀉毒諸藥，無不有損於陰陽，惟金銀花補攻兼妙，故必須此品為君，惟少用則味單而力薄，多用則味重而力厚。又加之以元參之去火，甘草之瀉毒，蒲公英之去熱，天花粉之消痰，川芎之散結，自然相助而奏效也。

辨證論治二

無名腫毒，生於思慮不到之處，而其勢凶惡，有生死之關，皆可以「無名腫毒」名之，不必分上中下也。前條只言頭上，而在身之前後左右，與手足四肢，尚未言也。不知得其治法，無不可以通治，失其治法，則在上者不可治中，在中者不可治下，在下者不可以治上中也。得其治法者，若何？大約上、中、下之生無名腫毒者，多起於淫欲無度之人，又加之氣惱憂鬱，火乘其有隙之處，蘊藏結毒，故一發而不可救。所以無名腫毒，盡是陰症，而絕無陽症也。然則治之法：宜用解陰毒之藥矣。惟是解陰毒之藥，多半消爍真陰。因虛而結毒，復解毒而虧陰，安有濟乎？故無名腫毒，往往不救，職是故也。余得異人之傳，仍於補陰之中，以行其散鬱之法，可佐之解毒之品，微助行經之味，是以多收奇效。余不敢祕，傳之書冊，以救萬世之人也。

臨床處方

元參一斤**柴胡**三錢**生甘草**一兩**，三味煎湯，十碗為主。倘生於頭面，加川芎**二兩**、附子二分再煎汁，取三碗，分作二日服完。未破者即消，已破者即生肌而自癒，不必二劑也。倘生於身中前後左右，加當歸**二兩**、甘菊花**一兩**附子**三分**，亦如前煎服。倘生於手足四肢，加白朮**二兩**附子**五分**、茯苓**一兩**，亦如前煎服，無不收功。**

藥理說明

此方名為〔黑虎湯〕，言其至惡之人，見黑虎而不寒心者幾人乎？是惡毒之得盡散也。元參最善退浮游之火，得甘草之助能解其迅速之威，得柴胡之輔能抒其抑鬱之氣，且又有各引經之味，引至結毒之處，大為袪除。妙在用至一斤，則力量更大，又妙是補中去散，則解陰毒而不傷陰氣，所以奏功更神。

人勿驚其藥料之重，而不敢輕試，深負鐸一片慇慇救世之懷也。若些小輕症，與非陰症瘡毒，俱不必用此重劑，又不可不知耳。

對口癰門

辨證論治一

人有對口之後，忽生小瘡，先癢後痛，隨至潰爛，人以為至凶之癰也。然而癰生於對口者，尤輕；而生於偏傍，不勝對口者，尤重。蓋頸項之上，乃腎督之部位也，其地屬陰，所生癰疽，多是陰癰，而非陽疽也。陽疽必高突數寸，其色紅腫發光，疼痛呼號。若陰癰則不然，色必黑暗，痛亦不甚，身體沉重，困倦欲臥，呻吟無力，其瘡口必不突起，或現無數小瘡口以眩世人，不知從何處覓頭。然而陰陽兩毒，皆可內消，何可令其皮破腫潰而後治之乎！至於內消之法，正不須分辨陰陽，惟既破潰膿，陰陽不審，而漫投藥餌，則禍生頃刻。而內消之法，大約只消三味。

臨床處方

名為〔三星湯〕：金銀花一兩**蒲公英**一兩**生甘草**三錢，**水煎服**。

藥理說明

兩服即便全消。陽症大潰者，仍以此方治之，不三服，必膿盡肉生。若陰症大潰者，此方不可復投，改用〔七聖湯〕：人參一兩生黃耆一兩當歸一兩金銀花二兩白芥子三錢肉桂一錢白朮一兩，水煎服。一劑而血止，二劑而肉生，三劑而口小，四劑而皮合，再服二劑痊癒。此方治各處癰毒，凡低陷而不能收口者，無不神效，不只治對口之陰毒，獨善收功也。誠以陽症可以涼瀉，而陰症必須溫補故耳。

腦疽門

辨證論治一

世有生癰疽於頭頂者，始名「腦疽」，若對口偏口，俱非真正腦疽也。此等之疽，九死一生，然治之得法，俱可救也。大約生此疽者，皆腎火之沸騰也。蓋腦為髓海，原通於腎。腎無火則髓不能化精，腎多火。則髓亦不能化精，豈特不能化精，隨火之升降且化為毒以生癰矣。蓋腎之化精，必得腦中之氣以相化。若腦中無非腎火，勢必氣化為火，火性炎上，不及下降，即於腦中髓海自發其毒，較之腦氣下流為毒者，其毒更盛。故往往有更變形容，改換聲音，瘡形紫黑，煩躁口乾，隨飲隨渴，甚至腦骨俱腐，片片脫下，其狼狽之狀，有不可言語形容者。又將何以救之耶？此等治法，須問其飲食如何？倘飲食知味，即可用藥。

臨床處方

〔五聖湯〕救之：金銀花八兩 元參三兩 黃耆四兩 麥冬三兩 人參二兩，水煎服。

藥理說明

連服四劑，其癰疽漸癒。改用〔十全大補湯〕重四兩與之，又服四劑。又改為〔八味地黃湯〕，恣其酣飲，可獲痊癒矣。是此等治療，亦九死一生之法，然捨吾法，實無第兩法矣。人生此疽，得於房術者居多，興陽澀精，都是金石燥烈之品，或洗或嚼，或噙於口，或藏於臍，霸阻精道，久戰不已，日積月累，真陰枯灼，髓竭火發，遂潰頂門，多致不救。人何苦博婦女之歡，喪千金之命，長號於夜台也。

囊癰門

辨證論治一

人有陰囊左右而生癰毒者，名曰「便毒」。生於囊之下，糞門穀道之前，名曰「囊癰」。兩處相較，便毒易治，而囊癰最難療也。以囊之下為懸癰，其皮肉與他處不同。蓋他處皮肉，或橫生，或直生，俱易合口，而懸癰之處，橫中有直，直中有橫，一有損傷，不易收功。然而治之得法，未嘗難也。此等之癰皆少年之人，貪於酒色，或遊花街而浪戰，或入柳巷而角歡，忍精而鬥，耐飢而交，或已泄而重提其氣，或將敗而再鼓其陽，或有毒之婦而輕於苟合，或生瘡之妓而甘為鬥精，往往多生此癰。所謂欲泄不泄，化為膿血是也。治之法：必須大補其虛，而佐之化毒之味。以毒因虛而成，不治虛得乎。

臨床處方

〔逐邪至神丹〕：**金銀花**四兩**蒲公英**二兩**人參**五分**當歸**二兩**生甘草**一兩**大黃**五錢**天花粉**二錢，**水煎服**。

藥理說明

一劑而毒消，二劑而痊癒。潰者，三劑可以奏功矣。此方用金銀花四兩、蒲公英二兩，佐之參、歸、大黃之大料，未免過於霸氣。然而大虛之病，又用大黃祛逐，似乎非宜。誰知毒勢甚盛，乘其初起之時，正未甚衰，大補大瀉之為得乎！倘因循失治，或畏縮而不敢治，及其流膿出血，正氣蕭索，始用參、耆補氣，往往有用至數斤而尚未能復元。何若早用於化毒之中，正又無傷，而毒又易散哉！此因勢利導之法，又不可不知也。

辨證論治二

人有飲燒酒入房，精不能泄，至夜半寒熱煩渴，小便淋赤，痰涎湧盛，明日囊腫脹掀痛，又明日，囊處悉腐，玉莖下面貼囊者亦腐，人以為酒毒也，誰知是肝火得酒濕而肆虐乎！夫酒濕何至作腐？蓋火酒大熱之物也。人過飲火酒，多致醉死，死後往往身體腐爛。以火酒乃氣酒，遇熱自焚，人身臟腑原自有火，以火引火，安得不延燒耶！飲火酒而入房，以鼓動精房之火，宜是命門之火，而非肝火也。然而木能生火，肝屬木，肝木生相火，實理之常也。入房而借火酒之力，則火勢必猛，火動無根，何能久乎？勢必精欲外泄，精泄而火可解也。無奈精欲泄而阻抑之，則火無可泄之路。火無可依，而火酒又無可解，於是火入於肝，將依母而自歸也。惟是相火，內火也，可附肝以為家；而酒火，外火也，反得木而焚體。囊與玉莖，乃筋之會也，筋屬肝，因入房而火聚於陰器之際，故火發囊而腫，囊腫極而莖亦腐矣。治之法：解其酒毒，而益之補氣補血之品，則濕熱解而腐肉可長矣。

臨床處方

〔救腐湯〕：人參一兩**當歸**二兩**黃耆**二兩**白朮**一兩**茯苓**五錢**黃柏**三錢**薏仁**五錢**澤瀉**三錢**白芍**一兩**葛根**三錢**炒梔子**三錢，**水煎服**。四劑而腐肉脫而新肉生，再服四劑囊莖悉平復矣。

藥理說明

酒毒成於拂抑，平肝瀉火，利濕解毒宜也，何以又用參、耆、歸、朮以大補其氣血耶？大凡氣血盛者，力能勝酒，縱酣飲而無礙。服火酒而腐，勢雖成於火酒之毒，亦其氣血之衰，力不能勝酒，所以兩火相合，遂致焚身外腐。苟不急補其氣血，則酒毒難消，而腐肉又何以速長哉！

臂癰門

辨證論治一

人有兩臂之間，忽然生瘡而變成癰疽者，亦陰癰也。雖較頭面對口、肩背上少輕，然治之不得法，亦能殺人，故須辨陰陽治之。大約痛者陽症，易治，癢者陰症難治也。陽症，用〔三星湯〕一、二劑，便可立消。若陰症，〔三星湯〕又不可用，必須大補氣血，而佐之消痰化毒之劑，始能奏功。不可謂手足非腹心之疾，不須補虛也。夫陰主靜，而兩手則至動者也。至動而生陰癰，則動變為靜矣，反常之道也，不可畏乎！況動變為靜，又趨陰之道也。陽趨於陰，非生近於死乎？欲陽返於陰則易，欲陰還於陽則難。誰謂兩手之癰，而可小視之哉？治之法仍宜慎重。

臨床處方

〔消癰還陽丹〕：**人參**三錢 **白朮**一兩 **生甘草**三錢 **天花粉**三錢 **生黃耆**一兩 **金銀花**二兩 **肉桂**一錢 **當歸**五錢 **乳香末**一錢，**水煎服**。

藥理說明

一劑而癢變為痛矣，二劑而痛如失，三劑而全消，不必四劑也。此方與〔七賢湯〕相同，而意義各異。〔七賢湯〕治已潰者也，此方治未潰者。已潰者，以生肉為先；未潰者，以護肌為主。所以〔七賢湯〕內無乳香、天花粉者，正以兩味攻中有擁衛之功耳。

乳癰門

辨證論治一

人有乳上生癰，先痛後腫，尋發寒熱，變成瘍癰。此等之症，男、婦俱有之，而婦人居多。蓋婦人生子，兒食乳之後，偶爾貪睡，兒以口氣吹之，使乳內之氣閉塞不通，遂致生痛。此時即以解散之藥治之，隨手而癒。倘因循失治，而乳癰之症成矣。若男人則不然，乃陽明胃火熾盛，不上騰於口舌而中壅於乳房，乃生此病。故乳癰之症，陽症也，不比他癰有陰有陽，所以無容分陰陽為治，法但當別先後為虛實耳。蓋乳癰初起多實邪，久經潰爛為正虛也。雖然，邪之有餘，仍是正之不足，於補中散邪，亦萬全之道，正不必分先宜攻，而後宜補也。

臨床處方

〔和乳湯〕：貝母三錢**天花粉**三錢**當歸**一兩**蒲公英**一兩**生甘草**二錢**穿山甲**土炒一片為末，**水煎服。**

藥理說明

一劑而乳房通，腫亦消矣，不必正虛也。此方用貝母、天花粉者，消胃中之壅痰也。痰壅而乳房之氣不通，化其痰，則胃火失其勢，而後以蒲公英、穿山甲解其熱毒，利其關竅，自然不攻而自散矣。又恐前藥過於迅逐，加入當歸、甘草補正和解，正既無傷，而邪又退舍，何至藥毒不行，變為乳癌之病哉！

辨證論治二

人有先生乳癰，雖已收口，後因不慎房幃，以致復行潰爛，變成乳癌，現成無數小瘡口，如管非管，如漏非漏，竟成蜂窠之狀，肉向外生，終年累月而不癒，服敗毒之藥，身愈狼狽，而瘡口更加腐爛，人以為毒深結於乳房也，誰知是氣血之大虧乎！凡人乳房，肉向外長，而筋束於乳頭，故傷乳即傷筋也。此處生癰，原需急散，遲則有筋弛難長之虞。況又加泄精以損傷元氣，安得不變出非常乎！當時失精之後，即大用補精填髓之藥，尚不至如此之橫；既因虛而成癌，復見癌而敗毒，不已虛而益虛乎！毋怪愈敗而愈壞也。治之法：必須大補其氣血以生其精，不必再消其毒，以其病原無毒之可泄耳。

臨床處方

〔化癌湯〕：**人參**一錢 **白朮**二兩 **黃耆**一兩 **當歸**一兩 **忍冬藤**一兩 **茜根**二錢 **白芥子**二錢 **茯苓**三錢，**水煎服**。

連服二劑而生肉紅潤，再服二劑而膿盡痛止，再服二劑而漏管重長，再服二劑痊癒，再服二劑不再發也。此方全去補氣補血，不去消毒，實為有見。雖忍冬藤乃消毒之味，然其性亦補，況同入於補藥之中，彼亦純乎補矣。

藥理說明

惟是失精以致變癌，似宜補精，乃不補精而只補氣血，何也？蓋精不可以速生，補精之功甚緩，不若補其氣血，轉易生精。且乳房屬陽明之經，既生乳癰，則陽明之經未必能多氣多血矣。補其氣血，則陽明之經旺，自能生津生液以灌注於乳房，又何必復補其精以牽掣參、耆之功乎！此方中所以不用填精之味也。

辨證論治三

人有左乳內，忽大如桃，復又不痛，色亦不赤，身體發熱，形漸瘦損，人以為痰氣之鬱結也，誰知是肝氣之不舒乎！夫乳屬陽明，乳腫宜責之陽明胃經，而余獨謂之肝病，不起世人之疑乎？然陽明胃土最畏肝木之剋，肝氣不舒，而胃氣亦不敢舒矣。蓋胃見肝木之鬱，惟恐肝旺來剋，於是胃亦畏首畏尾，伏而不揚。況乳又近於兩脅，而兩脅正肝之部位也。與肝相遠，尚退縮而不敢舒，與肝為鄰，亦何敢恣肆而吐氣哉！氣不舒，而腫滿之形成。氣不能舒，而畏懼之色現，不痛不赤，正顯其畏懼也。治之法：不必治陽明之胃也，治肝而腫自消矣。

臨床處方

〔逍遙散〕加味治之：柴胡二錢　白芍五錢　當歸三錢　陳皮五分　甘草一錢　白朮三錢　茯神三錢　人參一錢　川芎一錢　瓜蔞三錢　半夏三錢，水煎服。

藥理說明

十劑而內消矣。去瓜蔞，再服十劑，不再發。〔逍遙〕最解肝氣之滯。肝氣解，而胃氣不解自舒。況益之瓜蔞、半夏專能治胸中之積痰，痰去而腫尤易消也。

辨證論治四

婦人產後，忽兩乳細小，下垂過小腹，痛甚，人以為乳懸，誰知是胃血之燥乎！夫胃為水穀之海，多氣多血之府也。產後出血過多，則胃中空虛，而飲食又不能遽進，即進飲食，而各臟腑取給於胃甚急，則胃氣困矣。胃氣困，而胃血益燥矣。胃氣益燥，無以解各臟腑之紛爭，而子又索母之乳，內外取資，胃無以應。乳房者，胃之外廓也；乳頭者，胃之門戶也。胃苦內之紛爭，欲避出於外而不可得，而外又不免於乳口之吮咂，細小下垂，以至於腹，有逃遁難藏，入地無路之狀。此倒懸切膚之痛，至危之症也。治之法：急救其胃氣，而益之補血之味，則胃氣生而胃不燥，內足以分給於臟腑，又何至外痛而倒懸哉！

臨床處方

〔**解懸湯**〕：**人參**一錢**當歸**四兩**川芎**二兩**荊芥**三錢**益母草**三錢**麥冬**一兩**炮薑**一錢，**水煎服**。

藥理說明

四劑而乳頭收，再四劑痊癒。此方用人參生胃氣於無何有之鄉，用當歸、川芎，於垂危至急之地；用荊芥、益母草以分解各臟腑，以歸其經絡。用麥冬、炮薑者，因陽明胃經之燥，未免火動而延燒，產後不便大用寒涼，故用麥冬微涼之品，稍解其火氣之烈也。

肚癰門

辨證論治一

人有生癰於小腹之間者，斷無陽症，以其地屬陰之部位也。陰生陰毒，似乎至重，然而純陰無陽，一用陽藥，立可化陰。無奈世人，一見肚腹生癰，多用陰藥以消毒，反至成難療之病，為可憫也。然而余所謂陽藥者，非散火祛風之藥，大補氣溫火之味耳。蓋陰地結成陰毒者，乃寒虛之故，寒因虛而不行，毒因寒而相結，用熱藥以祛寒，自能解寒而散毒也。

臨床處方

〔**辟寒救腹丹**〕：**白朮**三兩**茯苓**三錢**肉桂**三錢**金銀花**三兩**附子**一錢**當歸**二兩**蛇床子**五錢，**水煎服**。

一劑而肉消矣。倘已潰者，三劑而膿盡肉生矣，四劑亦必痊癒。此方用白朮為君者，以白朮專利腰臍之氣也。腰臍之氣利，則下腹之部位盡利矣。而後以金銀花、蛇床子祛其毒氣，則毒氣易消。然恐寒極不能直入，故又加附、桂斬關突圍而進也。惟是桂、附、朮、床俱是一派乾燥之物，邪雖耗除，未免耗血，故用當歸陽中之陰，少制其横，則陰寒盡散，而無陽旺之虞，所以既能奏功，才免後患也。

藥理說明

多骨癰門

辨證論治一

人有大腿之邊傍長強穴間，忽然疼痛高腫，變成癰疽之毒，久則肉中生骨，以鐵鋏取出，已而又生，世人以為多骨癰也，誰知是濕熱毒之所犯乎！夫多骨癰之生，因人多食濕熱所成者也。治之早，一、二劑便可解散，無如因循失治，與治之不得法，遂至濕壅而添熱，熱盛而化骨，日久遷延，臥床而不能起也。說者謂初起之時，未嘗有骨，可以內散；既生骨之後，必須爛骨外取，未可全恃內藥望其解散也。而孰知不然。

蓋多骨之疽，無形之所化，非肉中真生骨也，乃似骨而非骨耳。真骨難化，似骨又何難化之有？治之法：利其濕，清其熱，而主之補氣、補血之藥，不必消骨而骨自消矣。

臨床處方

〔**五神湯**〕：**茯苓**一兩**車前子**一兩**金銀花**三兩**牛膝**五錢**紫花地丁**一兩，**水煎服**。

一劑輕，二劑又輕，三劑而骨消矣，四劑而瘡口平，五劑痊癒，不必再服。此方用茯苓、車前以利濕，用紫花地丁以清熱，又有金銀花、

藥理說明

牛膝補中散毒，安得不奏功如神哉！

惡疽門

辨證論治一

人有四肢之間，或頭面之上，忽然生疽，頭黑皮紫，疼痛異常，此陽症之毒也，治之不得法亦能殺人。蓋陽症之毒，其勢甚驟，不急用散毒之藥，則養成大橫，蔓衍難收。譬如盜賊初起，未免苟合易擊，久則隄防牢固，巢穴日大，非朝夕可破也。世人每以生疽甚小，不比生癰之大，往往輕視，不急醫療，誰知小毒變成大毒乎！然而疽與癰，實有不同。癰潰於內，而疽腫於外也。潰於內者，難於外治；腫於外者，易於內消，雖癰疽之毒，盡由內而外發，無不可治內而外癒，而疽病尤宜內治也。

臨床處方

〔消疽散〕：生地三錢連翹三錢忍冬藤一兩白芷二錢夏枯草一兩地榆三錢天花粉三錢生甘草二錢當歸一兩，水煎服。

未潰者，二劑即消，已潰者四劑痊癒。此方乃通治惡疽之方，凡有生疽者，以此方投之，無不神效。

藥理說明

蓋補血以散毒，則活血而難留，涼血以清火，則血寒而火易散，疽多陽症，所以治之無不宜也。

疔瘡門

辨證論治一

人有生疔瘡者，一時間疼痛非常，亦陽毒也，但初生之間，人最難辨。世人以生黃豆令病人口嚼，不知辛臭，便是疔瘡，以此辨之不錯。其瘡頭必發，黃泡中或現紫黑之色，更須細看泡中，必有紅白一線，通出於泡外。大約疔生足上，紅線由足而入臍。疔生手上，紅線由手而走心。疔生唇面，紅線由唇面而走喉。如見此紅線之絲，於其紅線盡處，用縫衣針刺出毒血，則免毒攻心。若現白線之絲，則不必刺也。治法總以消毒瀉火為主，世人戒用官料之藥，此不知醫之語，毒非藥安祛哉。

臨床處方

〔**拔疔散**〕：**紫花地丁**一兩 **甘菊花**一兩，**水煎服**。

藥理說明

一劑而紅絲除，二劑而疔毒散，三劑痊癒。又何必外治，挑開疔頭之多事哉？若已潰爛亦用此方，但加「當歸二兩」治之，亦不必四劑，毒盡而肉生也。

楊梅瘡門

辨證論治一

人有嫖心愛之妓，戀罏酣戰，自覺馬口間如針戳之痛，此毒氣已過也。未幾而生魚口矣，未幾而生疳瘡矣，又未幾而遍身亦生瘡矣，黃膿泛濫，臭腐不堪，世人皆以為毒盛，多用敗毒之藥，誰知是敗毒而毒盛，瘡愈多而不易癒，往往有腐爛而死者，實可傷也。蓋楊梅之毒，每中於泄精之時，泄精則元氣虧損，故毒乘虛而入。若元氣大旺，毒難深入，即有傳染，不過輕微之毒，可一瀉而癒。今遍身無非毒瘡，明是大虛，而毒深中也，不補虛以瀉毒，烏能奏功乎！倘只服敗毒之藥，無異下石矣。

臨床處方

〔**二生湯**〕：**生黃耆**三兩 **土茯苓**三兩 **生甘草**三錢，**水煎服**。

藥理說明

連服四劑而瘡漸紅活，再服四劑而盡乾燥，又服四劑痊癒。此方之妙，全不去解毒，只用黃耆以解氣，氣旺而邪自難留。得生甘草之化毒，得土茯苓之引毒，毒去而正又無虧，氣生而血又能養，此治法之巧，而無如世人之未識也，可勝嘆息云！

辨證論治二一

人有龜頭忽生疳毒，服敗毒之藥，毒盡從大小便出。倘大腸燥結，則敗毒之藥，不能經走大腸，勢必盡趨小便而出矣。而小便口細，毒難罄泄，於是毒不留於腸中，而反單結於外勢，毒盛必發，安能不腐爛哉！往往龜頭爛落，連龜身而亦爛去矣。世人多以外藥敷之，雖外藥亦不可少，然不先消其火毒，而徒用外藥以止遏，不啻如石之壓草也，故必先用湯治之。

臨床處方

〔**散毒神丹**〕：**黃柏**三錢**茯苓**一兩**生甘草**三錢**炒梔子**三錢**肉桂**一分，**水煎服**。

藥理說明

連服四劑，則火毒自從小便而出，疼痛少止。然後用〔生勢丹〕敷之：黃柏炒三兩兒茶一兩冰片三分生甘草一兩大黃三錢乳香一錢沒藥一錢麝香三分丹砂一錢不可火煅，各為絕細末，和勻滲之。滲上即止痛，逢濕即滲末，不須數日，膿盡血乾，肉筋再長，一月痊癒，但不能再長龜頭也。癒後須補氣血，用〔十全大補湯〕，連服一月或兩月，則外勢仍能伸縮，尚可種子。否則多服敗毒之藥，又用瀉火之劑，無論命門寒冷，而外勢亦且冰凍，安得陽和之驟復哉！此前後治法之各異，實有次序也。

辨證論治三

人有疳瘡初發，魚口將生，苟不急治，必遍身生瘡，遷延歲月，腐爛身體，多不可救，故必須早治為妙。然而早治之法，世人多以〔五虎散〕敗毒，雖毒亦能從下泄，而損傷元氣正多也，未為得法。設或敗毒之藥少減，又恐有留毒之虞，亦非治法之妙。蓋毒氣之入，因元氣之虛也。因虛而感毒，又敗毒而重虛，毋論毒盡下泄，已犯虛虛之戒，況已敗毒，毒更難散乎！治之法：宜於補中攻瀉，則毒既盡出，而正又無虧。

臨床處方

〔早奪湯〕：人參一兩**生黃耆**一兩**茯苓**一兩**當歸**一兩**遠志**三錢**生甘草**三錢**金銀花**一兩**大黃**一兩**石膏**一兩**柴胡**二錢**白朮**一兩**天花粉**三錢**，水煎服。**

藥理說明

一劑而大瀉惡物，臭穢不堪，急掘土埋之。再服二劑，而臭穢惡物，無留於腸胃矣。然後減去大黃、石膏，加土茯苓二兩，同前藥再煎服四劑，則一身上下與頭面之間，必有隱隱瘡影現於皮膚之內。再服二劑，而瘡影亦盡消矣。再服二劑，永不生瘡矣。此方用大黃以瀉毒，用石膏以清毒；用甘草、金銀花以化毒，用柴胡、天花粉以散毒。非多佐之以大補氣血之藥，未免將軍過勇，士卒強健，統領大軍，斬殺無遺，則四野蕭條，元氣難復。妙在用參、耆、歸、朮之類，以至仁佐至勇，則戰撫兼施，軍聲更振，前途倒戈，自獲全勝。少少袪除，賊化為民，豈犯民變為盜哉！此等之方，實有益於風流子弟不淺，余實以親視為親驗者也，願醫人病人，皆留意於此方云。倘病人陰虛陽燥，方中可加熟地數兩，或加元參一兩亦可，餘品亦不可亂加也。

辨證論治四

人有遍身生楊梅之瘡，因誤服輕粉，一時收斂，以圖目前遮飾，誰知毒藏於內，必然外潰，未幾而毒發於鼻，自覺一裏臭氣，沖鼻而出，第二日鼻色變黑，不聞香臭矣。此等見症，必須急治，否則鼻柱自傾，一至腐爛，便不可救。雖然即急治矣，而用些小之劑，亦正無益。蓋毒氣甚盛，非杯水可濟也。况楊梅結毒，不結於他處，而結於鼻中，其毒更勝，以毒不在他臟，而在肺經也。肺主氣者，主清氣也。毒氣非清氣可比，毒氣在肺，則清氣盡為毒氣矣。肺氣出於鼻，而藏於腎，腎感毒氣，移之於肺，以散於皮膚，則毒氣可以外出。今用輕粉收斂，則毒發皮膚者，盡歸還肺中，肺欲歸還於腎而腎不受，乃上沖於鼻矣。而鼻孔細小，安得遞泄乎！自然毒氣盡結於鼻，而鼻乃獨受其禍矣。治之法：必須多藥以解其毒者，以肺經不能直治，必隔一隔二以治之也。

臨床處方

〔**護鼻散**〕：元參三兩 麥冬二兩 **生丹砂末**三錢 **生甘草**一兩 **桔梗**五錢 **金銀花**三兩 **天花粉**二錢，**水煎**，**調丹硃末**。

服一劑而鼻知香臭矣，連服四劑。變方用〔二苓化毒湯〕：白茯苓一兩土茯苓二兩金銀花二兩當歸一兩紫草二錢生甘草二錢，水酒各半煎服。十劑痊癒，並無回毒也。

藥理說明

此方視之平淡無奇，而實有異功者，補以瀉之也。楊梅瘡本生於腎之虛，腎虛則血虛矣。不補虛以治瘡，反瀉毒以耗血，此世人治楊梅之瘡，所以多不效耳。

腰疽門

辨證論治一

人有腰眼之間，忽長疽毒，疼痛呼號，似乎陽症。然而腰腎乃至陰之地，未可作陽疽治之，若竟作陰症視之，又不可也。此症雖本於過忍其精，欲泄不泄，以成斯毒，似乎純是陰分之過。但腰間雖去內腎不遠，火發而毒成，則陰中有陽，未可純以陰症治之也。必須合陰陽並治以化其毒，則毒去如掃。倘不補陰而竟治其毒，則腎氣愈傷，而毒難速化。即補陰而不補陽，則陰無陽不生，毒且深藏於腎宮，而不得外泄矣。

臨床處方

〔兩治散〕：白朮一兩**杜仲**一兩**當歸**一兩**金銀花**三兩**防己**一錢**豨薟草**三錢，**水煎服**。

藥理說明　一劑而痛輕，二劑而痛止，三劑痊癒。此方用白朮、杜仲以利其腰臍，氣通而毒自難結也。又得金銀花、當歸之類，補中有散，而防己、豨薟直入腎宮以祛逐濕熱之毒，陰陽無偏勝之虞，邪正有解紛之妙，自然一、二劑成功，非漫然僥倖也。

擎疽門

辨證論治一

人有手心之中，忽然紅腫高突，變成一疽，疼痛非常，晝夜無間，世人所謂擎疽也。人生此疽，多是冤家債主相尋，內外治療，往往不能收功，有流血而死者，似乎不必再調治之也。然而有病無方，又何見吾道之大乎？苟肯懺悔於臨時，怨艾於將死，安在不可救乎！況此疽之生，雖是冤孽，亦因病人有火熱之毒，乘機而竊發也。故消其火熱之毒，何不可奏功耶！惟是火熱非起於一朝，而解毒難憑於小劑。蓋毒起於熱，而熱起於火，火之有餘，終是水之不足，不大料以滋水，惟小劑以滅火，安得取勝乎？治之法：必須大用補水之劑，而少佐解毒之味，則擎疽自癒耳。

臨床處方　〔**釋擎湯**〕：**元參**二兩 **生地**一兩 **金銀花**二兩 **當歸**一兩 **紫紅地丁**五錢 **貝母**二錢，**水煎服**。

藥理說明

一劑痛輕，二劑痛止。已潰者再服四劑，未潰者再服一劑，無不痊癒。癒後仍須懺悔則無後患，苟遷善不誠，改過不勇，未必不變生他病，非此方之過也。若論此方，滋水以治火，補正以解毒，自居於無過之地，又何擬議哉！

腳疽門

辨證論治一

人有腳趾之頭，忽先發癢，已而作痛，指甲現黑色，第二日腳趾俱黑，三日連足面俱黑，黑至腳上，逕脛即死。此乃無名腫毒，得之多服春藥，是火熱之毒，非腳疽可比。若腳疽，止黑在腳趾，而不黑在腳面也。然腳疽最凶，雖不如無名腫毒之橫而速，而殺人則一也。蓋腳為四餘之末，宜毒之所不到，何以反凶惡至此？正以毒所不到之處，而聚毒不散，反出於指甲之間，則毒盛非常，而治之轉不可輕視。然則用泄毒之藥，順治之可矣，而孰知不然。人身之氣血，周流於上下，則毒斷不聚於一處。惟氣血大虧，不能遍行夫經絡，而火毒惡邪乃團結於骨節之際。腳疽之生，正氣血之虧，不能周到之故，然則烏可單瀉其毒，以重虛其氣血乎！

臨床處方

〔**顧步湯**〕：**牛膝**一兩**金釵石斛**一兩**人參**一錢**黃耆**一兩**當歸**一兩**金銀花**三兩，**水煎服**。

藥理說明

一劑而黑色解，二劑而疼痛止，三劑痊癒。若已潰爛，多服數劑，無不癒也。此方用金銀花以解毒，非用牛膝、石斛則不能直達於足趾；非用人參、歸、耆，亦不能氣血周流，使氣通血活以散毒也。故用此方治腳疽多效，即是無名腫毒，用此方救之，亦可得生。世醫有用刀切腳趾，亦是治之法。然又不若急用此方，於補中敗毒，轉死為生，既無痛楚之傷，又有全活之妙也。

辨證論治二

人有腳腿之上，忽然腫起一塊，其色如常，復又不痛，人以為癰疽也，誰知是氣虛之故耳！夫癰成於腫，未有腫而不變為癰者，余獨謂氣虛而非癰，人誰信之？嗟乎！氣所以行血者也，氣行則血行，氣血雙行，縱有邪氣，斷難成腫。彼邪氣之盛，每成於氣血之衰，其腫為癰，每每作痛，而色必變為紅赤也。今既不痛，而色又不變，是有腫之名，而無腫之實，純是氣虛，而血無以養，非邪盛而氣不能鼓也。治之法：補氣以扶正，不必化毒以祛邪。

臨床處方

〔**補中益氣湯**〕：**人參**一錢**白朮**一兩**生黃耆**一兩**當歸**五錢**柴胡**一錢**升麻**五分**陳皮**一錢**生甘草**二錢**半夏**二錢**茯苓**三錢，**水煎服**。

藥理說明

十劑而腫暗消。〔補中益氣湯〕補氣之勝藥，非消腫之神劑，何以用之而腫消耶？蓋正氣衰則虛，邪氣盛則實，正氣既虛，邪氣必盛，不用補氣之藥，氣何以行，而腫何以化耶？〔補中益氣湯〕善能補氣，所以即能消腫也。況又益之消痰去濕之品乎，故其收功更易也。

鬢疽門

辨證論治一

人有兩鬢之中，忽然紅腫生疽，高突數寸，頭面眼鼻俱浮，其狀不堪，異乎平常相貌，此陽毒也。蓋兩鬢近於太陽，乃陽之位也，陰氣不能到此地位，故兩鬢生疽當作陽症治之。然是陽症，往往有變為陰症者，所以陽藥中必宜加入陰分之藥，以預防其變。若已潰破腐爛，更須陰藥多於陽藥，消息而善治之也。今有一方，名曰〔理鬢湯〕，治未潰、已潰，未爛、已爛，無不收功。

臨床處方

金銀花三兩 **白芷**三錢 **川芎**一兩 **當歸**一兩 **夏枯草**三錢，**水煎服**。

藥理說明

未潰者二劑即消，已爛者四劑痊癒。此方用金銀花、夏枯草以解火毒，用白芷、川芎以引入兩鬢太陽之間，則金銀花、夏枯草，更得施其祛逐之功。又妙在當歸之補氣血，陰陽雙益，正足而邪自難變，安得不速癒哉！

唇疔門

辨證論治一

人有唇上生疔瘡者，或在口角之旁，或在上下唇之際，不必論其大小，大約皆脾胃之火毒也，最宜速散，否則毒氣熾炎，必且艱於飲食，往往有腐爛而死者。以疔瘡愈小，而毒愈橫也。治之法：宜急瀉其火毒，而又不可損傷夫脾胃之氣，則毒不難散矣。

臨床處方

〔**救唇湯**〕：**紫花地丁**一兩**金銀花**一兩**白果**二十枚**桔梗**三錢**生甘草**三錢**知母**一錢，**水煎服**。

一劑而疼痛止，二劑瘡口消，三劑痊癒。若已腐爛者，五劑自然奏功。此方治頭面上之疔瘡俱可獲效，而治口唇之疔，更能建績。此方

藥理說明

有白果、桔梗善及唇口，引金銀花、紫花地丁至於生疔之處，以盡解其毒也。

瘰癧門

辨證論治一

人有生痰塊於頸項，堅硬如石，久則變成瘰癧，流膿流血，一塊未消，一塊復長，未幾又潰，或耳下，或缺盆，或肩上脅下，有流行串走之狀，故名「鼠瘡」，又名「串瘡」，言其如鼠之能穿也。世人謂其食鼠竊餘物以成此症，而不盡然也。蓋瘰癧之症，多起於痰，而痰塊之生，多起於鬱；未有不鬱而能生痰，亦未有無痰而能成瘰癧者也。故治瘰之瘡必須以開鬱為主。然鬱久則氣血必耗，況流膿、流血則血氣更虧。徒消其痰，不解其鬱，但開其鬱而化其痰，皆虛其虛也，不能奏功。

臨床處方

〔消串丹〕：白芍一兩**白朮**一兩**柴胡**二錢**天花粉**三錢**茯苓**五錢**陳皮**一錢**附子**一片**甘草**一錢**蒲公英**三錢**紫貝天葵**五錢，**水煎服**。

連服八劑而痰塊漸消，再服十劑而瘰癧盡化，再服一月痊癒。癒後可服〔六君子湯〕，以為善後之計，斷不再發。此方妙在蒲公英與紫貝天葵為消串之神藥，然非佐之以白芍、柴胡則肝木不平，非輔之以白朮、茯苓則脾胃之土不健，又何勝攻痰破塊之烈哉！惟兼攻有補，則調劑咸宜，得附子之力以引群藥，直搗中門，所以能癒夙疾沉痾於旦夕耳！

藥理說明

辨證論治二

人有久生瘰癧，兩頸之間，盡多潰爛，下且及於胸膈之上，無非痰塊，已有頭破欲腐者矣，遂至身體發熱發寒，肌肉消瘦，飲食少思，盜汗自汗，驚悸恍惚。此等之症，原自難醫，然而治之得法，正非不可救也。大約瘰癧初起，宜解鬱為先，而佐之補虛以消其毒也。倘執尋常治法，以祛痰敗毒為事，鮮不速之死矣。

臨床處方

〔轉敗丹〕：人參三錢**柴胡**二錢**白芍**三兩**金銀花**三兩**當歸**二兩**半夏**五錢**白朮**一兩**生甘草**三錢，**水煎服**。

藥理說明

四劑而膚間之痰塊盡消，再服四劑而頸上潰爛亦癒。將前方減半，再服十劑，瘡口悉平，不再發也。此方補多於消，而開鬱寓於中，化痰存其內，世人從未知有此治法者。但一味攻毒，所以愈攻而愈壞也。曷不以此方試之哉！殺運無窮，神方難信，世見此等治法，罔不驚走辟易，否則且有譏刺訕笑，謫吾方之過奇，謂大言無慚，何可為訓？誰知實是卻病之仙丹，奪命之異藥哉！余不勝掩卷而三嘆也。

痔漏門

辨證論治一

人有肛門內外四旁，忽然生長紅瘰，先癢後痛，後成為痔，日久不癒，此等之病，皆濕熱所成也，而得之縱飲者為多。江南人半生此症，正因地氣之濕熱，又加酒熱之毒，所以結成於肛門之邊，而不能遽化也。夫肛門通於大腸，凡有濕熱，亦隨大便而出，何故積而成痔？以濕熱在大腸不能久留，勢必趨於肛門，而肛門為大腸鎖鑰，未免有關閉防範之意，不容濕熱直出於門外，於是蓄積既久，而濕熱之毒，肛門獨受之矣。有毒必然外形，不生痔於肛門之內，必生痔於肛門之外。雖內外似乎少殊，而作楚則一也。然則治之法，烏能捨濕熱而他求乎！惟是肛門去脾胃甚遠，化濕熱之毒，不能不假道於脾胃，肛門未必受益而脾胃先損，所以無成功耳。故用藥必須無損於脾胃而有利於肛門者，治之始剋奏功。

臨床處方

〔**益後湯**〕：**茯苓**一兩 **白芍**一兩 **地榆**三錢 **穿山甲**一片土炒為末 **山藥**一兩 **薏仁**一兩，**水煎服**。

藥理說明

連服四劑，而肛門寬快矣，又服四劑而內外之痔盡消。再將前方每味加增十倍，修合丸散，以蜜為丸，每日未飲之先，滾水送下五錢，服一料完，自然痊癒，不再發也。此方利水去熱，既無傷於脾胃，復有益於肛門，蓋兩得之道也。

辨證論治二

人有於肛門邊先生小癤毒，因不慎酒色，遂致腐爛，變成漏瘡，不能收口，後長生肉管，每歲一管，流膿流水，甚以為苦。世人治法，多用刀針掛線，徒受苦楚，而內毒未除，外口難長，經年累月，難以奏功，豈果漏瘡而終不可治乎？亦酒色之戒不嚴，而治之不得法也。蓋肛門之肉，不比他處之肉；肛門之皮，亦不比他處之皮也。他處之皮肉，非橫生則縱生也。惟肛門之皮肉，有縱有橫，最難生合。況大便不時出入，又易傷損，一經刀針掛線，是已傷而又傷矣，又何能遽長皮肉乎！故刀針掛線，切戒輕用，惟消其濕熱之毒，內治為佳。然而漏戹既久，氣血必虛，不治其虛，而只從事止漏，毋論漏不可止，而氣血反傷，終難奏效也。方於補中用消，則何漏之不可痊哉。

臨床處方

〔青龜丸〕：烏龜一個　茯苓五兩　薏仁六兩　羊蹄後爪四副土炒　穿山甲五錢土炒　人參一錢　青苔乾者一兩　黃耆八兩　當歸三兩　瓦松一條，陰乾不可火焙　白芷一兩　白槐一兩，各為細末。將龜用石臼搗死，用藥末拌之，飯鍋內蒸熟，將烏龜肉與甲，火焙乾為末，同煎藥蜜為丸。

藥理說明

每日服三錢，服至一月而漏瘡乾，服至二月漏瘡滿，服完痊癒，不再發。但服藥時，必須獨宿，戒酒色三月。倘服藥而不斷酒色，不能奏功，不可不慎。此方治漏，實有神功，非世方之可比，有不可思議之妙。雖去濕而復不散氣，然敗毒而又不損血，補破於無形，填隙於有孔，願人敬服此方，堅守三月之戒，以去十年之病也。

辨證論治三

人有大便時候，先射血幾許，而後溺糞者，人以為便血之病也，誰知是肛門暗生血痔乎！夫痔久必變為漏，宜流膿水矣。不知受病不同，而見症亦異。此等之症，多得之飲燒酒過多，熱毒走於直腸而不得遽泄，乃結成小痔而不化，久則皮破而血出。此血乃出於直腸之外，而非出於直腸之中，乃膀胱之血也。夫膀胱化氣而不化血，酒毒滲入膀胱，將酒氣化水，出於陰器；而酒毒爍血，不得從陰器而出，勢不得不趨大腸肛門而出矣。無奈門逕各別，戶口牢閉，無可出之路，而酒毒結於直腸之外，毒向內攻，而直腸之痔生矣。痔生必破，有隙可乘，而膀胱之血注之，久且以血引血，不獨膀胱之血盡歸之也，乘大便之開闢，血先奪門而出，故先大便而射，正見其欲出之速耳。治之法：似宜急堵其隙，使血之無路為第一策。然而私竇既闢，漏卮易泄，不急清其上游之源，而但截其下流之隙，非計之善也。

臨床處方

〔清源散〕：**黃連**三錢**茯苓**五錢**白芍**五錢**葛根**三錢**白芷**三分**白槐**三錢**地榆**三錢**人參**一錢**穿山甲**土炒末一錢**白朮**五錢**車前子**二錢**三七根末**三錢，水煎，調末服。

藥理說明

三劑血較前更多，三劑後減去黃連，再用三劑，血止而痔癒矣。癒後必須絕酒，終身不可服也。若女色只忌三月，永不再發。倘不能遵禁，不必為之治療，必先說過而後醫也。此方妙在用黃連之多，以解酒熱之毒，所謂先清其源也。上游無病，而下流自然安瀾。況諸藥又分配得宜，無非去濕化熱之味，堵截有方，故慶平成，又何患洪水之沖決哉！

辨證論治四

人有胸間生瘡，因不慎酒色，遂致成漏，竅長數頭，長流血液，久則形神困憊，腰痛難伸，形同傴僂，人以為心漏也，誰知是腎虛而成漏乎！夫心腎本相通也。心之氣，必得腎之氣以相生；腎之氣，必得心之氣以相閉。心漏之成，成於腎氣之泄也。欲心漏之癒，安可不急治其腎氣之衰乎！然而治腎而心之氣不閉，則補腎與不補正同，蓋有出氣而無止氣耳。或謂凡漏瘡多成於濕熱，但補腎而不堅心之竅，則漏不能癒；閉心之竅而不去其濕熱，而但治其心腎，恐漏亦不能癒也。雖然，漏亦不同也。漏在他處者，可泄其濕熱；而漏在胸間者，不可泄其濕熱也。蓋心漏成於腎虛，腎虛則寒而非熱也。腎虛者，腎水虛，而非邪水盛也。治之法：補其真陰而邪水自消，溫其腎寒而邪熱自退。

臨床處方

〔溫腎丹〕：鹿茸二個 附子二個 青鹽二兩 人參一錢 瓦松二枝 紅棗四兩，各為末，棗煮熟，搗為丸，每日空心酒下三十丸。

藥理說明

服半月而腰痛減，服月餘而心漏癒矣。此方之奇，全在鹿茸，既能益腎中之水火，而更能補心中之缺陷。又助之附子之辛熱，則無經不達，引鹿茸直入於心腎以填補其空竅。加青鹽者，鹹以軟堅也。蓋漏瘡必生竅孔，故流血亦多，血得鹽則止而不流也。瓦松者，消濕熱於無形。雖心漏非濕熱之病，然未免少有留存，則孔竅難塞，故兼用之，以防其變。誠恐氣虛不能運化，更益之人參生氣於心腎之間，助茸、附之力，通達於上下，尤易成功也。

頑瘡門

辨證論治一

人有久生惡瘡，或在手足，或在胸背，或在頭面，終年經歲而不癒，臭腐不堪，百藥罔效。外藥敷之不應，內藥服之無功，世人所謂頑瘡也。言其冥頑不靈，有無可如何之勢！醫工無所施其力也。果瘡之頑極，真不可治之乎？亦治之未得其妙耳。人身氣血和，斷不生瘡，即間或生瘡，尋即速癒。是生瘡乃氣血之不和也。其不和者，或因濕侵，或因熱感，或因濕熱寒邪之交至，遂致氣結而不宣，血滯而不散，結於皮而於皮生瘡，結於肉而於肉生瘡矣。久則膿血不淨，因而生蟲，人以為蟲也，又用殺蟲之藥，而反傷其皮肉，則氣血愈虛，力難兼到，棄皮肉於膜外而不顧，則瘡成為冥頑不靈之患矣。故治瘡皆以行氣活血為主，而蟲與毒，不必計也。然而血不易活，而氣不易行，非補氣、補血不可。蓋氣得補，而氣自行於周身，血得補，而血自活於遍體也。

臨床處方

〔救頑湯〕：**當歸**一兩**黃耆**一兩**白朮**一兩**生甘草**三錢**熟地**一兩**山茱萸**五錢**麥冬**一兩**柴胡**一錢**茯苓**五錢**半夏**二錢**防風**一錢**連翹**一錢**附子**一片，**水煎服**。

藥理說明

連服二劑而瘡口必然發腫，斷不可懼。從前無效，今服藥發腫，乃藥助氣血，與瘡相戰也，乃速癒之機。再服二劑不痛而癢矣。再服二劑，不再發。此方單去活血行氣，得補之力也，氣行血活，蟲將安寄，故不必殺蟲，而頑瘡盡癒矣！

辨證論治二

人有內股生瘡，斂如豆許，翻出肉一塊，宛如茵狀，人以為蟲蝕外翻也，誰知是肝經風熱血燥之故乎！夫肝熱則生風，此風乃內風，而非外風也。外風清涼，而內風蘊熱，故外風宜散，而內風宜清。然但清其風，而不補其血，則熱不可解，而風不可舒也。須養血之中，而益之清熱之劑，則血不能燥，熱退而風自靜矣。

臨床處方

〔清風湯〕：白芍一兩人參一錢當歸五錢白朮三錢炒梔子三錢甘草一錢川芎二錢丹皮三錢沙參三錢柴胡一錢天花粉三錢連翹一錢，水煎服。

一連數劑，瘡口自斂。此方滋血以養肝，非消肉以化毒，然何以瘡斂而癒也？蓋瘡成於肝木之旺，平肝而血無乾燥之害，自然散風，而熱無炎燒之禍矣。

藥理說明

苟不平肝，而內用降火之品，外用退蝕之法，則蝕而又翻，翻而又蝕，其肉益大，而氣愈虛，變出非常，正難救援耳！

接骨門

辨證論治一

人有跌傷骨折，必須杉木或杉板，將已折之骨湊合端正，用繩縛住，不可偏斜歪曲，緊緊又用布紮，無使動搖，萬不可因呼號疼痛，心軟而少致輕鬆，反致害事。收拾停當，然後用內服之藥。苟或皮破血出，猶須用外治之藥也。但骨內折，而外邊之皮不傷，正不必用外治之藥，然內外夾攻，未嘗不更佳耳。內治之法，必須先活血去瘀為先，血不活則瘀不能去，瘀不去則骨不能接也。

臨床處方

〔續骨神丹〕：當歸二兩**大黃**五錢**生地**一兩**敗龜板**一兩為末**丹皮**三錢**續斷**三錢**牛膝**二錢**乳香末**二錢**沒藥末**二錢**桃仁**三十個**羊躑躅**一錢**紅花**二錢**白芍**一兩**，水煎服。**

二劑而瘀血散，新血長，骨即長合矣。再服二劑，去大黃，又服四劑，則痊癒矣。外治之法，必須用膏藥而加之末藥，滲於傷處為妙。

藥理說明

膏名〔全體神膏〕：當歸二兩生地二兩續斷一兩牛膝一兩甘草五錢地榆一錢茜草一兩小薊一兩木瓜一兩杏仁三錢去皮人參一兩皂角三錢川芎一兩劉寄奴一兩桑木枝四兩紅花二兩白朮一兩黃耆一兩柴胡三錢荊芥三錢，用麻油三斤熬數沸。用麻布瀝去渣再煎，滴水成珠，加入黃丹末，水漂過一斤四兩，收為膏，不可太老。再用乳香三錢沒藥三錢自然銅醋焠燒七次。花蕊石三錢麒麟竭五錢白蠟一兩海螵蛸三兩，為細末，乘膏藥未冷時，投於膏中，用桑木棍攪勻，取起以瓦器盛之。臨時火煨攤膏，大約膏須重一兩，既攤膏藥，再入細藥，名為〔勝金丹〕：麝香三錢血竭三兩古石灰二兩海螵蛸一兩自然銅末如前製一錢乳香一兩沒藥一兩花蕊石三錢冰片一錢樟腦一兩螻蛄十個地虱乾者一錢土鱉乾者一錢人參一兩象皮三錢琥珀一錢兒茶一兩紫石英二兩三七根末一兩木耳炭一兩生甘草末五錢和勻，以罐盛之。每膏藥一個，用〔勝金丹〕末三錢，滲上膏藥上貼之，大約接骨不須二個也，重則用膏藥二個。此膏此藥，皆絕奇絕妙之藥。倘骨未損傷，只消貼膏藥一個即痊，不必加入〔勝金丹〕末藥也。三方內外治法，皆有不可形容之妙，內外同治，旦夕即能奏功。世得此三方，可無憂折傷之不可救也。

辨證論治二

人有從高而下墮於平地，昏死不甦，人以為惡血奔心也，誰知是氣為血壅乎！夫跌仆之傷，多是瘀血之攻心。然而跌仆出於不意，未必心之動也。惟從高下墜者，失足之時，心必驚悸，自知墮地必死，是先挾死之心，不比一蹶而傷者，心不及動也。故氣血錯亂，每每昏絕，而不可救。治之法：逐其瘀血，而必佐之醒氣之品，則血易散，而氣易開。倘徒攻瘀血，則氣閉不宣，究何益乎？

臨床處方

〔甦氣湯〕：**乳香末**一錢 **沒藥末**一錢 **蘇葉**三錢 **荊芥**三錢 **當歸**五錢 **丹皮**三錢 **大黃**二錢 **桃仁**十四個 **羊躑躅**五分 **山羊血末**五分 **白芍**五錢，**水煎調服。**

藥理說明

一劑而氣甦，再劑而血活，三劑痊癒。此方醒氣活血，兼而用之，故奏功特神。方中妙在用羊躑躅與蘇葉、荊芥，因其氣亂而調之，則血易活而氣易甦矣。

金瘡門

辨證論治一

人有殺傷而氣未絕，或皮破而血大流，或肉綻而腸已出，或箭頭入膚，或刀斷背指，死生頃刻，不急救可乎？大約金刃之傷，必過於流血，血盡則發渴，渴發飲水則立刻即亡。故刀鎗之渴，斷須堅忍。世人有飲水而癒者，又是何故？蓋其人素有熱病，得水則熱解，而不可執之以治。凡有傷而渴者也，但渴既不可飲水，又將用何藥以解渴？要不能外補血以救之也。然而既補血以止渴，刀鎗之口大傷，所補之血仍然外泄，血流無止遏之期，亦速死之道也。故補血之中，仍須用止血之藥，而止血之內，更須用生肉之劑，則惡血不致攻心，內火不致燒胃。庶死者可生，破者可完，斷者可續也。

臨床處方

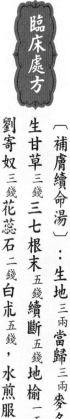

〔補膚續命湯〕：**生地**三兩**當歸**三兩**麥冬**三兩**元參**三兩**人參**一錢**生甘草**三錢**三七根末**五錢**續斷**五錢**地榆**一兩**乳香末**三錢**沒藥末**三錢**劉寄奴**三錢**花蕊石**二錢**白朮**五錢，**水煎服**。

藥理說明

一劑而口渴止，二劑而瘡口閉，三劑而斷縫生，四劑痊癒，真神方也。此方補血而加之止澀之味，以使血之不流，肉之易長是矣。何以又用助氣之藥？蓋血傷不易速生，補氣則能生血，且血生以接肉，又不若氣旺以接肉之更易。所以於補血之中，而兼用補氣之藥也。雖不用參、朮未嘗不可建功，然終覺艱難，不能成功之速矣。此方凡有刀傷皆可治療，但視其所傷之輕重，以分別藥料多寡可耳。

九龍神針

查方來經驗奇方

硫黃、川烏、血蝎、麝香

藥理說明

煉丹之時，要誠敬齋戒，忌婦人雞犬，不可見面，淨室內藏。

降丹靈藥方

查方來經驗有神

水銀、火硝、白礬、皂礬、食鹽

藥理說明

共為一處，研水銀不見星，先結成胎，底薄在肉，然然將罐口朝下，薄玄於底上，下面用石臼合成，用棉紙撚水濕透為圈，口上面在加石膏，生面打得緊，不可走氣。上面架上炭火，煉一炷香，取石臼上的白靈薄，顏色白者為降丹，收貯可治諸般疔毒惡瘡，上上即好，此方仙方也。

物傷門

辨證論治一

人有為虎所傷，無論牙爪，流血必多，大約虎傷者，多在頸項，必有深孔，或兩個，或四個，其孔一時即變黑色，痛不可忍。急用生豬油塞之，無猪油則用生豬肉填之，則肉入孔中，隨塞隨化，庶不致所傷之肉再腐。然後急買地榆半斤為末，敷其虎傷之處，血即頓止，隨用湯藥以解其渴。蓋虎傷之後，血流必多，而虎有熱毒，直來犯心，故口渴必甚，斷不可即與水飲，萬不得已，可與小便飲之。

臨床處方

急用〔制虎湯〕：當歸三兩**地榆**一兩**生地**三兩**黃耆**三兩**三七根末**一兩**麥冬**三兩，**水十碗，煎數碗。**

藥理說明

恣其暢飲，服完必安然而臥，明日傷處大癢。又服一劑，又臥，如是五日，瘡口生合而癒。此方大補氣血以生肌，加地榆以化虎毒。加三七根止血收口，藥料無奇，而收功實神也。

辨證論治二

人有為蛇所傷，或在足上，或在頭面，或在身腹之間，足腫如斗，面腫如盤，腹腫如箕，三日不救，則毒氣攻心，人即死矣。蓋蛇乃陰物，身藏於土中，初出洞之時，其口尚未飲水，毒猶未解，故傷人最酷。治之法：必解毒為主。惟是蛇毒，乃陰毒也。陰毒以陽藥解之，則毒愈熾，必須以陰分解毒之藥，順其性而解之也。

臨床處方

〔祛毒散〕：白芷一兩**生甘草**五錢**夏枯草**二兩**蒲公英**一兩**紫花地丁**一兩**白礬**三錢，**水煎服**。

藥理說明

一劑而腫漸消，二劑毒盡從大小便而出，三劑安然痊癒。此方白芷雖是陽分之藥，得夏枯草，陽變為陰。紫花地丁、蒲公英、甘草、白礬之類，盡是消毒之味，又得屬陰，陰藥以化陰毒，自易奏功，所以助白芷直攻蛇毒，而無留餘之害也。或問解蛇之毒，既不可用陽分之藥，何必又用白芷而能除？世人不善用之，所以有效有不效，今用之於陰分藥中，自無不效矣。又胡可捨白芷以另求他藥，反致無功乎！或問雄黃亦制蛇之品，何不可用之乎？然而白芷陽中有陰，不比雄黃之純陽也。雄黃外用可以建奇功，而內用每至僨事，不若白芷之用於陰分藥中，可收全效耳。

辨證論治三

人有為癲狗所傷者，其人亦必發癲，有如狂之症，世人以為其人必生小狗於腹中，此誤傳也。因其人發出狂癲，有如狗狀，見人則咬，逢女則嬲，非狗生腹中，不宜有此景象。況人為癲狗所傷，大小便必一時俱閉，不能遽出，大小便用力虛努，似若生產艱難，且外勢急痛，腹脹而死，人遂信腹中生狗，不能產而死。謂腹痛者，乃小狗內咬也，豈不可笑哉！其實狗誤食毒物而發癲，亦為所傷，則毒氣傳染於人，或狗癒而人死矣，最可畏之病也。然而得其法以解毒，則病去如掃，正不必過懼也。夫犬性最熱，狗食物而發癲，乃食熱物之故，或食自死之肉，或餐熱病之屍，多成癲病。然則狗發癲狂，實熱上加熱也，解其熱毒，何不癒之有。但世人未知解法，所以不救耳。我逢異人傳授奇方，不敢自祕，謹共傳以救世焉。

臨床處方

〔**活命仙丹**〕：**木鱉子**三個切片 **班蝥**七個去頭足，陳土炒 **米**一撮炒 **大黃**五錢 **劉寄奴**五錢 **茯苓**五錢 **麝香**一分，**各研細末，加黃酒調服三錢**。

一服而毒氣全解，至神之方也，不必兩服。七日皆能奏功，過七日外，必須多服數劑，無不可救。服藥切忌色欲，須三月不行房，並忌發物，餘無所忌。

藥理說明

是方用木鱉、班蝥者，以犬最畏兩物也。木鱉大涼，又能瀉去熱毒，得大黃以迅掃之，則熱毒難留。劉寄奴善能逐血，尤走水竅，佐茯苓利水，更速引毒氣從小便而出也。麝香雖亦走竅，然用之不過制班蝥、木鱉之毒，使之以毒攻毒耳。中有妙理，非漫然而用之也。有此方，又何畏癲狗之傷者！

癩門

辨證論治一

人有遍身發癩，皮厚而生瘡，血出而如疥，或痛或癢，或乾或濕，如蟲非蟲，人以為濕熱之留於皮膚也，誰知是氣血不能周到滋潤乎！世多以苦參煎湯，或豨薟、白芷之類，外治而終不能全效，正坐於氣血之虛也。蓋氣足，則經絡無閉塞之虞；血旺，則毛竅無乾枯之害。且氣足血旺，則熱散濕消，何致淤滯而不通，散結於皮膚之外哉！故治癩之法：專以補氣血為主，而佐之消濕散熱之味，雖十載沉痾，尚可奏功於旦夕，矧目前之近癩乎！

臨床處方

〔掃癩丹〕：黃耆三兩 當歸二兩 防風二錢 茯苓一兩 白朮一兩 生甘草三錢 麥冬一兩 金銀花二兩 芍藥一兩 川芎五錢 熟地一兩 山茱萸五錢 元參一兩 荊芥三錢 天花粉三錢，水煎服。

藥理說明

二劑而皮色潤，又服二劑而乾燥解，連服十劑，無不痊癒。此方大補氣血，無異枯涸之田，一旦忽逢滂沱之霖雨，生機勃勃，又何至有塵埃之飛野哉！水滿平疇，而蝗蟲之類，自然消滅於無形矣。

刑杖門

辨證論治一

人有腿受官刑，皮肉腐爛，死血未散，疼痛呼號，似宜用膏藥、末藥，外治為佳。然而受刑深重，不急內散，專恃外治，則逍遙膜外，安能衛心，使惡血之不相犯乎？此內治之斷不宜遲也。然而世人外治之方，多有神奇，而內治之方，絕無應驗，往往有一時心亂而死者。雖犯法遭刑，多緣惡積，第保無受冤之屈棒乎？冤氣在心，則肝葉開張，肝氣填急，尤善引血入心。使無辜之人，一旦輕死，原非醫者之罪，而療治無法，是誰之愆？亦見吾道之未廣也。鐸求異人，特傳一方，一受官刑即時煎服，斷無性命之虞。然後用膏藥、末藥外治，內治夾攻，則瘡口易癒矣。

臨床處方

內治方名為〔衛心仙丹〕：大黃三錢**當歸**一兩**紅花**三錢**桃仁**三十粒**生地**一兩**丹皮**三錢**木耳**三錢**白芥子**二錢**，水煎服。**

一劑而惡血散矣，不必二劑也。然後以膏藥貼之，膏方名曰〔護身仙丹〕：大黃一兩沒藥三錢乳香三錢白蠟一兩松香五錢骨碎補五錢當歸一兩三七根三錢敗龜板一兩麝香五分，各為細末，豬板油一兩。將白蠟、松香，同豬油在銅鍋內化開後，將各藥末拌勻為膏，貼在傷處，外用油紙包裹，再用布纏住。輕者一膏即痊，重者兩膏足矣。如夾棍傷重，大約不須四個，即可行走無虞。兩方至神至奇，內

藥理說明

方使惡血之盡散，外方使死肉之速生，合而用之，又何至損人性命，嘆聲醫治之無術哉！

【小兒科】

驚疳吐瀉門

辨證論治一

兒科之病，驚疳吐瀉為多，然其中又有分別，大約因疳而成吐，因吐而成瀉，因瀉而成驚。故小兒口內流涎，乃疳之兆也。起首即治疳，而吐瀉之症不作，又何至驚症之生也？惟其失治疳症，而胃氣受傷矣。小兒純陽，原無損於陰氣。胃傷者，傷陽氣也。陽傷而陰亦傷矣，傷陰者，傷脾氣也。人生後天，以脾胃之氣為主，脾胃兩傷，無氣以養心，而驚之症起矣。是驚乃虛病，而非有外風之入也。然則吐、瀉、驚，俱是脾胃之虛寒，而疳乃脾胃之實熱耶？不知小兒，因多食水果，以致口熱而成疳。口熱似乎陽旺也，然而陽極其症，則變為陰矣。故疳症既久而作吐，正陽變為陰之驗也。可見驚、疳、吐瀉俱是虛症，補脾胃而四病皆易癒也。世醫分驚為風，分疳為熱，分吐瀉為寒，亦未深知小兒之症耳。孰知單治脾胃之虛，而四症不必治而奏效也。

臨床處方

〔活兒丹〕：**人參**三分**白朮**一錢**甘草**一分**茯苓**二錢**陳皮**一分**巴戟天**一錢**白芍**一錢**柴胡**二分**當歸**五分**山楂**五分**神麴**三分，**水煎服**。

藥理說明

一劑而驚、疳、吐、瀉無不即安，二劑痊癒，三劑不再發也。此方健脾開胃，又能平肝，使肝木無鬱滯之患，自能疏通土氣，變剋土之肝反為益土之肝矣。脾胃無非生氣，而吐瀉自止，何至四肢無養，變成角弓反張之急慢驚風哉！

辨證論治二

一小兒生疳，上下牙床盡腫，口角流涎，咳嗽不已，咽喉腫痛，人以為疳症脾熱也，誰知是胃火之上升乎！夫既是胃火，宜用瀉火之藥，瀉火而不效者，以火過於盛，將陽變為陰矣。故用降火之藥以瀉火，而火不降，轉至困憊者，正《內經》所謂「壯火食氣」也。蓋少火宜瀉，而壯火宜補。不補胃而治火，反瀉火以損胃，安得而不加困憊哉！治之法：補其胃氣之虛，少加熄火之味，則疳症不治而自癒矣。

臨床處方

〔平肝湯〕：**茯苓**三錢**白朮**一錢**陳皮**二分**神麴**五分**麥冬**二錢**元參**二錢**桔梗**一錢**蘇葉**三分**人參**三分**黃芩**三分**枳殼**三分，**水煎服**。

藥理說明

一劑輕，二劑又輕，三劑而疳症癒，四劑不再發也。此方補胃以散火而火自平者，以火出於土之中也。土健而火藏，土衰而火現，故補其火而火藏於下，又何至上升於口頰之間乎。況方中有解火之味在於補之內，則土引火而自歸，火亦隨土而自戢矣。

辨證論治三

一小兒生疳之後，飲茶水即吐，後則不飲茶水而亦吐，困弱之極，人以為熱吐也，誰知是熱變寒而吐乎！夫疳症本熱也，疳久則寒者，以胃土之傷。土衰則火旺，火旺則土益衰，土益衰而前火之旺自滅，火土兩衰，安得不寒乎！況小兒最喜生冷，自然作吐矣。故止吐以健胃為主。單用止吐之藥，吾未見其能止，即偶止吐於一時，未必不重吐於後日。惟健胃以止吐，則胃強而吐不再犯也。

臨床處方

〔六君子湯〕加味用之：人參一錢 白朮二錢 茯苓二錢 甘草一片 半夏五分 神麴三分 陳皮三分 白豆蔻一粒，水煎服。

藥理說明

一劑即止吐，二劑痊癒。此方健胃以止嘔，治大人尚有神功，況小兒乎！小兒嘔吐世人視為輕症，往往不以為意，變成大病，而不可救。以胃氣之傷，不能生養夫四肢，而角弓反張之病現，乃因虛而成之也。今以此方扶其胃氣，胃健而飲食能受，既無嘔吐之傷，自有灌注之益，又何至有驚風之病哉！

辨證論治四

一小兒大吐之後，忽然大瀉，雖吐止而瀉不肯止，倦怠之極，人以為吐變瀉，則其氣順矣，誰知其氣愈逆乎！夫吐乃傷胃，而泄乃傷脾也，氣順宜吐止而癒矣。今吐止而大瀉，乃胃傳於脾矣。由腑而入臟，是由表而入裡也，較吐更甚。

蓋吐症補胃而可癒，而瀉症宜兼補脾耳。雖脾胃有同治之法，補胃自必補脾，但既吐後作瀉，則補脾必須補胃也。

臨床處方

〔生脾助胃湯〕：人參三錢 白朮三錢 甘草三分 肉桂一錢 茯苓五錢 神麴五分 附子一片，水煎服。

藥理說明

一劑而瀉止，二劑痊癒。倘服之不應，不必治之矣。此方治小兒之瀉，效驗如響，百人中可救九十，不應者，乃陰陽兩絕之人也，非藥之過耳。世人見參、附如酖毒，無論醫生用之是與不是，動輒詆毀。使醫生畏謗而不敢用，因循瞻顧，至於死亡，為可痛也。

辨證論治五

一小兒上吐下瀉，眼目上視，死亡頃刻，其狀宛似漫風，人以為驚風之症也，誰知是脾胃之氣將絕乎！小兒至此，亦人鬼之關也，若作漫風視之，用牛黃等丸，下喉即死矣。夫脾胃之氣將絕，是陰陽之氣欲脫也，非急救其氣，何能再活！救氣之藥，捨人參無他味也。世間之藥價重者，無過人參，而此等症，人參必須用多。誰能用人參至四、五錢，以救嬰兒之吐瀉，無論近人無此膽氣，即古人亦無此方法，毋怪嬰兒之多亡也。鐸逢異人，訓鐸救小兒垂危之症，惟有多用人參，可變危為安。鐸試之屢驗，活兒者，非一人矣。小兒脾胃虛寒，何況上下之瀉，正至危之症，尤宜多用人參以救之。

臨床處方

〔安兒至寶湯〕：人參一錢白朮五錢茯苓三錢巴戟天三錢附子一錢麥芽三錢枳殼三分檳榔三分車前子二錢白豆蔻三粒扁豆二錢蘿蔔子一錢，水煎服。

藥理說明

一劑即吐止，再劑即瀉止，三劑痊癒。此方全在用人參、附子之多，所以能奪命於將亡。以參能回陽於亡何有之鄉，以附子能續陰於已絕之後也。然非群藥佐之，則陰陽不能分清濁，而積穢亦不能去除耳。且有參、朮以補氣，少少祛除，偏易奏功，否則烏可已傷而再傷，已絕而重絕乎？世人但尚祛除，絕不識補中用攻之法，所以百戰而百敗也。

辨證論治六

一小兒吐瀉之後，角弓反張，時而驚悸牽搐，人以為驚風之病也，誰知非風也，乃肝剋脾胃之土，而土氣欲絕耳。此時萬不可治風，一治風以定驚，則立刻即亡矣。蓋既經吐瀉，則陰陽兩亡，所存者，幾微之氣耳。不急救脾胃以續氣，反去散風邪以損氣，欲不趨於陰得乎？且脾胃欲絕，補脾胃之土，而不補命門、心包之火，則土寒而陽不可以遽回，陰不可以驟長。故必須補火以生土，補土以止驚之為得也。

臨床處方

〔續氣湯〕：人參一兩白朮一兩巴戟天五錢肉桂一錢生棗仁三錢遠志二錢茯苓五錢菖蒲三分丁香三分柴胡五分白芍三錢甘草二分乾薑三分附子三分半夏一錢，水煎服。

藥理說明

一劑安，二劑又安，三劑痊癒。此方以十歲為準，每歲減二分，無論慢驚、急驚，此方投之，無不生全。蓋急慢驚風，俱是虛症，非急為風，而慢為虛也。世人以驚為風誤矣！不作風治，則十人九活；一作風治，則十人十死。以虛而兼治風，則十人八死；以大虛治而絕不治風，則十人十活也。喻嘉言謂「驚風無風」，乃前人鑿空之談，勸行醫者緘口不道，其言雖過於激烈，然其憐憫小兒之誤死於非命，亦不得不大聲以救之也。但喻嘉言所立之方，尚兼風治，猶未洞達底裡，不能直補土以救驚，並補火以生土也。

辨證論治七

一小兒驚症，有慢驚、急驚之分，世人以急驚屬之風，慢驚屬之虛，以此區別治療生者頗多，似乎其說之不可易矣，誰知似是而非，亦殺人之說也。蓋小兒從無有驚風之症，此岐天師之所未言，而雷公之所不論者也。末世之醫創言以殺小兒者也。自此言出，殺小兒不啻數百萬矣。小兒何嘗有風，一作風治，十人十死。殺運未除，天亦聽此輩之亂治，以代天而司殺乎？嗟乎！天心仁愛，何忍使小兒不識不知，任其夭傷，同於金刃之傷殘耶！鐸受異人之教，傳鐸救小兒驚症，絕不治風。無論急驚、慢驚，以人參湯調服，立刻奏功，無不危者即安，死者重活。鐸初意欲自祕家傳，以神吾術，已而清夜思維，救一家之子孫，何若救萬世之幼赤乎？故將仙傳方法，罄書竹簡，以聽世人之公用也。

臨床處方

人參一錢**白朮**半斤**茯苓**三兩**半夏**一兩**廣木香**三錢**柴胡**一兩**荊芥**炒黑五錢**白芍**三兩**山楂**一兩**枳殼**一兩**檳榔**五錢**麥芽**五錢**神麴**一兩**甘草**一兩**乾薑**一兩**麥冬**去心一兩**石菖蒲**五錢**薄荷葉**五錢，**各為細末，蜜為丸，丸如龍眼核大。**

藥理說明

凡遇急慢驚症，用一丸，以人參三分煎湯，泡開送下，無不全活。方名〔保赤定驚丹〕。輕者只消一丸，重者兩丸，俱無不癒者也。但泡開必須用人參煎湯，多多益善，若不用人參，效不能十分之捷，然亦免死亡之兆也。願世人共信吾言，萬勿執驚症為風症，忍為殺人之醫也。

便蟲門

辨證論治一

小兒有便寸白之蟲，或蛔蛔之蟲，或吐出長短之蟲，種種不一，人以為濕熱之蟲也，誰知是脾胃之傷乎！小兒最喜食生冷之物，自是濕熱無疑，然使脾胃氣健，雖有濕熱，自易分消。惟其脾胃之氣傷，則難於運化，不生津液而生蟲矣。倘徒治蟲，而不補其脾胃，則脾氣不能消，胃氣不能化，蟲且安居無恙，又何能殺蟲哉！惟補其脾胃之氣，則氣旺而自能制蟲，況又佐之殺蟲之藥，蟲將何隙逃死乎？此治之法，必須補中用攻也。

臨床處方

〔**治蟲丹**〕：**白朮**三錢**茯苓**三錢**甘草**三分**白薇**二錢**使君子**十個**枳殼**五分**白芍**三錢**百部**一錢**檳榔**五分**黃連**二分**半夏**五分，**水煎服**。

藥理說明

二劑而蟲盡化為水矣。但服藥之後，必須忌飲湯水茶茗。此方殺蟲之藥雖多，然入之健脾平肝之劑內，則正氣無傷，而蟲又盡殺，乃兩得之道也。

辨證論治二

小兒有糞門邊拖出長蟲，不肯便下，又不肯進入直腸之內，不痛不癢，人以為蟲口咬住也，誰知乃祟憑之乎！夫蟲口咬住，必然作痛，今安然如故，豈蟲口之自咬耶！蟲既不咬，宜隨糞而自下，今不下而留半截於中，非祟憑而何？病既祟憑，宜非藥物可治。然而人有一念之悔心，醫即有一種之治法。使人苟遷善而求醫無藥，又何以見吾道之大哉！況父母未有不愛其子者，見其子生蟲之異，未必不疑自身之譴尤，而畏鬼神之作祟，或告天而代為請禱，或信佛而自訴祈求。若使醫無以應之，不幾阻人改過之門乎！鐸受異人之傳，用藥外點蟲身，則立化為水。

臨床處方

〔點虯丹〕：水銀一錢**冰片**一錢**硼砂**一分**雄黃**三分**樟腦**一錢**輕粉**三分**白芷**一錢**薄荷葉**三分**，各研極細末，以不見水銀星為度。**水調少許，點蟲頭或身上，少刻即盡化為水。但點藥之時，必虔拜上天，然後點之則驗，否則或驗或不驗也。不須內服煎藥，至奇之方也。

藥理說明

余恐負異人之傳，故罄書之辨證論後。異人者，余遊南岳所逢道士，自號雷公，狀貌殊異，傳鐸《活人錄》，奇方最多，此方則一也。

痘瘡門

辨證論治一

一小兒將出痘也，身必發熱，口必發渴，眼必如醉，此時必即以表藥散之，則火毒大解。無如世人，未敢信為出痘，因循數日見點，而始用表散，有形之解，與無形之解，大有不同，所以輕變重而重變死也。雖然見點不用表散之藥，則火毒又將安解？豈有不用藥表治，而可望其自癒乎！不知能善用表散之藥，正自有功耳。大約痘瘡初出之時，不可不用表散之藥，而又不可全用表散，當於補中表散之，則正氣無傷，而火毒又能盡解也。

臨床處方

〔至慈湯〕：人參三分荊芥三分炒黑生甘草一錢柴胡一錢當歸三錢茯苓二錢陳皮三分麥冬二錢元參三錢天花粉一錢，水煎服。

藥理說明

一劑火毒少解，二劑火毒全散，不必三劑也。若已出點，則重變輕，而死變生矣。此方只用柴胡、荊芥以疏通其表裡，得元參以去其浮游之火，得生甘草以解其毒。妙在人參、歸、冬之類，俱是補氣補津之味，佐前藥以充其力，使無壅閉之憂，以達其至隱之火毒也。世人治痘，一見用補，無不驚懼。誰知火毒非補，萬不能由內而發於外乎！能於補中用表散之法，何愁小兒之不盡登於壽考也！此方以十歲為準，如週歲小兒，用十分之一，每歲增加可也，若十歲之外小兒，宜加人參而已，餘味不必加也。

辨證論治二

一小兒已出痘，遍身上下，盡是鮮紅之點，粒粒可數，此至佳之痘也，不必用發散之藥，只須助其正氣，自然飽滿貫漿，收靨亦速，不必九日而始回矣。然而純用補劑，又慮呆補而無疏通之氣，恐速於成功，未免有升上而不能降下之虞，亦非治之善也。

臨床處方

〔安幼湯〕：當歸三錢荊芥二錢元參三錢陳皮三分熟地三錢麥冬三錢生甘草五分生地二錢黃連一分丹皮一錢貝母三分，水煎服。

藥理說明

一劑而綻，不必二劑也。此方妙在補中帶散，則痘瘡力足，無內怯之憂，散中實補，則痘瘡大泄，少外阻之禍。世人不知治法，往往一味是補，所以多留後患耳。至於一味呆散，未有不將佳痘而變為惡痘者，每至死亡，猶以為胎毒之未淨也，仍用散毒敗火之劑，以至不救，謂非醫殺之，而欲冀免於陰報也得乎！幸人善用方以安幼耳。

辨證論治三

一小兒出痘，其痘瘡之色，紅盛煩渴，大便乾燥，小便短澀而黃赤，脈洪大不倫，舌上生瘡，此陽症之瘡也。切忌用溫熱之味，然又不可見為火熱，而即用寒涼之藥，恐火熱太盛，驟得寒涼而火不肯遽退，熱不肯驟解，反致生變者有之。治之法：宜於用寒之中，而佐之化熱之品用涼之內，而輔之散火之味，則不違火熱之性，而自得寒涼之益也。

臨床處方

〔**全痘散火湯**〕：**元參**三錢 **黃芩**一錢 **生甘草**一錢 **梔子**一錢 **桔梗**二錢 **生地**二錢 **荊芥**三錢炒黑 **當歸**二錢，**水煎服**。

藥理說明

一劑而熱毒、火毒盡行解散矣。此方用芩、梔以清火，又得元參以退其浮游之熱。妙在荊芥、桔梗引火外出，而生地、當歸滋其臟腑之燥，則雨潤風吹，有不變火宅為清涼者乎！所以獲解散之功，無背違之失也。

辨證論治四

一小兒出痘，痘瘡虛空，而色又清白，發癢中塌，身寒而顫，咬牙不已，腹中虛脹，上吐下瀉，脈復沉微細弱，此陰症之痘瘡也。蓋內寒之極，瘡不能發出，必須大用補氣血之藥，而佐之溫熱之味，則瘡無冰凍之虞。倘不知其故，而亦用寒散之品，則痘瘡內陷，而死亡頃刻矣。是陰痘戒用陰分之藥明甚。然而其中有似是而非者，又不可不辨，以痘瘡之善變也。色白虛也，而發癢又有實症；身寒，涼也，而發顫又有熱症；腹脹，虛寒也，而吐瀉又多實熱之症。既非虛寒，而亦用溫熱之品，安得不死乎！然則終何以辨之？吾辨之於舌焉。舌紅者，熱也；舌白者，寒也。舌紅而帶白者，熱中之寒；舌白而微紅者，寒中之熱。舌大紅而又燥，熱之極也；舌純白而又滑，寒之極也。倘舌白而又滑，此陰症無疑。

臨床處方

〔祛陰救痘丹〕：人參一錢當歸三錢白朮三錢附子三分荊芥一錢黃耆三錢，水煎服。

藥理說明

一劑而色白者，即變為紅，陽回而陰寒之氣盡散矣。此方用參、耆、歸、朮以補氣血，氣旺而陰自難留，血足而陽自可復。然後益之附子，則奏功始神。方中又加荊芥者，以附子直攻其內，非荊芥，則不能引附子外散耳。

辨證論治五

一痘瘡初出，隱於肌肉之間，不見點粒，人以為瘡毒之內藏，而不肯遽出也，誰知是氣虛而不能推送以發於外乎！論理用升麻、桔梗、羌活之類，亦能外發。然而不補其氣而惟用散藥，吾恐元氣益虛，痘發之後，未必無他病之生，尚非治之善者也。

臨床處方

〔發痘散〕：**生黃耆**二錢**甘草**五分**當歸**一錢**桔梗**一錢**荊芥**一錢**防風**二分，**水煎服**。

藥理說明

一劑而點粒見，再劑而痘盡出也，不必再服藥矣。此方之妙，雖用桔梗、荊芥、防風之散藥，而實得黃耆、當歸補氣之力，則易於推送，所以火毒不能隱藏，一齊而盡出也。

辨證論治六

一痘瘡已見點後，熱氣大盛，瘡粒過多，人以為火毒之太甚，誰知是血虛而不能以潤乎！若只用發散之劑，而不用補血之藥，則火盛水乾，痘難貫漿矣。故必須於補血之中，而少佐之以解毒也。

臨床處方

〔養痘湯〕：**當歸**二錢**川芎**一錢**連翹**五分**麥冬**一錢**天花粉**三分**木通**三分**甘草**二分，**水煎服**。

藥理說明

一劑而熱退，二劑而瘡粒明淨，盡行貫漿矣。此方之妙，妙在當歸、麥冬、川芎為君，而少用連翹、木通、天花粉為佐使，則血旺而火不過炎，熱消而毒不內隱，故能速於收功，而又無後害也。

辨證論治七

一痘瘡已出，四、五日後，大小不等，根窠不甚紅澤，色暗頂陷，不能起發者，人以為火毒之倒塌也，誰知是氣血之虧欠，欲出而不能，欲發而不得乎！倘徒用化毒之藥，則毒反不消；倘徒用貫漿之藥，則漿反不貫，變生不測，往往有入於死亡者。治之法：必須於補氣之中，而輔以化毒催漿之味。

臨床處方

〔催痘湯〕：**人參**三分**牛旁子**一錢**當歸**二錢**川芎**二錢**黃耆**二錢**茯苓**一錢**桔梗**五分**陳皮**二錢**連翹**三分**肉桂**半分，**水煎服**。

藥理說明

一劑而色紅，二劑而頂突貫漿矣。此方之妙，妙在用參、耆、歸、芎之多，而發散化毒為佐使矣。氣足而不怯於中，血足而不陷於內，自然痘色紅潤而肥滿矣！

辨證論治八

一痘瘡至六日，毒宜化，漿宜行矣。乃顏色不紅綻肥滿，是氣血大虛也。萬不可徒攻其火，而妄用敗毒之味也，必須以補氣補血為主。

臨床處方

〔獲痘萬全湯〕：人參五分 黃耆一錢 當歸二錢 川芎一錢 白朮二錢 茯苓一錢 陳皮三分 牛旁子三分 桔梗五分 天花粉三分，水煎服。

藥理說明

一劑而紅潤肥滿矣，不必二劑也。此方之妙，全不去消毒攻火，但補氣血，而痘自外發。且補中有散，而補非呆補，更易奏功，所以有益無損而收萬全之效也。

辨證論治九

一痘瘡七、八日，宜漿滿足矣。今瘡平漿薄，飲食少減，人以為毒氣之內陷也，誰知是氣血之不充乎！夫氣血之不充者，由於脾胃之氣弱也。脾胃氣弱，則肝血不生，肝血不生，則脾胃之氣更弱，又何能致漿足而瘡突哉？治之法：必須大補其脾胃之氣，而少佐之補血之品，氣血旺，而脾胃自健；脾胃健，而痘瘡安得不充滿乎！

臨床處方

〔保痘湯〕：人參一錢 白朮二錢 黃耆二錢 當歸二錢 麥冬二錢 陳皮五分 荊芥一錢 如癢加白芷三分 蟬退二分

藥理說明

不癢不必加也。如痘色白而薄，倍加參、耆一劑；而白者不白，薄者不薄矣。此方純補氣血，而補氣更重於補血者，以血得氣而易生也，氣足血旺，何愁痘瘡之漿薄哉？自然飲食倍增，漿老結靨矣。

辨證論治十

一痘瘡至九日十日之後，漿稀痂薄，人以為痘毒之內蘊也，誰知仍是氣血之虧乎！夫氣虛補氣，血虛補血，又何疑乎？然而氣血雖虛，而痘毒未清，不兼顧火毒，一味呆補，則火毒內藏，亦恐痘癒之後，有回毒之虞，必須於補中微散之為得也。

臨床處方

〔**全痘湯**〕：**人參**二錢**白朮**二錢**牛旁子**一錢**茯神**三錢**陳皮**三分**當歸**三錢**通草**一錢**甘草**五分**荊芥**一錢**金銀花**三錢，**水煎服**。

藥理說明

一劑而漿厚靨高矣。此方用人參而不用黃耆者，以黃耆過於補氣，且恐有脹滿之虞，不若多用人參，既補氣而復無增悶之嫌耳。尤妙用牛旁、金銀花，於補中散毒，得補之益，而更獲散之利，真善後之妙法也。

辨證論治十一

一痘瘡至十一、二日，身發潮熱，飲食不思，當靨不靨，痂落無托，人以為毒氣之猶存也，誰知是氣血之虛，而毒多未化乎！

臨床處方

〔**化痘仙丹**〕：**當歸**三錢**芍藥**二錢**人參**一錢**山楂**五粒**黃耆**二錢**荊芥**一錢**牛旁子**一錢**防風**三分**甘草**二錢**金銀花**三錢，**水煎服**。

藥理說明

一劑而胃氣開，思飲食矣，二劑痊癒，不必三劑也。此方之妙，妙在用金銀花與荊芥、牛旁於參、耆、歸、芍之中，則胃氣不傷，脾氣大旺，肝血既潤，復不剋土，則火毒全解，又安有留餘之患哉！大凡痘瘡不補，則火毒不出，而痘瘡純補，火毒亦不盡出也。今於補中用散，所以未出者能出，而既出者盡出矣。

辨證論治十二

一痘已見形，又出一層紅斑者，此夾疹之痘也。或似斑而非斑，或零星錯雜，皆是夾疹之症。人以為痘毒之深，前未發出，而後再發也，誰知痘出之時，而又感寒風，使內熱留中，閉塞腠理，激動腑毒，而併出乎！治法宜臟腑並治，然而治臟不若先治腑也。蓋痘毒出於臟，疹毒出於腑。臟之毒深，而腑之毒淺。淺之毒先散，而深之毒亦自難留，故治痘必須先治疹也。

臨床處方

〔分痘湯〕：**升麻**一錢**元參**三錢**麥冬**三錢**當歸**二錢**青蒿**二錢**生甘草**一錢**半夏**五分**生地**三錢**荊芥**一錢，**水煎服**。

藥理說明

一劑而疹全散矣。此方退陽明之火，解肺經之熱，妙在多用升麻引火向外，發於皮毛，雖曰「消疹」，而實則所以成痘也，又何必治疹後，再去治痘哉！

辨證論治十三

一痘症已全，數日之後，身復發熱，遍身發出紅斑癢甚，愈爬愈盛，生出大小不一，如粟米之狀，漸漸長大，如紅雲之片，人以為痘毒之尚存，從前未經暢發，故爾如此，誰知是痘毒全無，乃收痂大癒之後，放心縱欲，飲食過傷，又兼風熱而成之乎！此名為〔蓋痘疹〕，似痘而非痘也。治之法：散其風熱，而不必顧其痘毒，然而風熱既解，即有痘毒，亦無不共解矣。

臨床處方

〔安痘湯〕：元參五錢**當歸**三錢**連翹**一錢**白芍**二錢**丹皮**二錢**荊芥**二錢**甘菊花**二錢**升麻**五分**天花粉**一錢

藥理說明

一劑而斑輕，再劑而斑盡散矣。此方化毒而不耗其氣，解熱而不損其血，所以風熱全消，而痘無變症耳。

辨證論治十四

一痘瘡五、六日，色變純黑，或灰炭之色，頭頂陷下不起，飲食到口即吐，此死症無疑，所謂壞症也。世醫到此無不辭去，然而死中可以求生也，正勿以其壞症而輕棄之也。蓋小兒純陽，陽氣易漓，而陰氣難絕，倘有一線之陰可續，則引陽以接陰，往往死者可以重生，而生者得以不死。我受異人之傳，何敢獨祕，不共傳以救萬世之小兒乎！

臨床處方

〔起死救兒丹〕：人參一錢**元參**一兩**金銀花**一兩**白朮**二錢**當歸**三錢**麥冬**三錢**甘草**一錢**荊芥**二錢**天花粉**二錢**茯神**三錢，**水煎服**。

藥理說明

一劑黑變為紅，再劑而陷者起，乾者潤，飲食知味矣。此方之妙，全在用金銀花與元參之多用，既能解毒，復善敗火，而又助之參、朮、歸、冬，則足以濟兩味之力，而益成其祛除之功，所以能轉敗而成勝，起死而變生也。萬勿驚其藥品之重與用參之多，而減去其分量。蓋藥不重，則火毒難消，參不多，則陰陽難復也。願人加意於此方，以救兒於危險哉！

辨證論治十五

一小兒痘瘡，治之不得法，多至不救，誰知痘瘡可以不治治之乎！夫兒已生瘡，何可聽其自生？予所謂不治治之者，服吾藥可使之不生痘，不必用藥以治痘也。夫兒之生痘瘡者，感父母之淫氣以生之也。解其淫氣，而又助之化毒之品，安得而生痘哉！前人亦知此意，曾造稀痘之丹，或製截痘之法，然服之有驗有不驗者，未能深窺痘毒之源，與解毒之藥也。蓋解毒之品，未有不損人元氣者，元氣一虛，毒即難解，且毒成於火，而清火必用寒涼之藥，但小兒脾胃，最忌寒涼之味，一服寒涼，土氣匱乏，而火毒又安能外泄乎！此所以服之而不效也。鐸逢異人之傳，方法平平，而取效實奇。

臨床處方

〔止痘丹〕：生甘草一錢 金銀花三兩 元參一兩 貝母五分 苦參三錢 丹皮三錢 黃芩二錢，將七味，檢天赦日，水兩碗，煎一碗，不必兩煎，將此一碗汁，重湯又熬至三分，用茯苓五錢為細末，將汁調為丸，如米粒大，俟半週之時，將藥用蜜拌與小兒食之，二日服完，必下黑糞，永不出痘矣。

藥理說明

痘既不生，何有死亡之痛哉？異人得此方，原教鐸廣傳人世，鐸思口傳於人，恐世人之不盡知，今附於《辨証奇聞》之後，付之欹劂，庶幾窮鄉極谷，書到之處，均可受益，以慰異人之傳云。

疹症門

辨證論治一

一小兒發熱二、三日，肌膚之間，隱隱發出紅斑點，如物影之搖動，時有時無者，此影疹也，人以為發斑之傷寒也，誰知是出疹發表，熱毒外散，偶遇大風大寒生冷之犯，故皮膚虛塞，毒氣內收，壅住於腠理之中乎！其症皮膚之際，片片皆紅，紅或變白、白或轉紅、紅或變紫，氣喘腹滿，甚而作痛，毒氣入臟，欲出不能，存亡頃刻，至危之病也。治之法：必須化斑，而不必治疹。蓋疹與斑，總皆熱毒耳。

臨床處方

〔**消斑化疹湯**〕：**元參**五錢**歸尾**三錢石膏二錢**白芍**五錢**地骨皮**二錢**丹皮**三錢**荊芥**二錢**木通**一錢**青蒿**三錢**升麻**一錢**麥冬**三錢**甘草**一錢，**水煎服**。

藥理說明

一劑而斑化疹散，二劑而消歸於烏有矣。此方不多用大寒之品，只用微寒之味者。以疹斑之病，雖起於大熱，然亦因臟腑之乾燥，內無水制而外現也。今滋其津液，則水足以制火，又得引火解毒之藥，直走皮膚，火毒欲內攻而不可得，安得不外泄而解散乎！況方中用元參為君，原能清浮游之火，又何必多用大寒，以撲滅其炎威，而傷我臟腑乎！所以奏功既神，而又無其大害耳。

辨證論治二

一小兒出痧，口中大渴，父母暢與之水，快甚，遂恣其酣飲，乃嘔吐不止，因變瀉痢，喘嗽不寧，小便不利，陰囊浮腫，脅痛筋軟，膨脹之症生。人以為火熱之不解也，誰知皆飲水過多，水蓄不消之病也。夫心火充炎，因而作渴，飲水必入於心，心不受水，而傳於脾，為嘔吐瀉痢矣；傳於肺，為咳嗽矣；傳於腎，為小便閉，而囊濕浮腫矣；傳於肝，為脅痛筋軟膨脹矣。夫水本剋火，然水多則滯，火反為水以滋其沸騰，痧消而他病生焉。治之法：不必治痧，而惟在於分消其水勢，水涸而痧亦痊矣。

臨床處方

〔分水清痧散〕：茯苓三錢**車前子**三錢**木通**二錢**豬苓**二錢**薏仁**二兩**桔梗**一錢**荊芥**五分**白朮**二錢，**水煎服**。

一劑水從小便出矣，連服二劑，水盡而癒。此方專治水也，只用桔梗、荊芥以少提其氣，不特水氣因升提，而下行倍速，且使餘痧亦從膀胱而下泄也。

藥理說明

但兩味既是提氣，何不用升麻提之？不知升麻提氣，必使痧毒由皮毛，而反足以牽利水諸藥之肘，不若荊芥、桔梗，雖提氣而不走皮膚，反能佐二苓群品，共走膀胱，水與痧而同治也。

辨證論治三

一小兒發疹之後，牙根潰爛，肉腐出血，臭穢沖鼻，人以為餘毒未淨，身上游熱之不退也，誰知皆醫治疹而不治火毒之故。使熱積皮膚，不用解散清涼之劑，以致毒火入胃，久而不散，因而作祟也。此等之病，必須仍散其火熱之毒，倘不知治法，縱兒恣食肥甘，濕熱動蟲，勢必變為走馬牙疳、穿腮落齒、或面頰浮腫、環口青黑、唇崩鼻壞、生瘡作癢、肉腐唇敗，而不可救者多矣。

臨床處方

〔**救疹散毒湯**〕：**元參**三錢**甘草**五分**黄芩**一錢**茯苓**三錢**白果**十枚**白微**一錢**青蒿**三錢**麥冬**三錢**陳皮**三分**荊芥**五分**生地**三錢**干葛**一錢，**水煎服**。

藥理說明

一劑輕，二劑又輕，三劑痊癒。此方乃和解之味，而不用大涼之藥者。以疹病既愈，其勢雖盛，而火毒實輕，正不可以外證之重，而即用重瀉之味，以劫奪之也。世人一見此症之病，輕用苦寒瀉藥，往往輕變重，而重變死，不可不慎耳。

吃泥門。

辨證論治一

一小兒數歲後，好吃泥土，人以為胃氣熱也，誰知是肝木之旺乎！肝木過旺，來剋脾胃之土，而土虛不能敵肝，思得土以助脾胃，故見泥土而思食也。治之法：平其肝木之旺，補其脾胃之虛，則土氣無虧，自然見土而不嗜矣。

臨床處方

〔六君子湯〕加減用之：人參一錢**茯苓**三錢**甘草**五分**陳皮**五分**半夏**三分**白朮**五錢**黃芩**五分**白芍**五錢**黃土**三錢，**水煎服**。

藥理說明

一劑而肝氣平，二劑而脾胃之氣轉，四劑不思食泥也。此方原是健脾胃之聖藥，加入黃芩以清火，加入白芍以平肝，肝平火清，而脾胃自得其養矣。尤妙加入黃土者，借土氣以安脾，投其所好。而六君子諸藥，亦足以展其健運之功耳。

胎毒門

辨證論治一

一小兒生半歲或一、二歲，忽身上、手足上、肚腹上、兩臂上、或頭面上，長成天瘡，久變為毒，百藥治之而罔效者，此非小兒之毒，乃父母之毒也。當時結胎，或感楊梅之惡氣，及其坐胎之後，或感淫毒之火邪，遂致貽害於小兒，治之不得其法，半多死亡，實可憫也。吾逢異人之傳，治胎毒小兒，已數十人矣，皆服之得生，我不傳方，不特失異人傳鐸之善心，而且使小兒可救之病，以不得吾方而失援，則小兒之死，不猶鐸之殺之乎！鐸則何敢，故寧傳世，使世服此方，而嘆或有不效，斷不可不傳，使世之怨無方以救子也！

臨床處方

金銀花二兩**生甘草**三錢**人參**一錢**天花粉**二錢**黃藥**三錢**金錢草**三錢，**水煎服。**

藥理說明

二劑而毒全消。倘外口不癒，另有外治之方。用：蝸牛二錢生甘草三錢冰片一錢兒茶三錢輕粉一錢麝香三分地龍糞五錢樟腦三錢黃丹三錢水粉三錢枯礬三錢，各為絕細末。日以麻油調敷瘡口上，不須數日，自然瘡內生肉，而瘡口外斂，真神方也。輕者用前方，而不必用外治；重者內外合治，無不速癒矣。鐸從萬世起見，將仙方輕易傳世，願世人廣傳，體鐸之心為心，慎勿自試為奇，隱而不傳以受天譴也。

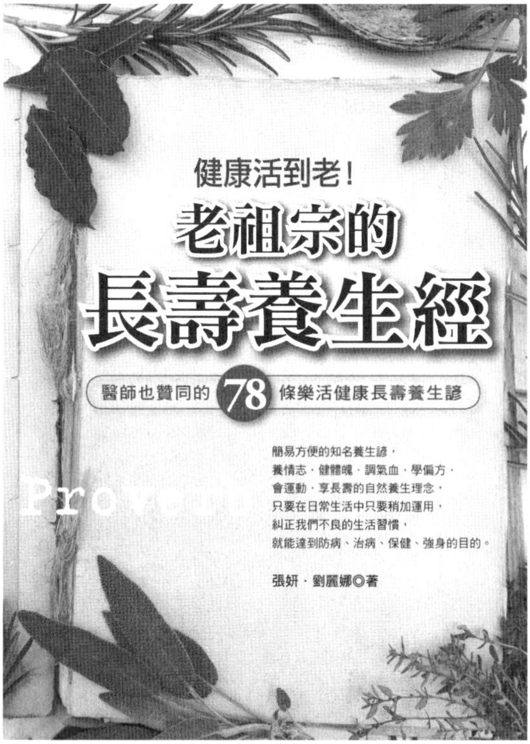

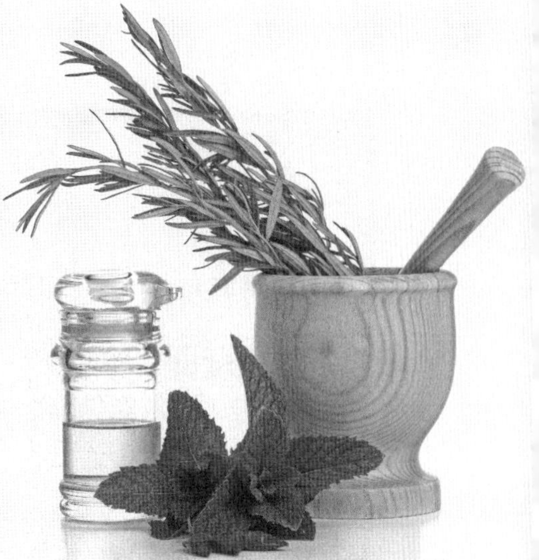

SMART LIVING養生健康觀61
作者：張妍．劉麗娜
規格：17×23×1.3cm
定價：250元

所謂諺語，是一些民間流傳的常語，
通常指一些豐富的知識、經驗，有思想，有教育意義的俗語。
它們是祖先生活經驗與智慧的結晶，流傳年代久遠，且影響意義非凡。
雖然都以口語方式表現，但經過時間驗證，大多具有極高的可信度！

本書選擇出了最具有代表性、最擁有積極意義的78條養生諺語，
並將這些諺語分為養情志、健體魄、調氣血、學偏方、會運動、享長壽六個方面，
從諺語解讀、原理解說、方法應用三個方向
來闡述這些諺語中所蘊含的深厚養生道理。
只要在日常生活中只要稍加運用，
糾正我們不良的生活習慣，就能達到防病、治病、保健、強身的目的。

最方便．最科學．最人性的名諺養生，
讓你健康．長壽活到老！

國家圖書館出版品預行編目資料

辨證奇聞／清・太醫院院使鏡湖氏錢松 著. ／林立仁 整編
-- 一版.-- 新北市 : 雅書堂文化, 2013.11
面； 公分. -- (SMART LIVING養身健康觀 ; 72)
ISBN 978-986-6247-84-2 (平裝)
1. 辨證論治
413.25 102020905

【SMART LIVING養身健康觀】 72

辨證奇聞

作　　者／清・太醫院院使鏡湖氏錢松◎著／林立仁◎整編
發 行 人／詹慶和
總 編 輯／蔡麗玲
編　　輯／林昱彤・黃建勳・蔡毓玲・劉蕙寧・詹凱雲・黃璟安・陳姿伶
執行美編／陳麗娜
美術編輯／周盈汝・李盈儀
出 版 者／養沛文化館
郵政劃撥帳號／18225950
戶　　名／雅書堂文化事業有限公司
地　　址／新北市板橋區板新路206號3樓
電子信箱／elegant.books@msa.hinet.net
電　　話／（02）8952-4078
傳　　真／（02）8952-4084

2013年11月初版一刷　定價580元

總經銷／朝日文化事業有限公司
進退貨地址／235新北市中和區橋安街15巷1號7樓
電　　話／02-2249-7714
傳　　真／02-2249-8715
星馬地區總代理：諾文文化事業私人有限公司
新加坡／Novum Organum Publishing House（Pte）Ltd.
20 Old Toh Tuck Road, Singapore 597655.
TEL：65-6462-6141 FAX：65-6469-4043
馬來西亞／Novum Organum Publishing House（M）Sdn. Bhd.
No. 8, Jalan 7/118B, Desa Tun Razak,56000 Kuala Lumpur, Malaysia
TEL：603-9179-6333 FAX：603-9179-606